张川海　主编

胸痛

诊断解惑 从入门到精通

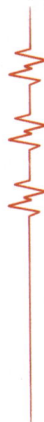

化学工业出版社

·北京·

内 容 简 介

胸痛是临床上最常见的症状之一，胸痛的鉴别诊断是临床医生面临的难点和痛点问题。本书的编写是为了全面、系统、深刻、专业地介绍胸痛相关疾病的诊断理念、诊断思路、诊断技巧和诊断要点。本书共分为4篇，第1篇主要讲解与胸痛相关的各个系统的疾病，并总结其诊断要点与技巧；第2篇主要讲解与胸痛疾病相关的心电图专题；第3篇主要讲解和分析胸痛的诊断思维和流程；第4篇通过分析10个案例来进一步呈现胸痛的诊断思维。

本书可供院前急救、急诊科、心内科、心电图室、呼吸科、消化科、重症医学科、全科医生以及参与规范化培训的住院医师等阅读参考，还可作为医院胸痛中心的培训用书。

图书在版编目（CIP）数据

胸痛诊断解惑 ： 从入门到精通 / 张川海主编 .

北京 ： 化学工业出版社，2025. 6. — ISBN 978-7-122
-48033-0

Ⅰ．R441.1

中国国家版本馆CIP数据核字第2025VP6383号

责任编辑：戴小玲　李　悦　　　　　　　　装帧设计：史利平
责任校对：边　涛

出版发行：化学工业出版社（北京市东城区青年湖南街13号　邮政编码100011）
印　　装：涿州市般润文化传播有限公司
710mm×1000mm　1/16　印张23¾　字数480千字　2025年6月北京第1版第1次印刷

购书咨询：010-64518888　　　　　　　　售后服务：010-64518899
网　　址：http://www.cip.com.cn
凡购买本书，如有缺损质量问题，本社销售中心负责调换。

定　　价：268.00元

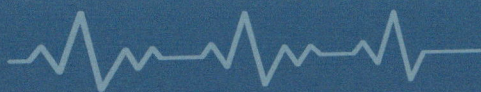

编写人员名单

主　　编：张川海

副主编：孔令梅　姚　婷　耿兆红　李　志　郑松青

编　　者：张川海　锦州医科大学附属第一医院心内科

孔令梅　锦州市中心医院消化科

姚　婷　锦州医科大学附属第一医院呼吸科

耿兆红　大连医科大学附属第二医院心内科

李　志　湖北医药学院附属国药东风总医院心内科

郑松青　昆明市第一人民医院心内科

李婷婷　锦州医科大学附属第一医院心内科

程松建　锦州医科大学附属第一医院心内科

张　哲　锦州医科大学附属第一医院心内科

付宁宁　锦州医科大学附属第一医院

张博涵　锦州医科大学第一临床医学院研究生

王　浩　北京王府中西医结合医院心内科

戴其乐　舟山市普陀区东港街道社区卫生服务中心
　　　　全科医学

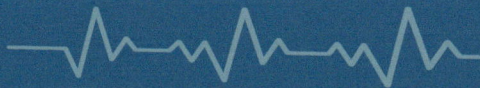

　　胸痛是临床上最常见的症状之一。据统计，在门诊中有 1% ～ 2% 的患者主诉为胸痛，在急诊中有 10% ～ 20% 的患者主诉是胸痛。胸痛的病因较多，涉及多个系统和器官，且严重程度和预后存在明显差异。根据危险程度可将胸痛分为高危性胸痛和低危性胸痛，前者又称为致命性胸痛，约占所有胸痛疾病的 30%，主要包括：急性冠脉综合征、急性主动脉综合征、急性肺栓塞、自发性气胸和自发性食管破裂；低危性胸痛通常不会危及患者生命，约占胸痛疾病的 70%。胸痛的鉴别诊断一直以来都是临床医生面临的难点和痛点问题，尤其是致命性胸痛的鉴别诊断。及时、正确地做出诊断是进行有效治疗的前提。

　　笔者自 2010 年参加临床工作以来，一直奋战在冠心病诊治的第一线，收治的患者主诉约 90% 与胸痛相关。在 10 余年的临床工作中，笔者诊治过各种与胸痛相关的疾病，积累了丰富的临床经验。为了将这些诊断经验传承给更多的年轻医生，2019 年，笔者与北京航天中心医院的赵运涛主任合作录制了公开课——值班必备：致命性胸痛的鉴别诊断，并投放在《医师报》的医链大学平台上。课程内容备受好评，笔者也因此被评为医链大学年度最具人气讲师。2021 年至今，笔者团队已经在多个知名期刊上发表了 30 多篇与胸痛相关的病例报告，其中包括 4 篇 *BMJ*（IF 105.7）、2 篇 *Circulation*（IF 39.9）、20 余篇 *JAMA Internal Medicine*（IF 44.4），影响因子累积达 1000⁺。这些文章的发表，说明我们总结的诊断技巧得到了顶级期刊主编及审稿人的认可。为了全面、系统、深刻、专业地向更多医学同道介绍胸痛相关疾病的诊断理念、诊断思路、诊断技巧和诊断要点，我们团队策划、编写了《胸痛诊断解惑：从入门到精通》这一专著。

　　全书共分为 4 篇，聚焦于讲解与胸痛相关疾病的诊断和鉴别诊断。第 1 篇为基础篇，主要讲解与胸痛相关的各个系统的疾病，通过对每个疾病临床特征的分析，并结合典型的临床案例，总结出相关的诊断要点与技巧。第 2 篇为提高篇，主要讲解与胸痛疾病相关的心电图专题，通过对这些专题的学习，可以让读者对胸痛鉴别诊断的认识更加深刻与全面。第 3 篇为诊断思维篇，主要讲解和分析胸痛相关疾病的诊断思维和流程。第 4 篇为实战演练篇，通过一些具有迷惑性和鉴别诊断困难的案例，为读者开阔眼界，进一步培养诊断思维。

本书内容力求简洁，又注重突出细节的雕琢；语言通俗易懂，讲解鞭辟入里，实用性非常强。全书图文并茂、深入浅出地讲授胸痛疾病的鉴别诊断技巧，解析胸痛疾病的诊断误区与困惑，协助读者朋友们尽快完成由入门到精通的蜕变。需要注意的是，由于本书中引用的病例来自不同的医院，因此在不同病例中的同一检测指标的参考范围有所不同，我们在每个病例中都备注了这些指标的正常参考范围。本书可供院前急救、急诊科、心内科、心电图室、呼吸科、消化科、重症医学科、全科医生以及参与规范化培训的住院医师等阅读参考，还可作为医院胸痛中心的培训用书。

本书的编写得到了医院和科室领导的大力支持。特别感谢北京航天中心医院赵运涛老师的精心指导及化学工业出版社责任编辑戴小玲老师的信任与支持。此外，本书的出版得到辽宁省教育厅基本科研面上项目的资助，项目名称：急性致命性胸痛患者的临床特征分析及鉴别诊断体系的构建（JYTMS20231725）。

由于编写时间短，水平有限，书中难免存在不尽完善之处，诚恳希望广大读者提出宝贵意见，我们将在今后的再版工作中加以改正。

张川海

2025 年 1 月 11 日

锦州医科大学附属第一医院

目录

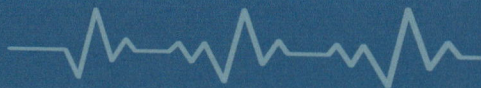

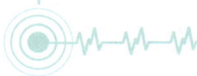

第1篇

▼

胸痛相关疾病

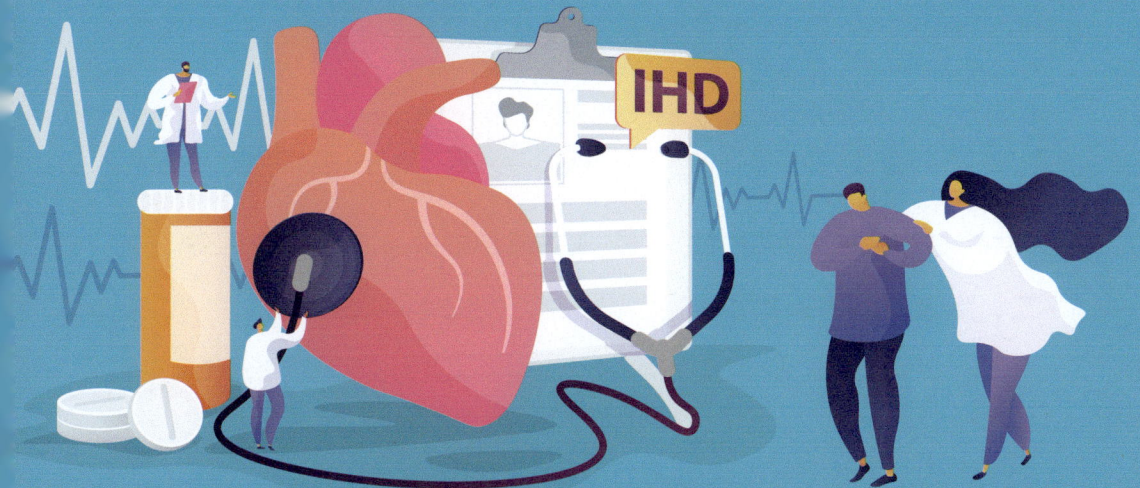

第1章　胸痛疾病概述

胸痛是临床上常见症状之一，各种物理、化学等刺激因素均可导致胸部的感觉神经纤维产生痛觉冲动，并传至大脑皮质的痛觉中枢引起胸痛。此外，除患病器官的局部疼痛外，还可见远离该器官某部体表或深部组织疼痛——称为放射痛。其原因是内脏病变与相应区域体表的传入神经进入脊髓同一节段并在后角发生联系，故来自内脏的感觉冲动可直接激发脊髓体表感觉神经元，引起相应体表区域的痛感。

急性胸痛是指突发性胸部疼痛，是急诊科常见的患者就诊原因之一。在我国，急性胸痛患者约占急诊总人数的 10% ～ 20%。急性胸痛相关的病因较多，涉及多个器官组织，且严重程度存在差异。根据危险程度可将胸痛分为高危性胸痛和低危性胸痛。高危性胸痛又称为急性致命性胸痛，约占所有胸痛疾病的 30%，具有病情进展快、并发症多、死亡率高等特点，主要包括：急性冠脉综合征、急性主动脉综合征、急性肺栓塞、张力性气胸、自发性食管破裂。除急性致命性胸痛外，其他引起胸痛的疾病被视为低危性胸痛。低危性胸痛通常不会立刻危及患者生命，约占胸痛疾病的 70%。

一、常见疾病

根据不同的病变部位，引起胸痛的常见疾病如下[1]：

1. 胸壁疾病　如急性皮炎、带状疱疹、肋间神经炎、肋软骨炎、肋骨骨折、多发性骨髓瘤等。由胸壁疾病引起的胸痛有一个共同的特点，即病变局部往往有触痛或压痛。

2. 心血管疾病　如急性冠脉综合征、急性主动脉综合征、主动脉瓣狭窄、肥厚型心肌病、急性心肌炎、急性心包炎、应激性心肌病等。

3. 呼吸系统疾病　如急性肺栓塞、胸膜炎、气胸、肺癌等。

4. 纵隔疾病　如纵隔炎、纵隔气肿、纵隔肿瘤等。

5. 消化系统疾病　如胃食管反流、食管裂孔疝、食管破裂、消化性溃疡、胆囊炎（胆心综合征）、食管癌等。

6. 功能性胸痛　如躯体化障碍，包括心脏神经官能症、过度通气综合征等。

二、胸痛的病史采集要点

在以胸痛为主要症状就诊的患者中，并不一定都表现为典型的胸痛症状，"胸闷"

或"胸部不适"与胸痛的临床意义相同。采集胸痛病史时一般应特别注重下列要点。

1. 发病年龄 青壮年胸痛多考虑胸膜炎、气胸、心肌炎、肥厚型心肌病等，40岁以上则须注意急性冠脉综合征和肺癌等。应激性心肌病则常发生于老年女性。

2. 疼痛部位 许多疾病引起的胸痛都有特定的部位，心绞痛及心肌梗死的疼痛多在胸骨后或心前区，也可放射至左肩、左臂内侧或左颈、左侧面颊部。主动脉夹层的疼痛则可以根据夹层的进展而表现为迁移性疼痛，例如升主动脉内膜撕裂时，开始可表现为心前区疼痛，随着撕裂部位向降主动脉甚至腹主动脉进展，则可出现背部、腰部及腹部疼痛。胸壁组织病变所引起的胸痛常固定于病变部位，且局部有压痛，若为胸壁皮肤的炎性病变，局部可有红、肿、热、痛表现。带状疱疹所致胸痛，可见成簇的水疱沿一侧肋间神经分布伴剧痛，且疱疹不超过体表中线。肋软骨炎引起的胸痛常在第一、二肋软骨处，可见单个或多个隆起，局部有压痛，但无红肿表现。纵隔和食管疾病所引起的疼痛常在胸骨后。胸膜炎引起的疼痛多在胸侧部。肺尖部肺癌引起的疼痛多以肩部、腋下为主，向上肢内侧放射。

3. 疼痛性质 胸痛可以表现为刺痛、绞痛、酸痛、胀痛、闷痛、压榨痛、锥痛、跳痛、烧灼痛、刀割样痛等。不同疾病引起的胸痛程度也不相同，胸痛可呈剧烈疼痛、轻微疼痛或隐痛。心绞痛呈压榨样痛并有重压窒息感，心肌梗死则疼痛更为剧烈并有恐惧、濒死感；主动脉夹层多表现为突发的胸背部撕裂样剧痛；带状疱疹呈刀割样或灼热样剧痛；急性肺栓塞发生胸痛时常伴呼吸困难；气胸在发病初期有撕裂样疼痛，随着肺组织不断压缩逐渐出现气短；胸膜炎常呈隐痛、钝痛和刺痛；食管炎多呈烧灼痛；功能性胸痛、肋间神经炎表现为针扎样或电击样瞬间性疼痛。

4. 疼痛持续时间 胸痛因病因不同可呈持续性或阵发性，持续时间短者只是一瞬间或数秒，长者可持续数小时甚至数天。疼痛持续的时限对胸痛具有较强的鉴别诊断价值，特别是对于心肌缺血性胸痛和非心肌缺血性胸痛的鉴别。一瞬间或不超过15s的胸痛，不支持心肌缺血性胸痛的诊断，而更可能为肌肉骨骼神经性疼痛或功能性疼痛。典型劳力性心绞痛常于用力或情绪紧张时发作，呈阵发性，持续数分钟至十余分钟不等，在去除诱因或舌下含服硝酸甘油后1～6min内缓解，在舌下含服硝酸甘油后10min甚至更长时间才缓解的往往不是心绞痛；超过20min的持续性胸痛应高度怀疑是否为急性心肌梗死。主动脉夹层常常是突发的持续性剧烈胸痛。心脏神经官能症多表现为持续性胸痛或胸闷，可长达数小时，但能坚持日常工作和生活，甚至在运动后症状减轻。心包炎和胸膜炎多为持续性胸痛，持续时间可长达数小时甚至数天。肺癌的胸痛一般为持续性疼痛，可呈阵发性加重。带状疱疹多为持续性剧烈烧灼样疼痛。

5. 诱发和缓解因素 胸痛的缓解方式也是鉴别胸痛原因的重要内容，有些胸痛常有典型的诱发因素和缓解因素。心肌缺血性胸痛多由劳力或是情绪激动诱发，而休息或舌下含服硝酸甘油后，胸痛即可缓解；而心脏神经官能症的胸痛多在体力活动后减轻。主动脉夹层常常在血压控制后夹层不再进展时胸痛得以缓解。梗阻性肥厚型心肌病常在活动时胸痛发作，休息后胸痛减轻，在给予硝酸酯类扩血管治疗时胸痛反而加重。胸膜炎、心包炎引起的胸痛常因咳嗽或深呼吸而加剧，胸膜炎引起的胸痛在屏气时可以减轻，心包炎常在前倾坐位时症状减轻。胸壁疾病所致的胸痛常于局部压迫或胸廓活动时加剧。肌肉、骨和神经性胸痛往往在触摸和按压时胸部加重。反流性食管炎多在卧位时诱发或加重，坐位或直立时缓解或减轻。

6.伴随症状和体征　不同病因引起的胸痛可能有不同的伴随症状和阳性体征，仔细的体格检查对胸痛的诊断和鉴别诊断非常有帮助。严重的心绞痛多伴有窒息感和出汗，部分可伴有气短；急性心肌梗死多伴有濒死感、全身大汗以及恶心、呕吐等消化道症状。颈静脉充盈或怒张可见于右心室心肌梗死、心脏压塞、急性肺栓塞等引起的右心衰。主动脉夹层的胸痛多伴有高血压、明显的放射痛、休克以及四肢血压的显著差异。心包炎常伴有发热及心包摩擦音。胸痛伴咳嗽可见于气管、支气管、胸膜等疾病。肺癌常伴有刺激性咳嗽，部分患者可有咯血。胸痛伴有深吸气或打喷嚏加重时，可见于胸椎病变。而胸痛患者出现明显的焦虑、抑郁、唉声叹气，则多见于心脏神经官能症等功能性胸痛。

三、辅助检查

关于胸痛相关疾病的诊断和鉴别诊断，除了问诊和查体之外，还需根据症状和体征做一些必要的辅助检查，从而排除或者确诊某病。

（一）心肌损伤标志物

肌钙蛋白是最敏感、最特异的心肌损伤标志物。需要注意的是，肌钙蛋白升高也见于主动脉夹层、急性肺栓塞、严重心动过速和过缓、严重心力衰竭、心肌炎、应激性心肌病、瓣膜性心脏病、高血压危象、肾功能不全、脑卒中、休克等，应注意鉴别。

（二）D-二聚体

急性 ST 段抬高型心肌梗死、急性主动脉综合征、急性肺栓塞这三类疾病都会有不同程度的血栓形成，因此，可以导致 D-二聚体升高。但是，D-二聚体在这三种致命性胸痛疾病中升高的比例和幅度不同。在临床工作中，巧妙利用不同疾病中 D-二聚体升高的比例和幅度的差别，在特定的情况下，医生能够快速、有效地对这三种致命性胸痛疾病进行鉴别诊断。

（三）心电图

心电图是评估胸痛患者心肌缺血最重要的工具，通过识别与心肌缺血相关的心电图征象，有助于及时明确诊断并给予患者有效治疗。

（四）超声心动图

超声心动图可探测到缺血区心室壁的运动异常，发现患者是否存在心肌病、先天性心脏病、瓣膜病等，还可以鉴别导致胸痛的其他疾病（如主动脉夹层、急性肺栓塞、心包积液等），亦可评估左心室功能。

（五）CT 平扫

CT 平扫可发现肺部占位性病变，也可以发现食管裂孔疝、贲门失弛缓症、胆囊结石和胆囊炎。在 50% 的主动脉夹层患者中，胸部 CT 可显示出真腔、假腔或者内膜上的钙化斑内移。胸部 CT 还可用于诊断心包积液和气胸。

（六）增强 CT

冠状动脉增强 CT 检查是一种无创、简便、可靠的冠状动脉成像方法，可以明确冠状动脉狭窄的部位和程度。主动脉增强 CT 检查是目前确诊主动脉夹层和主动脉壁间血肿的主要手段，"双腔征"是主动脉夹层特有的征象。肺动脉增强 CT 是目前最常用的急性肺栓塞确诊手段，能够准确发现段以上肺动脉内的血栓。

（七）心脏磁共振检查

心脏磁共振检查可评估心肌灌注及室壁运动情况，区分近期梗死与纤维化，并可与心肌炎、应激性心肌病等其他心脏疾病鉴别。心脏磁共振成像还可以精确量化右心室和左心室功能，评估其他异常，还可以发现并发症［心包和（或）胸腔积液、右心室和左心室血栓］，以及心肌组织的特征（水肿、炎症、坏死 / 纤维化）。钆对比剂延迟强化是目前识别心肌纤维化最有效的方法。

（八）造影检查

1. 冠状动脉造影　可发现急性冠脉综合征患者各支动脉狭窄性病变的部位并估计其程度。对于主动脉瓣狭窄和梗阻性肥厚型心肌病的患者，心导管检查可直接测定左心房、左心室及主动脉的压力，有助于明确诊断。

2. 左心室造影　可显示心尖部肥厚型心肌病的黑桃尖样改变；对于应激性心肌病的诊断也有价值。

3. 肺动脉造影　是诊断急性肺栓塞最可靠的方法。肺栓塞时肺动脉造影的征象包括血管腔内充盈缺损、肺动脉截断现象、某一肺区血流减少。

参考文献

[1] 万学红，卢雪峰 . 诊断学 [M]. 10 版 . 北京：人民卫生出版社，2024.

（张川海）

第 2 章　循环系统疾病

第 1 节　急性冠脉综合征

冠状动脉粥样硬化性心脏病是指冠状动脉粥样硬化使血管腔狭窄、阻塞，或因冠状动脉痉挛导致心肌缺血、缺氧、坏死而引起的心脏病，简称冠心病。根据病理解剖和病理生理变化的不同，冠心病可以分为急性冠脉综合征和慢性冠脉病两大类。急性冠脉综合征包括不稳定型心绞痛、非 ST 段抬高型心肌梗死和 ST 段抬高型心肌梗死，其中前两者又统称为非 ST 段抬高型急性冠脉综合征。

本节将重点讲解急性冠脉综合征。

非 ST 段抬高型急性冠脉综合征

非 ST 段抬高型急性冠脉综合征包括不稳定型心绞痛和非 ST 段抬高型心肌梗死两种临床表型，两者发病机制和临床表现相似，其区别主要是缺血导致心肌损伤的程度不同，不稳定型心绞痛不会导致心肌损伤标志物升高，而非 ST 段抬高型心肌梗死则会导致心肌损伤标志物升高。

一、发病机制

非 ST 段抬高型急性冠脉综合征的病理生理基础主要是冠状动脉严重狭窄、易损斑块破裂或糜烂所致的急性血栓形成，伴或不伴血管收缩和微血管栓塞，引起冠状动脉血流减低和心肌缺血。当冠状动脉的供血与心肌的需血之间发生矛盾，冠状动脉血流量不能满足心肌代谢的需要而引起心肌缺血缺氧时，即可发生胸痛。此外，非 ST 段抬高型急性冠脉综合征发病时，内皮功能不全促使血管释放收缩介质（例如内皮素 -1）、抑制血管释放舒张因子（例如一氧化氮、前列环素、内皮细胞衍生的超极化因子），可引起血管收缩[1]。

二、临床表现

非 ST 段抬高型急性冠脉综合征以胸痛为主要临床表现，疼痛的特点为：

1. 部位　疼痛部位主要在胸骨体中段或上段之后，可波及心前区，有手掌大小范围，甚至横贯前胸，合并后背部疼痛，界限不是很清楚。常放射至左肩、左臂内侧，达环指和小指，或至颈、咽或下颌部（图2-1）。

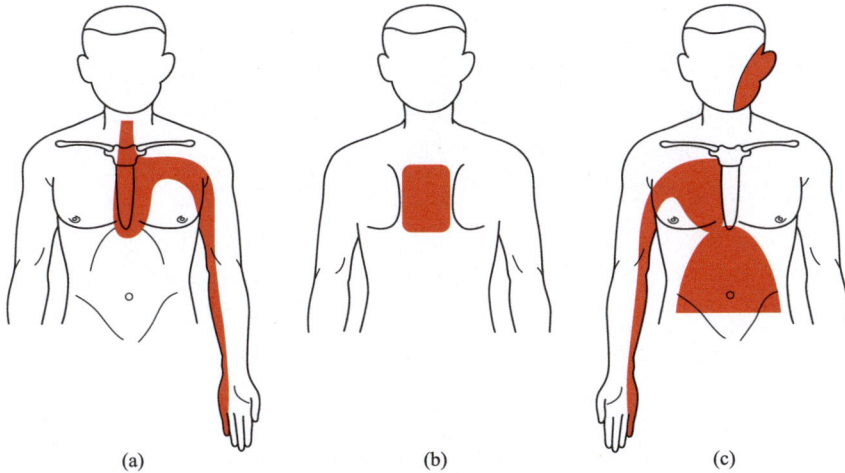

图 2-1　心肌缺血患者疼痛部位示意
（a）所示为心肌缺血时最常见的疼痛部位：心前区、咽颈部、左肩、左臂内侧、环指和小指；
（b）所示为心肌缺血时相对常见的疼痛部位：后背部；（c）所示为心肌缺血时比较少见的疼痛部位：
下颌部、上腹部、右侧胸部、右臂内侧、环指和小指

2. 性质　胸痛常为压迫、发闷或紧缩性，也可有烧灼感，但不像针刺或刀扎样锐性痛，可伴有出汗、恶心、上腹部疼痛、呼吸困难和晕厥。

3. 诱因　常由体力劳动或情绪激动所诱发，甚至可无明显诱发因素。

4. 持续时间　胸痛可以是间歇性（通常持续数分钟）或持续性，出现后常逐步加重，如果是不稳定型心绞痛，胸痛可在数分钟或十几分钟内缓解，可数天或数周发作一次，亦可一日内多次发作。如果是非ST段抬高型心肌梗死，胸痛往往持续时间更长，可达 20min 以上，甚至数小时都不能缓解。

5. 缓解方式　如果原来有稳定型心绞痛，最近疼痛发作的频率增加、程度加重、时限延长、诱发因素变化及硝酸类药物缓解作用减弱，则已经进展为不稳定型心绞痛。如果胸痛持续 20min 以上不能缓解，则需考虑急性心肌梗死的可能。

三、临床分型

不稳定型心绞痛患者根据其临床特点可以进一步分为以下三种：

1. 静息型心绞痛　发作于休息时，持续时间通常大于 20min。此类型包括变异型心绞痛，表现为一过性 ST 段抬高，其发病机制为冠状动脉痉挛。

2. 初发型心绞痛　通常在首发症状 1～2 个月内，很轻的体力活动就可以诱发。

3. 恶化型心绞痛　既往有稳定型心绞痛，最近 1 个月内症状加重，且日常体力活

动明显受到限制。

四、辅助检查

（一）心电图

心电图是发现非 ST 段抬高型急性冠脉综合征患者心肌缺血最常用的检查方法。首次医疗接触后 10min 内应进行 12 导联心电图检查，推荐同时加做 V_{3R} ～ V_{5R}、V_7 ～ V_9 导联。缺乏典型胸痛的患者，特别是当心电图正常或仅有临界改变时，易被忽略及延误治疗，应注意连续观察。非 ST 段抬高型急性冠脉综合征的特征性心电图异常包括 ST 段压低、一过性 ST 段抬高和 T 波改变，ST 段和 T 波呈动态改变时临床诊断价值更高，故连续复查心电图可提高诊断的准确率，但仍有超过 30% 的患者心电图表现无异常。

1.静息时心电图　对于非 ST 段抬高型急性冠脉综合征患者，心电图在休息状态时可以在正常范围，也可能有陈旧性心肌梗死的改变或非特异性 ST 段和 T 波异常。

2.胸痛发作时心电图　患者可出现心肌缺血引起的 ST 段移位，如果是变异型心绞痛，ST 段可表现为一过性抬高，胸痛缓解后 ST 段回落至等电位线。绝大多数患者则表现胸痛发作时 ST 段压低 ≥ 0.1mV（图 2-2），ST段压低的导联数和幅度均与心肌缺血程度相关（图 2-3），胸痛发作缓解后 ST 段压低可以恢复至等电位线。

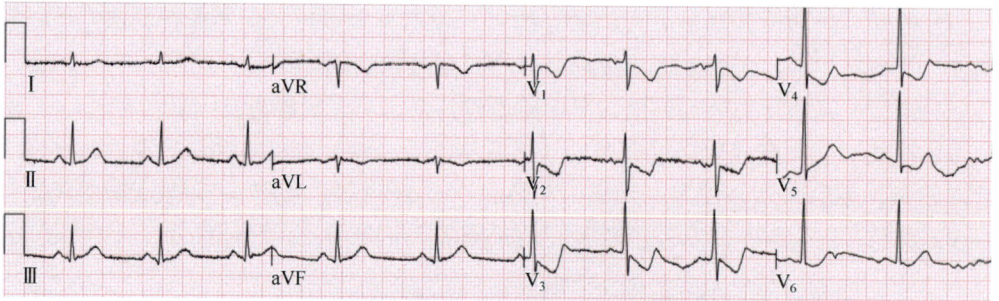

图 2-2　不稳定型心绞痛患者的心电图
心电图示窦性心律，心率 63 次 / 分，V_1 ～ V_6 导联 ST 段下斜型压低 0.1 ～ 0.2 mV

心肌缺血的患者心电图也可以表现为 T 波倒置（图 2-4），但是 T 波倒置并不一定代表心肌缺血。对于平时心电图存在 T 波倒置的患者（图 2-5），如果胸痛发作时反而表现为 T 波直立，这种情况则称为"伪正常化"（图 2-6）。

3.心电监测　对于有心电图改变或持续胸痛的疑似非 ST 段抬高型急性冠脉综合征患者，可行心电监测，直至明确或排除诊断。对心律失常低风险的患者，建议心电监测 24h 或持续监测直至完成经皮冠状动脉介入治疗。对心律失常高风险的患者，建议心电监测 > 24h。恶性心律失常是导致非 ST 段抬高型急性冠脉综合征患者早期死亡的重要原因，多数心律失常事件发生在胸痛等症状发作的 12h 之内。心律失常高风

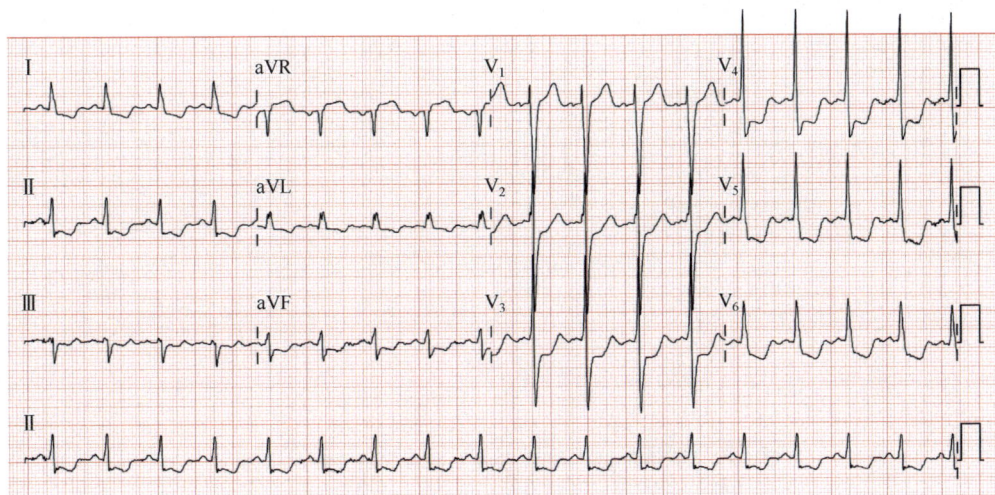

图 2-3　急性非 ST 段抬高型心肌梗死患者的心电图（一）

心电图示窦性心动过速，心率 105 次 / 分，aVR 导联 ST 段抬高 0.15mV，Ⅰ、Ⅱ、Ⅲ、aVL、aVF、V_2～V_6 导联 ST 段压低 0.1～0.5mV

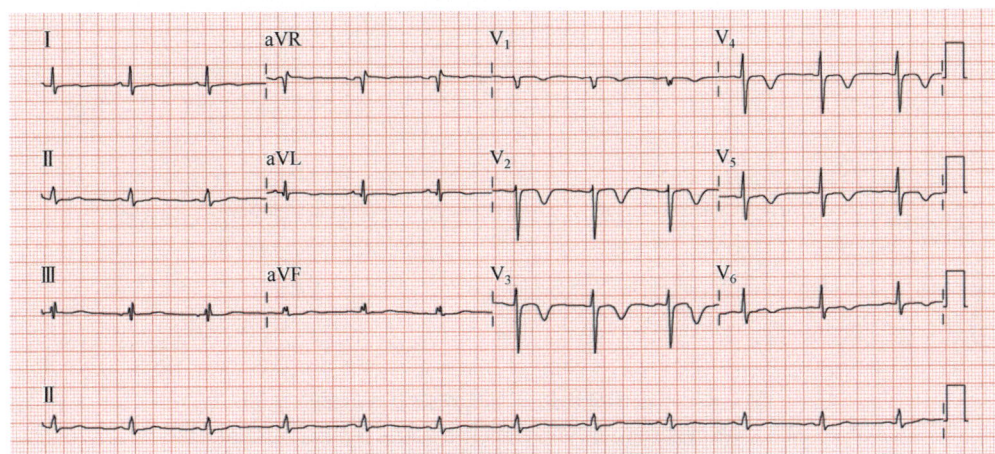

图 2-4　急性非 ST 段抬高型心肌梗死患者的心电图（二）

心电图示窦性心律，心率 72 次 / 分，V_1～V_6 导联 T 波倒置

险指以下情况中至少出现 1 项：血流动力学不稳定、严重心律失常、左心室射血分数 ＜40%、再灌注治疗失败、合并介入治疗并发症、全球急性冠状动脉事件注册（Global Registry of Acute Coronary Events，GRACE）风险评分＞140 分。若无以上情况则为心律失常低风险[2]。

（二）生物标志物

生物标志物在疑似非 ST 段抬高型急性冠脉综合征患者的诊断、危险分层和治疗方面提供了重要的证据。所有疑似非 ST 段抬高型急性冠脉综合征的患者都必须测定

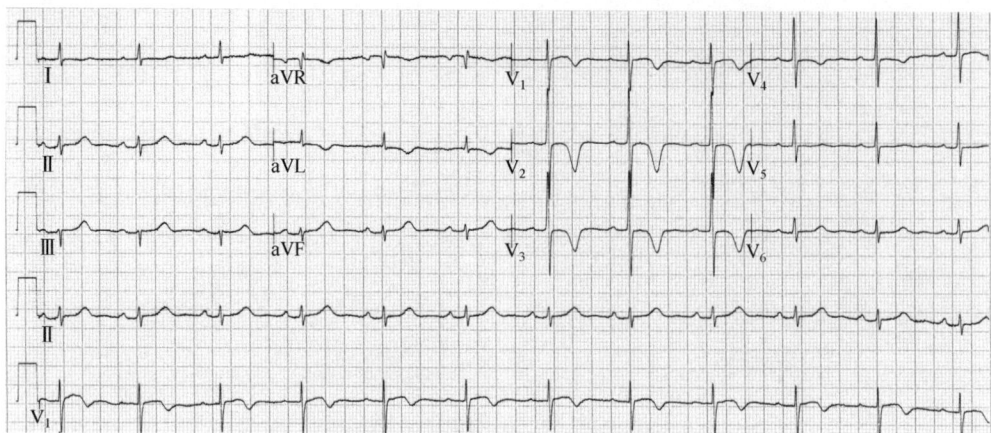

图 2-5　不稳定型心绞痛患者无胸痛发作时的心电图
心电图示窦性心律，心率 71 次 / 分，$V_1 \sim V_4$ 导联 T 波倒置

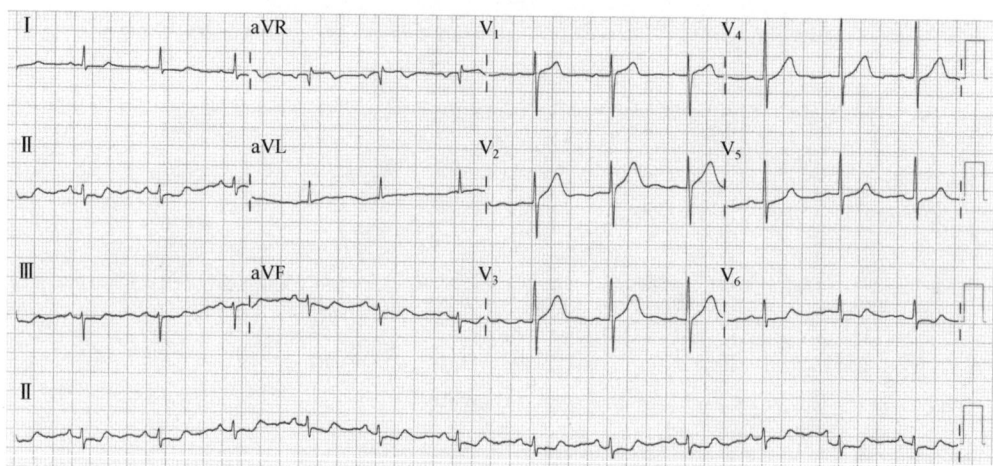

图 2-6　不稳定型心绞痛患者胸痛发作时的心电图
与图 2-4 为同一患者的心电图，可见患者胸痛发作时 $V_1 \sim V_4$ 导联 T 波反而变为直立，
这种现象就是倒置 T 波"伪正常化"

生物标志物，首选高敏心肌肌钙蛋白。除用于诊断外，高敏心肌肌钙蛋白水平对预测短期和长期死亡风险有较大价值。初始高敏心肌肌钙蛋白水平越高，死亡风险越高。

1. 高敏心肌肌钙蛋白　是最敏感、最特异的心肌损伤标志物。与传统的肌钙蛋白相比，早期检测高敏心肌肌钙蛋白减少了"肌钙蛋白盲区"时间，有助于快速、准确诊断心肌梗死。高敏心肌肌钙蛋白增高或增高后降低，并至少有 1 次数值超过正常上限，提示心肌损伤。

需要注意的是，肌钙蛋白升高也见于主动脉夹层、急性肺栓塞、严重心动过速和过缓、严重心力衰竭、心肌炎、应激性心肌病、瓣膜性心脏病、高血压危象、肾功能不全、脑卒中、休克等，应注意鉴别。

2. 肌酸激酶同工酶　在起病后 4h 内增高，3～4 天恢复正常，其增高的程度能较准确地反映心肌梗死的范围。在心肌梗死发生后迅速下降，可为判断心肌损伤的时间和诊断早期再梗死提供补充诊断价值。

（三）冠状动脉增强 CT

对于高敏心肌肌钙蛋白不高、心电图无改变且无疼痛复发的疑似急性冠脉综合征患者，应考虑进行冠状动脉增强 CT 检查。这是一种无创、简便、可靠的冠状动脉成像方法。冠状动脉增强 CT 检查可以明确冠状动脉狭窄的部位和程度（图 2-7）。

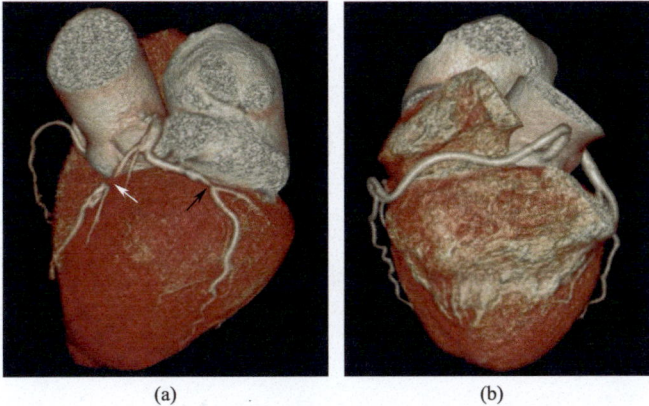

(a)   (b)

图 2-7　冠状动脉增强 CT 三维重建影像

（a）可见左前降支近段 99% 次全闭塞（白色箭头所示），左回旋支近段 30% 狭窄（黑色箭头所示）。
（b）可见右冠状动脉正常

（四）CT 冠脉造影

冠状动脉造影可使左、右冠状动脉及其主要分支得到清楚的显影（图 2-8），可发现各支动脉狭窄性病变的部位并估计其程度，为后续的治疗提供依据。

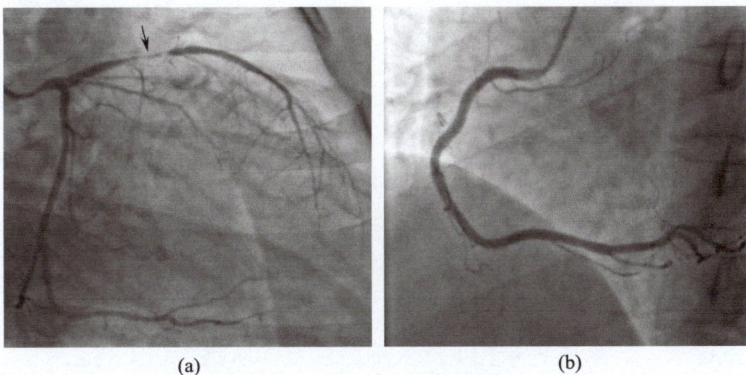

(a)   (b)

图 2-8　CT 冠脉造影的影像

（a）可见左回旋支正常，左前降支近段 90% 狭窄（箭头所示）。（b）可见右冠状动脉大致正常

（五）超声心动图

超声心动图可探测到缺血区心室壁的运动异常并评估左心室功能，发现是否存在心肌病、先心病、瓣膜病等，还可以鉴别导致胸痛的其他疾病（如主动脉夹层、急性肺栓塞、心包积液等）。

（六）心脏磁共振

当超声心动图图像不理想或需要额外诊断信息时，可考虑行心脏磁共振成像。心脏磁共振可同时评估心肌灌注及室壁运动情况，区分近期梗死与纤维化，并可辅助鉴别心肌炎、应激性心肌病等其他心脏疾病。

五、诊断要点

对于存在缺血性胸痛症状的患者，不稳定型心绞痛与非 ST 段抬高型心肌梗死的诊断主要是根据静脉血中心肌坏死标志物的测定结果，尤其是心肌肌钙蛋白的检测结果。如果肌钙蛋白检测值未超过正常范围，则诊断为不稳定型心绞痛；如果检测值超过正常范围，则诊断为非 ST 段抬高型心肌梗死。如果首次检测心肌肌钙蛋白结果为阴性，建议 6 ～ 8h 后再复查一次。需要强调的是，检测结果应始终与详细的临床评估和心电图相结合。

六、典型案例

典型案例 1　不稳定型心绞痛

【病情简介】

患者，男性，54 岁。

主诉：胸痛 2h。

现病史：患者 2h 前无明显诱因出现心前区疼痛，呈压榨样，疼痛与呼吸无关，无肩背部放射痛，伴大汗，胸痛持续约 10min 后自行缓解，为求诊治急来我院。

既往史：高血压病史 1 年，最高达 170/100mmHg，平时口服降压药治疗（种类和剂量不详），自述血压控制在 130/85mmHg；否认糖尿病病史；胃出血病史 20 年，已经治愈。否认吸烟、饮酒史。

查体：T 36.4℃，P 58 次 / 分，R 18 次 / 分，BP 111/71mmHg。神清语利，查体合作，双肺呼吸音清，未闻及干湿啰音，心率 58 次 / 分。心律齐，各瓣膜听诊区未闻及病理性杂音，无心包摩擦音。腹部平坦，无压痛，无反跳痛，腹肌柔软。双下肢无水肿。

【辅助检查】

1.实验室检查　急诊肌钙蛋白 I 及入院后复查的肌钙蛋白 I 均正常。氨基末端 B 型利钠肽前体（NT-proBNP）、血常规、D- 二聚体正常。

2.急诊心电图（图 2-9）　窦性心律，心率 63 次 / 分，大致正常心电图。

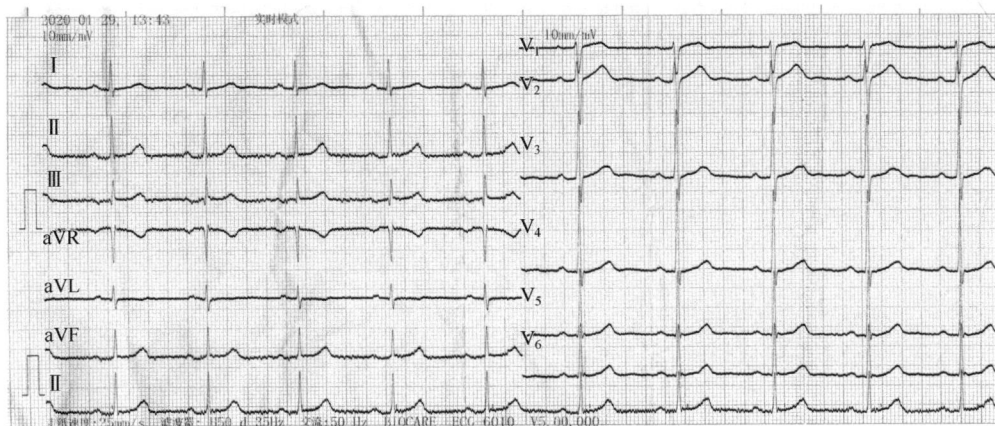

图 2-9　急诊心电图

【诊断思路】

患者胸痛持续 10min，心电图大致正常，肌钙蛋白 I 正常，符合不稳定型心绞痛的诊断标准。

【诊断经过】

与患者及家属沟通病情，建议择期行冠状动脉造影检查，给予阿司匹林、硫酸氢氯吡格雷片（波立维）、阿托伐他汀钙片（立普妥）、单硝酸异山梨酯片口服。患者在住院期间再次出现心前区疼痛，复查心电图（图 2-10）：窦性心律，Ⅱ、Ⅲ、aVF、V_{4R}、V_{5R} 导联 ST 段抬高，Ⅰ、aVL、V_2 ～ V_3 导联 ST 段压低。

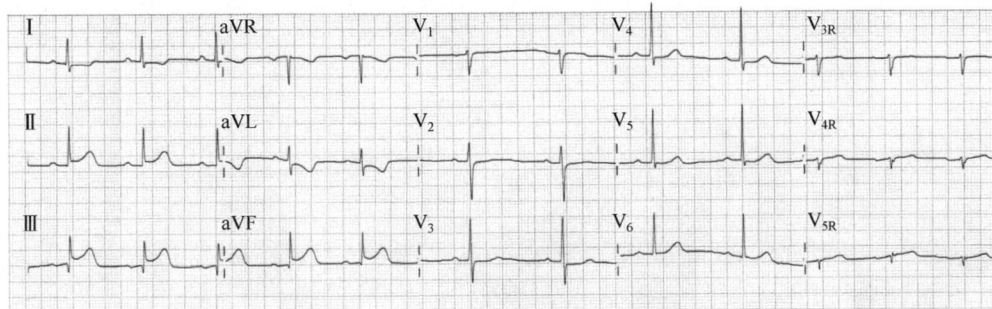

图 2-10　胸痛发作时复查心电图

根据心电图改变，患者由不稳定型心绞痛进展为急性下壁右心室心肌梗死，给予急诊冠状动脉造影检查（图 2-11）。图 2-11（a）箭头所示为右冠状动脉近段 99% 次全闭塞，造影剂能正常通过病变部位到达远端，因此 TIMI 血流为 3 级。植入支架后右冠状动脉血流恢复正常，图 2-11（b）箭头所示为支架植入部位。

术后患者胸痛缓解，复查心电图（图 2-12）：窦性心律，心率 70 次 / 分，Ⅱ、Ⅲ、aVF 导联 ST 段恢复正常，Ⅲ和 aVF 导联 T 波倒置。

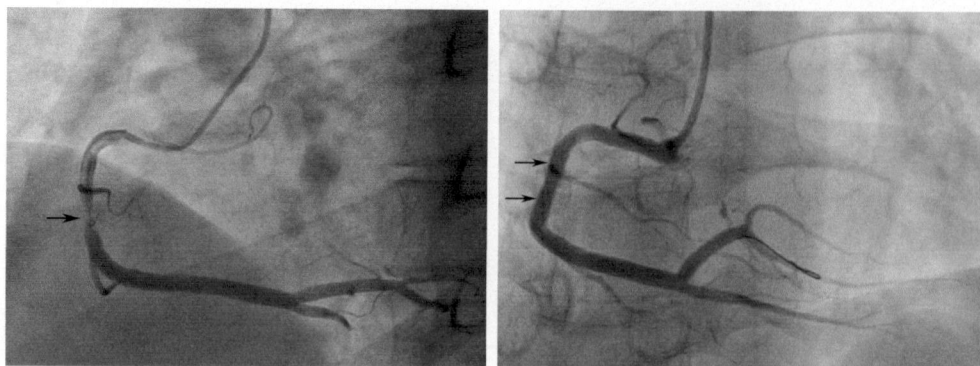

图 2-11　右冠状动脉近段狭窄及支架术后的影像

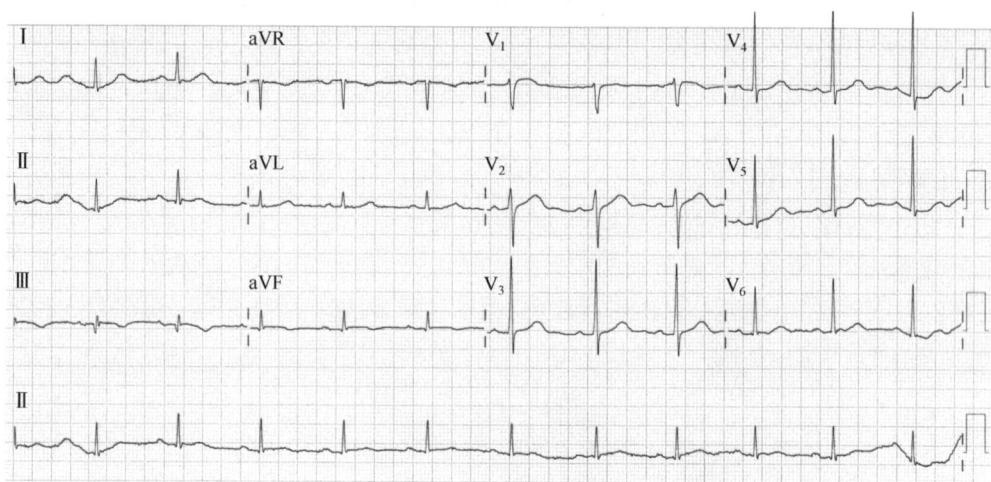

图 2-12　术后心电图

第 2 天复查，肌钙蛋白 I 值为 26.4055ng/mL（正常值＜ 0.0342ng/mL）。

【患者转归】

经过 5 天的抗血小板、抗凝、调脂、营养心肌等治疗后，患者顺利出院。

【病例点评】

这是一个由不稳定型心绞痛快速进展为急性 ST 段抬高型心肌梗死的病例。患者初次发作胸痛时，10min 后自行缓解，在急诊科做的心电图未见心肌缺血的改变，肌钙蛋白也未升高，因此被诊断为不稳定型心绞痛。尽管及时给予阿司匹林、波立维、立普妥、单硝酸异山梨酯片等对症治疗，患者在住院期间仍然再次出现心前区疼痛，复查心电图为急性下壁右心室心肌梗死，急诊冠状动脉造影证实右冠状动脉近段次全闭塞，植入支架后血流恢复正常，但是在术后复查的心电图上仍然留下了下壁心肌缺血的证据（Ⅲ和 aVF 导联 T 波倒置）。这个病例提醒我们一定要重视不稳定型心绞痛的患者，及时收入院进行临床观察是必要的。

典型案例 2　急性非 ST 段抬高型心肌梗死

【病情简介】

患者，男性，48 岁。

主诉：胸闷反复发作 4 天。

现病史：患者 4 天前无明显诱因出现胸闷、气短，伴大汗，无胸痛及放射痛，服用丹参滴丸和速效救心丸后 30min 缓解。上述症状反复发作，每次发作持续时间 5 ～ 10min，于当地医院就诊，行心电图检查提示前壁心肌缺血，为求进一步诊治来本院。

既往史：前列腺癌病史 4 年，自诉两个月前行"前列腺碘 125 植入术"，目前服用盐酸安罗替宁治疗；发现肿瘤肺部转移 2 个月，自诉已经行"消融术"治疗；否认高血压及糖尿病病史；否认脑血管病病史；否认肾病病史。吸烟 20 余年，每日约 5 支；否认饮酒史。

查体：T 36.3℃，P 68 次 / 分，R 16 次 / 分，BP 112/97mmHg。神清语利，查体合作，双肺呼吸音清，未闻及干湿啰音，心率 68 次 / 分。心律齐，各瓣膜听诊区未闻及病理性杂音，无心包摩擦音。腹部平坦，无压痛，无反跳痛，腹肌柔软。双下肢无水肿。

【辅助检查】

1.实验室检查　肌钙蛋白 I 0.6510ng/mL（正常值＜ 0.0342ng/mL）。脑利尿钠肽（BNP）正常。D- 二聚体正常。

2.入院心电图（图 2-13）　窦性心律，心率为 68 次 / 分，aVR 导联 T 波直立，I、aVL、V_2 ～ V_6 导联 T 波倒置。

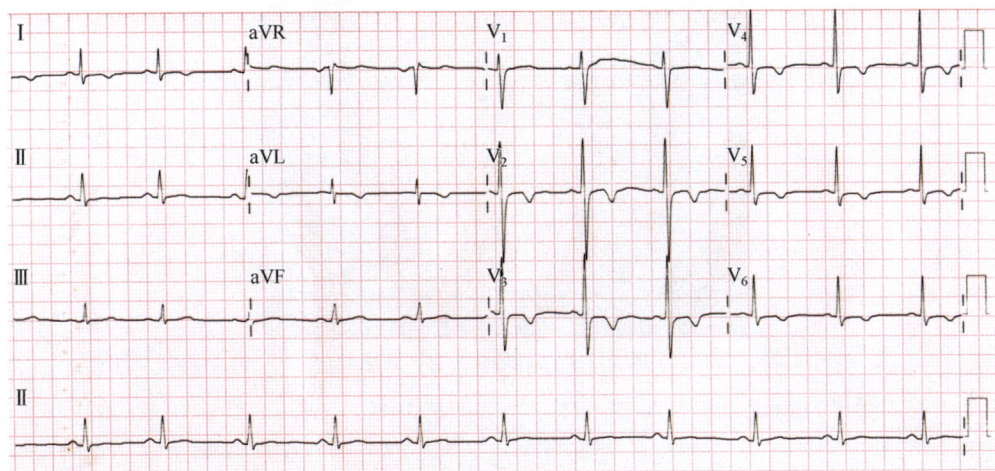

图 2-13　入院时心电图

3. 肺部 CT 检查（图 2-14） 右肺团块影（箭头所示），考虑占位性病变；双肺多发小结节，转移瘤待排除。

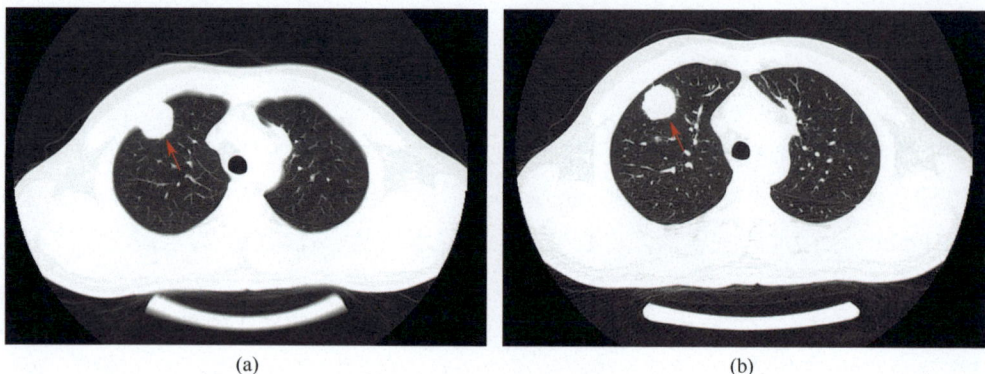

(a)   (b)

图 2-14　肺部 CT 影像

【诊断思路】

患者胸闷反复发作，最长持续时间 30min，心电图 I 、aVL、$V_2 \sim V_6$ 导联的 T 波倒置，肌钙蛋白升高，符合急性非 ST 段抬高型心肌梗死的诊断标准。另外，患者的病史和胸部 CT 检查结果表明患者合并前列腺癌及肺部转移瘤。

【诊断经过】

完善超声心动图检查：室间隔和左心室壁心肌运动略不协调，左心室射血分数为59%。建议患者行冠状动脉造影检查，但患者本人考虑后拒绝冠状动脉造影检查，给予冠脉增强 CT 检查（图 2-15）：前降支近段 80% 狭窄（箭头所示），回旋支和右冠状动脉大致正常。

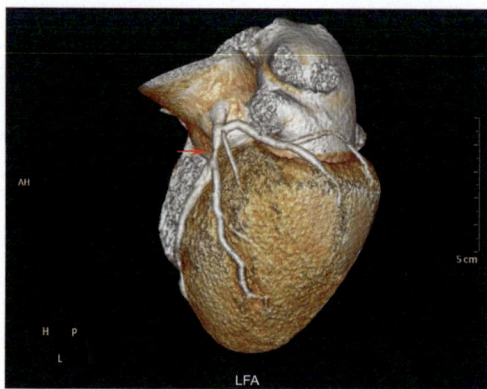

图 2-15　冠脉增强 CT 影像

3 天后给予冠状动脉造影检查（图 2-16），其中图 2-16（a）箭头所示前降支近段90% 狭窄，造影剂能快速通过病变部位到达远端，因此 TIMI 血流为 3 级。支架植入术后前降支血流恢复正常，图 2-16（b）箭头所示为支架植入部位。

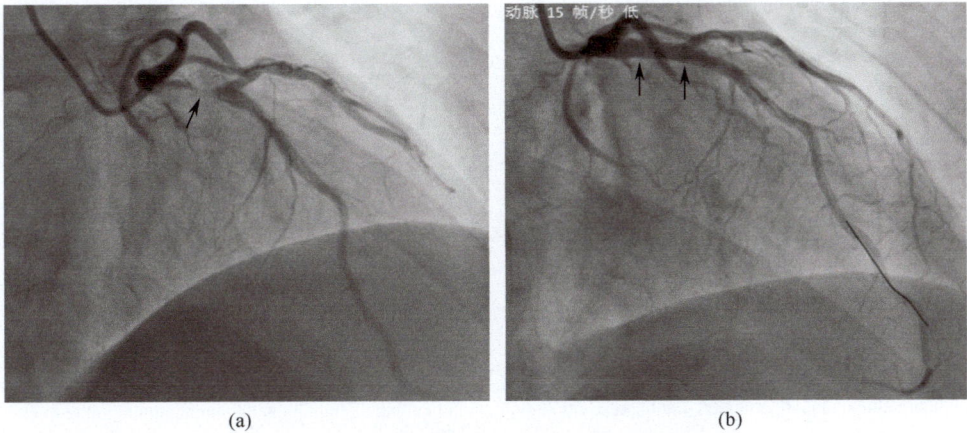

(a)   (b)

图 2-16　前降支近段狭窄及支架术后的影像

术后患者胸闷症状未再发作，复查心电图（图 2-17）：窦性心律，心率 54 次 / 分，$V_2 \sim V_6$ 导联由术前的 T 波倒置转变为 T 波直立。

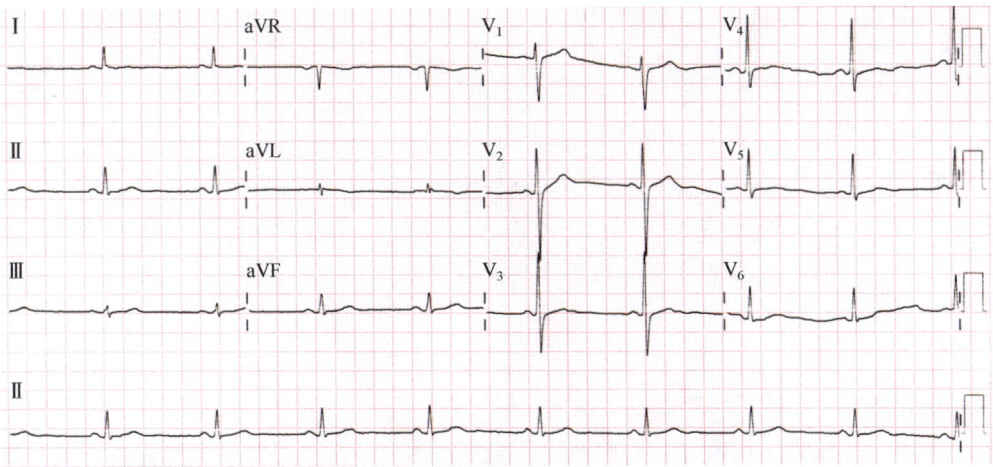

图 2-17　术后心电图

【患者转归】

经过 9 天的抗血小板、抗凝、调脂等治疗后，患者顺利出院。

【病例点评】

该患者反复胸闷气短，心电图 I、aVL、$V_2 \sim V_6$ 导联 T 波倒置，肌钙蛋白升高，冠脉增强 CT 和冠状动脉造影证实前降支近段严重狭窄，因此完全符合急性非 ST 段抬高型心肌梗死的诊断标准。

急性 ST 段抬高型心肌梗死

急性心肌梗死是在冠状动脉病变的基础上，发生冠状动脉血供急剧减少或中断，使相应的心肌严重而持久的缺血从而导致心肌坏死。急性心肌梗死包括非 ST 段抬高型心肌梗死和 ST 段抬高型心肌梗死，通过其命名可知，心电图的 ST 段是否抬高是二者诊断的主要区别。

一、发病机制

冠状动脉粥样硬化后造成一支或多支血管管腔狭窄和心肌供血不足，在此基础上，一旦血供急剧减少或中断，使心肌严重而持久的急性缺血达 20 ～ 30min 以上，即可发生急性心肌梗死。绝大多数的急性心肌梗死是由于不稳定的粥样斑块破溃，继而出血和管腔内血栓形成而使管腔闭塞。少数情况下粥样斑块内或其下发生出血或血管持续痉挛，也可使冠状动脉完全闭塞。

急性心肌梗死可发生在频发心绞痛的患者中，也可发生在原来从无胸痛症状者中。急性心肌梗死后发生的严重心律失常、休克或心力衰竭，均可使冠状动脉血流量进一步降低，心肌坏死范围扩大。

二、临床表现

与心肌梗死的大小、部位、侧支循环情况密切相关。

（一）症状

1.疼痛　是最先出现的症状，疼痛部位和性质与心绞痛相同，但程度重，持续时间长，可达数小时或更长，休息和舌下含服硝酸甘油多不能缓解。患者常烦躁不安、出汗、恐惧、胸闷或有濒死感。少数患者无疼痛，一开始即表现为休克或急性心力衰竭。

2.发热　可伴有白细胞增高和红细胞沉降率增快，由坏死物质被吸收所引起，称为"吸收热"，一般在胸痛发生后 24 ～ 48h 出现，体温在 38℃左右，很少达到 39℃。

3.胃肠道症状　在疼痛剧烈时常伴有频繁的恶心、呕吐和上腹胀痛，与迷走神经受坏死心肌刺激和心排血量降低、组织灌注不足等有关。

4.心律失常　见于 75% ～ 95% 的患者，以 24h 内最多见。各种心律失常中以室性心律失常最多见，如室性期前收缩频发（每分钟 5 次以上）、成对出现或呈短阵室性心动过速。当室性期前收缩落在前一心搏的易损期时（R-on-T 现象），容易诱发心室颤动。此外，房室传导阻滞和束支传导阻滞也较多见。

5.低血压和休克　收缩压低于 80mmHg，有烦躁不安、面色苍白、皮肤湿冷、脉细而快、大汗淋漓、尿量减少（＜ 20mL/h）、神志迟钝，甚至晕厥者，为休克表现。休克主要是心源性，为心肌广泛坏死，心排血量急剧下降所致，有些右心室心肌梗死的患者尚有血容量不足的因素参与。

6.心力衰竭　主要是急性左心衰竭，为梗死后心脏收缩力显著减弱所致。常出现呼吸困难、咳嗽等症状,严重者可发生肺水肿。右心室心肌梗死者可出现右心衰竭表现,伴血压下降。

（二）体征

1. 心脏体征　心率多增快,少数也可减慢;第一心音减弱;10%～20%患者在起病第2～3天出现心包摩擦音,为反应性纤维性心包炎所致;心尖区可出现粗糙的收缩期杂音或伴收缩中、晚期喀喇音,为二尖瓣乳头肌功能失调或断裂所致。

2. 血压　除极早期血压可增高外,几乎所有患者都有血压降低。

3. 其他　与心律失常、休克或心力衰竭相关的其他体征。

三、辅助检查

（一）心电图

1. ST段抬高型心肌梗死心电图的分期　冠状动脉急性闭塞时,心肌细胞因持续的缺血而逐渐发生损伤和坏死改变,这种缺血、损伤和坏死的递变过程在心电图上可分为四期（图2-18）。

（1）超急性期　冠状动脉阻塞数分钟到数小时,呈现心肌缺血和损伤的心电图改变,首先表现为高耸的T波,随之出现ST段抬高,可与T波融合形成单向曲线,但尚未出现坏死型Q波（时间≥0.04s,振幅≥1/4 R波）。

（2）急性期　冠状动脉阻塞数小时到数日,甚至数周,呈现损伤和坏死的心电图改变。从ST段呈单向曲线样抬高伴坏死型Q波至ST段恢复到等电位线,出现缺血型T波倒置,此期一般约3～6周。

（3）亚急性期　心肌梗死后数周至数月,倒置的T波由深变浅逐渐直立,恢复正常,ST段恢复到等电位线,但部分患者倒置的T波可长期不恢复。

（4）陈旧期　心肌梗死后数月,倒置的T波恢复正常或长期倒置、低平,坏死型Q波常持续存在,也有逐渐变小甚至消失的病例。

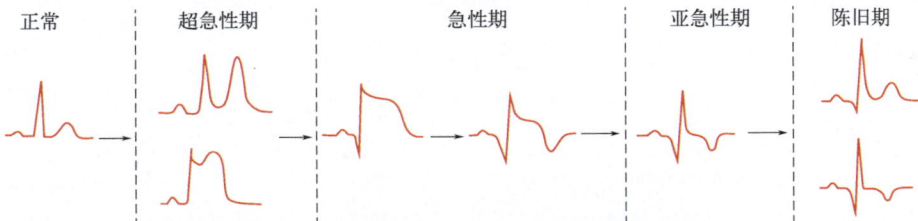

图2-18　ST段抬高型心肌梗死各期的心电图表现

2. ST段抬高型心肌梗死的定位诊断　在12导联心电图中,各个导联分别在不同的方位记录心脏的电活动（图2-19）。6个肢体导联又称额面导联,它们在额面上从不同的角度记录心脏的电活动;6个胸前导联又称横面导联,它们在横断面上从不同的角度记录心脏的电活动。心肌梗死的定位诊断是指用一些特定的导联来代表心室某些特定的部位，根据坏死型 Q 波、ST 段和 T 波改变出现的导联来进行心肌梗死部位的定位。

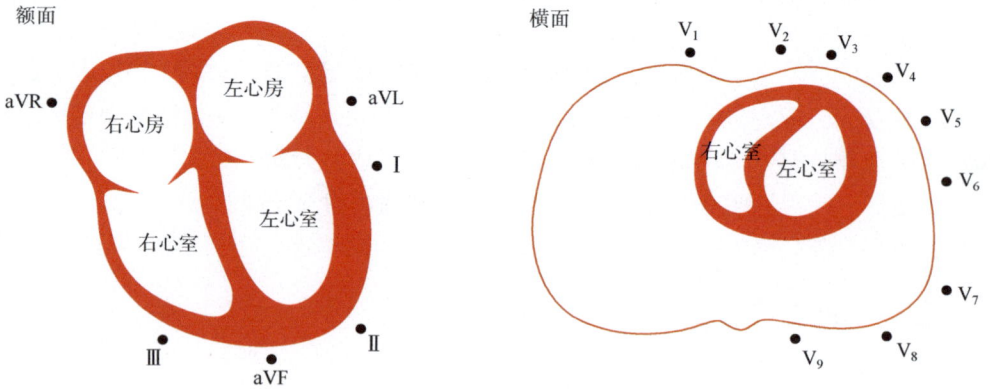

图 2-19　心电图各导联与心脏的位置关系

　　Ⅱ、Ⅲ 和 aVF 导联在心脏的下方记录心脏的电活动，因此称这三个导联为下壁导联；Ⅰ 和 aVL 导联在左心室的侧壁比较高的位置记录心脏的电活动，因此称为高侧壁导联；V_5 和 V_6 导联在左心室的侧壁位置记录心脏的电活动，因此称为侧壁导联，与 Ⅰ 和 aVL 导联联合起来称为左心室侧壁导联；V_1 和 V_2 导联在右心室前方的位置记录心脏的电活动，因此称为右心室面导联；V_3 和 V_4 导联在心尖部的位置记录心脏的电活动，因此心尖部疾病常常在这两个导联出现明显的异常表现；$V_7 \sim V_9$ 导联在心脏后方的位置记录心脏的电活动，因此称为后壁导联。

　　当 Ⅰ 和 aVL 导联出现 ST 段抬高和坏死型 Q 波时，则为急性高侧壁心肌梗死（图 2-20）。

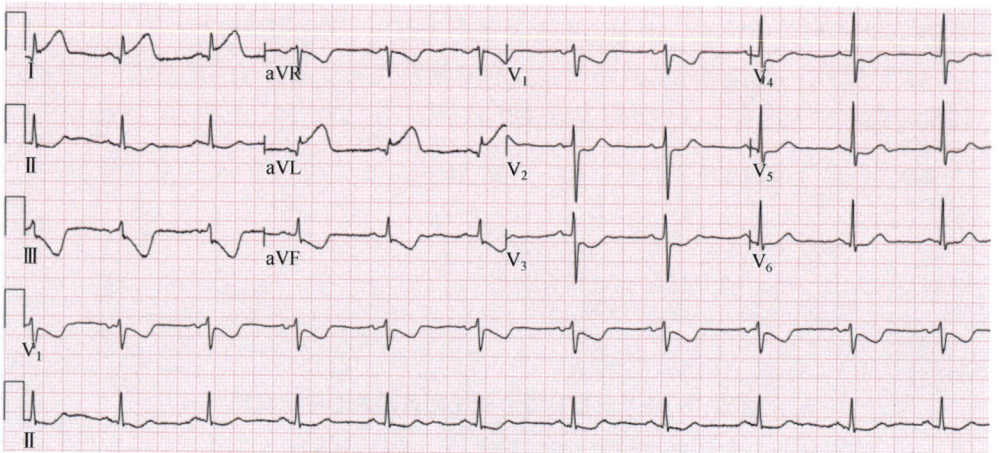

图 2-20　对角支闭塞的心电图改变

心电图示窦性心律，Ⅰ 和 aVL 导联 ST 段抬高，Ⅱ、Ⅲ、aVF、$V_1 \sim V_5$ 导联 ST 段压低。
冠状动脉造影证实为第一对角支近段 100% 闭塞

当 II、III 和 aVF 导联出现 ST 段抬高和坏死型 Q 波时，则为急性下壁心肌梗死；对急性下壁心肌梗死患者应同时记录 V_{3R} ~ V_{5R} 导联，如果 ST 段也抬高，则提示合并右心室心肌梗死（图 2-21）。急性下壁和右心室心肌梗死的患者，其闭塞的血管一般是右冠状动脉，由于右冠状动脉既给下壁和右心室心肌供血，同时又给窦房结和房室结供血，因此急性下壁和右心室心肌梗死的患者容易合并缓慢性心律失常。

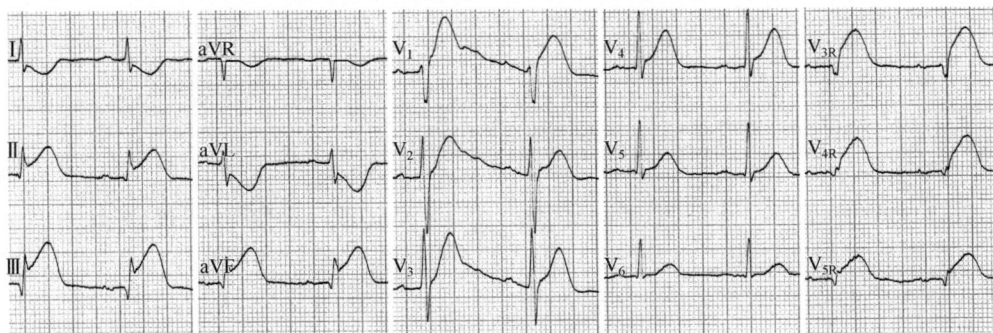

图 2-21　右冠状动脉近段闭塞的心电图改变

心电图示窦性心律，II、III、aVF、V_{3R} ~ V_{5R} 导联 ST 段抬高；I 和 aVL 导联 ST 段压低。冠状动脉造影证实右冠状动脉近段 100% 闭塞

当 V_1 ~ V_3 导联出现 ST 段抬高和坏死型 Q 波时，则为急性前间壁心肌梗死；当 V_3 ~ V_5 导联出现 ST 段抬高和坏死型 Q 波时，为急性前壁心肌梗死；当大部分或所有的胸前导联出现 ST 段抬高和坏死型 Q 波时，为急性广泛前壁心肌梗死（图 2-22）。

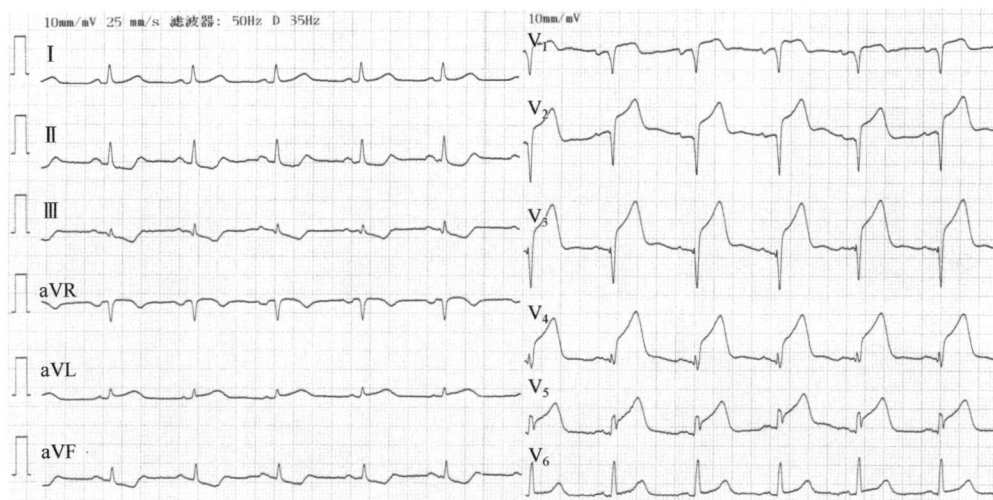

图 2-22　前降支近段闭塞的心电图改变

心电图示窦性心律，V_1 ~ V_6 导联 ST 段抬高，V_1 ~ V_3 导联坏死型 Q 波；II、III、aVF 导联 ST 段压低。

冠状动脉造影证实前降支近段 100% 闭塞

21

当 $V_7 \sim V_9$ 导联出现 ST 段抬高和坏死型 Q 波时，则为急性后壁心肌梗死；如果采集心电图时未做 $V_7 \sim V_9$ 导联，在 $V_1 \sim V_3$ 导联上可以观察是否存在对应性改变从而判断是否有后壁心肌梗死：$V_1 \sim V_3$ 导联 R 波增高、ST 段下移和 T 波高耸对称。

（二）心肌坏死标志物

心肌坏死标志物增高水平与心肌梗死范围及预后明显相关。

1.肌钙蛋白 I（cTnI）或 T（cTnT）　是诊断心肌梗死的敏感和特异性指标。起病 $3 \sim 4h$ 后升高，cTnI 于 $11 \sim 24h$ 达高峰，$7 \sim 10$ 天降至正常，cTnT 于 $24 \sim 48h$ 达高峰，$10 \sim 14$ 天降至正常。

cTnT 和 cTnI 在症状出现后 6h 内测定为阴性时，于 6h 后应再复查一次，其缺点是持续时间可长达 $10 \sim 14$ 天，对在此期间出现胸痛，判断是否有新的梗死不利。

2.肌酸激酶同工酶（CK-MB）　其增高的程度能较准确地反映梗死的范围，其高峰出现时间是否提前有助于判断溶栓治疗是否成功。在起病后 4h 内增高，$16 \sim 24h$ 达高峰，$3 \sim 4$ 天恢复正常。CK-MB 对早期（< 4h）急性心肌梗死的诊断有较重要价值。

（三）冠状动脉造影

冠状动脉造影清晰显示左、右冠状动脉及其主要分支，可以用来评定冠脉狭窄的程度（图 2-23），一般用 TIMI（thrombolysis in myocardial infarction）试验所提出的分级指标[2]：

0 级：无血流灌注，闭塞血管远端无血流。

1 级：造影剂部分通过，冠状动脉狭窄远端不能完全充盈。

2 级：冠状动脉狭窄远端可完全充盈，但显影慢，造影剂消除也慢。

3 级：冠状动脉远端造影剂完全而且迅速充盈和消除。

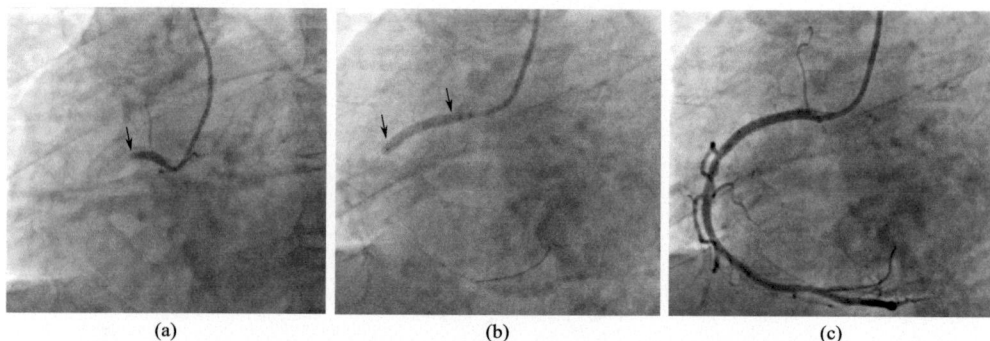

(a)　　　　　　　(b)　　　　　　　(c)

图 2-23　右冠状动脉闭塞及经皮冠状动脉介入治疗（PCI）的影像

（a）箭头所示为右冠状动脉近段 100% 闭塞，闭塞血管远端无血流灌注，即 TIMI 0 级血流。（b）箭头所示为右冠状动脉近段植入支架时的影像，（c）所示为右冠状动脉植入支架后造影，显示血流恢复正常

（四）超声心动图

超声心动图有助于了解心室壁的运动和左心室功能，还可以发现急性心肌梗死的并发症，如室间隔穿孔、二尖瓣脱垂、心尖部室壁瘤、心尖部附壁血栓（图 2-24）等。

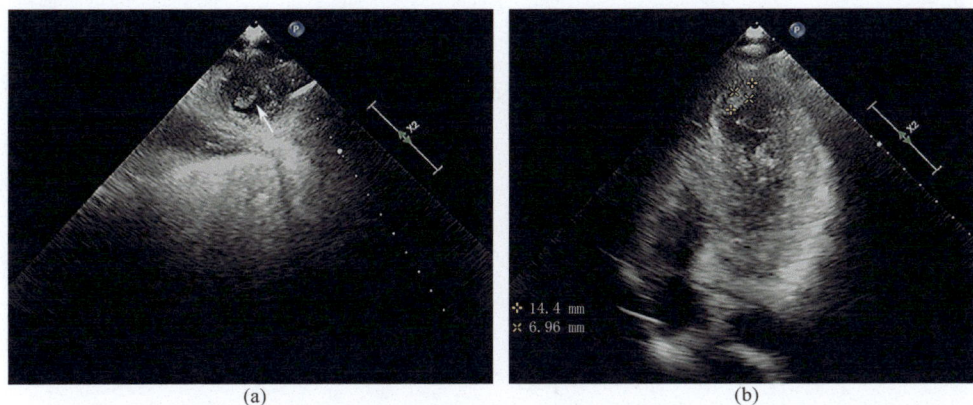

（a）　　　　　　　　　　　　　　　　　（b）

图 2-24　急性广泛前壁心肌梗死致心尖部血栓患者发病第 4 天的超声心动图影像
（a）箭头所示为左心室心尖部血栓，（b）所示心尖部血栓的大小为 14.4 mm×6.96 mm

四、诊断要点

ST 段抬高型心肌梗死的诊断标准 需要同时满足以下 3 点：

1. 心电图上 ≥ 2 个相邻导联 ST 段抬高。

2. 肌钙蛋白 I/T 升高。

3. 满足下列条件之一：

（1）缺血性胸痛、胸闷症状；

（2）影像学检查发现新的存活心肌丢失或新出现的局部室壁运动异常；

（3）冠状动脉造影证实冠脉内血栓形成。

五、典型案例

典型案例 1　急性前壁心肌梗死

【病情简介】

患者，男性，43 岁。

主诉：反复胸痛 12h，复发 4h。

现病史：患者 12h 前无明显诱因突发胸痛，呈压榨样，疼痛与呼吸无关，无肩背部放射痛，伴有大汗，无气短，无恶心、呕吐，胸痛持续约 20min 后自行缓解。4h 前患者活动时上述症状再次发作，疼痛持续约 16min 后自行缓解，为求诊治来本院就诊。

既往史：否认高血压病史，糖尿病 1 年，未控制血糖；否认脑血管病病史；否认肾病病史。吸烟 20 年，每日约 20 支；机会性饮酒史。

查体：T 36.9℃，P 68 次 / 分，R 18 次 / 分，BP 118/73mmHg。神清语利，查体合作，双肺呼吸音清，未闻及干湿啰音，心率 68 次 / 分。心律齐，各瓣膜听诊区未闻及病理性杂音，无心包摩擦音。腹部平坦，无压痛，无反跳痛，腹肌柔软。双下肢无水肿。

【辅助检查】

1. 实验室检查　急诊肌钙蛋白 I 0.1473ng/mL（正常值＜ 0.0342ng/mL）。急诊 BNP、血常规、D- 二聚体均正常。

2. 急诊心电图（图 2-25）　窦性心律，心率 67 次 / 分，V_5 和 V_6 导联 ST 段压低。

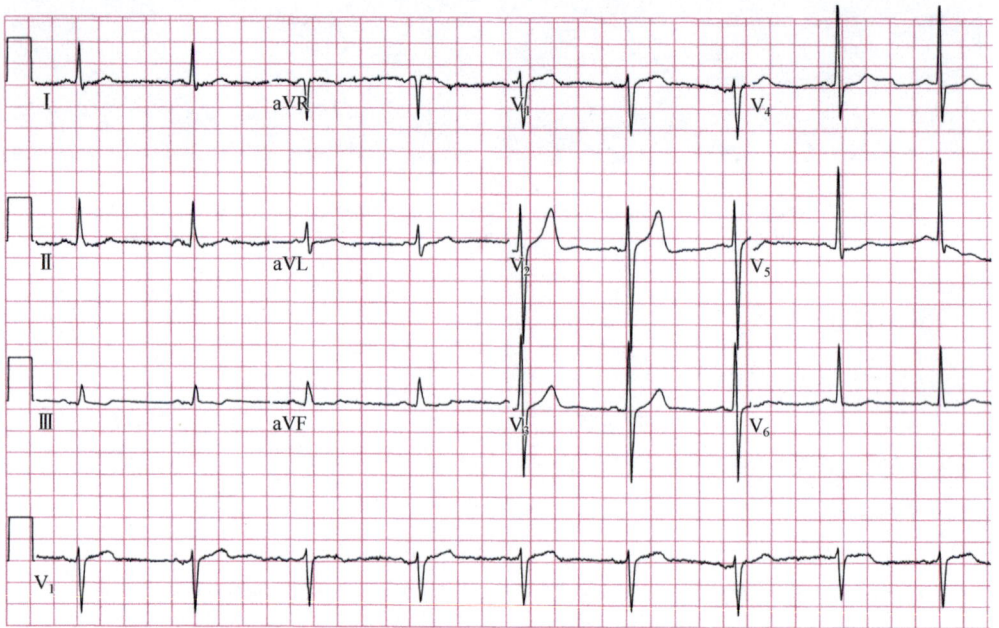

图 2-25　急诊心电图

患者入院后胸痛再次发作，复查心电图（图 2-26）：窦性心律，心率 67 次 / 分，V_2 ～ V_4 导联 T 波高尖。

【诊断思路】

患者反复胸痛，每次胸痛持续时间 15 ～ 20min，急诊心电图 V_5 和 V_6 导联只有轻微的 ST 段压低，入院后胸痛再次发作时，复查的心电图 V_2 ～ V_4 导联 T 波高尖。这种心电图波形的演变说明患者是广泛前壁心肌梗死的超急性期。

【诊断经过】

给予急诊冠状动脉造影检查（图 2-27）：图 2-27（a）箭头所示为前降支近段99% 次全闭塞，图 2-27（b）箭头所示为于前降支近段病变部位植入支架一枚，图 2-27（c）所示为支架植入后前降支血流恢复正常。

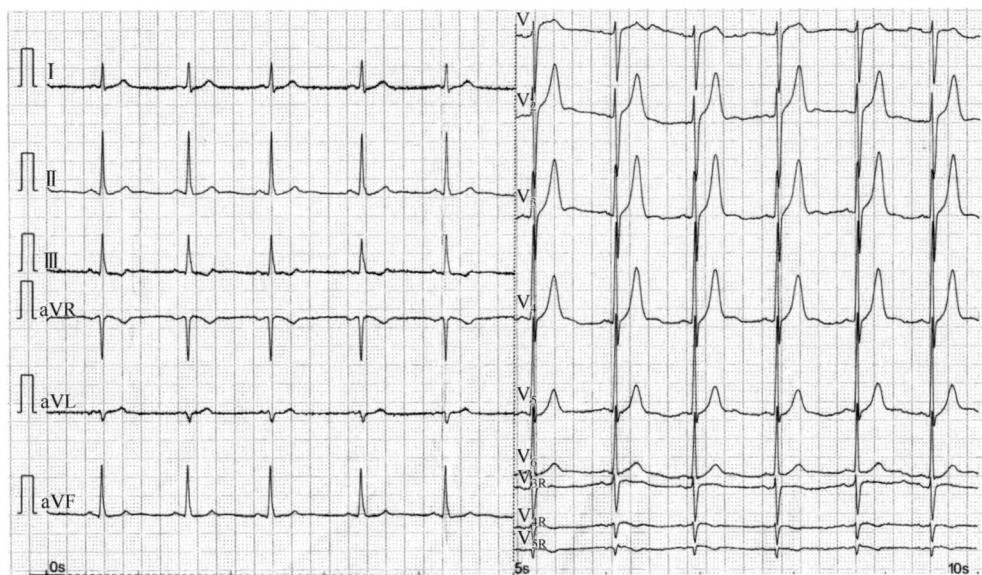

图 2-26　入院后复查心电图

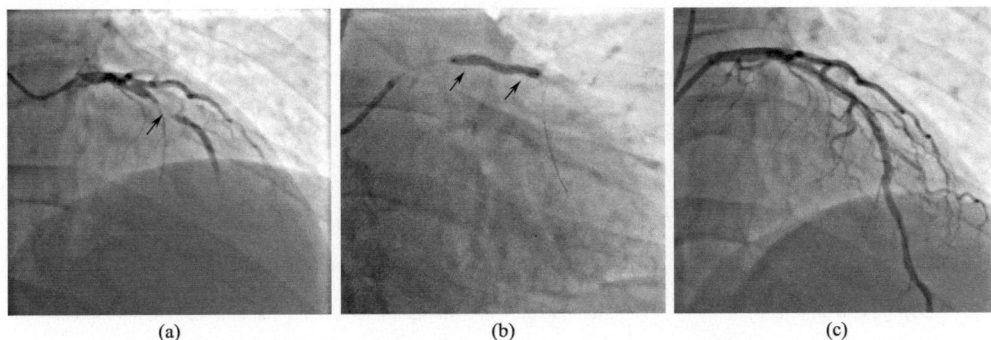

图 2-27　前降支近段次全闭塞及支架术后的影像

术后患者胸痛好转，复查心电图（图 2-28）：窦性心律，心率 61 次 / 分，$V_2 \sim V_4$ 导联 T 波倒置。

【患者转归】

术后第 2 天完善超声心动图检查，未见明显异常。经过 6 天的抗血小板、抗凝、调脂及降糖治疗后，患者顺利出院。

【病例点评】

这是一个典型的心电图表现为 T 波高尖的超急性期心肌梗死病例，患者在急诊的心电图胸前导联 T 波是正常的，而在入院后胸痛再次发作时复查的心电图胸前导联出现了明显的 T 波高尖。患者两次心电图的对比，可以帮助医生立刻明确诊断，从而决定急诊冠状动脉造影检查及 PCI 术治疗。由于患者及时进行了再灌注治疗，因此心肌坏死面积很小，患者肌钙蛋白升高得不明显，超声心动图也未见明显异常。

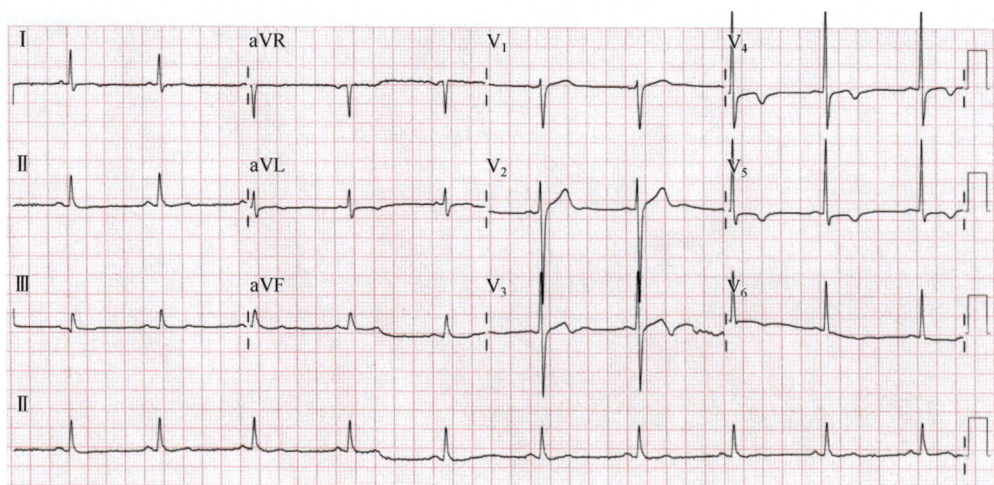

图 2-28　术后心电图

典型案例 2　急性广泛前壁心肌梗死

【病情简介】

患者，男性，40 岁。

主诉：胸痛反复发作 1 天，复发加重 2h。

现病史：患者 1 天前劳累后出现心前区疼痛，呈压榨样，疼痛与呼吸无关，无肩背部放射痛，不伴大汗，无气短，胸痛持续约 20min 后自行缓解，未诊治。2h 前患者活动时上述症状再次发作，无肩背部放射痛，伴有大汗，无恶心、呕吐，疼痛持续不能缓解，为求诊治急来本院。

既往史：结核病史 10 年，已经治愈；高血压病史 4 年，最高达 160/110mmHg，未口服降压药治疗；否认糖尿病病史；否认脑血管病病史；否认肾病病史。否认吸烟史；机会饮酒史。

查体：T 36.4℃，P 80 次 / 分，R 14 次 / 分，BP 160/110mmHg。神清语利，查体合作，双肺呼吸音清，未闻及干湿啰音，心率 80 次 / 分。心律齐，各瓣膜听诊区未闻及病理性杂音，无心包摩擦音。腹部平坦，无压痛，无反跳痛，腹肌柔软。双下肢无水肿。

【辅助检查】

1. 实验室检查　肌钙蛋白 I ＞ 50ng/mL（正常值＜ 0.0342ng/mL）。CK-MB34.7ng/mL（正常值＜ 7.2ng/mL）。NT-proBNP 765ng/L（正常值＜ 900ng/L）。血常规、D- 二聚体均正常。

2. 急诊心电图（图 2-29）　窦性心律，心率 83 次 / 分，Ⅰ、aVL、V_1 ～ V_5 导联 ST 段抬高，Ⅱ、Ⅲ、aVF 导联 ST 段对应性压低。

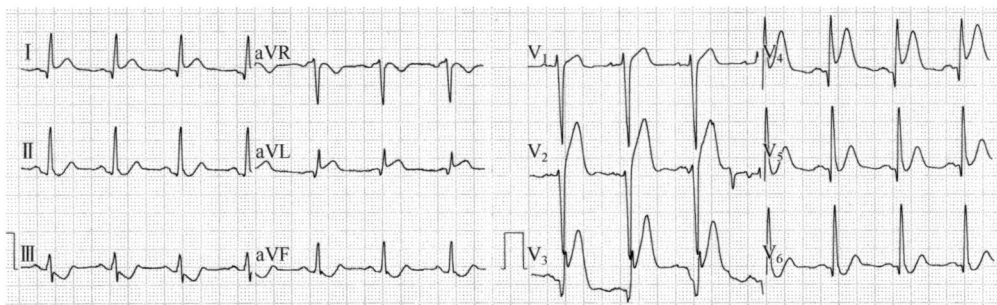

图 2-29　急诊心电图

【诊断思路】

患者持续胸痛，心电图 I 、aVL、$V_1 \sim V_5$ 导联 ST 段抬高，肌钙蛋白明显升高，符合急性广泛前壁 ST 段抬高型心肌梗死的诊断标准。此外，患者的 D- 二聚体正常，因此不需要考虑主动脉夹层和急性肺栓塞。

【诊断经过】

给予急诊冠状动脉造影检查（图 2-30）。其中，图 2-30（a）箭头所示为前降支近段 100% 闭塞，造影剂不能通过病变部位，病变远端不能充盈，因此 TIMI 血流为 0 级。图 2-30（b）所示为支架植入后前降支血流恢复正常。

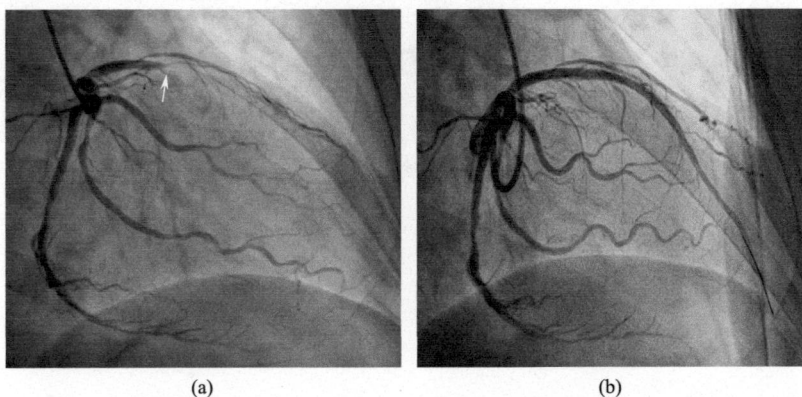

(a)　　　　　　　　　　　　　(b)

图 2-30　前降支近段完全闭塞及支架术后的影像

术后患者胸痛好转，复查心电图（图 2-31）：窦性心律，心率 76 次 / 分，I 、aVL、$V_2 \sim V_5$ 导联 T 波倒置，ST 段抬高幅度下降，I 、aVL、$V_1 \sim V_4$ 导联 Q 波，II 、III 、aVF 导联 ST 段恢复至正常。

住院第 3 天完善超声心动图检查（图 2-32）：左心室心肌节段性运动异常，收缩功能下降，左心室射血分数为 41.3%，左心房和左心室增大。

【患者转归】

经过 7 天的抗血小板、抗凝、调脂、降压治疗，患者顺利出院。

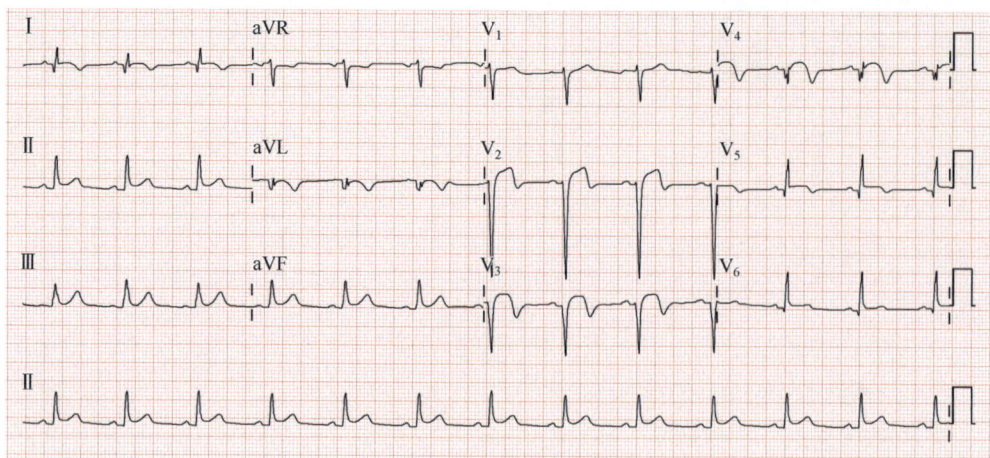

图 2-31　术后心电图

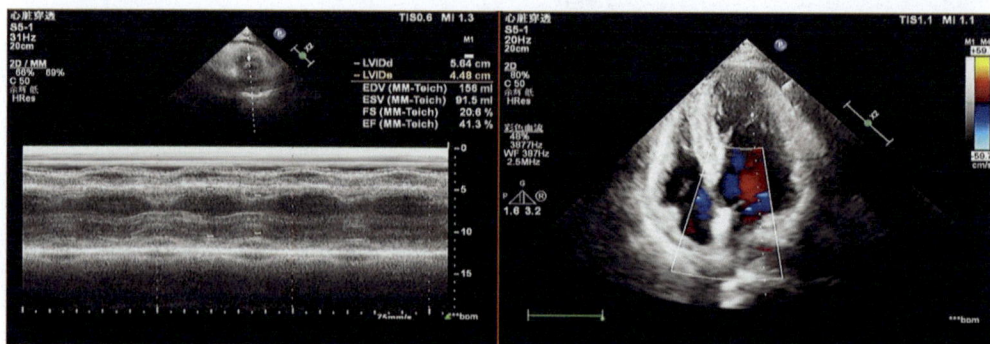

图 2-32　术后超声心动图影像

【病例点评】

ST 段抬高型心肌梗死的诊断标准需要同时满足以下 3 点：

1. 心电图上≥ 2 个相邻导联 ST 段抬高。

2. 肌钙蛋白 I/T 升高。

3. 满足下列条件之一：

（1）缺血性胸痛、胸闷症状；

（2）影像学检查发现新的存活心肌丢失或新出现的局部室壁运动异常；

（3）冠状动脉造影证实冠脉内血栓形成。

该患者持续胸痛，心电图 I 、aVL、$V_1 \sim V_5$ 导联 ST 段抬高，肌钙蛋白明显升高，超声心动图提示左心室心肌节段性运动异常，冠状动脉造影证实冠脉内血栓形成，因此完全符合急性 ST 段抬高型心肌梗死的诊断标准。

参考文献

[1] 葛均波，王辰，王建安 . 内科学 [M]. 10 版 . 北京：人民卫生出版社，2024.

[2] 中华医学会心血管病学分会，中华心血管病杂志编辑委员会 . 非 ST 段抬高型急性冠脉综合征诊断和治疗指南 (2024)[J]. 中华心血管病杂志，2024, 52(6): 615-646.

（郑松青）

第 2 节　非狭窄性冠状动脉疾病

非狭窄性冠状动脉疾病包括冠状动脉痉挛、冠状动脉心肌桥和自发性冠状动脉夹层。它们不属于冠状动脉粥样硬化性心脏病的范畴，但是均可导致心肌缺血，患者可出现急性冠脉综合征的临床表现。尽管临床表现与急性冠脉综合征相似，但是发病机制和治疗方法却不相同。因此，及时将这三种疾病诊断清楚，是进一步采取有效治疗措施的关键。

冠状动脉痉挛

冠状动脉痉挛是指冠状动脉受到各种刺激后表现出的一过性收缩，引发冠状动脉血管部分或完全闭塞，从而导致心肌缺血，出现心绞痛、心肌梗死甚至猝死的临床综合征。冠状动脉痉挛在临床中普遍发生，在冠心病患者中发生率更高。急性冠脉综合征患者中超过 1/4 的患者没有明显的冠状动脉狭窄，其中约 50% 的患者存在不同程度的冠状动脉痉挛 [1]。

变异型心绞痛发生的机制是冠状动脉痉挛，但是需要强调的是，如果冠状动脉痉挛持续时间短，没有导致心肌酶和肌钙蛋白升高，则诊断为变异型心绞痛；如果冠状动脉痉挛持续时间长，导致心肌酶和肌钙蛋白升高，可诱发急性心肌梗死。

冠状动脉痉挛的发病机制主要包括：内皮功能障碍、自主神经系统功能紊乱、炎症反应增加、内皮功能障碍、平滑肌细胞高反应性、氧化应激、镁离子异常等。

一、冠状动脉痉挛的特点

1. 多数发生痉挛的冠状动脉已存在器质性病变，即已有不同程度的固定性狭窄，少数痉挛发生在完全正常的冠状动脉。

2. 冠状动脉痉挛分为闭塞性和非闭塞性两种。闭塞性冠状动脉痉挛引起透壁性心肌缺血伴 ST 段抬高，ST 段抬高的程度与冠状动脉狭窄的程度相关；非闭塞性冠状动脉痉挛引起心内膜下心肌缺血伴 ST 段下移。

3. 冠状动脉痉挛多数发生在一支冠状动脉的主支，也可发生在分支，此外还可能单支冠状动脉呈多个节段同时痉挛，而多支冠状动脉同时痉挛的情况较少发生。

4. 冠状动脉痉挛的发生率从高到低依次为：前降支、右冠状动脉、左旋支、对角支和后降支。但无器质性病变的冠状动脉痉挛，以右冠状动脉最多见，其次为前降支。

5. 冠状动脉痉挛的发作过程中，心电图改变的初期 ST 段逐渐升高，随后抬高的 ST 段逐渐下降。ST 段逐渐抬高的阶段为缺血期，ST 段逐渐下降的阶段为再灌注期。

二、临床表现

根据冠状动脉痉挛发作的时间长短、程度及患者的耐受情况，大致可分为以下几种临床类型：

1. 无症状心肌缺血　患者无自觉症状，仅在心电图上显示 ST 段抬高及压低，其发生率是症状性心肌缺血的两倍多。

2. 症状性心肌缺血

（1）典型变异型心绞痛　其病理生理基础为冠状动脉痉挛导致冠状动脉完全或近乎完全闭塞，常在夜间或清晨发作。胸痛类似于劳累性心绞痛，但往往更严重和持续时间更长，常伴随着冷汗、恶心，有时会导致晕厥。

（2）非典型变异型心绞痛　其病理生理基础为冠状动脉痉挛导致冠状动脉不完全闭塞。症状和典型变异型心绞痛相似，患者自觉症状稍轻微。

（3）冠状动脉痉挛诱发急性心肌梗死　完全闭塞性冠状动脉痉挛持续不能缓解即导致急性心肌梗死，临床表现类似于 ST 段抬高型心肌梗死。

（4）冠状动脉痉挛诱发心律失常　严重而持久的冠状动脉痉挛所致的心肌缺血是引起心律失常的主要原因。前降支痉挛易引起室性心律失常，右冠状动脉痉挛易引起缓慢性心律失常。右冠状动脉痉挛所致的缓慢性心律失常是患者心绞痛发作时晕厥的主要原因。

（5）冠状动脉痉挛诱发心力衰竭　反复发作的弥漫性的冠状动脉痉挛可引起心功能不全，主要表现为胸闷及呼吸困难。

三、辅助检查及诊断

1. 心电图　胸痛期间的心电图和动态心电图监测有助于发现发作期间的心肌缺血。冠状动脉痉挛的典型表现为变异型心绞痛，而变异型心绞痛的典型心电图表现如下。

（1）ST 段　发作时 ST 段一过性抬高，伴对应导联的 ST 段下移（图 2-33）；缓解时 ST 段迅速恢复正常。

（2）T 波　常在 ST 段明显抬高前出现 T 波幅度的增加，有些患者仅有 T 波高尖。

（3）心律失常　可发生各种类型的心律失常。

（4）冠状动脉痉挛还可引起缺血性 J 波。

此外，对于疑诊变异型心绞痛的患者，动态心电图能准确、完整记录患者发作时的心电图改变，具有较高的临床诊断价值。

2. 冠状动脉内药物激发试验（简称激发试验）　冠状动脉造影时诊断冠状动脉痉

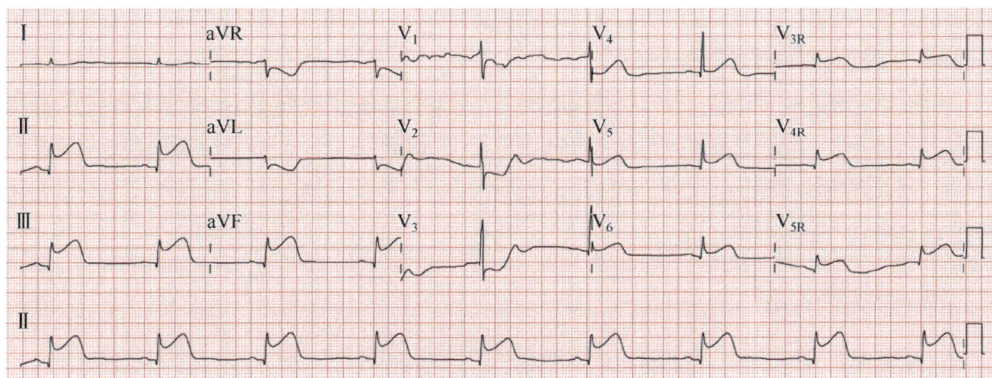

图 2-33　右冠状动脉痉挛患者的心电图

可见胸痛发作时心电图的下壁和右心室导联 ST 段抬高，aVL、V_1～V_3 导联 ST 段压低。急诊冠状动脉造影发现右冠状动脉弥漫性狭窄，右冠状动脉内给予硝酸甘油 400μg 后，患者胸痛缓解，心电监护仪上 ST 段迅速恢复正常

挛的标准是：冠状动脉出现一过性狭窄或者一过性完全阻塞；应用硝酸甘油或其他扩血管药物可使狭窄或阻塞迅速消失（图 2-34），或痉挛自行解除。

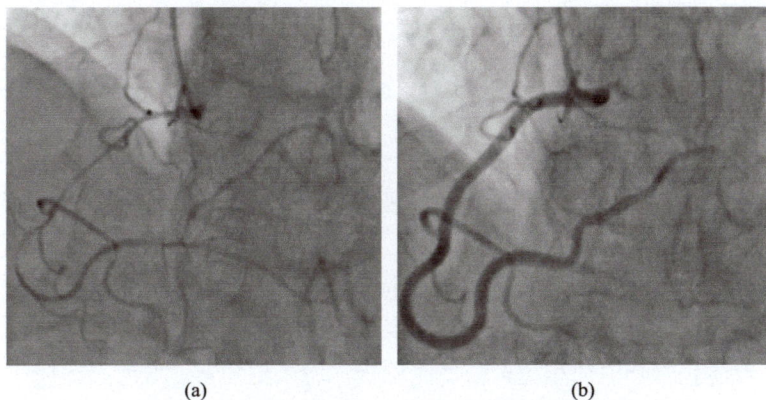

(a)　　　　　　　　　　　　　(b)

图 2-34　右冠状动脉痉挛患者的冠状动脉造影影像

与图 2-33 为同一患者。（a）显示胸痛发作时右冠状动脉弥漫性严重狭窄，（b）所示为右冠状动脉内给予硝酸甘油 400μg 后，冠状动脉痉挛完全缓解时的影像

在行冠状动脉造影检查时，大部分患者冠状动脉痉挛可能已经自行缓解，为了明确诊断，可做冠状动脉内药物激发试验，这是一项有创的检查方法。激发试验是目前诊断冠状动脉痉挛敏感性和特异性最高的方法，约 75% 的冠状动脉痉挛患者只能通过激发试验确诊。用于激发试验的药物包括麦角新碱和乙酰胆碱，麦角新碱激发试验可引起长时间冠状动脉痉挛而导致心肌梗死，故临床少用；乙酰胆碱激发试验在安全剂量下较为安全，较为常用。

3. 非创伤性激发试验　包括过度换气试验、冷加压试验、清晨运动试验等，是无创、简便、比较安全及特异性高的诱发冠状动脉痉挛的方法。其中过度换气试验较为常用，实验特异性高，为 100%，但敏感性仅为 60% ～ 70%。试验结果阳性可给予肯定诊断，阴性不可完全排除诊断 [2]。

4. 核素心肌灌注显像 冠状动脉造影与核素心肌灌注显像是从两个不同的侧面反映患者的情况。前者主要显示冠状动脉血管的形态学变化，而后者主要反映心脏功能状态。冠状动脉痉挛引起心肌缺血时，冠状动脉造影显示冠状动脉血管往往正常，而核素心肌灌注显像异常。

四、诊断要点

1. 无症状心肌缺血 患者无自觉症状，仅在心电图上显示 ST 段抬高及压低。

2. 症状性心肌缺血 胸痛时心电图 ST 段一过性抬高伴对应导联的 ST 段下移，病情缓解时 ST 段迅速恢复正常。

3. 乙酰胆碱激发试验 在冠状动脉造影时给予乙酰胆碱后冠状动脉出现一过性狭窄或者一过性完全阻塞，而应用硝酸甘油或其他扩血管药物后狭窄或阻塞迅速消失，即可明确诊断。

五、典型案例

【病情简介】

患者，女性，52 岁。

主诉：发作性意识不清 14 天。

现病史：患者 14 天前无明显诱因出现胸痛、胸闷，随后意识不清，呼之不应，牙关紧闭，大便失禁，四肢无僵硬、抖动，症状持续 1min 后自行好转。间隔数分钟后反复发作 2 次，发作时表现与第一次相同，就诊于当地医院，完善头 CT 和磁共振检查，均未见异常。12 天前上述症状再次发作，发作时表现与之前发作时相同，就诊于某医院，自述完善心电图和超声心动图检查，均未见异常。7h 前上述症状再次发作，发作时表现与之前发作时相同，共发作 2 次，每次发作后均快速好转，为求诊治急来本院。急诊科以"晕厥原因待查"收入本院神经内科。

既往史：发现血糖升高 14 天，口服二甲双胍、达格列净降糖治疗，未检测血糖；否认高血压病史；否认脑血管病病史；否认肾病病史。否认吸烟、饮酒史。

查体：T 36.5℃，P 96 次 / 分，R 20 次 / 分，BP 88/51mmHg。神清语利，查体合作，双肺呼吸音清，未闻及干湿啰音，心率 96 次 / 分。心律齐，各瓣膜听诊区未闻及病理性杂音，无心包摩擦音。腹部平坦，无压痛，无反跳痛，腹肌柔软。双下肢无水肿。

【辅助检查】

1. 实验室检查 超敏肌钙蛋白 I、NT-proBNP、血常规、D- 二聚体均正常。

2. 当地医院头颅 CT 及 MRI 正常。

3. 某医院心电图和超声心动图检查 正常。

【诊疗经过】

神经内科初步诊断为晕厥原因待查。患者住院期间再次突发胸骨后疼痛，呈压榨样，无肩背部放射痛，伴头晕、心悸，立即完善心电图（图2-35）：窦性心律，心室率37次/分，三度房室传导阻滞，室性逸搏心律，Ⅰ、aVL导联ST段抬高，Ⅱ、Ⅲ、aVF、V_1～V_6导联ST段压低。

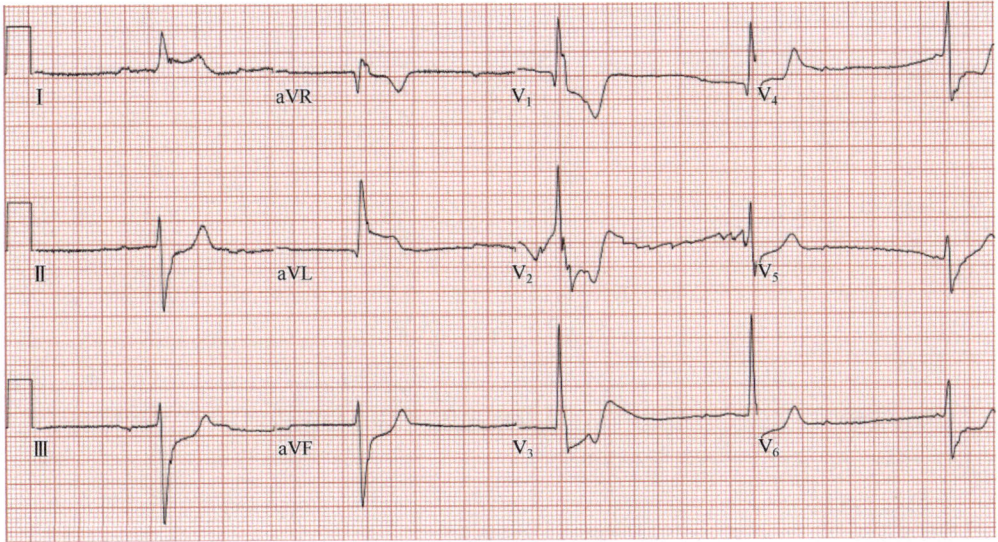

图2-35　胸痛发作时心电图

患者胸痛，心电图Ⅰ、aVL导联ST段抬高，Ⅱ、Ⅲ、aVF、V_1～V_6导联ST段压低，考虑急性高侧壁心肌梗死。立即给予冠脉造影检查（图2-36）：前降支和左旋支正常；图2-36（a）箭头所示为右冠状动脉中段90%狭窄。于右冠状动脉内注射硝酸甘油200μg后，图2-36（b）箭头所示为右冠状动脉中段狭窄消失，患者症状好转。

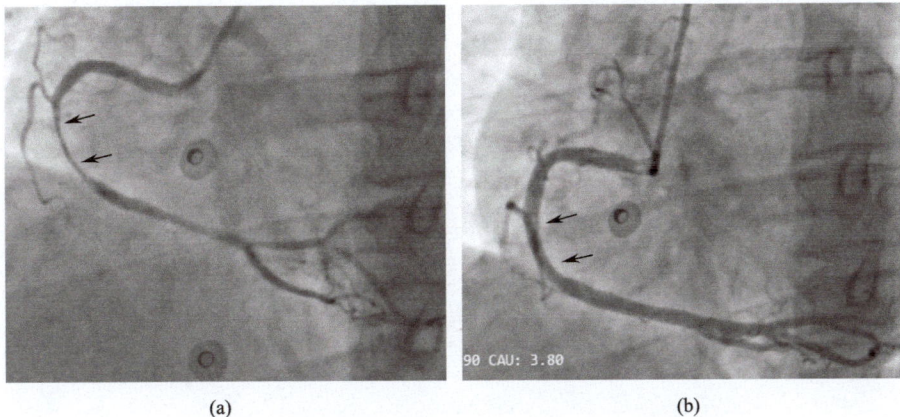

(a)　　　　　　　　　　　　　　(b)

图2-36　右冠状动脉中段痉挛及给予硝酸甘油后的影像

术后复查心电图（图 2-37）：窦性心律，心率 67 次 / 分，aVL 导联 T 波倒置。

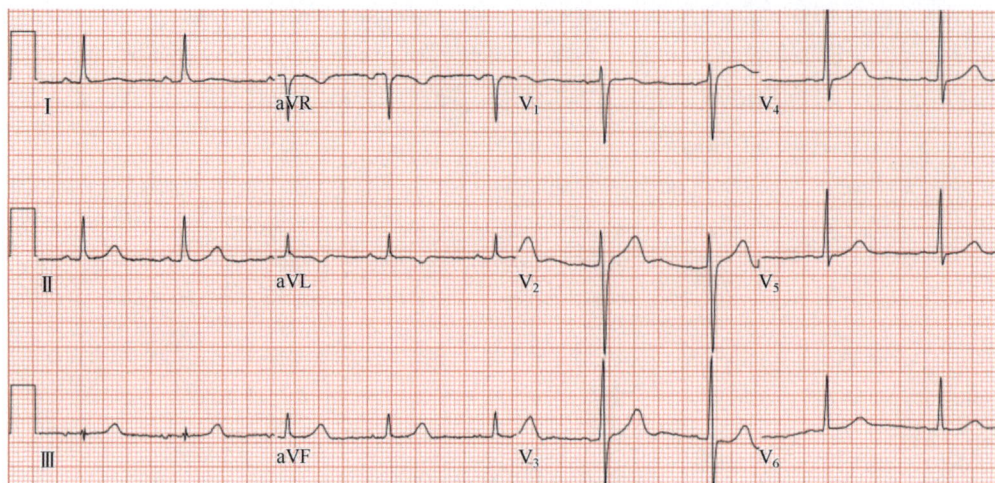

图 2-37　术后心电图

至此，患者明确诊断为变异型心绞痛，其反复发作的机制是冠状动脉痉挛。患者之所以出现晕厥，是由于冠状动脉痉挛导致患者严重的心肌供血不足，出现心室率减慢及血压降低。

【患者转归】

明确诊断后，给予口服地尔硫䓬抗痉挛治疗，同时继续监测并控制血糖。3 天后患者顺利出院。

【病例点评】

变异型心绞痛的发病机制是冠状动脉痉挛，但冠状动脉痉挛和变异型心绞痛并不是一对一的关系，当冠状动脉痉挛严重且持续时间较长时，可以导致心肌坏死和肌钙蛋白升高，此时则不宜再诊断为变异型心绞痛，而应该诊断为急性心肌梗死。该患者虽然反复胸痛发作，但是每次持续时间很短，因此没有导致肌钙蛋白升高，最终诊断为变异型心绞痛。

冠脉痉挛多数发生在一支冠脉的主支，也可发生在分支。发生在单支冠脉时可以是某一节段痉挛，也可以是多个节段同时痉挛，甚至是全程痉挛。多支冠脉同时痉挛的情况较少发生。该患者冠脉造影发现右冠状动脉中段严重痉挛，但是前降支和左旋支未见痉挛，因此难以解释其术前心电图 I 和 aVL 导联 ST 段抬高，因为 I 和 aVL 导联 ST 段抬高往往见于前降支的对角支病变或者左旋支的钝缘支病变。因此，我们推测患者发病后在采集心电图时可能存在对角支或者钝圆支的痉挛，但是在冠状动脉造影时其痉挛已经解除。

严重而持久的冠状动脉痉挛所致的心肌缺血，可以出现各种心律失常。前降支痉挛易引起室性心律失常。右冠状动脉痉挛易引起缓慢性心律失常，这是患者心绞痛发作时晕厥的主要原因。该患者发病时先有胸痛，继而出现晕厥，对于这样的发病过程，经验丰富的心内科医生应该能够首先考虑到冠状动脉痉挛的可能性。但是患者于本院就诊时，就诊的是神经内科急诊，因此未能及时考虑到冠状动脉痉挛，而是以晕厥原因待查收入住院。

关于冠状动脉痉挛的治疗，如果患者有明显的诱因，则首先要去除诱发因素，并给予钙离子通道阻滞剂治疗。必要时可使用额外的抗心绞痛治疗药物。对最大程度抗心绞痛治疗无反应的患者，可进行星状神经节阻滞。

冠状动脉心肌桥

冠状动脉心肌桥是一种非常常见的先天性冠状动脉畸形。正常情况下，冠状动脉主干及其分支走行于心外膜下的脂肪组织中或者心外膜下。如果冠状动脉或其分支的某个节段行走于室壁心肌纤维之间，在心脏收缩时会出现暂时性的冠脉狭窄甚至闭塞。覆盖在冠状动脉上的心肌纤维束称为心肌桥（图 2-38），而这段走行于心肌纤维之间的冠状动脉被称为壁冠状动脉或隧道动脉。国内的一项 5525 例冠状动脉造影研究中发现心肌桥 888 例，检出率为 16.1%。肥厚型心肌病等特殊人群的心肌桥发生率高于普通人群，约为 21% ～ 41%[3]。

早期研究认为心肌桥不产生明显的血流动力学影响，是一种良性的解剖变异。随着近年来的深入研究，发现它在心肌缺血、心肌梗死、心律失常及猝死等方面有重要的作用 [4]。另外，心肌桥也与动脉粥样硬化的发生发展相关。一般来说，心肌桥预后较好，未合并冠状动脉粥样硬化者约 12% 有心绞痛症状，偶有引起急性心肌梗死、运动后室性心动过速或猝死的报道。

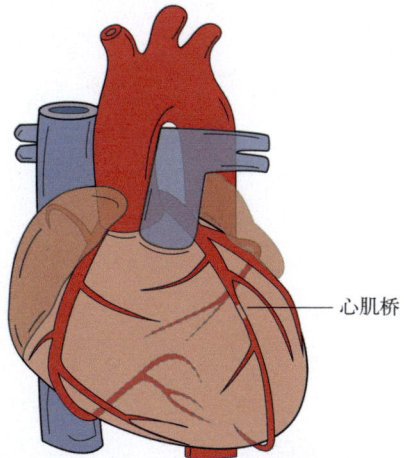

心肌桥

图 2-38　心肌桥示意

一、病理与发病机制

心肌桥可单发或多发，67% ～ 98% 的心肌桥位于前降支的近段和中段，很少见于右冠状动脉和回旋支。根据心肌桥的隧道动脉走行深度，分为走行于室间沟的表浅型和走行于靠近右心室间隔的纵深型。表浅型心肌桥对冠状动脉的压迫相对较轻，一般不会引起严重的心肌缺血。纵深型前降支心肌桥多潜入室间隔，走行偏向右心室，横向、斜向或螺旋地穿过隧道段，然后终止于室间隔内。在心动周期内隧道段心肌纤维扭曲收缩，压迫血管，导致冠状动脉血流储备降低，严重时可能出现明显的心肌缺血甚至急性心肌梗死。

心肌桥压迫冠状动脉血管可以从收缩期持续到舒张早、中期。因此，不仅心脏收缩期的心肌血流灌注减少，而且舒张早、中期心肌血流灌注亦受到限制，从而减少冠状动脉的血流储备。心肌桥对所累及的壁冠状动脉的反复压迫，能导致冠状动脉内皮细胞功能失调，易诱发冠状动脉痉挛。心肌桥引起的血流动力学紊乱导致粥样硬化病变的发生，在此基础上的血栓形成可导致急性冠脉综合征。

二、临床表现

心肌桥的临床表现差异很大，与心肌桥的长度、肌束厚度、收缩期心肌桥对隧道动脉的压缩程度，以及是否合并动脉粥样硬化性狭窄或冠状动脉痉挛等因素有关。作为一种先天性解剖变异，心肌桥从患者出生时就已存在，但出现症状常常在 30 岁以后，其原因可能是随年龄的增长，出现冠状动脉粥样硬化引起心肌供血不足，左心负荷增加致心肌代偿性肥厚耗氧增多等。

1. 表浅型心肌桥　此类型的心肌桥薄而短［图 2-39（b）］，对冠状动脉血流影响较小，多数可无心肌缺血症状及相应的心电图改变。

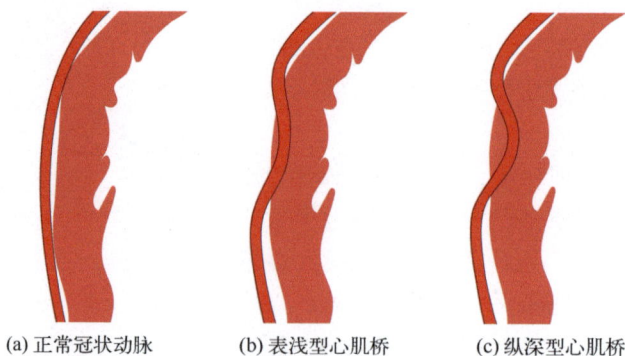

(a) 正常冠状动脉　　　(b) 表浅型心肌桥　　　(c) 纵深型心肌桥

图 2-39　心肌桥的分型

2. 纵深型心肌桥　此类型心肌桥厚而长，因此对冠状动脉血流影响大，可引起明显的心肌缺血。最常见的症状为不典型胸痛和劳力性心绞痛，心电图表现为 ST 段下移、胸前导联 T 波低平或倒置。如伴有严重的冠状动脉痉挛，或者伴有动脉粥样硬化性狭窄、继发血栓形成或斑块脱落，可能出现心肌梗死的症状及相应的心电图改变，严重时可发生心源性休克，甚至猝死。因此，心肌桥患者既可表现为稳定型心绞痛，也可表现为不稳定型心绞痛和急性心肌梗死。此外，心肌桥也可导致心律失常，如室上性或室性期前收缩、室上性或室性心动过速或房室传导阻滞等。

三、诊断方法

心肌桥引起心肌缺血时，心电图的主要表现为动态的 ST-T 改变，但心电图无法确诊心肌桥。心肌桥的诊断方法主要包括冠状动脉增强 CT 检查及冠状动脉造影检查。

对于没有症状或者临床症状轻微、心电图无明显异常的患者，可以早期行冠状动脉增强 CT 检查；对于有明显症状、心电图明显异常、冠状动脉增强 CT 结果显示中重度冠状动脉狭窄的患者，行冠状动脉造影是必须的。

1. 冠状动脉增强 CT　是诊断心肌桥最常用的方法，可清晰地显示隧道冠脉和心肌桥的位置关系、心肌桥的厚度和长度、收缩期压缩程度（图 2-40），以及是否合并动脉粥样硬化斑块等。冠状动脉增强 CT 检查对心肌桥诊断的敏感度高于冠状动脉造影，尤其对表浅型心肌桥的诊断更加敏感。冠状动脉增强 CT 检查对心肌桥的诊断标准 [5]：覆盖冠状动脉的心肌厚度 ≥ 1mm 且 < 2mm 诊断为浅心肌桥；厚度 ≥ 2mm 且 < 5mm 为深肌桥；厚度 ≥ 5mm 为极深肌桥。

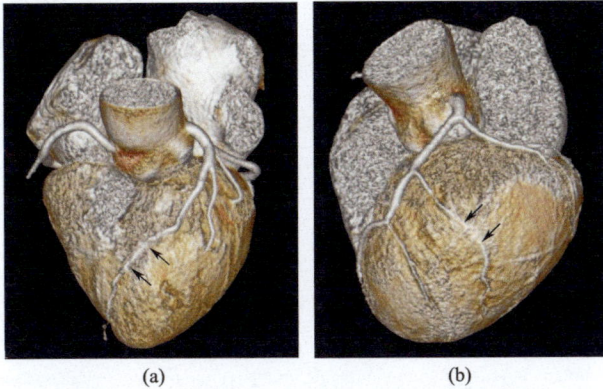

图 2-40　冠状动脉增强 CT 心肌桥的影像
（a）箭头所示为前降支远段心肌桥，（b）箭头所示为前降支的第一对角支心肌桥

2. 冠状动脉造影　对心肌桥的检出率要小于冠状动脉增强 CT，因为冠状动脉造影只能检出纵深型心肌桥。其表现为冠状动脉收缩期狭窄而舒张期松弛延迟，也就是出现所谓的"挤奶现象"（图 2-41）。根据前降支收缩期压缩的严重程度可以将心

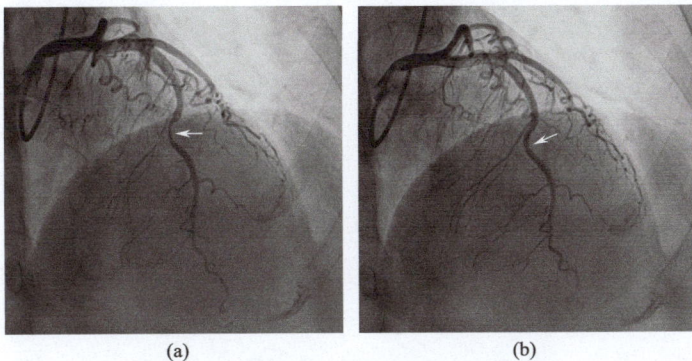

图 2-41　冠状动脉心肌桥造影的影像
（a）箭头所示为前降支中段在收缩期明显狭窄，（b）箭头所示为舒张期前降支中段血流恢复正常，
这就是所谓的"挤奶现象"

肌桥分为三级：一级为冠状动脉收缩期狭窄＜50%；二级为冠状动脉收缩期狭窄50%～70%；三级为冠状动脉收缩期狭窄＞70%。二级以上者较易导致心肌缺血及相应的临床症状。

四、危险分级

根据心肌桥的解剖特征、临床表现及辅助检查情况，可以将其分为低危、中危、高危组。

1. 低危组　解剖位置浅表，单发，位置离冠状窦远。无症状或症状轻微，无心肌缺血，心电图、平板运动试验、动态心电图、核素心肌灌注显像等无异常。

2. 中危组　解剖位置属于浅 - 深肌桥，单发或多发，位置离冠状窦近。有中度临床症状，有心肌缺血征象，可用心电图、平板运动试验、动态心电图、超声心动图、核素心肌灌注显像进行检测。

3. 高危组　解剖位置属于纵深肌桥，单发或多发，位置离冠状窦近。有明显症状（心绞痛等），有明显的心肌缺血，合并严重动脉粥样硬化。

五、诊断要点

1. 心电图表现为动态的 ST-T 改变，但心电图无法确诊心肌桥。

2. 心肌桥的诊断方法主要包括冠状动脉增强 CT 检查及冠状动脉造影检查。

（1）冠状动脉增强 CT　是诊断心肌桥最常用的方法，可清晰地显示隧道冠脉和心肌桥。

（2）冠状动脉造影　表现为"挤奶现象"，即冠脉在收缩期狭窄而在舒张期松弛延迟。

六、典型案例

【病情简介】

患者，男性，60 岁。

主诉：胸痛 3 天。

现病史：患者 3 天前无明显诱因出现心前区疼痛，呈压榨性，伴肩背部放射痛，伴大汗，无气短，无恶心、呕吐。疼痛持续 10 余分钟后自行缓解，来我院就诊。

既往史：否认高血压、糖尿病病史；否认脑血管病病史；否认吸烟、饮酒史。

查体：T 36.6℃，P 79 次 / 分，R 18 次 / 分，BP 129/75mmHg。神清语利，查体合作，双肺呼吸音清，未闻及干湿啰音，心率 79 次 / 分。心律齐，各瓣膜听诊区未闻及病理性杂音，无心包摩擦音。腹部平坦，无压痛，无反跳痛，腹肌柔软。双下肢无水肿。

【辅助检查】

1. 实验室检查　超敏肌钙蛋白 I、血常规、D- 二聚体均正常。

2. 入院心电图（图2-42） 窦性心律，心率75次/分，Ⅰ、aVL、$V_2 \sim V_6$导联T波倒置。

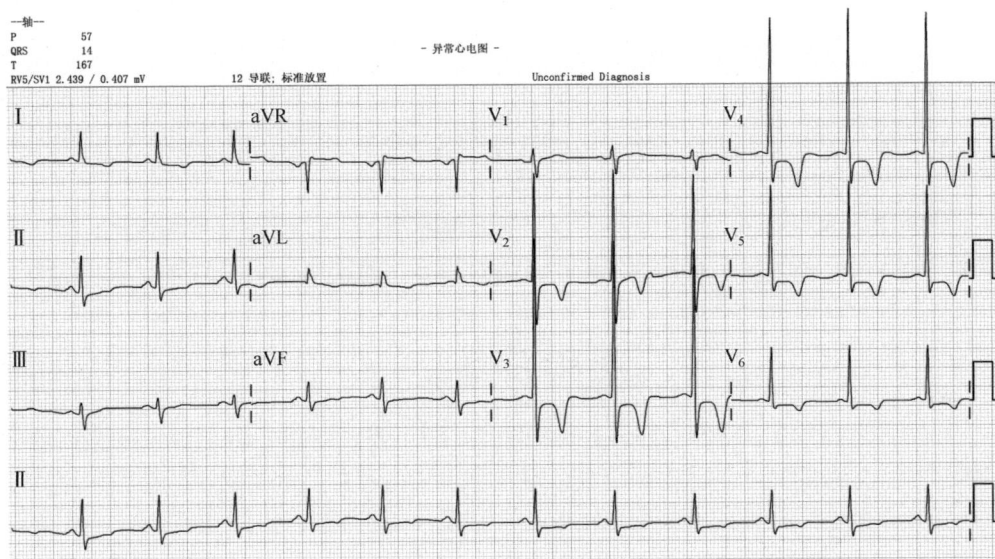

图 2-42　入院心电图

【诊疗经过】

患者胸痛持续时间10余分钟，心电图高侧壁和广泛前壁导联T波倒置，肌钙蛋白正常，符合不稳定型心绞痛的临床特征。给予冠状动脉造影检查：前降支中段心肌桥（图2-43），回旋支和右冠状动脉正常。因此，可明确诊断为不稳定型心绞痛。

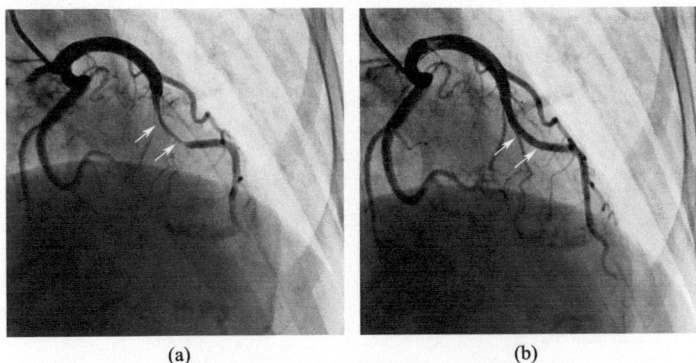

(a)　　　　　　　　　(b)

图 2-43　左冠状动脉造影的影像

（a）箭头所示为前降支中段在收缩期明显狭窄，（b）箭头所示为舒张期前降支中段
血流恢复正常，即"挤奶现象"

【患者转归】

明确诊断后，给予富马酸比索洛尔口服治疗，2天后患者顺利出院。

【病例点评】

冠状动脉心肌桥是一种非常常见的先天性冠状动脉畸形，67% ~ 98% 的心肌桥位于前降支的近段和中段，少见于右冠状动脉和回旋支。一般来说，心肌桥预后较好，未合并冠状动脉粥样硬化者中约 12% 有心绞痛症状，偶有引起急性心肌梗死、运动后室性心动过速或猝死的报道。

心肌桥对所累及的壁冠状动脉的反复压迫能导致冠状动脉内皮细胞功能失调，易诱发冠状动脉痉挛。心肌桥的药物治疗包括 β 受体阻滞剂和（或）钙通道阻滞剂，也可联合使用伊伐布雷定。因为心肌桥常合并冠状动脉痉挛，因此还要去除诱发冠状动脉痉挛的因素。如上述措施均无效，可考虑行外科手术治疗，包括心肌桥切开松解术和冠状动脉旁路移植手术。

自发性冠状动脉夹层

自发性冠状动脉夹层（SCAD）是指非创伤性、非医源性、非冠状动脉粥样硬化等病理原因导致的冠状动脉内膜撕裂或冠状动脉壁内血肿，从而使冠状动脉完全或不完全闭塞造成心肌缺血或心律失常的疾病。自发性冠状动脉夹层在妊娠期妇女更为常见，是中青年女性急性冠脉综合征的重要病因。来自国内的单中心回顾性研究显示，自发性冠状动脉夹层的发病年龄为（51.6±11.7）岁，女性占比 73.1%。有关男性自发性冠状动脉夹层的研究较少，其占比为 10%，发病更年轻，胸痛复发率较低[6]。

一、病理与发病机制

与冠状动脉粥样硬化不同，自发性冠状动脉夹层的病理生理特征是冠状动脉内自发形成壁内血肿和（或）内膜撕裂导致动脉壁分离形成假腔，动脉壁分离可发生在血管壁中的任何一层之间。

发病机制目前主要有两种学说。

1. 内 - 外学说　内皮和中膜不连续或内膜撕裂（图 2-44），允许来自真腔的血液穿过内膜进入中膜层产生夹层。

2. 外 - 内学说　中层滋养血管自发地破裂形成壁内血肿（图 2-44），壁内血肿可进展为夹层。

二、发病危险因素

可能的发病危险因素包括系统性动脉疾病、躯体性应激和心理性应激、性激素升高、炎症、基因突变与遗传等。

1. 系统性动脉疾病　纤维肌发育不良是一种全身性的血管病变，其特征是特发性、节段性、非动脉粥样硬化和非炎症性的动脉壁肌肉组织疾病导致中小型动脉狭窄（可伴有动脉瘤、动脉夹层）。它在心血管方面的表现通常为高血压、脑卒中、心肌梗死，

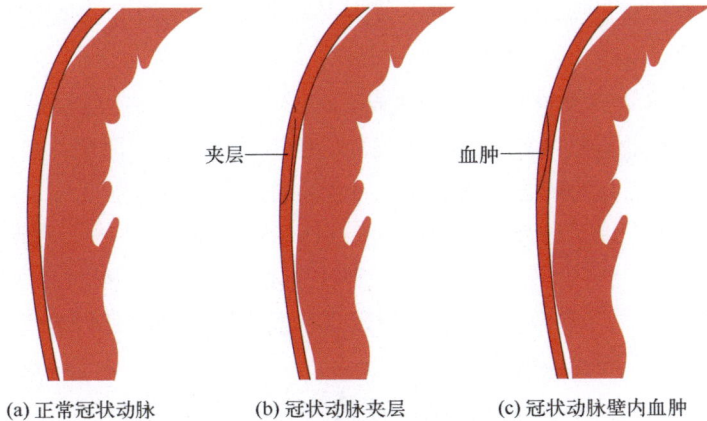

(a) 正常冠状动脉　　(b) 冠状动脉夹层　　(c) 冠状动脉壁内血肿

图 2-44　自发性冠状动脉夹层示意

与自发性冠状动脉夹层在发病人群、发病年龄、基因遗传、组织病理、临床表现及造影特征等方面具有一定的重叠性。

2. **躯体性应激和心理性应激**　9.8% ～ 40% 的自发性冠状动脉夹层患者存在躯体性应激（如极端 Valsalva 动作、干呕、呕吐、咳嗽或等长运动），24% ～ 28.9% 的自发性冠状动脉夹层患者存在心理性应激（焦虑、抑郁）[7]。应激诱导的儿茶酚胺激增可能通过引起冠状动脉剪切应力改变，进而导致自发性冠状动脉夹层的发生。

3. **性激素升高**　雌激素、孕激素被认为是冠状动脉血管壁脆弱的促进因素，与自发性冠状动脉夹层的发病有关。

4. **炎症**　动脉管壁细胞功能损伤引起的血管炎症会破坏血管稳态进而引起血管性疾病。组织病理学检查发现，炎性细胞可浸润夹层冠状动脉的外膜和外膜周边层。因此，血管炎症可能增加自发性冠状动脉夹层的发病风险。

5. **基因突变与遗传**　来自国内的基因研究表明，染色体 17p13.3 上的 *TSR1* 变异与 SCAD 遗传易感性存在一定的关联[8]。

三、临床表现

胸痛是最常见的症状，可伴有上臂和颈背部放射痛，其他临床表现包括恶心、呕吐、出汗、呼吸困难，少数的患者可以出现心房颤动、室性心律失常和心源性猝死。

尽管自发性冠状动脉夹层与胸痛密切相关，但疼痛的性质仍可能不典型，少数患者会表现为"胸骨后烧灼感""胸膜炎痛""撕裂痛"等。

四、辅助检查及诊断方法

自发性冠状动脉夹层发生时，多以胸痛为主要表现就诊，且临床表现和急性冠脉综合征一样，因此心电图、心肌损伤标志物和超声心动图应作为常规的检查。自发性冠状动脉夹层的确诊方法是冠状动脉造影。大多数自发性冠状动脉夹层可经冠状动脉造影诊断，在未能确定诊断的情况下，可进一步使用光学相干断层扫描和血管内超声检查。

1. 心电图　尽管自发性冠状动脉夹层的发病机制与冠心病急性冠状动脉综合征不同，但是同样都会导致冠状动脉不同程度的狭窄甚至闭塞。因此，自发性冠状动脉夹层的心电图改变与冠心病急性冠状动脉综合征的心电图表现类似。

2. 心肌损伤标志物　患者通常伴有心肌损伤标志物（肌钙蛋白）升高。

3. 超声心动图　通常可检出左心室壁节段性运动异常，左心室射血分数可以下降。

4. 冠状动脉造影　冠状动脉造影可以发现自发性冠状动脉夹层的一些特征，根据这些特征可以分为不同的类型[9]：

1 型　冠状动脉管腔与动脉壁对比，呈线性、螺旋形或典型的多重透光腔。

2 型　存在弥漫性狭窄，可有不同的严重程度和长度（通常＞ 20mm）。

2A 型　狭窄与壁内血肿近端和远端交界。

2B 型　狭窄延伸至血管远端。

3 型　是局灶性或管状狭窄，通常＜ 20mm，类似动脉粥样硬化，需要通过光学相干断层扫描或血管内超声检查来确认是否存在壁内血肿。

4 型　病变的冠状动脉完全闭塞，远端无血流。

5. 血管内超声　血管内超声的轴向分辨率为 150μm，能够区分动脉粥样硬化斑块和夹层，清楚地描绘真腔和假腔[10]。主要的局限性是空间分辨率差，这限制了对自发性冠状动脉夹层相关的细微结构，如内膜 - 中膜连接、真腔和假腔等的识别。

6. 光学相干断层扫描　具有更高的空间分辨率[10]，轴向分辨率 15μm。其优点是能够显示病变详细的特征：真腔、血栓、假腔的大小、性质和范围（假腔环绕真腔的点、假腔与侧支的关系或更经典的连接真腔和假腔的撕裂入口等）。缺点是光学相干断层扫描需要高压注射造影剂来进行血液清除，这带来了假腔扩张的潜在风险。

参考文献

[1] 刘诚，杨英杰，李阳阳，等 . 冠状动脉痉挛相关研究进展 [J]. 心肺血管病杂志，2019, 38(8): 882-885.

[2] 公威，聂绍平 . 冠状动脉痉挛的研究进展 [J]. 中国心血管病研究，2015, 13(7): 577-580.

[3] 中国研究型医院学会《冠状动脉心肌桥诊断与治疗专家共识》专家组 . 冠状动脉心肌桥诊断与治疗的专家共识 [J]. 中国研究型医院，2022, 9(5):1-8.

[4] 周志宏，高雯 . 冠状动脉肌桥最新进展 [J]. 心血管病学进展，2017, 38(6): 738-741.

[5] 李岳环，张海波 . 冠状动脉肌桥的诊疗进展 [J]. 心肺血管病杂志，2015, 34(6): 519-521.

[6] 汤祥林，徐世坤，王齐兵，等 . 自发性冠状动脉壁内血肿及夹层所致急性冠脉综合征的临床特征及转归 [J]. 上海医药，2019, 40(1): 3-7.

[7] Saw J, Humphries K, Aymong E, et al. Spontaneous coronary artery dissection: clinical outcomes and risk of recurrence[J]. J Am Coll Cardiol, 2017, 70(9): 1148-1158.

[8] Sun Y, Chen Y, Li Y, et al. Association of *TSR1* variants and spontaneous coronary artery dissection[J]. J Am Coll Cardiol, 2019, 74(2): 167-176.

[9] 刘成峰，邢坤，朱舜明，等 . 自发性冠状动脉夹层的诊疗研究进展 [J]. 中国心血管病研究，2021, 9(8): 735-739.

[10] 乔文伟，黄亚晓，胡世娇，等 . 自发性冠状动脉夹层发病危险因素、影像学诊断方法和治疗研究进展 [J]. 山东医药，2024, 64(9):112-115.

（张川海）

第 3 节　急性主动脉综合征

　　主动脉疾病包括一组广泛的动脉疾病：主动脉夹层、主动脉壁间血肿、穿透性主动脉溃疡、创伤性主动脉损伤、主动脉瘤、假性动脉瘤、主动脉破裂、主动脉缩窄等。急性主动脉综合征主要包括上述主动脉疾病中危险性极高的三种临床表型：主动脉夹层、主动脉壁间血肿和穿透性主动脉溃疡。急性主动脉综合征这组疾病十分凶险，致死率极高，需要快速诊断和决策，以减少极其不良的预后。急性主动脉综合征的总体发病率为（2 ～ 4）例 /10 万人，其中男性比例更高 [1]。

　　获得性或遗传性疾病都可弱化主动脉壁组织，导致患者容易发生急性主动脉综合征。主动脉夹层的危险因素包括：高血压、动脉粥样硬化、既往心脏手术、已知的动脉瘤、已知的结缔组织病［如马方综合征、勒斯 - 迪茨（Loeys-Dietz）综合征］、二叶式主动脉瓣畸形以及既往主动脉手术。体循环高血压会使主动脉壁受到更大压力，这是急性主动脉夹层最重要的促发因素。与主动脉夹层一样，主动脉壁间血肿一般和长期高血压有关。穿透性主动脉溃疡占急性主动脉综合征的 2% ～ 7%。此类患者年龄较大（> 70 岁），并且存在动脉粥样硬化的危险因素，包括高血压、高脂血症、冠状动脉疾病、吸烟和肾下腹主动脉瘤等 [2]。

一、发病机制

　　主动脉由横膈分为胸主动脉和腹主动脉。主动脉壁在组织学上由三层组成：一层薄薄的内膜，内衬内皮；中膜较厚，其特征是内、外弹力层以及平滑肌细胞的交界处有同心的弹性纤维和胶原纤维；外膜主要由胶原、血管和淋巴管组成。主动脉通过位于升主动脉和主动脉弓的压力感受器，在控制血管阻力和心率方面起着重要的作用。主动脉压力升高导致心率和全身血管阻力降低，而主动脉压力降低导致心率和全身血管阻力升高。

　　在健康成年人中，主动脉直径通常不超过 40mm，并在下游逐渐变细。随着年龄增长，主动脉会逐渐扩张。这种缓慢但渐进的主动脉扩张被认为是衰老的结果，与胶原蛋白与弹性蛋白比率升高，以及血管僵硬程度增加和脉压增大有关。

　　在急性主动脉综合征中，主动脉夹层最为常见，也是死亡率最高的一种疾病。主动脉夹层是指血液通过主动脉内膜裂口进入主动脉壁内并造成主动脉壁的分离，形成夹层血肿，并随血流压力的驱动，逐渐在主动脉中层内扩展，撕脱的内膜片将主动脉分为真假两个腔（图2-45）。

一般认为，主动脉壁间血肿的内膜没有破口，其血肿的形成是因为主动脉自身的滋养动脉破裂出血，进而导致主动脉的内膜和中膜逐渐分离（图2-45），因此其与主动脉夹层的主要区别在于是否有内膜裂口。当血肿较大时可以撑破内膜，约8%～16%的主动脉壁间血肿最终会进展为主动脉夹层[3]。

穿透性主动脉溃疡是指主动脉内膜破损，病变在主动脉壁中扩张至不同深度（溃疡样突起），病变处可能覆有血栓。穿透性主动脉溃疡可能伴有中膜内血肿，并可能进展为主动脉夹层。约有不到5%的主动脉夹层是始于穿透性主动脉溃疡。

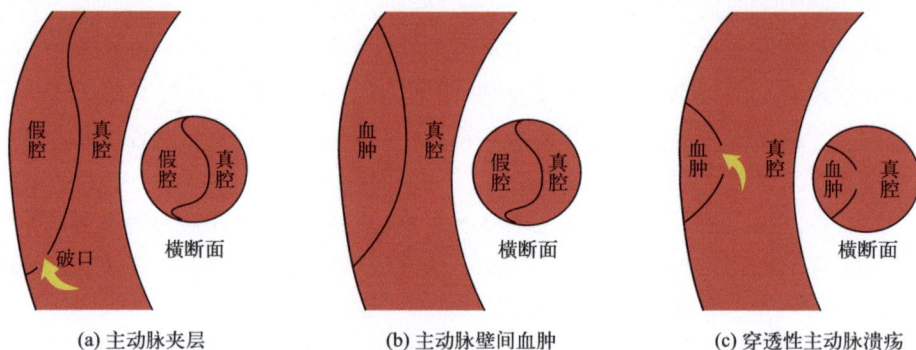

(a) 主动脉夹层　　　　(b) 主动脉壁间血肿　　　　(c) 穿透性主动脉溃疡

图 2-45　急性主动脉综合征解剖示意

二、分型和分期

（一）分型

根据主动脉夹层破口的起始部位和主动脉撕裂后所累及的部位，可以将主动脉夹层分成不同的类型，主要有以下两种分型方法[1]：

1. DeBakey 分型（图 2-46）

（1）Ⅰ型　夹层起源于升主动脉，撕裂到降主动脉甚至腹主动脉，至少要累及主动脉弓。此型最多见，死亡率最高。

（2）Ⅱ型　夹层起源并局限于升主动脉。

（3）Ⅲ型　夹层起源于降主动脉左锁骨下动脉开口远端。

2. Stanford 分型（图 2-47）

（1）A 型　相当于 DeBakey Ⅰ型和Ⅱ型，夹层起源于升主动脉。

（2）B 型　相当于 DeBakey Ⅲ型，夹层起源于降主动脉左锁骨下动脉开口远端。

（二）分期

急性主动脉综合征根据危险程度可以分为 4 期：

I 型   II 型   III 型   A 型   B 型

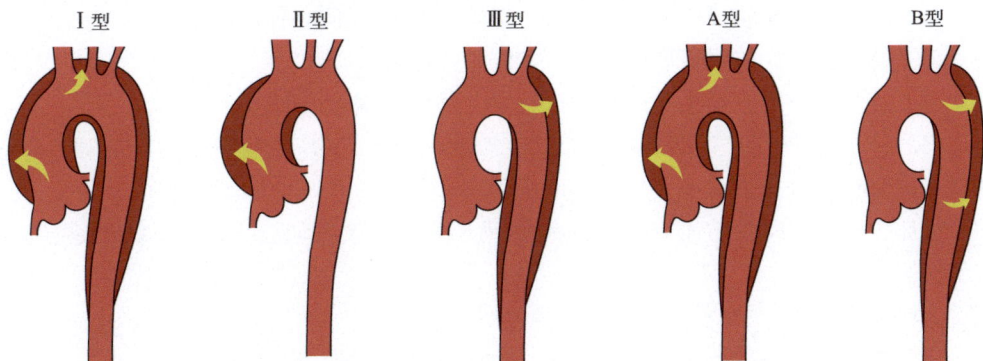

图 2-46　主动脉夹层 DeBakey 分型　　　　图 2-47　主动脉夹层 Stanford 分型

1. 超急性期　是指发病 24h 内，患者死亡率极高。

2. 急性期　是指发病的 1～14 日，仍然有很高的死亡风险。

3. 亚急性期　是指发病的 14～90 日，死亡风险明显下降。

4. 慢性期　是指发病 90 日以上，如能控制危险因素，则会逐渐进入稳定阶段。

三、临床表现

主动脉夹层的临床特点为急性起病，突发剧烈疼痛、休克和血肿压迫相应的主动脉分支血管时出现的脏器缺血症状。本病起病凶险，死亡率极高。但如能及时诊断，尽早积极治疗，特别是近年来采用主动脉内支架植入术，挽救了大量患者的生命。

主动脉及其主要分支：主动脉是人体各器官、系统血液供应的来源。主动脉窦发出冠状动脉，给心肌细胞供血。主动脉向上延续为升主动脉，于主动脉弓处发出三大分支（头臂干、左颈总动脉、左锁骨下动脉），分别给双上肢及头部供血。主动脉弓向下延续为降主动脉，降主动脉走形于胸腔时称为胸主动脉，走形于腹腔时称为腹主动脉，其分别发出肋间动脉、腹腔干、肾动脉、肠系膜上动脉和肠系膜下动脉。腹主动脉最终延续为髂总动脉为双下肢供血。

当主动脉夹层内膜撕裂时，根据夹层起源的部位和累及的部位不同，则会导致不同器官的供血受损，因此理论上讲，主动脉夹层可以导致人体各个器官系统的损伤，出现各个器官系统的临床表现。主动脉壁间血肿与主动脉夹层相比，除了内膜没有破口外，其临床表现与主动脉夹层类似。而穿透性主动脉溃疡如果没有进展为主动脉夹层，其主要临床表现是一过性胸痛，很少累及其他器官和系统。

1. 疼痛　是主动脉夹层最主要的症状[4]，约 96% 的患者有突发、急起、剧烈而持续的疼痛。疼痛部位有时可提示撕裂口的部位。若仅为前胸痛，90% 以上在升主动脉；疼痛在颈、喉、颌或脸，强烈提示 A 型主动脉夹层；若为肩胛间最痛，则 90% 以上在降主动脉；背、腹或下肢痛也强烈提示降主动脉夹层。主动脉夹层的疼痛特点归纳如下。

（1）突发性　常由突然发力诱发，一开始即达高峰。

（2）剧烈性　撕裂样或刀割样胸痛，吗啡等镇痛药不能完全缓解。

（3）持续性　如未进行有效治疗，疼痛可持续数天。

（4）迁移性　随夹层的扩展疼痛部位发生移动，常无放射痛。

（5）体位性　个别主动脉夹层患者，疼痛与体位有关。由坐位变为卧位时，疼痛加重。这是由假腔内血肿扩大、夹层进展所致。

临床上怀疑主动脉夹层者，采集病史时上述疼痛特点均应问及，对诊断夹层非常有价值。

2. 心血管系统　主要见于累及升主动脉的夹层。

（1）主动脉瓣关闭不全和心力衰竭　由于 A 型主动脉夹层使瓣环扩大，主动脉瓣移位而出现急性主动脉瓣关闭不全，心前区可闻及典型叹气样舒张期杂音且可发生充血性心力衰竭，在心力衰竭严重或心动过速时杂音可不清楚。

（2）心脏压塞　夹层破裂或渗漏造成心包积血（图 2-48），心电图可表现为急性心包炎甚至心脏压塞。

（3）急性心肌梗死　近端夹层累及冠状动脉开口，可导致急性心肌梗死[5]。因为主动脉血流方向正好朝向主动脉的右侧（图 2-49），因此多数情况下会影响右冠血供，导致急性下壁心肌梗死或者下壁右心室心肌梗死。有研究表明，如误诊为急性心肌梗死，进行溶栓和抗凝治疗，会引发大出血，甚至危及生命，死亡率高达 71%，因此应充分提高警惕，严格鉴别。

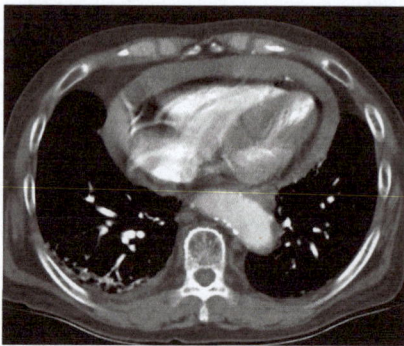

图 2-48　主动脉夹层心包积血的 CT 影像
可见大量心包积液（积血），表现为环绕心包表面的环形液性密度影

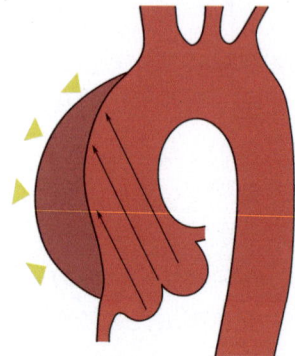

图 2-49　主动脉夹层累及右冠示意

（4）心律失常　累及冠状动脉时，如果左冠受累，可以出现早搏、室性心动过速（室速）、心室颤动（室颤）等快速性心律失常；如果右冠被累及，可以出现缓慢性心律失常。此外，有部分患者虽然未累及右冠，但是因为内膜撕裂牵拉颈动脉窦或主动脉弓压力感受器，反射性地使心率减慢。

3. 血压变化　主动脉夹层对血压的影响是多种多样的，鉴于高血压是主动脉夹层的常见原因，因此大部分主动脉夹层的患者往往合并高血压。

（1）约 1/3 患者有面色苍白、冷汗、皮肤湿冷、脉搏细速等休克表现，而血压下降程度常与上述症状表现不匹配，甚至常常存在明显的高血压。

（2）夹层的压迫可使两上肢及两下肢的血压、脉搏不一致。因此，两侧肢体血压及脉搏明显不对称，常高度提示本病。需要特别注意的是，若主动脉夹层对两上肢或者两下肢累及的程度相同，那么双侧血压也可以是对称的，动脉搏动也可以是一致的。因此不能根据双侧血压或动脉搏动一致而去否认主动脉夹层的可能性。

（3）夹层导致心脏压塞或急性重度主动脉瓣关闭不全时，可出现低血压；夹层并发外膜破裂时，患者可突然发生休克。

（4）夹层累及锁骨下动脉可引起假性低血压，这是因为如果夹层只影响了一侧肢体的血供，那么受累的一侧肢体血压就会偏低。如果测量血压时恰巧测量的是该受累一侧的血压，则会误认为患者存在低血压。实际上没有受累及的一侧肢体的血压才能反映患者的真实血压。为了避免这种假性低血压的发生，对于胸痛的患者同时测量双侧血压更稳妥也更正规。

（5）夹层经常累及肾动脉供血（图 2-50），可使血压短时间内显著增高，舒张压可达 130mmHg 以上，因为肾动脉缺血时机体会误认为存在低血压，因此会导致更多的儿茶酚胺类物质释放，造成血压急剧升高。

4.神经系统　当主动脉夹层累及神经系统时，可以导致以下改变：

（1）近端夹层影响头臂干或左颈总动脉血供（图 2-51），或主动脉上的斑块脱落导致脑栓塞时，可有头晕、晕厥、缺血性脑卒中等表现，可出现偏瘫、单一肢体乏力及活动障碍、失明等。

（2）夹层累及脊髓动脉可出现截瘫、四肢瘫、尿失禁。

（3）夹层压迫颈交感神经节可出现 Horner 综合征。

（4）夹层压迫喉返神经可出现声音嘶哑。

（5）其他：个别患者可有感觉障碍等。

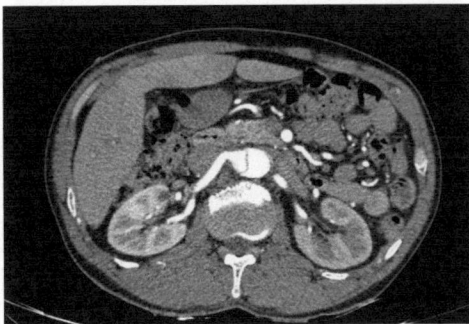

图 2-50　主动脉夹层心包积血的 CT 影像
可见两侧肾动脉一个从真腔发出，
一个从假腔发出

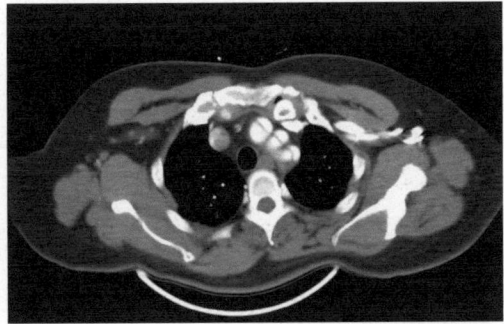

**图 2-51　主动脉夹层累及主动脉弓
三大分支的影像**
血管腔内可见内膜影将血管腔分为真假两个腔

5.消化系统 当主动脉夹层累及消化系统时，可以导致以下改变：

（1）肠系膜上动脉受累可致肠坏死，出现腹痛、呕吐及便血。

（2）肝动脉受累可致黄疸、转氨酶升高。

（3）夹层压迫食管可引起吞咽困难。

（4）夹层破入腹腔可致腹腔积血，破入食管可导致大量呕血。

6.呼吸系统 主动脉夹层对呼吸系统的影响可以见于以下几种情况：

（1）夹层血肿较大时可压迫肺动脉（图2-52），导致肺动脉高压，心电图出现类似急性肺栓塞的改变。

（2）夹层破入胸腔引起胸腔积血可出现呼吸困难、咳嗽；夹层破入气管、支气管可导致大量咯血。

（3）夹层血肿压迫肺组织，导致肺水肿、肺不张等。

（4）上述改变可导致低氧血症甚至乳酸升高。

7.泌尿系统 肾动脉受累可致肾血管性高血压，甚至急性肾衰竭，出现腰痛、血尿、少尿等。

8.外周动脉 夹层扩展至髂动脉（图2-53）可导致股动脉灌注减少而出现下肢缺血以致坏死。

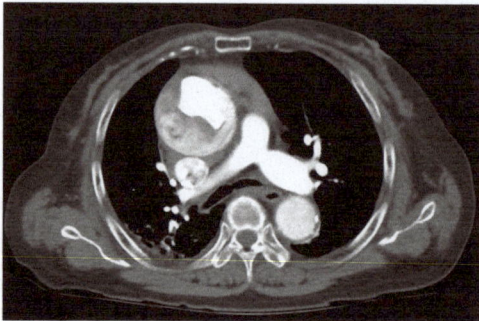

图 2-52 主动脉夹层升主动脉扩张压迫
肺动脉的影像

可见升主动脉被分成真假两个腔，且升主动脉明显
扩张，导致肺动脉主干被压扁

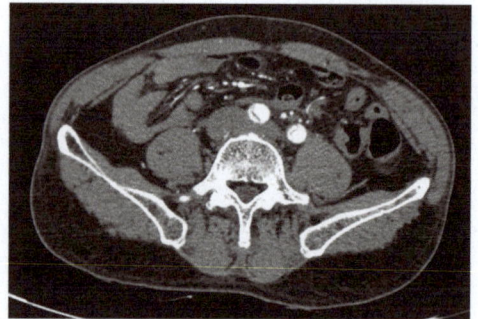

图 2-53 主动脉夹层累及双侧髂动脉的影像

血管腔内可见内膜影，将髂动脉分为真假两个腔

综上所述，主动脉夹层是心血管系统的一种急危重症，临床表现具有多样性、复杂性，因此易漏诊、易误诊。

四、辅助检查

（一）实验室检查

1.血常规 夹层假腔过大或破裂时，红细胞计数、血红蛋白及血小板可降低；白细胞可明显升高。

2. 淀粉酶　夹层导致胰头缺血、出血时淀粉酶可增高。

3. 尿常规及肾功能　夹层撕裂至肾动脉时，出现蛋白尿、管型及红细胞及肾功能不全。

4. 心肌坏死标志物　冠状动脉受累时，心肌酶、肌钙蛋白升高。

5. D- 二聚体　由于主动脉夹层患者因假腔内血液瘀滞，会形成大量的血栓，几乎 100% 患者伴有 D- 二聚体升高，升高幅度和范围很大，与急性肺栓塞类似。对于 D- 二聚体完全正常的胸痛、背痛、腹痛患者，可以除外主动脉夹层。但是需要注意的是，约 2/3 的主动脉壁间血肿和穿透性主动脉溃疡的患者 D- 二聚体 ≥ 0.5μg/mL（即 0.5mg/L），而 1/3 的患者 < 0.5μg/mL。因此，对于 D- 二聚体 < 0.5μg/mL 的胸痛患者，无法排除主动脉壁间血肿和穿透性主动脉溃疡。

（二）心电图

心电图在急性心包积血时可有急性心包炎甚至心脏压塞的改变，累及冠状动脉时可出现心肌缺血、损伤甚至梗死的心电图改变。主动脉夹层导致冠脉缺血的机制有两个类型：

（1）不可逆型　内膜撕裂累及冠脉口部（右冠多见），或者夹层血肿压迫冠脉。

（2）可逆型　撕裂内膜漂浮物阻塞冠脉，或者夹层引发冠脉痉挛。可逆型的心电图异常可在短时间内明显好转。

当 A 型主动脉夹层导致心包积液 / 心脏压塞时，还可出现心率增快和肢体导联电压降低。因此，当心电图表现为心率增快和肢体导联电压明显降低，同时合并 ST 段抬高时，要想到主动脉夹层的可能。

（三）超声心动图

可表现为升主动脉扩张，往往 > 40mm；有时可在升主动脉和降主动脉见到真假腔及撕裂的内膜（图 2-54）。敏感性为 59% ～ 85%，特异性为 63% ～ 96%。

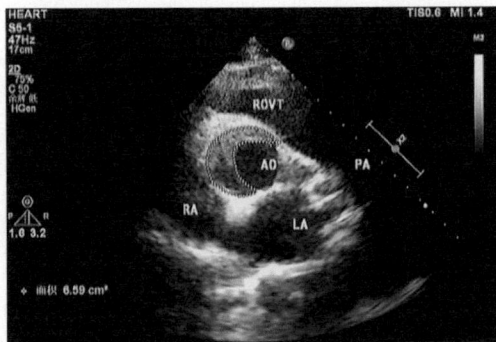

图 2-54　主动脉夹层的超声心动图影像
可见升主动脉的内膜影，将主动脉分为真假两个腔
ROVT—右心室流出道；AO—主动脉；RA—右心房；LA—左心房；PA—肺动脉

（四）CT 平扫

CT 平扫可在 50% 的患者显示出真腔、假腔或者内膜上的钙化斑内移（图 2-55），但是 CT 平扫无法进一步鉴别是主动脉夹层还是主动脉壁间血肿，因此需进一步做主动脉增强 CT。

（五）增强 CT

主动脉增强 CT 检查有很高的决定性诊断价值，其敏感性与特异性可达 98% 左右，是目前确诊主动脉夹层和主动脉壁间血肿的主要手段。"双腔征"是主动脉夹层特有的征象（图 2-56），可以观察到主动脉被分成真、假两个腔，且真假腔均为高密度，还可以观察到主动脉内膜破口的具体位置及沿途累及的分支血管。

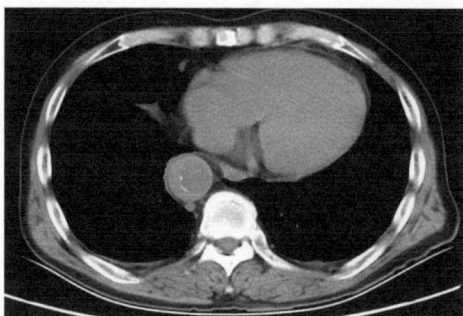

图 2-55　CT 平扫显示主动脉内膜影
可见主动脉内膜影，主动脉分为真假两个腔

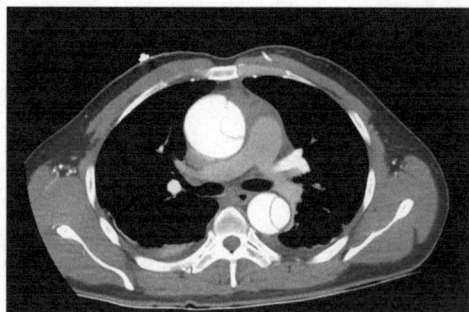

图 2-56　主动脉夹层的增强 CT 影像

主动脉壁间血肿在增强 CT（图 2-57）上也可以观察到主动脉被分成真、假两个腔，但其中真腔为高密度，假腔为低密度。这是因为主动脉壁间血肿的内膜是完整的，因此造影剂无法进入假腔之中。

穿透性主动脉溃疡在增强 CT 上也可以有效识别，表现为主动脉内壁龛影（图 2-58）。

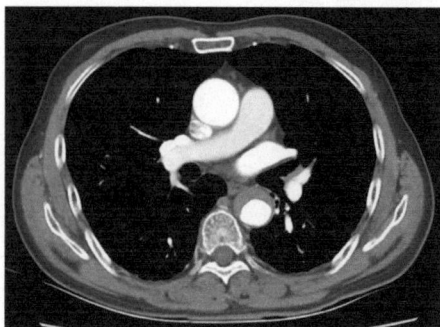

图 2-57　主动脉壁间血肿的增强 CT 影像

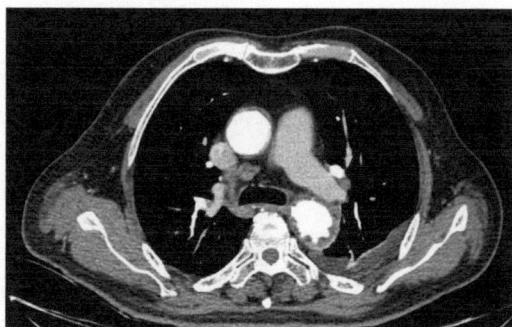

图 2-58　主动脉溃疡的增强 CT 影像
可见降主动脉内壁多发龛影

五、诊断要点

从发病机制来看，主动脉夹层和壁间血肿很简单，因为它只有一条主线：主动脉撕裂，撕裂到什么部位，就会导致什么器官系统受累，出现相应的临床表现。那么，为什么它又极易被漏诊和误诊呢？那是因为根据主动脉撕裂的部位不同，它引起的临床表现也不同，理论上讲，可以出现不同器官、不同系统相互组合的临床表现。在临床工作中，该如何尽量避免漏诊/误诊主动脉夹层和壁间血肿？我们总结了以下诊断要点，作为早期诊断主动脉夹层和壁间血肿的重要线索。

1. 核心特征　一旦出现以下其中的任何一项，基本上可以确诊。

（1）胸痛、背痛、腹痛在用力时突然发作，疼痛部位发生转移者。

（2）突发胸痛、背痛，伴偏瘫、截瘫、单一肢体乏力及活动障碍者。

（3）D-二聚体＞5.0mg/L 的急性胸背部疼痛患者。

（4）彩超发现主动脉内膜影或真假腔。

（5）CT 平扫发现主动脉内膜影、主动脉内膜钙化斑内移。

2. 可疑特征　一旦出现以下特征，要考虑到主动脉夹层和壁间血肿的可能性。

（1）胸痛由坐位转变为卧位时，疼痛加重者。

（2）胸腹痛伴严重高血压者（注意假性低血压）。

（3）胸腹痛伴有休克征象，但血压不低者。

（4）胸痛伴主动脉瓣关闭不全杂音或主动脉及其大分支血管杂音者。

（5）胸痛伴四肢动脉搏动强弱不等或无脉征，两侧血压不一致者。

（6）胸痛但心电图大致正常者。

（7）D-二聚体升高者（阴性具有排除价值）。

（8）胸腹痛伴多系统、多器官损害者。

六、典型案例

典型案例1　主动脉夹层

【病情简介】

30 岁，男性患者。

主诉：持续胸痛 2h。

现病史：患者入院前 2h 活动时突发胸痛，为闷痛，疼痛与呼吸无关，无晕厥，略有气短，伴有大汗、恶心、呕吐 2 次，呕吐物为胃内容物，排黄色稀便 2 次，无黏液及脓血。病来患者精神状态差，无发热、头晕，可平卧，平卧时气短无加重。

既往史：否认高血压、糖尿病和肿瘤病史；否认肺栓塞和下肢深静脉血栓病史；否认手术及卧床病史。否认吸烟、饮酒史，诉长期饮食不规律。

查体：T 36.1℃，P 82 次/分，R 19 次/分，BP 133/66mmHg（右上肢）、130/64mmHg

（左上肢）。神志清楚，言语流利，查体合作，双肺呼吸音清，未闻及干湿啰音，心率82 次 / 分。心律齐，各瓣膜听诊区未闻及病理性杂音，无心包摩擦音。腹部平坦，无压痛，无反跳痛，腹肌柔软，未闻及腹主动脉杂音。双上肢动脉搏动一致，双侧足背动脉搏动弱。无下肢深静脉触痛，无下肢水肿。

【辅助检查】

1.入院时心电图（图 2-59） 窦性心律，心率 91 次 / 分，Ⅲ和 aVF 导联 T 波倒置。

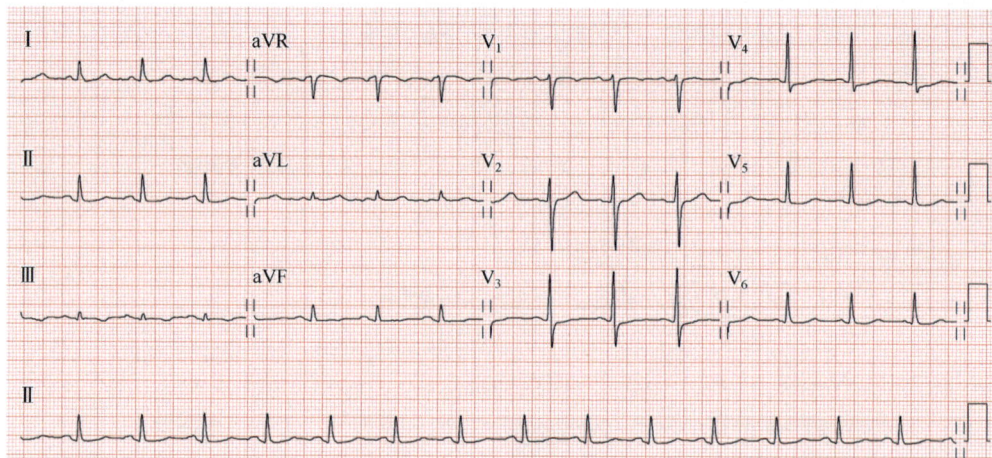

图 2-59　入院时心电图

2.实验室检查 急诊肌钙蛋白 I 正常，病房复查后仍正常。BNP正常。血、尿淀粉酶正常，复查后仍正常。血常规正常。D- 二聚体 3.354mg/L（正常值为 0 ～ 0.243mg/L）。动脉血气分析（吸氧 3L/min）：pH 7.338，pCO_2 32.7mmHg，SpO_2 92.2%，pO_2 69.1mmHg，$P_{(A-a)}O_2$ 42.6mmHg，乳酸 6.2mmol/L。

【诊断思路】

1.患者胸痛，为闷痛，心电图Ⅲ和 aVF 导联 T 波倒置，是急性冠脉综合征吗？

2.患者胸痛、胸闷，略有气短，D- 二聚体升高，血气分析 SpO_2 降低，$P_{(A-a)}O_2$ 升高，是急性肺栓塞吗？

3.患者持续胸痛，双下肢足背动脉搏动减弱，是主动脉夹层吗？

4.患者长期饮食不规律，有恶心、呕吐，呕吐物为胃内容物，排黄色稀便 2 次，无黏液及脓血，是急性胃肠炎或其他消化系统疾病吗？

【诊断经过】

1.该患者 Wells 评分及 Geneva 评分结果均为 0，因此，患者发生肺栓塞的可能性不大。

2.急性胃肠炎一般不会表现为持续胸痛，因此可能性不大。

3.患者心电图Ⅲ和 aVF 导联 T 波倒置，不能排除急性冠脉综合征，安排急诊冠脉造影检查：冠状动脉未见异常。

患者冠脉造影正常，术后出现腹部胀痛，疼痛部位的迁移高度提示主动脉夹层，于是安排主动脉 CTA 检查，但此时患者出现便血，消化科会诊考虑消化道出血。于是决定转入消化科进一步诊治。

患者真的只是消化道出血吗？这是病情的真相吗？与消化科会诊医师讨论病情后，认为消化道出血不能完整地解释患者病情，如：

（1）持续胸痛如何解释？

（2）为什么 D- 二聚体升高，血气分析 SpO_2 降低，$P_{(A-a)}O_2$ 升高？

（3）为什么双下肢足背动脉搏动减弱？

主动脉夹层可以解释患者所有症状、体征及辅助检查结果，因此，决定行主动脉 CT 检查（图 2-60）：主动脉夹层，升主动脉和降主动脉内可见低密度影（撕裂的内膜），将主动脉分为真假腔。患者最终诊断为主动脉夹层（Stanford A 型）。

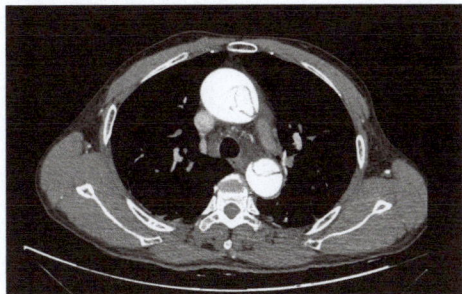

图 2-60　主动脉增强 CT 影像

【患者转归】

患者转院至上级医院进行手术治疗，术后第 2 天因多器官功能衰竭而死亡。

【病例点评】

这是笔者刚参加临床工作后收治的第一个主动脉夹层的患者，上述的诊断思路和诊断过程是当年的真实情景再现。当年，关于 D- 二聚体在致命性胸痛疾病中的鉴别诊断价值尚不明确，因此无法用现在的诊断技巧来快速诊断这例主动脉夹层。以现在笔者对急性冠脉综合征、急性主动脉综合征和急性肺栓塞的认识，D- 二聚体高达 3.354mg/L 时可以直接排除急性冠脉综合征，不会安排进行急诊冠脉造影检查。因此，以现在的视角来看，诊断过程中给患者做急诊冠脉造影检查实属败笔。

典型案例 2　主动脉溃疡

【病情简介】

患者，女性，69 岁。

主诉：胸背部疼痛 2h。

现病史：患者于 2h 前做家务时突然出现胸背部剧烈疼痛，伴大汗，无气短，症状持续十余分钟后自行缓解，为求诊治入住本院。

既往史和个人史：高血压病史 20 年，最高达 180/100mmHg，口服硝苯地平控释片（拜新同）控制血压，未达标；否认糖尿病病史；否认吸烟、饮酒史。

查体：T 36.5℃，P 67 次 / 分，R 17 次 / 分，BP 126/74mmHg（双侧血压一致）。神志清楚，言语流利，查体合作，颈静脉充盈正常，颈动脉搏动正常。双肺呼吸音清，无干湿啰音，心率67次/分，律齐，心音正常，无杂音、额外心音、心包摩擦音。腹部平坦，无压痛及反跳痛，双下肢无水肿，双侧足背动脉搏动一致。

【辅助检查】

1.入院时心电图（图2-61）　窦性心律，心率70次/分，大致正常心电图。

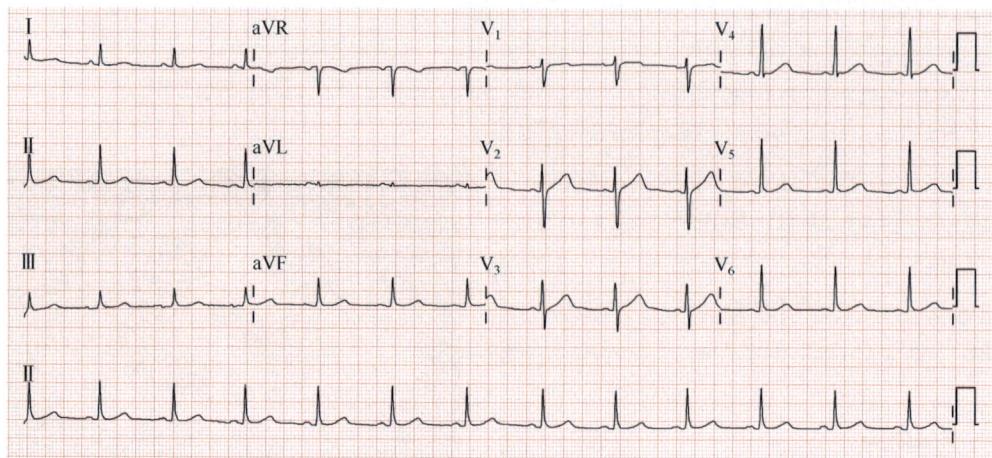

图 2-61　入院时心电图

2.实验室检查　急诊肌钙蛋白I正常，病房复查后仍正常。BNP正常。血常规正常。D-二聚体正常。

【诊断思路】

1.患者干活时突发剧烈胸痛、背痛，持续十余分钟后缓解，心电图未见心肌缺血的改变，根据目前临床证据不能完全排除心绞痛的可能性。

2.患者干活时突发剧烈胸痛、背痛，持续十余分钟后缓解，心电图未见心肌缺血的改变，心率不快且D-二聚体无升高，因此不考虑急性肺栓塞。因为急性肺栓塞的患者症状发作后很少在10min左右缓解，且会出现心率增快，D-二聚体升高。

3.患者干活时突发剧烈胸痛、背痛，持续十余分钟后缓解，心电图未见心肌缺血的改变，D-二聚体正常，是主动脉夹层吗？主动脉夹层一般为持续性胸痛，且几乎100%的主动脉夹层患者伴有D-二聚体升高。该患者胸痛只持续了10min左右，而且D-二聚体正常，因此不考虑主动脉夹层。

虽然D-二聚体正常时可以排除主动脉夹层，但是约1/3的主动脉壁间血肿和主动脉溃疡的患者D-二聚体可以是阴性的。因此，该患者无法排除主动脉壁间血肿和主动脉溃疡。

【诊断经过】

经过进一步询问病史，最终决定给患者做主动脉增强CT。当时笔者问了患者一系列的问题：

54

问：您是在什么情况下发病的？

答：我当时正在做家务。

问：那您在做什么家务呢？

答：我在做饭的时候突然发作的。

问：能再具体一点吗？做什么饭呢？

答：我正在准备蒸馒头，和面的时候发作的。

问：发作的那一瞬间您是突然用力了吗？

答：是的，那一刻我正在用力揉面。

问：您的疼痛是瞬间疼到了顶峰吗？

答：是的，发作的那一刻是最痛的。

这一系列的问与答让笔者认为患者的发病特点更像是主动脉壁间血肿或者溃疡，而不像心绞痛。因此，最终完善主动脉增强 CT 检查（图 2-62），提示主动脉弓及胸主动脉溃疡。

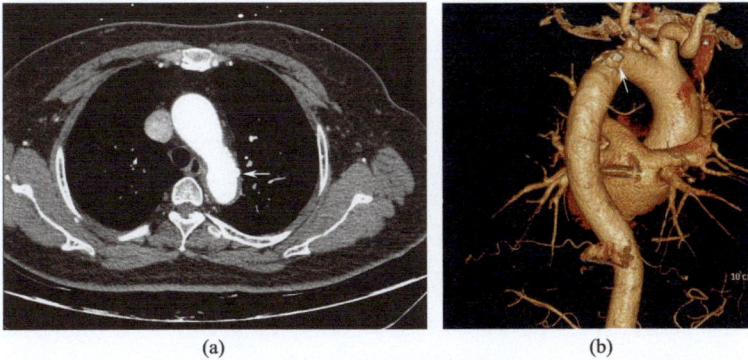

图 2-62　主动脉增强 CT 影像

（a）为横断面影像，白色箭头所示为主动脉弓与胸主动脉交界处溃疡；（b）为主动脉的三维重建影像，白色箭头所示为主动脉弓与胸主动脉交界处溃疡

【患者转归】

患者经过美托洛尔和替米沙坦控制心率和降压治疗后，顺利出院。

【病例点评】

主动脉夹层的患者几乎 100% 伴有 D- 二聚体升高，而主动脉壁间血肿、溃疡的患者，有 2/3 可以伴有 D- 二聚体升高，这也就意味着还有 1/3 的患者 D- 二聚体正常。因此对于 D- 二聚体正常的胸痛的患者，无法完全排除主动脉壁间血肿和溃疡。

对于 D- 二聚体升高的胸痛患者，很容易想到主动脉夹层，从而避免漏诊和误诊。问题是，如果患者是主动脉壁间血肿或溃疡，恰巧 D- 二聚体又偏偏正常，在这样的情况下，应该采取什么样的诊断策略呢？如何才能做到尽量不漏诊、误诊呢？这是笔者在临床工作中遇到的一个挑战，经过十几年的思考和经验总结，提出以下诊断技巧：

1. 询问疼痛的特点，是否为突发性、剧烈性、迁移性、持续性、体位性。

2. 测量双上肢血压，检查双侧桡动脉搏动，看是否明显不一致。

3. 听诊心脏瓣膜、主动脉及其分支有无明显杂音。

4. 注意以下不经意的辅助检查：

（1）胸痛但心电图正常。

（2）胸部 X 线片发现纵隔明显增宽。

（3）CT 平扫发现主动脉内膜影、主动脉内膜钙化斑内移。

（4）彩超发现主动脉增宽、内膜影和真假腔。

如果上述诊断技巧仍然不能令你做出倾向性的怀疑，实在无法判断患者到底像心绞痛还是更像主动脉溃疡，按照常见病和多发病的诊断原则，可以考虑先完善冠状动脉增强 CT 或者冠状动脉造影明确有无冠状动脉病变。排除了冠心病后，再做主动脉增强 CT 明确是否为主动脉壁间血肿和主动脉溃疡。

典型案例 3　主动脉壁间血肿

【病情简介】

患者，男性，69 岁。

主诉：胸痛 4h。

现病史：患者 4h 前排便时突发心前区疼痛，伴肩背部放射痛，诉有一过性气短，伴有大汗、恶心、呕吐，呕吐物为胃内容物，不能平卧（平卧时胸痛加重），疼痛持续不能缓解，急来本院诊治。

既往史：高血压病史 2 年，最高达 186/87mmHg，平时未口服降压药控制血压。否认糖尿病和肿瘤病史；否认肺栓塞和下肢深静脉血栓病史；否认手术及卧床病史。吸烟三十余年，每日约 20 支。饮酒二十余年，每日约 3 两。

查体：T 36.3℃，P 59 次 / 分，R 19 次 / 分，BP 186/87mmHg（右上肢）、179/90mmHg（左上肢）。神志清楚，言语流利，查体合作，双肺呼吸音清，未闻及干湿啰音，心率 59 次 / 分。心律齐，各瓣膜听诊区未闻及病理性杂音，无心包摩擦音。腹部平坦，无压痛，无反跳痛，腹肌柔软，未闻及腹主动脉杂音。双上肢动脉搏动一致，双侧足背动脉搏动一致。无下肢深静脉触痛，无下肢水肿。

【辅助检查】

1. 急诊心电图（图 2-63）提示窦性心动过缓，心率 54 次 / 分，Ⅰ、aVL、$V_4 \sim V_6$ 导联 T 波倒置。

2. 实验室检查　肌钙蛋白 I 正常。BNP 正常。血常规正常。D- 二聚体 0.27mg/L（正常值为 0 ～ 0.252mg/L）。

【诊断思路】

1. 从症状上讲，患者持续胸痛，而且平卧时胸痛加重，这种体位改变导致胸痛加

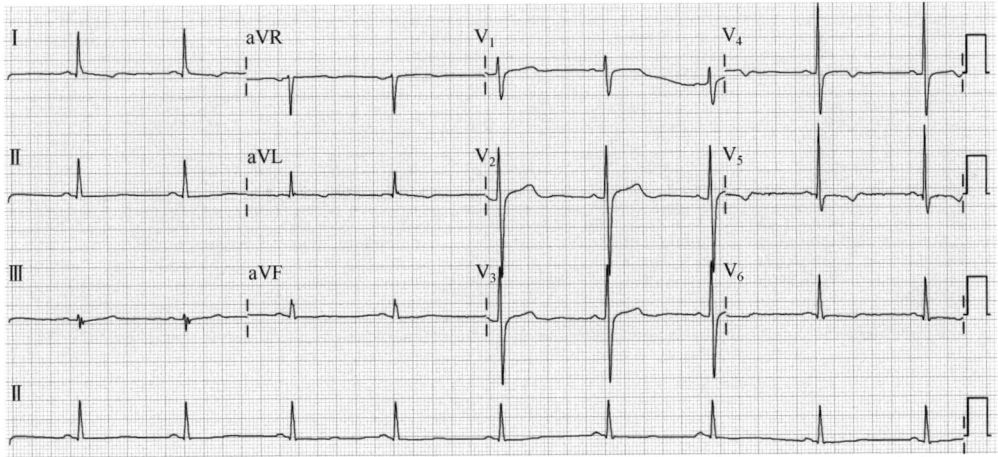

图 2-63　急诊心电图

重的症状基本上可以排除急性冠脉综合征，而主动脉夹层和壁间血肿也可以出现这种特征的胸痛。此外，患者以胸痛为主，只出现了一过性气短，因此不太符合急性肺栓塞的症状。

2. 从体征上讲，患者心率减慢，仅凭此点基本上不用考虑急性肺栓塞，因为急性肺栓塞心率应该增快，极个别情况下可以出现心率一过性减慢。主动脉夹层和壁间血肿的患者，如果夹层累及主动脉弓或者颈动脉窦压力感受器，可导致心率减慢。患者血压增高，双上肢动脉搏动一致，双侧足背动脉搏动一致，这些体征无诊断上的特异性。从理论上讲，急性肺栓塞往往会导致血压降低；从笔者个人经验上讲，没有遇到过血压如此之高的急性肺栓塞患者。

3. 从血液实验室检查上讲，患者 D- 二聚体正常，仅凭此一点即可比较可靠地排除急性肺栓塞和主动脉夹层，但是分别有 3% 和 1% 的漏诊风险。仅凭 D- 二聚体正常无法排除主动脉壁间血肿，也不能排除急性冠脉综合征。

4. 从心电图上讲，患者心电图没有急性肺栓塞的任何相关改变，而且心率很慢，因此不支持急性肺栓塞的诊断。

综合上述分析可知，患者不用考虑急性肺栓塞、主动脉夹层和急性冠脉综合征的诊断。

【诊断经过】

给予主动脉增强 CT 检查（图 2-64）：Stanford B 型主动脉壁间血肿，升主动脉正常，降主动脉内可见真假腔形成，高密度影为真腔，图 2-64（a）箭头所示为低密度影，其为假腔。此外，患者的非增强期 CT 影像中也可以发现真假腔，图 2-64（b）箭头所示为密度略有不同的真假腔。

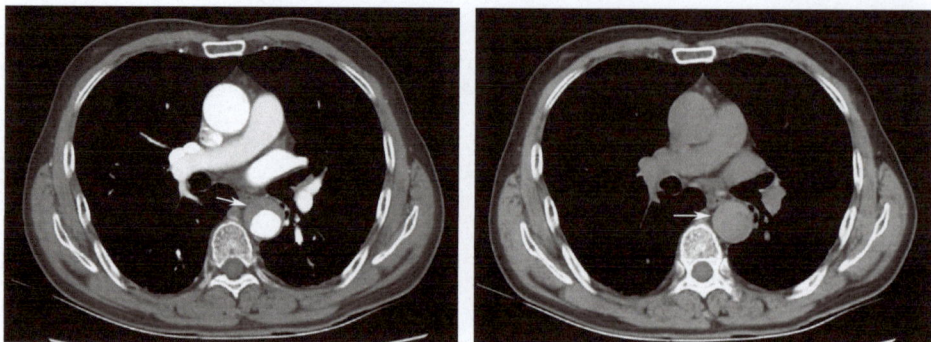

(a)   (b)

图 2-64　主动脉增强 CT 影像

【患者转归】

向患者和家属交代病情，患者拒绝手术治疗，给予卧床、镇痛、降压等药物保守治疗，2 周后病情好转出院。

【病例点评】

对于急性胸痛的患者，如果主动脉壁间血肿累及冠状动脉供血，导致心电图缺血的 ST-T 改变，而且又恰恰没有导致 D- 二聚体升高，这种情况下与急性冠脉综合征的鉴别诊断往往比较困难。一般来讲，对于 D- 二聚体升高的急性胸痛患者，临床医生往往会对急性主动脉综合征有足够高的警惕性，因此不容易漏诊和误诊。但是当 D- 二聚体正常时，大部分初级医生会先入为主地直接诊断为急性冠脉综合征，而忽略主动脉壁间血肿的可能性。关于这种情况，笔者的经验是要仔细进行问诊和查体，全面了解有无主动脉壁间血肿的诊断线索，如果有前述章节总结出来的核心特征或者多个可疑特征，则应该考虑完善主动脉增强 CT 检查。

参考文献

[1] 葛均波，王辰，王建安 . 内科学 [M]. 10 版 . 北京：人民卫生出版社，2024.

[2] Erbel R, Aboyans V, Boileau C, et al.2014 ESC Guidelines on the diagnosis and treatment of aortic diseases: Document covering acute and chronic aortic diseases of the thoracic and abdominal aorta of the adult. The Task Force for the Diagnosis and Treatment of Aortic Diseases of the European Society of Cardiology (ESC)[J]. Eur Heart J, 2014, 35(41): 2873-2926.

[3] Sampson U K A, Norman P E, Fowkes G R, et al. Estimation of global and regional incidence and prevalence of abdominal aortic aneurysms 1990 to 2010[J]. Global Heart, 2014, 9(1): 171-180.

[4] Hagan P G, Nienaber C A, Isselbacher EM, et al. The International Registry of Acute Aortic Dissection (IRAD): new insights into an old disease[J]. JAMA, 2000, 283(7): 897-903.

[5] Luo J L, Wu C K, Lin Y H, et al. Type A aortic dissection manifesting as acute myocardial infarction: still a lesson to learn[J]. Acta Cardiol, 2009, 64(4): 499-504.

（张川海）

第4节 主动脉瓣狭窄

主动脉瓣狭窄是指主动脉瓣因各种因素而不能正常打开，有效瓣口面积缩小，血液不能由左心室顺畅地流入主动脉。主动脉瓣狭窄常见病因有：风湿性心脏病（风心病）、先天性主动脉瓣畸形（二叶瓣畸形、单叶瓣畸形、先天性三个瓣叶狭窄）和退行性老年钙化性主动脉瓣狭窄。65岁以上老年人单纯主动脉瓣狭窄以退行性老年钙化性病变多见，65岁以下单纯主动脉瓣病变者多为先天畸形。

正常成人主动脉瓣口面积为 3～4cm^2，当瓣口面积缩小时，如果瓣口面积大于 1.5cm^2 为轻度狭窄，瓣口面积为 1.0～1.5cm^2 为中度狭窄，瓣口面积小于 1.0cm^2 为重度狭窄。主动脉瓣狭窄程度还可以根据跨主动脉瓣压力阶差分级：压力差小于 25mmHg 为轻度狭窄，大于 40mmHg 为重度狭窄，25～40mmHg 为中度狭窄。

一、发病机制

严重主动脉瓣狭窄引起心肌缺血的机制是多方面的 [1]：①左心室壁增厚、心室收缩压升高和射血时间延长，增加心肌氧耗；②左心室肥厚，心肌毛细血管密度相对减少；③舒张期心腔内压力增高，压迫心内膜下冠状动脉，减少冠状动脉血流；④左心室舒张末压升高导致舒张期主动脉和左心室的压差降低，减少冠状动脉灌注压。

主动脉瓣狭窄的病理生理改变主要是狭窄的主动脉瓣导致左心室和主动脉之间收缩期的压力阶差，从而引起血流动力学发生改变 [2]。当瓣口面积小于 1.0cm^2 时，左心室收缩压明显升高，致使左心室壁向心性肥厚，心室顺应性下降，引起左心室舒张末压进行性升高；该压力通过二尖瓣逆向传导至左心房，使左心房后负荷增加；长期左心房负荷增加，将导致左心房内压力增加，这种压力将继续逆向传导，相继导致肺静脉和肺毛细血管楔压增加。此时，肺部出现漏出液，导致肺水肿，临床上会出现左心衰症状和体征，因此呼吸困难为主动脉狭窄患者常见的症状。此外，主动脉瓣狭窄时，一方面可因主动脉根部舒张压降低而导致冠脉灌注减少，另一方面，主动脉瓣狭窄时射入主动脉内的血液减少，因而残留于左心室内的血液增多，从而使左心室前负荷增高，压迫冠脉血管，使冠脉灌注进一步减少，导致心肌缺血，引起心绞痛的症状。心肌的缺血、缺氧和心绞痛发作，进一步损害左心功能，使射入主动脉内的血液进一步减少，导致脑供血不足，出现头晕、黑矇、晕厥等脑缺血症状。

二、临床表现

（一）症状

呼吸困难、心绞痛和晕厥为主动脉瓣狭窄常见的三联征。

1. 呼吸困难　劳力性呼吸困难为晚期肺淤血引起的常见首发症状。随着病情的进展，主动脉狭窄引起左心衰竭进行性加重，会相继出现夜间阵发性呼吸困难、端坐呼吸，在劳累、情绪激动、呼吸道感染时甚至会诱发急性肺水肿。

2. 心绞痛　常由运动诱发，休息后缓解。主要由心肌缺血所致。

3. 晕厥或先兆晕厥　多发生于运动时，少数在休息时发生，由脑缺血引起。

（二）体征

1. 心音　第一心音正常。先天性主动脉瓣狭窄或瓣叶活动度尚属正常者，可在胸骨右、左缘和心尖区听到主动脉瓣喷射音，不随呼吸而改变，若瓣叶钙化僵硬，喷射音消失。

2. 收缩期喷射性杂音　为吹风样、粗糙、递增—递减型，在胸骨右缘第2肋间或左缘第3肋间最响，主要向颈动脉，也可向胸骨左下缘传导，常伴震颤。狭窄越重，杂音越长。左心室衰竭或心排出量减少时，杂音消失或减弱。

3. 其他　主动脉瓣狭窄可以导致左心室继发性增厚及左心室扩大，出现心尖搏动向左下移位。

（三）并发症

1. 心律失常　10%可发生房颤，还可发生房室传导阻滞和室性心律失常。

2. 心力衰竭　发生左心衰竭后，自然病程明显缩短，因此终末期的右心衰竭少见。

3. 心脏性猝死　发生率为1%～3%，通常由房室传导阻滞和室性心律失常引起。

4. 体循环栓塞　少见，一般由房颤引起。

5. 感染性心内膜炎　不常见。

6. 胃肠道出血　发生率为15%～25%，这种由主动脉瓣重度狭窄引起的消化道出血，称为海德综合征（Heyde综合征）。人工瓣膜置换术后出血会停止。

三、辅助检查

（一）心电图

主动脉瓣重度狭窄者因心脏负荷明显增加，会导致左心室的心肌肥厚和左心房扩大。因此心电图有左心室肥厚伴继发性ST-T改变（图2-65）和左心房增大的改变，还可以出现房室传导阻滞、心房颤动或室性心律失常。

（二）超声心动图

超声心动图是明确诊断的首选检查手段。彩色多普勒超声心动图可测定心脏及血管内血流速度，计算最大跨瓣压力阶差及瓣口面积，评估其狭窄程度。此外，超声心动图可以发现心肌对称性增厚，室间隔或左心室游离壁厚度＞12mm即为增厚。主动脉瓣重度狭窄时，主动脉瓣处的血流峰值呈"宝剑样"，称为宝剑征（图2-66）。

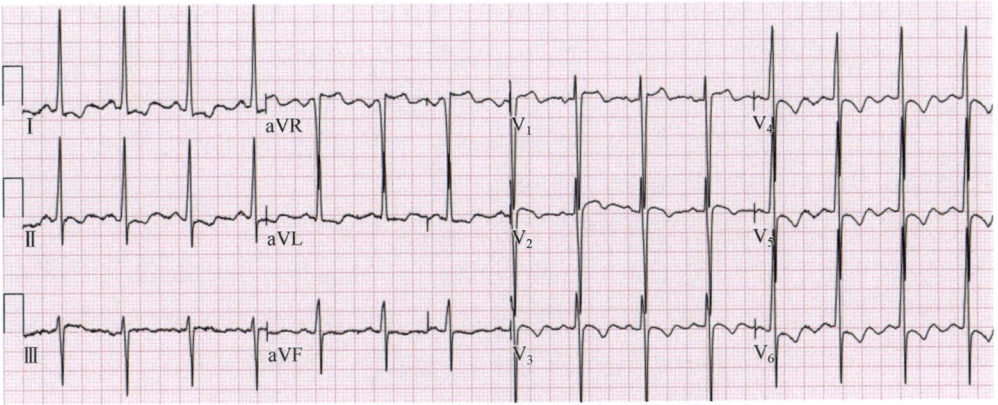

图 2-65　重度主动脉瓣狭窄患者的心电图

可见左心室高电压，Ⅰ、Ⅱ、aVL、$V_3 \sim V_6$ 导联继发性 ST-T 改变

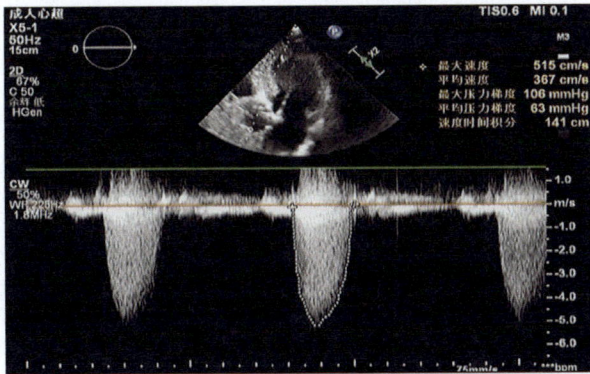

图 2-66　重度主动脉瓣狭窄患者的超声心动图

可见主动脉瓣处的血流峰值呈"宝剑样"，即宝剑征

（三）心导管检查

心导管检查可直接测定左心房、左心室及主动脉的压力，有助于明确诊断，并可根据压力阶差来评估主动脉瓣狭窄的程度。

四、诊断要点

患者有胸痛、气短或者晕厥的症状，听诊发现患者存在主动脉瓣听诊区收缩期喷射样杂音，结合超声心动图检查即可明确诊断。

五、典型案例

【病情简介】

58 岁，女性患者。

主诉：胸痛反复发作 6 年，复发加重伴头晕 14h。

现病史：患者于 6 年前劳累时出现胸痛，位于心前区，放射至后背部，伴气短，休息 3 ～ 6min 后可以自行缓解。6 年间上述症状反复发作，多与活动有关，未系统诊治。14h 前劳累后再次出现胸部不适，伴头晕、大汗，当地医院查心电图，提示窦性心律，左心室高电压，ST-T 改变。给予药物对症治疗（具体药物和剂量不详）后症状不能缓解，为求进一步诊治遂到本院急诊科就诊。

既往史：否认高血压、糖尿病病史。否认吸烟、饮酒史。

查体 T 36.5℃，P 80次/分，R 18次/分，BP 132/89mmHg。神志清楚，言语流利，查体合作，颈静脉充盈正常，颈动脉搏动正常。双肺呼吸音清，双肺底可闻及少许湿啰音，心率 80 次/分，律齐，胸骨左缘第 3 肋间闻及收缩期喷射样杂音。无心包摩擦音。腹部平坦，无压痛及反跳痛，双下肢无水肿。

【辅助检查】

1.急诊心电图（图 2-67） 窦性心律，心率 90 次/分，左心室高电压，Ⅰ、Ⅱ、aVL、V₄ ～ V₆ 导联 ST 段压低。

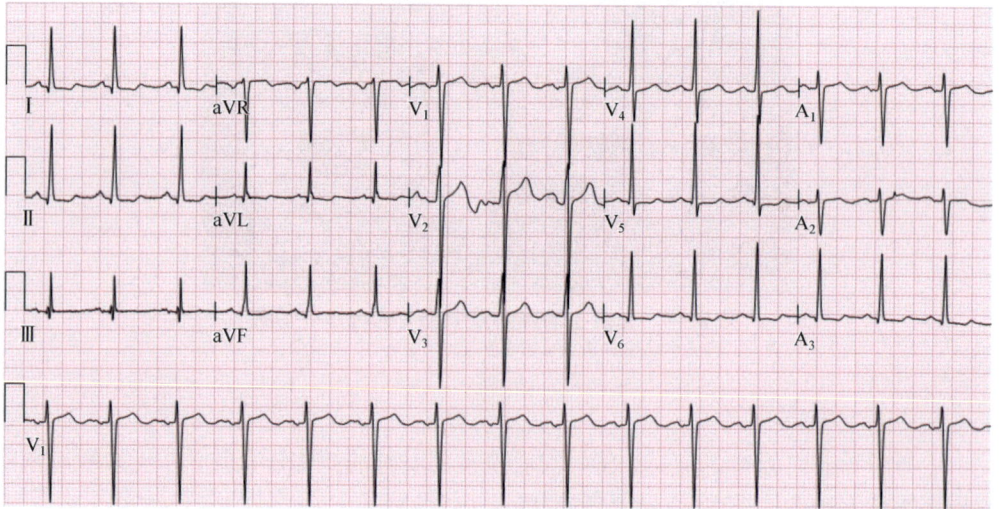

图 2-67　急诊心电图

2.实验室检查　急诊肌钙蛋白 I 正常。急诊 BNP 123.3pg/mL（正常值＜ 100pg/mL）。血常规正常。

【诊断思路】

1.患者有发作性胸痛的症状，心电图 ST-T 改变，是急性冠脉综合征吗？

2.患者胸痛、头晕，胸骨左缘第 3 肋间收缩期喷射样杂音，是梗阻性肥厚型心肌病、室间隔缺损或主动脉瓣狭窄吗？

根据上述关于患者临床表现和心电图的分析，我们无法确定患者具体是哪种疾病，因此需要借助超声心动图检查确诊。梗阻性肥厚型心肌病、室间隔缺损、主动脉瓣狭窄均可以通过超声心动图确诊或排除，如果超声心动图排除这 3 种疾病，则患者最可能是急性冠脉综合征。

【诊断经过】

超声心动图所见（图 2-68）：主动脉瓣局部增厚，开放受限，平均跨瓣压差 58mmHg，主动脉瓣重度狭窄；左心室心肌均匀性轻度增厚，约为 11 ～ 13mm；心肌向心运动良好，左心室射血分数（EF）64.1%；左心房增大，其余心房、心室大小正常。

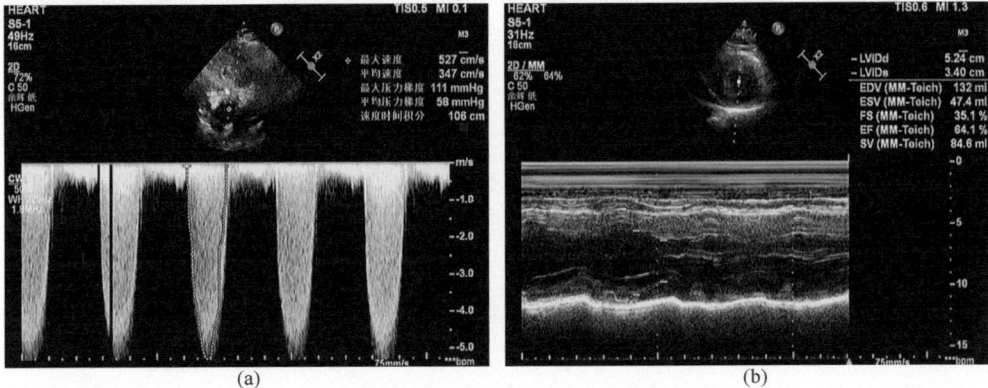

(a)　　　　　　　　　　　　(b)

图 2-68　入院超声心动图

（a）可见主动脉瓣处的血流峰值呈"宝剑样"，即宝剑征，主动脉瓣平均跨瓣压差 58mmHg。（b）可见一系列左心室相关参数：左心室舒张期直径（LVIDd）是 5.24cm，左心室收缩期直径（LVIDs）是 3.40cm，左心室短轴缩短率（FS）=（LVIDd-LVIDs）/LVIDd=（5.24-3.40）/5.24=0.351；左心室舒张末期容量（EDV）是 132mL，左心室收缩末期容量（ESV）是 47.4mL，每搏输出量（SV）= EDV-ESV=132-47.4=84.6mL；左心室射血分数（EF）= SV/EDV，即 =（EDV-ESV）/EDV=（132-47.4）/132=64.1%

至此，患者诊断为主动脉瓣重度狭窄。心外科建议行主动脉瓣置换术，因此安排冠状动脉造影检查：左主干、前降支、回旋支和右冠状动脉未见明显狭窄。

【患者转归】

患者转入心外科行人工金属瓣膜置换术，术后复查超声心动图（图 2-69）：人工金属主动脉瓣的瓣架、瓣体位置、形态正常，启闭正常，主动脉瓣平均跨瓣压差为 11mmHg；左心室心肌均匀性轻度增厚，约为 11 ～ 13mm；心肌向心运动良好，EF57.8%；左心房增大，其余心房、心室大小正常。患者历经 15 天治疗，顺利出院。

【病例点评】

胸骨左缘第 3 ～ 4 肋间收缩期喷射样杂音可见于梗阻性肥厚型心肌病、室间隔缺损、主动脉瓣狭窄，单纯通过听诊进行鉴别难度较大。此外，这 3 种疾病都可以导致胸痛、胸闷和气短的症状，肺部听诊都可以出现湿啰音，因此通过症状鉴别也有一定困难。既然依靠症状和体征难以鉴别，就需要依靠辅助检查鉴别。超声心动图正好可以将这 3 种疾病进行鉴别，而且也是诊断这 3 种疾病的首选检查。因此，对于初入临床的低年资医师来说，只要听诊闻及收缩期杂音，立即完善超声心动图检查，便可以明确诊断。

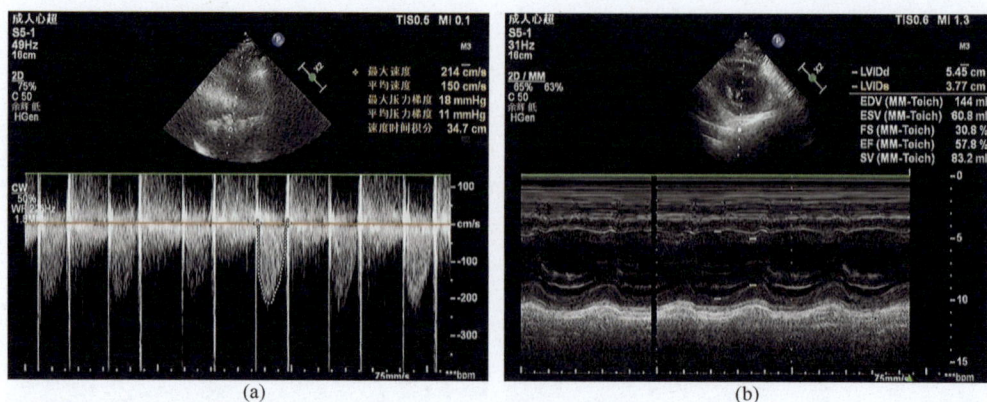

图 2-69　术后超声心动图

参考文献

[1] 葛均波，王辰，王建安. 内科学 [M]. 10 版. 北京：人民卫生出版社，2024.

[2] Zakkar M, Bryan A J, Angelini G D. Aortic stenosis: diagnosis and management[J]. BMJ, 2016, 355: i5425.

（张川海）

第 5 节　肥厚型心肌病

　　肥厚型心肌病是一种以心室肌不对称性肥厚为特征的心肌病，为常染色体显性遗传，肌节收缩蛋白基因突变是主要致病因素 [1]。组织学特征为心肌细胞肥大，形态特异，排列紊乱。肥厚型心肌病是运动性猝死的原因之一，是青年猝死的常见原因。发病后期可出现心力衰竭。确诊时需排除高血压、主动脉瓣狭窄和先天性主动脉瓣下隔膜等引起的左心室壁增厚。肥厚型心肌病根据左心室流出道有无梗阻分为梗阻性、隐匿性梗阻性及非梗阻性三种类型 [2]，且各占约 1/3：

　　1. 梗阻性肥厚型心肌病　左心室流出道压力阶差在安静及运动时均 $\geqslant$ 30mmHg。

　　2. 隐匿性梗阻性肥厚型心肌病　左心室流出道压力阶差在安静时正常，运动时 $\geqslant$ 30mmHg。

　　3. 非梗阻性肥厚型心肌病　左心室流出道压力阶差在安静及运动时均 $<$ 30mmHg。

一、病因和发病机制

　　肥厚型心肌病的主要改变在心肌，尤其是左心室形态学的改变。根据心室肌肥厚部位的不同，肥厚型心肌病对患者造成的影响也不同。肥厚型心肌病常见的肥厚部位是左心室的心尖部，称为心尖部肥厚型心肌病。由于左心室心尖部的心肌肥厚不会造成左心室流出道变窄，因此这种类型的肥厚型心肌病通常不会造成左心室流出道梗阻，也不会产生临床症状，被认为是一种良性病变，往往是在体检时偶然发现并确诊的。在罕见情况下，心尖部肥厚型心肌病的心尖部可以形成室壁瘤，室壁瘤内如果生成血栓，血栓脱落可以导致血栓栓塞性疾病。此外，心尖部肥厚型心肌病可以单独存在，也可以和其他部位的心肌肥厚共同发生。

当心肌肥厚累及室间隔基底部时，可以造成左心室流出道变窄，如果左心室流出道明显变窄，则会阻碍左心室血液流入主动脉，导致左心室和主动脉之间收缩期的压力阶差，从而引起血流动力学发生改变。梗阻性肥厚型心肌病与主动脉瓣狭窄的病理生理进程相类似，因为前者的梗阻部位在左心室流出道，其压力阶差称为左心室流出道压力阶差，而后者的梗阻部位在主动脉瓣，其压力阶差称为跨瓣压力阶差。由于左心室的室间隔非对称性肥厚，导致左心室流出道梗阻，引起左心室舒张末压进行性升高，该压力通过二尖瓣逆向传导至左心房，使左心房后负荷增加，长期左心房负荷增加，将导致左心房内压力增加，这种压力将继续逆向传导，相继导致肺静脉和肺毛细血管楔压增加。此时，肺部出现漏出液，导致肺水肿，临床上会出现左心衰竭的症状和体征，因此呼吸困难为梗阻性肥厚型心肌病的常见症状。此外，左心室流出道狭窄时，射入主动脉内的血液减少，一方面可因主动脉根部舒张压降低而导致冠脉灌注减少，另一方面，射入主动脉内的血液减少，因而残留于左心室内的血液增多，从而使左心室前负荷增高，压迫冠状动脉，使冠状动脉灌注进一步减少，导致心肌缺血，引起心绞痛的症状。心肌的缺血、缺氧和心绞痛发作，进一步损害左心功能，使射入主动脉内的血液进一步减少，导致脑供血不足，出现头晕、黑矇、晕厥等脑缺血症状。

二、伯努利原理与梗阻性肥厚型心肌病

梗阻性肥厚型心肌病有着独特的血流动力学特点和令人困惑的药物治疗方案。对于绝大部分心脏病的患者来说，减轻心脏负荷往往可以缓解症状，而对于梗阻性肥厚型心肌病的患者，增加心脏负荷可以减轻梗阻、缓解症状。此外，关于梗阻性肥厚型心肌病还有一系列的问题令人困惑，比如：为什么会出现二尖瓣前叶收缩期前移（systolic anterior motion，SAM）？以下哪些因素可使梗阻性肥厚型心肌病患者的梗阻加重、心脏杂音增强？

事实上，梗阻性肥厚型心肌病的用药机制不是一个医学问题，而是一个物理学问题。想彻底理解这种用药机制，需要从文丘里效应和伯努利原理讲起。

文丘里效应，由意大利物理学家文丘里发现。该效应表现为液态或气体在通过缩小的流断面时，出现流速增大的现象，其流速与流断面积成反比。文丘里效应在日常生活中很常见，比如用手指堵住水龙头的一部分后，水流的流出面积变小，流速就会加快。

伯努利原理的本质是流体的机械能守恒，即对于流动的液态或者气体在稳定流动时，在同一管道中任意一处，每单位体积流体的动能、重力势能和压强能之和是一个

衡量：动能 + 重力势能 + 压力势能 = 衡量。在物理学中，动能的计算公式是 $1/2\rho v^2$，重力势能的计算公式是 ρgh，压力或者压强用 p 表示，因此伯努利原理的物理公式是：$1/2\rho v^2+\rho gh+p=$ 常量。

如果流体在管腔中流动的高度不变，则重力势能 ρgh 则固定不变，在这种情况下，公式可以演变为 $1/2\rho v^2+p=$ 常量 $-\rho gh$。由于 ρgh 大小是固定不变的，因此等式的右侧也是一个固定值，即 $1/2\rho v^2+p=$ 固定值。所以速度和压强呈反方向变化，速度越快，压强就越小，速度越慢，压强就越大。据此，可以得出伯努利原理最著名的推论：对于流动的液态或者气体来说，在同一高度下，流速越快，压强就越小，流速越慢，压强就越大。

（一）什么是 SAM 征？

左心室流出道是左心室的血液跨过主动脉瓣进入主动脉的通道，其组成主要包括室间隔基底部和二尖瓣前叶（图 2-70）。梗阻性肥厚型心肌病患者，室间隔基底部明显增厚，因此左心室流出道变窄（图 2-70）。根据文丘里效应，血液在通过缩小的流断面时，流速则会增大，因此梗阻性肥厚型心肌病患者左心室流出道血流速度比正常人增快。根据伯努利原理，流速越快，压强越小，因此左心室流出道部位的压强在心脏收缩期明显变小，低于左心房内的压力，在左心室流出道部位形成"相对负压"，二尖瓣前叶向室间隔靠近，加重梗阻，使杂音增强，这就是二尖瓣前叶收缩期前向运动，在超声心动图中形成 SAM 征。

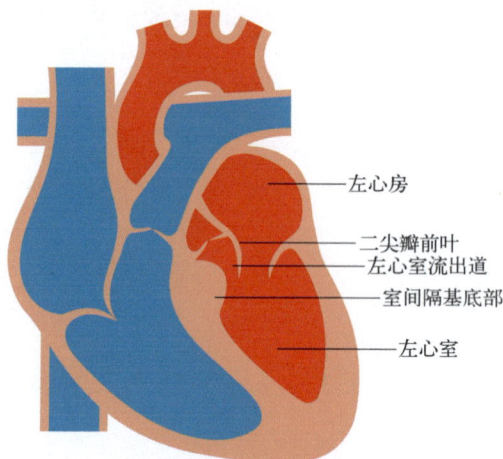

图 2-70　梗阻性肥厚型心肌病左心室流出道示意

可见心室肌非对称性增厚（只有室间隔基底部增厚，而其他部位没有增厚），因此左心室流出道变窄

左心房

二尖瓣前叶
左心室流出道
室间隔基底部

左心室

（二）影响左心室流出道梗阻的因素

总的来说，影响左心室流出道梗阻的因素包括三个方面[3]：肥厚心肌的厚度、心肌收缩力和心脏负荷。

1. 肥厚心肌的厚度　室间隔基底部的心肌越厚，左心室流出道就越窄，梗阻程度也就越重。

2. 心肌收缩力　心肌收缩力增强，则左心室流出道梗阻加重；心肌收缩力减弱，则左心室流出道梗阻减轻。这是因为当心肌收缩力增强时，左心室流出道的血流速度加快，根据伯努利原理，流速越快，压强越小，因此左心室流出道部位会形成"相对负压"，收缩期二尖瓣前叶移向室间隔，使原本狭窄的左心室流出道变得更窄，导致梗阻加重。反之，当心肌收缩力减弱时，则流出道梗阻减轻。

3. 心脏负荷　增加心脏前负荷或者后负荷，使左心室流出道梗阻减轻；减轻心脏前负荷或者后负荷，则使左心室流出道梗阻加重。具体机制分析如下：

（1）前负荷对左心室流出道梗阻的影响　前负荷又称容量负荷。当左心室回心血量增多，即前负荷增加时，左心室扩大，左心室流出道扩张，因此梗阻减轻；反之，前负荷降低时，梗阻加重。

（2）后负荷对左心室流出道梗阻的影响　后负荷又称压力负荷。当主动脉内压力（后负荷）降低时，左心室射血阻力减小，左心室流出道血流速度增加，根据伯努利原理，流速越快，压强越小，因此左心室流出道部位会形成"相对负压"，收缩期二尖瓣前叶移向室间隔，使原本狭窄的左心室流出道变得更窄，因而梗阻加重；反之，后负荷增加时，梗阻减轻。

通过以上分析可以得出结论：增加心脏前负荷或者后负荷，使左心室流出道梗阻减轻；减轻心脏前负荷或者后负荷，则使左心室流出道梗阻加重。

（三）影响梗阻的具体因素

当理解了梗阻的严重程度与心肌厚度、心肌收缩力和心脏负荷的关系之后，便可以轻松推导出哪些因素可以加重左心室流出道梗阻，哪些因素可以减轻左心室流出道梗阻。

1. 肥厚心肌的厚度　室间隔基底部的心肌越厚，左心室流出道就越窄，梗阻程度也就越重。而部分切除室间隔基底部肥厚的心肌，让室间隔基底部的厚度变薄，可以有效地解除左心室流出道梗阻。

2. 心肌收缩力

（1）心肌收缩力增强，则加重梗阻　对于梗阻性肥厚型心肌病的患者，强心药（洋地黄、米力农等）可以明显加重左心室流出道梗阻，使患者病情恶化。

（2）心肌收缩力减弱，则减轻梗阻　对于梗阻性肥厚型心肌病的患者，主张使用抑制心肌收缩力的药（β受体阻滞剂、非二氢吡啶类钙通道阻滞剂、丙吡胺），可以减轻梗阻、缓解病情。

3. 心脏负荷

（1）增加心脏负荷，以减轻梗阻

① 增加前负荷，减轻梗阻　通过补液、将患者下肢抬高或者下蹲时增加左心室回心血量，可以减轻梗阻、缓解病情。

② 增加后负荷，减轻梗阻　使用收缩外周动脉的药物（苯肾上腺素），可以增加左心室后负荷，从而减轻梗阻、缓解病情。

（2）减轻心脏负荷，则梗阻加重

① 减轻前负荷，加重梗阻　使用利尿药或扩张静脉血管药物，患者由蹲位变成站

立位，可以使回心血量减少，减轻左心室前负荷，从而加重梗阻。此外，Valsalva 动作也可以通过减轻前负荷而加重左心室流出道梗阻。这是因为用力憋气时，胸膜腔内压增大，左心室回心血量减少，即左心室前负荷减轻，因而梗阻加重。用此方法，可以判断肥厚型心肌病的患者是否存在隐匿性梗阻。

② 减轻后负荷，加重梗阻　使用扩张动脉血管的药物，如 ACEI/ARB、α 受体阻滞剂（酚妥拉明、哌唑嗪），可以减轻左心室后负荷，从而加重梗阻。

三、临床表现

（一）症状

梗阻性肥厚型心肌病患者的症状与重度主动脉瓣狭窄患者的症状非常相似，同样表现为呼吸困难、心绞痛和晕厥三联征[1]，尤其是患者运动或劳累时。

1. 呼吸困难　见于 90% 的患者，发病早期为劳力性呼吸困难，随着病情的进展，左心衰竭进行性加重，会出现夜间阵发性呼吸困难、端坐呼吸，甚至急性肺水肿。

2. 心绞痛　见于 1/3 的患者，常由运动诱发，使用硝酸甘油可以加重症状。

3. 晕厥或先兆晕厥　晕厥见于 15% ～ 25% 的患者，另有 20% 出现活动时先兆晕厥。

（二）体征

1. 左心室流出道梗阻杂音　胸骨左缘第 3 ～ 4 肋间较粗糙的收缩期喷射性杂音。左心室流出道狭窄所致的收缩期杂音，不同于主动脉瓣狭窄所产生的杂音。凡能增强心肌收缩力、加快左心室的射血速度，或者减少左心室负荷［前负荷和（或）后负荷］的因素（应用强心药、取站立位、含服硝酸甘油等）均可使左心室流出道梗阻加重，杂音增强。凡能抑制心肌收缩力、减慢左心室的射血速度，或者增加左心室负荷［前负荷和（或）后负荷］的因素（使用 β 受体阻滞剂、取下蹲位等）均可使左心室流出道梗阻减轻，杂音减弱。

2. 二尖瓣关闭不全杂音　心尖部 / 胸骨左缘第 5 肋间收缩期吹风样杂音，其产生的主要原因是二尖瓣前叶前移导致二尖瓣关闭不全。

3. BrockenBrough 现象　是梗阻性肥厚型心肌病的相对特异性表现。梗阻性肥厚型心肌病患者，心肌收缩力增强时，血压却降低的反常现象。

（三）并发症

梗阻性肥厚型心肌病患者的并发症与重度主动脉瓣狭窄患者非常相似，其中，心脏性猝死、心力衰竭、血栓栓塞是梗阻性肥厚型心肌病死亡的三大主要原因。

1. 心律失常　房颤、室速、室颤，亦可为停搏、房室传导阻滞，可致心脏性猝死。

2. 心力衰竭　由于心肌纤维化，约 10% 的患者发生左心室扩张，此时已经进入功能失代偿期，临床表现类似于扩张型心肌病。

3. 血栓栓塞　见于合并房颤的患者，房颤发生率约为 22.5%；还可见于心尖部室壁瘤的患者。

4. 消化道出血　左心室流出道梗阻时，剪切应力可介导血管性血友病因子变化，引起隐匿性胃肠道出血。

四、辅助检查

（一）心电图

因心肌肥厚的类型不同而有不同的表现。肥厚型心肌病患者的心电图可以表现为 ST 段压低、ST 段抬高、T 波倒置等心肌缺血的改变，常被误诊为冠心病。

1. 心尖部肥厚型心肌病的心电图表现

（1）QRS 波改变　发病早期电压增高，以 $V_3 \sim V_5$ 导联最明显。肥厚型心肌病患者的心肌在发病中晚期会出现心肌纤维化，此时 QRS 波电压开始逐渐降低。

（2）T 波改变　aVR 导联 T 波直立，其余导联 T 波多为非对称性倒置，以 $V_3 \sim V_5$ 导联倒置最深。

从向量的角度分析（图 2-71），因为心尖部在心脏的左下方，当心尖部心肌肥厚时，T 波的综合向量会指向右上方，所以 aVR 导联 T 波直立。T 波的综合向量背离心尖部，因而大部分导联 T 波倒置。又因为 $V_3 \sim V_5$ 导联正好分布在心尖部的区域记录心脏的电活动，所以 T 波倒置最深的导联是 $V_3 \sim V_5$ 导联。

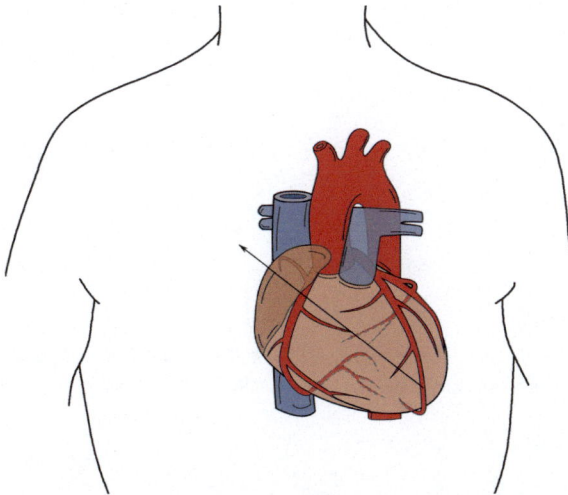

图 2-71　心尖部肥厚型心肌病 T 波向量的方向

（3）ST 段压低　出现 T 波倒置的导联常合并 ST 段上凸型压低（图 2-72）。

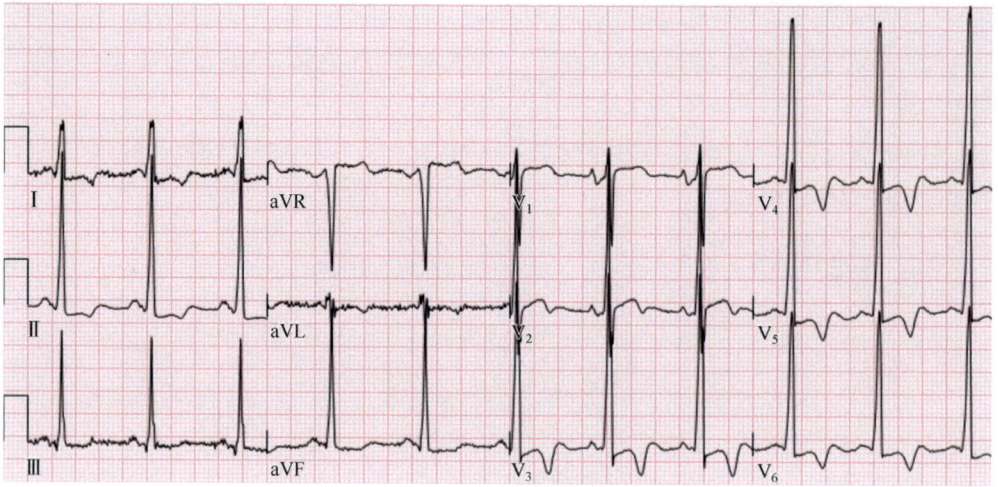

图 2-72　心尖部肥厚型心肌病典型心电图

QRS 波电压增高，以 $V_3 \sim V_5$ 导联最明显。aVR 导联 T 波直立，其余导联 T 波多为非对称性倒置，
以 $V_3 \sim V_5$ 导联倒置最深。出现 T 波倒置的导联同时合并 ST 段上凸型压低

（4）ST 段抬高　心尖部肥厚型心肌病合并室壁瘤时，其心电图可出现 ST 段上凸型抬高，T 波非对称性倒置，以 $V_3 \sim V_5$ 导联明显（图 2-73），可以伴有或不伴有 QRS 波电压增高。

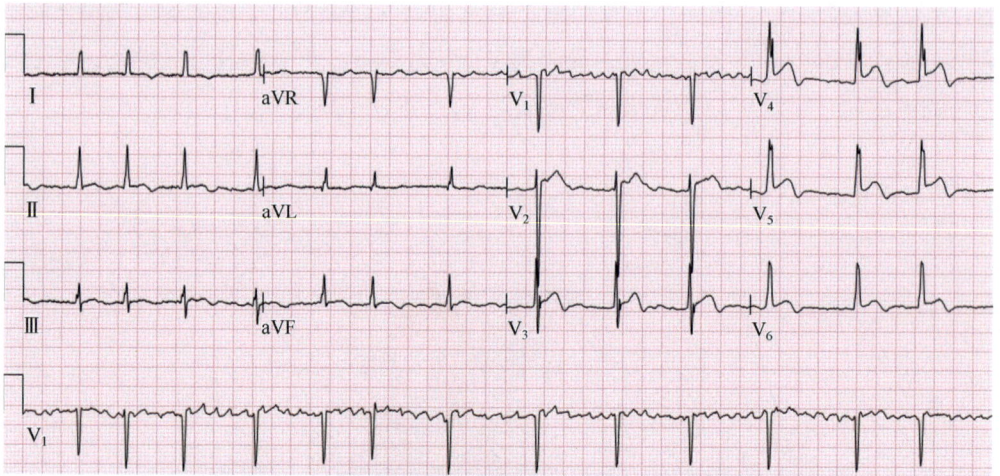

图 2-73　心尖部肥厚型心肌病合并心尖部室壁瘤的心电图

心电图可见 ST 段上凸型抬高，T 波非对称性倒置，以 $V_3 \sim V_5$ 导联明显

2. 其他部位肥厚型心肌病的心电图表现

（1）ST 段压低和 T 波倒置　心肌肥厚可以导致心肌相对供血不足，表现为 ST 段压低和 T 波倒置。

（2）ST 段抬高　个别肥厚型心肌病患者出现 ST 段抬高，这是一种对应性改变

（图 2-74）。当 I 和 aVL 导联 ST 段压低时，下壁导联对应性 ST 段抬高。这种对应性 ST 段抬高最常见于 III 导联，其次是 aVF 导联，II 导联则比较罕见，而且抬高的幅度 III ＞ aVF ＞ II。

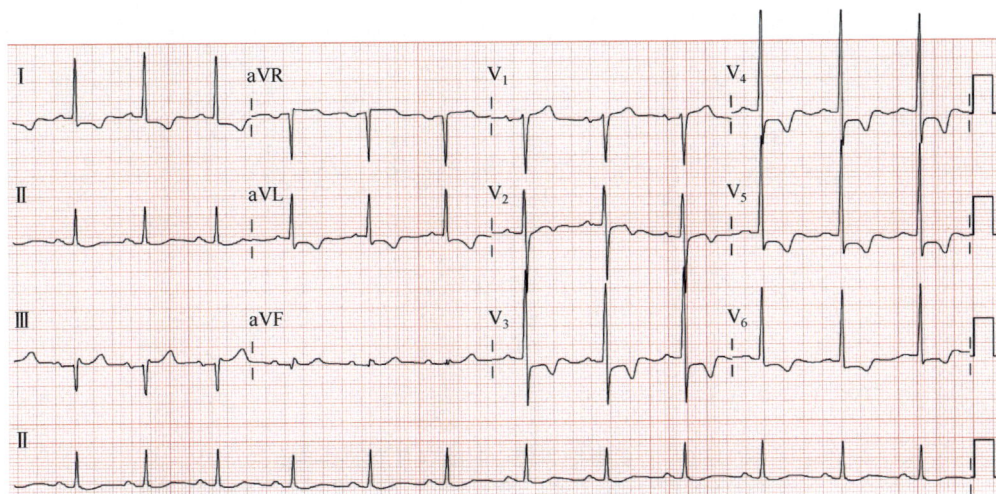

图 2-74　室间隔及左心室心尖部肥厚型心肌病的心电图

心电图可见左心室高电压 I 和 aVL 导联 ST 段压低伴 T 波倒置，III 导联对应性 ST 段抬高，$V_2 \sim V_6$ 导联 ST 段压低伴 T 波倒置。患者冠脉造影正常，超声心动图证实为肥厚型心肌病

（3）病理性 Q 波　中晚期出现心肌纤维化的肥厚型心肌病患者，纤维化心肌对应的导联可以出现病理性 Q 波（图 2-75）。

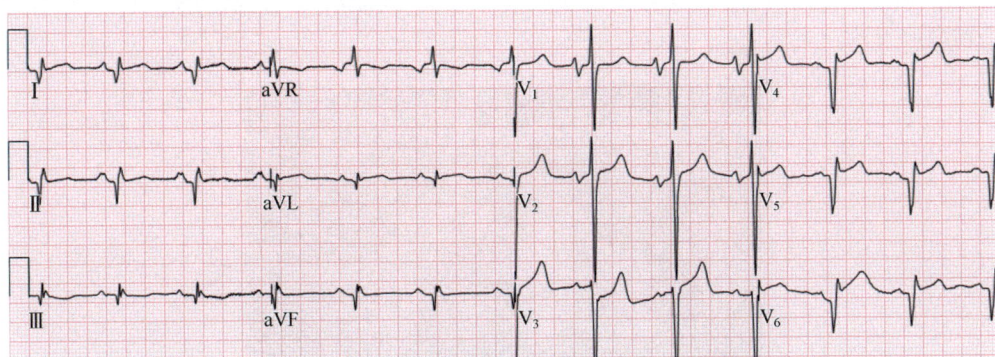

图 2-75　肥厚型心肌病终末期患者的心电图

心电图可见 I、II、III、aVL、aVF、$V_4 \sim V_6$ 导联出现 Q 波

（4）QRS 波改变　发病早期电压增高，心肌纤维化后 QRS 电压逐渐降低。

（5）心律失常　可出现传导阻滞及各类心律失常，房颤较常见（图 2-76）。

（二）超声心动图

超声心动图是临床上主要诊断手段，可显示心肌的非对称性肥厚，对梗阻性与非

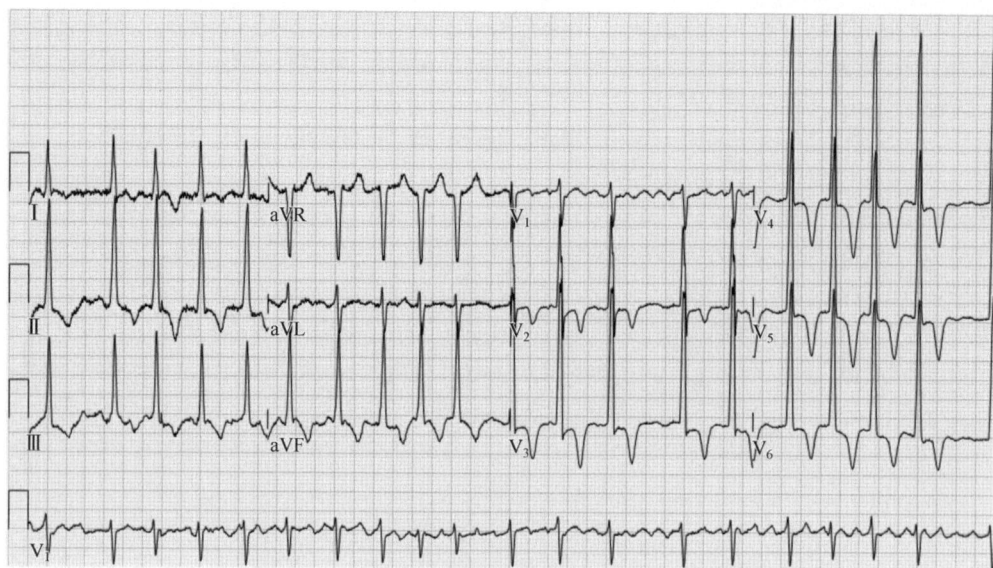

图 2-76　心尖部肥厚型心肌病合并房颤的心电图

可见快速房颤，心室率约 120 次 / 分，aVR 导联 T 波直立，Ⅰ、Ⅱ、Ⅲ、aVF、$V_3 \sim V_6$ 导联 T 波倒置

梗阻性肥厚型心肌病的诊断都有帮助。心尖部肥厚型心肌病的心肌肥厚限于心尖部，以前侧壁心尖部尤为明显，如不仔细检查，很容易漏诊。心尖部肥厚型心肌病的诊断标准是：在左心室舒张末期测量心尖部厚度，心尖部厚度 > 15mm。其他部位的肥厚型心肌病的诊断标准是：左心室壁非对称性肥厚，舒张期室间隔或左心室壁厚度 ≥ 15mm（图 2-77）；或有明确家族史者厚度 ≥ 13mm；或舒张期室间隔与左心室后壁厚度之比 ≥ 1.3。

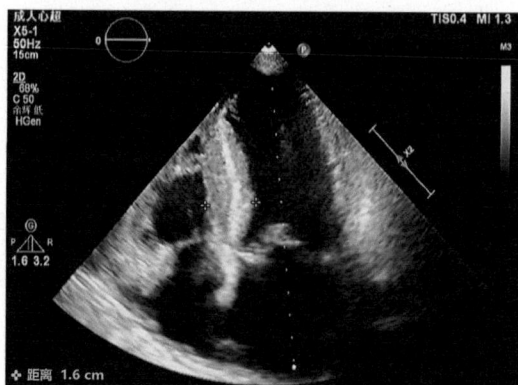

图 2-77　室间隔肥厚型心肌病的超声心动图

可见室间隔非对称性肥厚，舒张期室间隔厚度为 16mm

运用彩色多普勒法可了解杂音起源和计算梗阻前后的压力差。此外，梗阻性肥厚型心肌病患者的超声心动图有以下两个特征：

1. SAM征　梗阻性肥厚型心肌病的患者，二尖瓣前叶在收缩期会发生向前运动，即超声心动图的 SAM 征，从而使左心室流出道变窄，梗阻加重。

2. 匕首征　梗阻性肥厚型心肌病左心室流出道血流峰值呈"匕首样"，根据血流速度（v），可计算出左心室流出道压力阶差（P）（图 2-78），计算公式：P（mmHg）＝ $4 \times v^2$（m/s）。

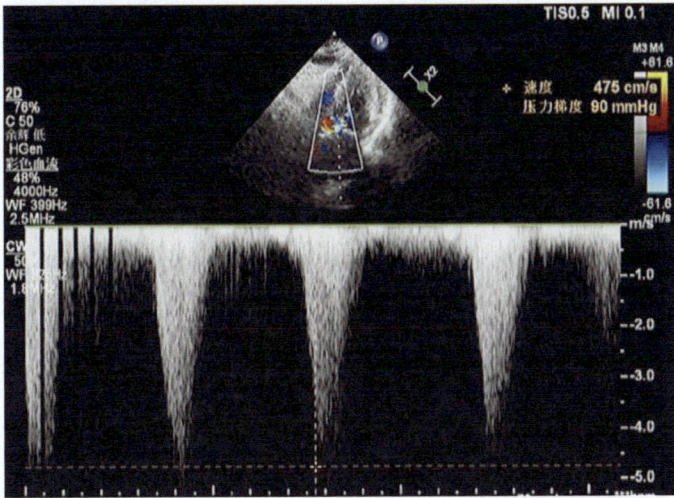

图 2-78　梗阻性肥厚型心肌病超声心动图的匕首征
可见左心室流出道血流峰值呈"匕首样"，根据血流速度，左心室流出道压力阶差 $= 4 \times 4.75^2 \approx 90$ mmHg

（三）心导管检查

有梗阻者在左心室腔与流出道间有收缩期压差，左心室造影显示左心室腔变形，根据心室造影左心室腔形态分为四种（图 2-79）。如果以心尖部肥厚为主，则呈黑桃尖样；如果同时合并心尖部室壁瘤，则表现为吐舌征；如果以室间隔及左心室壁中间段肥厚为主，则呈纺锤状；如果以室间隔肥厚为主，则呈香蕉状。

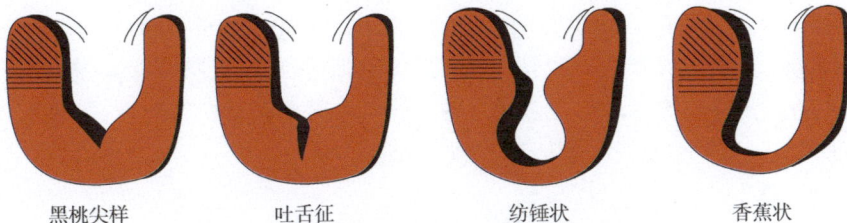

黑桃尖样　　　　吐舌征　　　　纺锤状　　　　香蕉状
图 2-79　肥厚型心肌病左心室造影呈不同形态

（四）心脏磁共振成像

钆对比剂延迟强化是识别心肌纤维化最有效的方法。多表现为肥厚心肌内局灶性或斑片状强化，以室间隔与右心室游离壁交界处局灶状强化最为典型。

（五）心内膜心肌活检

心肌细胞畸形肥大，排列紊乱有助于诊断。

五、诊断要点

对于非梗阻性肥厚型心肌病的患者，由于其没有症状，因此往往是在体检或者因其他疾病就诊时心电图有心肌缺血的改变而被偶然发现，经超声心动图检查而明确诊断。对于梗阻性肥厚型心肌病的患者，由于其症状（胸痛、气短、晕厥）和冠心病基本相同，再加上心电图有心肌缺血的改变，因此非常容易被误诊为冠心病，如果听诊发现患者存在主动脉瓣听诊区收缩期喷射样杂音，结合超声心动图检查或者心导管检查可明确诊断。超声心动图诊断标准如下。

1. 心尖部肥厚型心肌病的诊断标准　在左心室舒张末期测量心尖部厚度，心尖部厚度＞15mm。

2. 其他部位的肥厚型心肌病诊断标准　左心室壁非对称性肥厚，舒张期室间隔或左心室壁厚度≥15 mm；或有明确家族史者厚度≥13mm；或舒张期室间隔与左心室后壁厚度之比≥1.3。

六、典型案例

典型案例 1　心尖部肥厚型心肌病

【病情简介】

患者，男性，51岁。

主诉：心前区不适10余天。

现病史：患者于10天前无明显诱因出现心前区不适，无胸痛及放射痛，不伴气短、大汗，为求诊治遂入本院。

既往史：高血压病史7年，血压最高达160/90mmHg，口服拜新同一天一片降压，自述血压控制正常。否认糖尿病病史，无吸烟、饮酒史。

入院查体：T 36.3℃，P 60次/分，R 16次/分，BP 126/68mmHg。神志清楚，言语流利，查体合作，颈静脉充盈正常，颈动脉搏动正常。双肺呼吸音清，无干湿啰音，心率60次/分，律齐，心音正常，各瓣膜听诊区未闻及病理性杂音，无心包摩擦音。腹部平坦，无压痛及反跳痛，双下肢无水肿。

【辅助检查】

1. 入院时心电图（图2-80）　窦性心律，心率62次/分，左心室高电压，aVR导联T波直立，其余导联多为T波倒置，以 $V_3 \sim V_5$ 导联倒置最深。T波倒置的导联大多合并ST段压低。

2. 实验室检查　急诊肌钙蛋白I和CK-MB正常，6h后复查仍然正常。BNP正常。血常规正常。

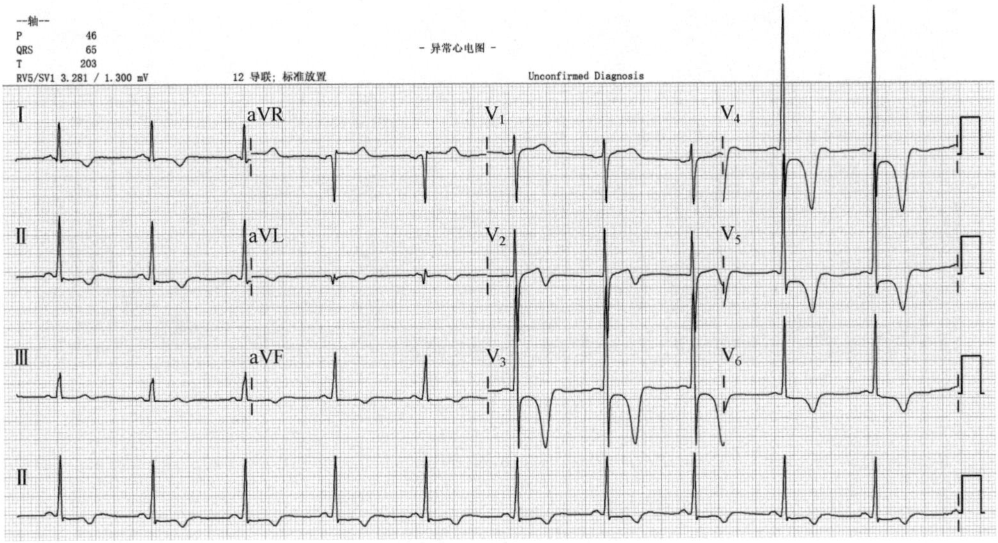

图 2-80 入院时心电图

【诊断思路】

1.不稳定型心绞痛 患者有胸部不适，肌钙蛋白和 BNP 正常，因此不考虑急性心肌梗死。心电图示广泛导联 T 波倒置，从诊断标准上讲，符合心绞痛的诊断标准。但患者真的是心绞痛吗？

2.心尖部肥厚型心肌病 患者以胸部不适为主诉就诊，心电图示左心室高电压，aVR 导联 T 波直立，其余导联多为 T 波倒置，以 V_3 ～ V_5 导联倒置最深，且 T 波倒置的导联大多合并 ST 段压低，这些心电图特征是心尖部肥厚型心肌病的典型心电图改变。因此，患者很有可能是心尖部肥厚型心肌病，但是也不能完全排除心绞痛。

综合上述分析，向患者和家属交代病情，商议后决定给予超声心动图和冠状动脉增强 CT 检查。

【诊断经过】

患者的超声心动图检查提示心尖部肥厚为 14 ～ 15mm，不排除肥厚型心肌病。冠状动脉增强 CT 结果（图 2-81）：左主干正常，前降支及回旋支大致正常。

根据冠状动脉增强 CT 检查结果，可以排除心绞痛。患者最终确诊为心尖部肥厚型心肌病。

【患者转归】

明确诊断后，建议患者避免剧烈运动，给予美托洛尔口服，患者出院。

【病例点评】

肥厚型心肌病根据肥厚心肌所在的部位不同，其心电图改变也不同。但是心尖部肥厚型心肌病往往出现以下列举的特异的心电图改变，这些心电图改变对于心尖部肥厚型心肌病的诊断特异性极高。

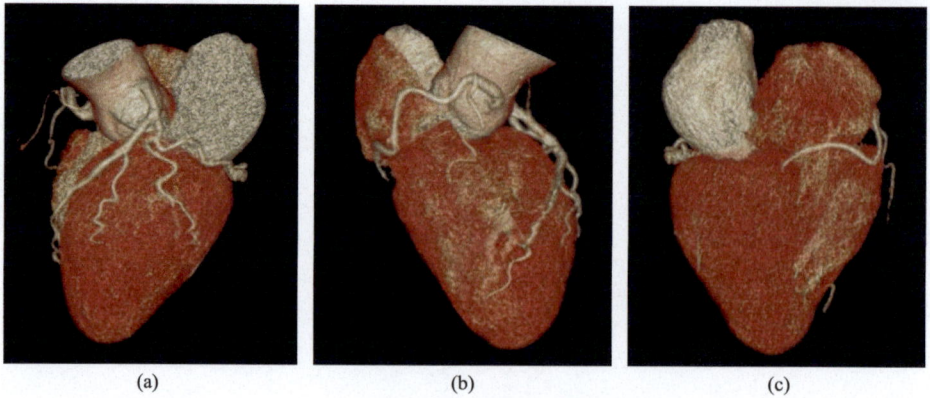

图 2-81　冠状动脉增强 CT 的影像

（1）QRS 波改变　绝大部分患者 QRS 波电压增高，以 $V_3 \sim V_5$ 导联最明显；个别晚期患者 QRS 波电压不高甚至偏低。

（2）T 波改变　aVR 导联 T 波直立，其余导联 T 波多为非对称性倒置，以 $V_3 \sim V_5$ 导联倒置最深。

（3）ST 段压低　出现 T 波倒置的导联常合并 ST 段压低。

需要特别注意的是，个别的心尖部肥厚型心肌病如果同时合并心尖部室壁瘤时，其心电图可出现 ST 段上凸型抬高，T 波非对称性倒置，以 $V_3 \sim V_5$ 导联明显，可伴有或不伴有 QRS 波电压增高。

典型案例 2　隐匿性梗阻性肥厚型心肌病

【病情简介】

患者，男性，28 岁，在读研究生。因"晕厥 1h"入院。患者于 1h 前打篮球时突发意识不清，摔倒在地。患者在晕倒 3min 后恢复意识，自述心悸、气短，校医听诊发现胸骨左缘 3 ～ 4 肋间收缩期喷射性杂音，考虑患者可能为"先心病"，为求诊治遂到急诊科就诊。

否认高血压、糖尿病病史。仔细询问既往病史时，患者近 1 个多月在活动时偶尔出现胸痛和气短，停止活动后能自行缓解，舌下含服硝酸甘油后症状反而加重。患者吸烟 8 年，每天约 6 支，机会饮酒史 11 年。

查体：T 36.4℃，P 75 次 / 分，R 18 次 / 分，BP 163/104mmHg。神志清楚，言语流利，查体合作，颈静脉充盈正常，颈动脉搏动正常。双肺呼吸音清，无干湿啰音，心率 75 次 / 分，律齐，心音正常，各瓣膜听诊区未闻及病理性杂音，无心包摩擦音。腹部平坦，无压痛及反跳痛，双下肢无水肿。

【辅助检查】

1.急诊心电图（图 2-82）　窦性心律，心率 75 次 / 分，Ⅰ、aVL、$V_5 \sim V_6$ 导联 Q 波，Ⅱ、Ⅲ、aVF 导联 R 波顿挫，$V_1 \sim V_4$ 导联 T 波倒置 / 正负双向 T 波。

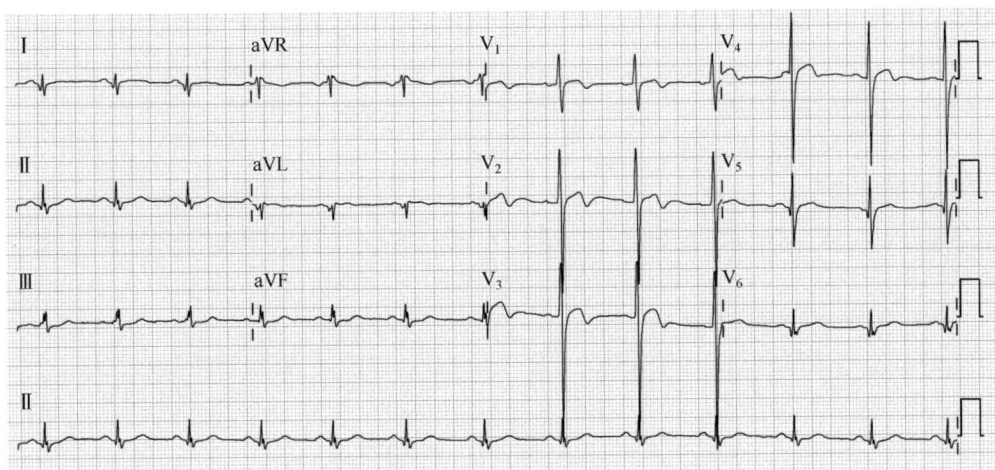

图 2-82　急诊心电图

2. 实验室检查　急诊肌钙蛋白 I、CK-MB、BNP、血常规正常。

【诊断思路】

如果从心电图上分析，患者的心电图有几个特征：

1. I、aVL、V_5 ～ V_6 导联 Q 波　Q 波在大多数情况下代表心肌梗死，但是肥厚型心肌病的患者也可以出现 Q 波。对于肥厚型心肌病的患者，Q 波的出现往往代表着肥厚的心肌发生了纤维化改变，而且纤维化的部位决定了 Q 波出现在哪些导联。

2. II、III、aVF 导联 R 波顿挫　在 QRS 波的顶峰或底部出现额外的小波时，称为 QRS 波顿挫。QRS 波顿挫可能与心脏的解剖结构和电生理特性有关，既可以出现在正常人，也可由外部因素引起［心肌缺血损伤、心肌纤维化、电解质紊乱、药物影响（如某些抗心律失常药物）等］。该患者 II、III、aVF 导联出现了 R 波顿挫，因此不排除心肌损伤。

3. V_1 ～ V_4 导联 T 波倒置 / 正负双向 T 波　T 波倒置既可见于正常人，也可以见于心肌缺血或者 T 波记忆等情况。

根据上述关于心电图的分析，我们无法确定患者具体是哪种疾病，因此需要借助患者的症状和体征综合判定。患者既往有活动时胸痛和气短的症状，休息后可自行缓解，此次发病是因为剧烈活动导致了晕厥。因此，从症状上讲，患者表现为呼吸困难、心绞痛和晕厥三联征，而且与运动或劳累有关，这种特征性的临床表现通常指向两种疾病：主动脉瓣重度狭窄和梗阻性肥厚型心肌病。此外，患者发生晕厥时，校医听诊闻及胸骨左缘 3 ～ 4 肋间收缩期喷射性杂音，在入院查体时却没有闻及相关杂音，如果患者是主动脉瓣重度狭窄，那么杂音应该是持续存在的。但是对于肥厚型心肌病的患者，可以分为三种情况：梗阻性肥厚型心肌病、隐匿性梗阻性肥厚型心肌病、非梗阻性肥厚型心肌病。当患者为隐匿性梗阻性肥厚型心肌病时，在活动时出现左心室流出道梗阻，休息状态时梗阻则消失，因此患者的收缩期杂音不一定持续存在。

通过上述综合分析，患者最可能是隐匿性梗阻性肥厚型心肌病，最终确诊需要依靠超声心动图或心导管相关检查。向患者和家属交代病情，商议后家属拒绝心导管检查，给予安排超声心动图检查。

【诊断经过】

超声心动图（图 2-83）：室间隔、左心室壁心肌非对称性增厚，回声呈粗颗粒样。基底段：图 2-83（a）所示为室间隔前壁厚约 20 ～ 21mm，下后壁厚约 9 ～ 10mm；中间段：前壁前间隔厚约 18 ～ 19mm，下后壁厚约 10mm；心尖部：室间隔厚约 14 ～ 15mm，后壁厚约 10 ～ 11mm。心肌向心运动良好，EF 60%。左心房增大，余房、室大小正常。图 2-83（b）所示为静息状态下左心室流出道平均压差约 12mmHg。图 2-83（c）所示为二尖瓣前叶在收缩期向前运动使左心室流出道变窄。当患者做 Valsalva 动作时，左心室流出道梗阻加重，平均压差增加至 32mmHg。图 2-83（d）所示为 SAM 征阳性。

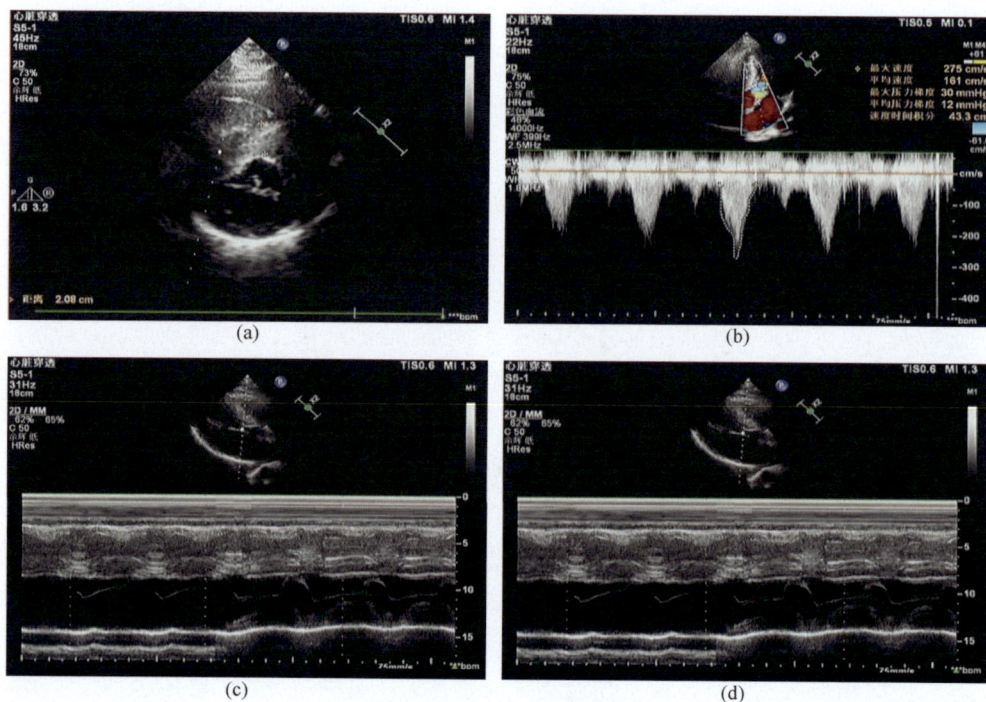

(a)

(b)

(c)

(d)

图 2-83　超声心动图

至此，患者诊断为隐匿性梗阻性肥厚型心肌病（室间隔 + 左心室前壁 + 左心室心尖部）。但是患者的心电图异常改变令患者和其家属感到不安，为了除外冠心病，给予安排冠状动脉增强 CT 检查（图 2-84），提示左主干正常，前降支中段肌桥，回旋支和右冠状动脉正常。

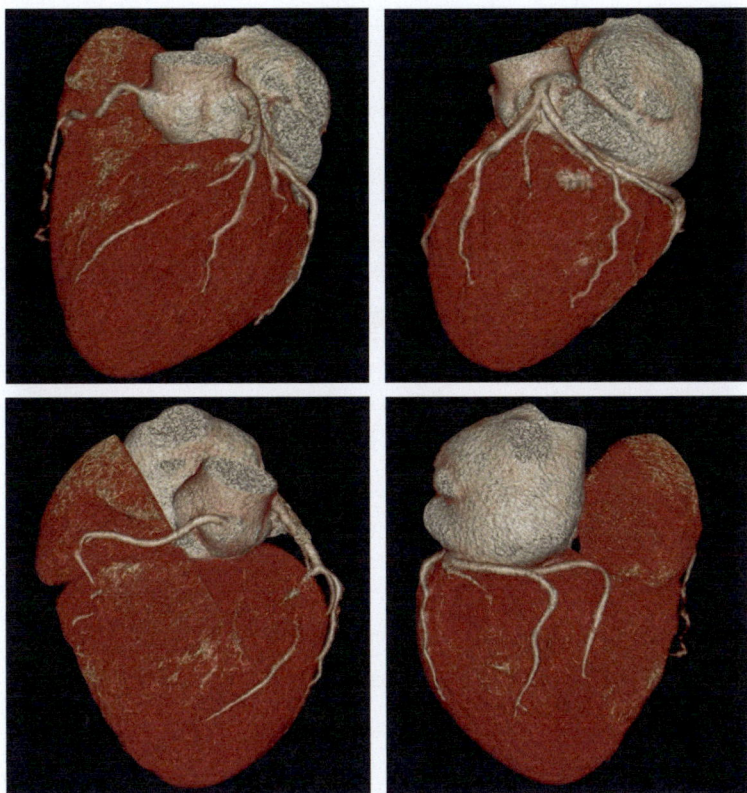

图 2-84　冠状动脉造影

根据冠状动脉增强 CT 检查结果，可以排除冠心病。最终诊断为隐匿性梗阻性肥厚型心肌病、高血压病 2 级。

【患者转归】

明确诊断后，建议患者避免剧烈运动，给予美托洛尔和替米沙坦口服，患者出院。

【病例点评】

梗阻性肥厚型心肌病患者的临床表现与重度主动脉瓣狭窄非常相似，均表现为呼吸困难、心绞痛和晕厥三联征，尤其是患者运动或劳累时。但是二者也有不同之处，主动脉瓣狭窄的心脏听诊往往只能闻及一种收缩期杂音（胸骨右缘第 2 肋间或胸骨左缘 3 肋间收缩期喷射性杂音）而梗阻性肥厚型心肌病却可以闻及 2 种收缩期杂音，一种是由左心室流出道梗阻导致的胸骨左缘 3 ～ 4 肋间收缩期喷射性杂音，另外一种是由二尖瓣关闭不全导致的心尖部或胸骨左缘第 5 肋间收缩期杂音。此外，左心室流出道梗阻所致的收缩期杂音，在增强心肌收缩力、加快左心室射血速度，或者减少左心室前负荷和（或）后负荷时，可以明显增强，因此应该避免应用强心药和硝酸甘油等扩张血管的药物。该患者曾自行含服硝酸甘油缓解症状，但是结果症状反而加重，正是因为硝酸甘油扩张了静脉和动脉，从而减轻了心脏的前负荷和后负荷，因此梗阻加重。

典型案例 3　梗阻性肥厚型心肌病

【病情简介】

患者，女性，70 岁。在爬楼梯时出现胸痛和呼吸困难，症状持续了 1h。到达医院时，她的心率为 142 次 / 分，血压为 106/84mmHg，呼吸为 20 次 / 分，脉搏不规则，第一心音强弱不等。听诊可闻及左胸骨下缘 3/6 级收缩期喷射样杂音以及心尖区收缩期吹风样杂音。

既往高血压病史 20 余年，最高达 200/105mmHg，平时口服厄贝沙坦和盐酸地尔硫䓬缓释胶囊（合贝爽）控制血压；糖尿病 5 年，未系统诊治；无心源性猝死家族史。

【辅助检查】

1. 实验室检查　肌钙蛋白 I 0.06g/L（正常范围为 0.01 ～ 0.02g/L），NT-ProBNP 1900pmol/L（正常范围为 300 ～ 900pmol/L），血常规和 D- 二聚体均正常。

2. 急诊心电图（图 2-85）　心律失常，心室率快而不规则（约 145 次 / 分），P 波消失，这表明存在心房颤动。V_1 导联的 S 波加上 V_5 或 V_6 导联的 R 波的电压之和大于 35mm，这表明存在左心室肥厚。此外，aVR 和 V_1 导联 ST 段抬高，Ⅱ、Ⅲ、aVF 和 V_2 ～ V_6 导联 ST 段压低，以及 Ⅰ、aVL、V_5 和 V_6 导联 T 波倒置。

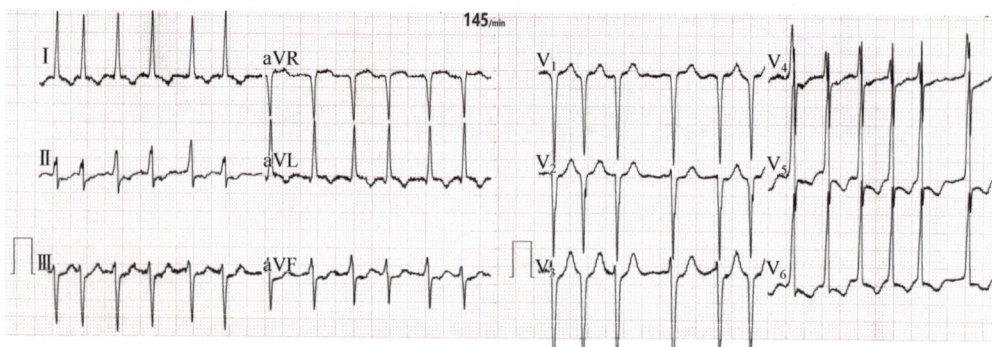

图 2-85　急诊心电图

【诊断思路】

患者听诊可闻及两组收缩期杂音，在没有完全排除梗阻性肥厚型心肌病的情况下，应该避免使用加重左心室流出道梗阻的药物。不幸的是，接诊医生误认为患者是急性冠脉综合征和急性左心衰竭发作，并给予了单硝酸异山梨酯、呋塞米、西地兰和福辛普利治疗，这些药物均会加重梗阻，导致患者胸痛加重。立刻进行了急诊冠脉造影检查（图 2-86），提示前降支、回旋支和右冠状动脉未见明显狭窄。

超声心动图检查（图 2-87）显示左心房增大，轻度二尖瓣反流，左心室舒张功能障碍，左心室射血分数 60%，不对称性左心室肥厚，图 2-87（a）所示为最大室间隔厚度 17mm，左心室后壁厚度 15mm，心尖部厚度 20mm。静息状态下左心室流出道压力阶差峰值是 34mmHg，在 Valsalva 动作时左心室流出道压力阶差峰值上升至 38mmHg，

图 2-87（b）所示为梗阻性肥厚型心肌病的"匕首征"。

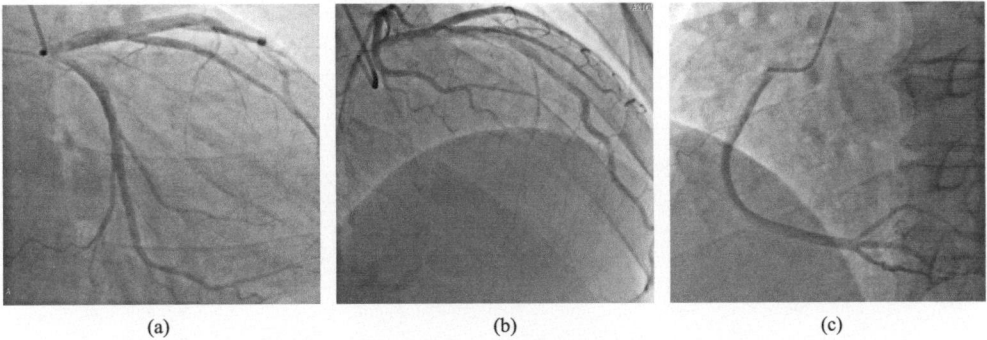

(a)　　　　　　　　　　(b)　　　　　　　　　　(c)

图 2-86　冠脉造影

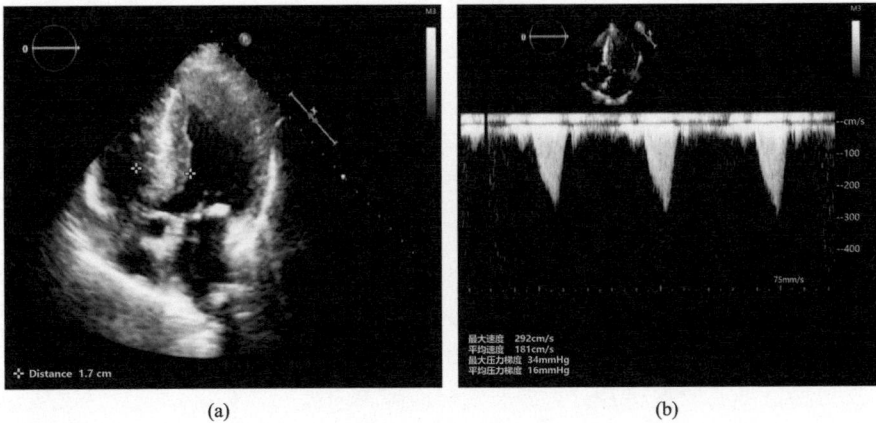

(a)　　　　　　　　　　　　　　(b)

图 2-87　超声心动图

【确定诊断】

该患者活动时胸痛和呼吸困难，左胸骨下缘 3/6 级收缩期喷射样杂音以及心尖区收缩期吹风样杂音，超声心动图检查提示心肌非对称性增厚，且左心室流出道压力阶差大于 30mmHg。因此，最终诊断为梗阻性肥厚型心肌病、心律失常、心房颤动、高血压 2 级、糖尿病。

【患者转归】

患者被确诊为梗阻性肥厚型心肌病后，立即停用单硝酸异山梨酯、呋塞米、西地兰和福辛普利，改为静脉补液、富马酸比索洛尔抑制心肌收缩力、利伐沙班抗凝及胰岛素控制血糖治疗。第 2 天，患者心电图恢复窦性心律（图 2-88），心率 62 次 / 分，左心室高电压，aVR 导联 ST 段抬高，Ⅱ、Ⅲ、aVF 和 $V_2 \sim V_6$ 导联 ST 段压低伴 T 波倒置。7 天后，患者顺利出院。

【病例点评】

这是 2023 年笔者在期刊 *BMJ*（当时影响因子为 108.7）上发表的一篇有关梗阻性

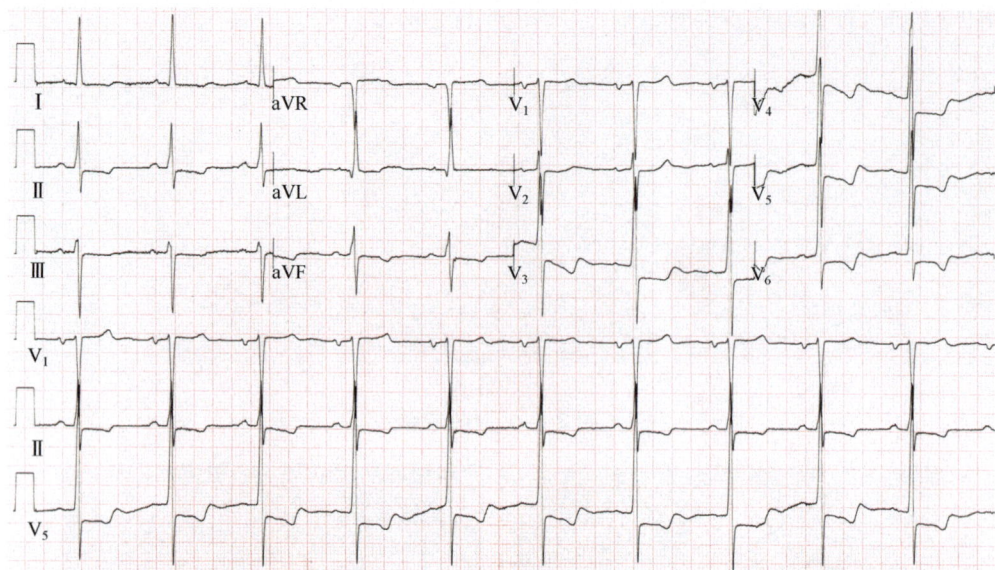

图 2-88　第 2 天复查心电图

肥厚型心肌病的病例报告[3]。

　　该患者如果只凭症状和心电图表现进行判断，非常容易误诊为急性冠脉综合征，进而导致完全错误的治疗。通过该病例可见心脏查体的重要性，当心脏听诊闻及收缩期喷射性杂音时应该提高警惕性。如果超声心动图检查无法立即获取，可以让患者做 Valsalva 动作，如果杂音增强则需考虑梗阻性肥厚型心肌病。

　　梗阻性肥厚型心肌病患者可表现为胸痛、呼吸困难、晕厥和猝死。75%～95% 的肥厚型心肌病（包括肥厚型梗阻性心肌病）患者的心电图存在异常，包括左心室肥大、ST 段压低、T 波倒置、Q 波，以及室性心律失常或心房颤动。肥厚型心肌病患者发生心房颤动的风险是普通人群的 10 倍，因此发生脑卒中和心力衰竭的风险很高。

　　梗阻性肥厚型心肌病的治疗包括 β 受体阻滞剂和非二氢吡啶类钙通道阻滞剂。应避免使用降低前负荷和后负荷的药物，如硝酸酯类药物、利尿药、血管紧张素转换酶抑制剂、血管紧张素 Ⅱ 受体拮抗剂和正性肌力药物，如洋地黄。因为这些药物会加重肥厚型梗阻性心肌病的左心室流出道梗阻，使病情恶化。

参考文献

[1] 葛均波，王辰，王建安 . 内科学 [M]. 10 版 . 北京：人民卫生出版社，2024.

[2] 国家心血管病中心心肌病专科联盟，中国医疗保健国际交流促进会心血管病精准医学分会《中国成人肥厚型心肌病诊断与治疗指南 2023》专家组 . 中国成人肥厚型心肌病诊断与治疗指南 2023[J]. 中国循环杂志，2023, 38(1): 1-33.

[3] You L, Wang H, Zhang C H. Worsening chest pain and dyspnoea on exertion in an older woman[J]. BMJ, 2023, 381: e071951.

（张川海）

第6节 应激性心肌病

应激性心肌病在文献中有很多不同的名称，包括 Takotsubo 综合征、章鱼壶心肌病、心尖球形综合征、心碎综合征、儿茶酚胺相关心肌病等。其心电图可有典型的急性心肌梗死样改变，但冠状动脉造影正常，左心室造影颈部狭窄，收缩期心尖呈气球状膨胀。发病早期时左心室收缩期呈气球状改变，这种形态酷似于日本的捕章鱼罐的形状，因此起初被称为章鱼壶心肌病。

女性发病率远高于男性，尤其是绝经期后的女性。约有90%的应激性心肌病患者为女性，平均年龄在67～70岁[1]。随着人们对应激性心肌病的认识不断提高，男性患者被诊断的频率越来越高，尤其是在身体应激事件之后。此外，应激性心肌病也可出现在儿童甚至婴幼儿。在所有疑似ST段抬高型心肌梗死的患者中，约有1%～3.5%为应激性心肌病；而在疑似ST段抬高型心肌梗死的女性患者中，约有5%～6%为应激性心肌病[2,3]。

根据发病时左心室的受累部位和程度，可将应激性心肌病分为4型[4]：

1. 心尖球型　是应激性心肌病中最常见的类型，占81.7%。左心室中段和（或）心尖部运动减弱或消失，基底部运动增强，收缩期左心室形态呈气球样改变［图2-89(a)］，室壁运动异常超出了任何单一冠脉的分布区域。左心室射血分数下降。

2. 基底型　占2.2%，与心尖型应激性心肌病相反，受累部位主要是左心室基底部［图2-89（b）］，而心尖部收缩正常或加强，因此又称反转型应激性心肌病。这种表型很少见，常见于蛛网膜下腔出血、肾上腺素诱导的应激性心肌病或棕色素细胞瘤患者。

3. 中心室型　占14.6%，以左心室中段运动障碍为特征［图2-89（c）］。

4. 局灶型　最少见，只占1.5%。主要涉及前外侧节段的局灶性应激性心肌病［图2-89（d）］。区分这种应激性心肌病类型与急性冠脉综合征或心肌炎需要做心脏磁共振检查。

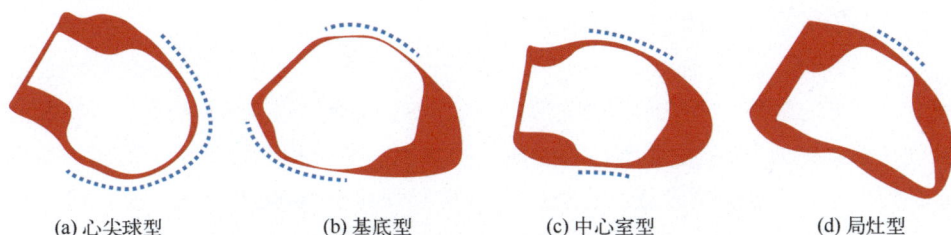

(a) 心尖球型　　(b) 基底型　　(c) 中心室型　　(d) 局灶型

图2-89　不同类型的应激性心肌病左心室造影形态示意
虚线表示室壁运动异常的位置

一、发病机制

应激性心肌病发病前多有严重的精神或躯体应激事件，或由于其他躯体疾病发作或突然加重，应激距发病时间数分钟到数小时不等，出现类似急性冠脉综合征的症状。精神或躯体应激事件包括但不限于：听到某人的死讯或是不幸的消息、离婚、受到惊吓、与人激烈争吵、被公司解雇、有创医疗诊疗措施前的惊恐状态、驾车迷路、躯体受伤、遇到抢劫等。躯体疾病包括但不限于：高血压、心肌炎、甲状腺功能减退症（甲减）、食欲减退、肿瘤、多发性硬化症、慢性阻塞性肺疾病、哮喘、贫血、房颤、脑外伤等。

突发的情绪应激导致高水平的儿茶酚胺释放可能是极为重要的机制[5]。儿茶酚胺对心肌细胞的直接损伤导致心肌顿抑和微梗死。心肌不同部位对高水平儿茶酚胺的反应性存在差异，心尖部对负性肌力的肾上腺素更敏感。因此，任何导致儿茶酚胺水平增高的疾病均可能引发应激性心肌病，如蛛网膜下腔出血、脓毒血症、呼吸衰竭等。变态反应导致组胺水平增高同样可使儿茶酚胺水平增加。

二、临床表现

应激性心肌病最常见的症状是急性胸痛、气短、晕厥，因此容易被误诊为急性心肌梗死[6]。在临床上，一些起初被诊断为急性心肌梗死的患者中，应激性心肌病是偶然诊断出来的，这也说明了相当一部分的应激性心肌病患者都被误诊为急性心肌梗死。部分患者以心力衰竭为首发表现，表现为气短和双肺湿啰音。

部分病情严重的应激性心肌病患者可能出现并发症，如二尖瓣反流、左心室游离壁破裂、左心室流出道梗阻、附壁血栓形成、室性心律失常等。这些并发症可以导致急性左心衰竭、脑栓塞、心源性休克或心搏骤停，甚至猝死等。

三、辅助检查

（一）心电图

应激性心肌病发生心电图异常的主要机制是心尖部和心室中部的心肌水肿，主要表现为 ST 段抬高和 T 波倒置，或两者兼有。

1. ST 段抬高　应激性心肌病中 ST 段抬高的位置和范围与心肌损伤的解剖位置相对应，最常见的是左心室中段和心尖部。因此，ST 段抬高通常涉及心前、外侧和心尖部导联（图 2-90）。心尖型应激性心肌病的心电图改变要和前降支闭塞引起的急性前壁心肌梗死鉴别：心尖型应激性心肌病的 aVR 导联几乎 100% 出现 ST 段压低，而 ST 段抬高可见于 $V_2 \sim V_5$ 和 Ⅱ、Ⅲ、aVF 导联，且 ST 段抬高程度 Ⅱ 导联＞ Ⅲ 导联。这种心电图改变模式对于鉴别心尖型应激性心肌病和前降支闭塞引起的 ST 段抬高型心肌梗死有接近100%的特异性。此外，约2/3的应激性心肌病的患者心电图伴有PR段偏移，类似急性心包炎的心电图改变。

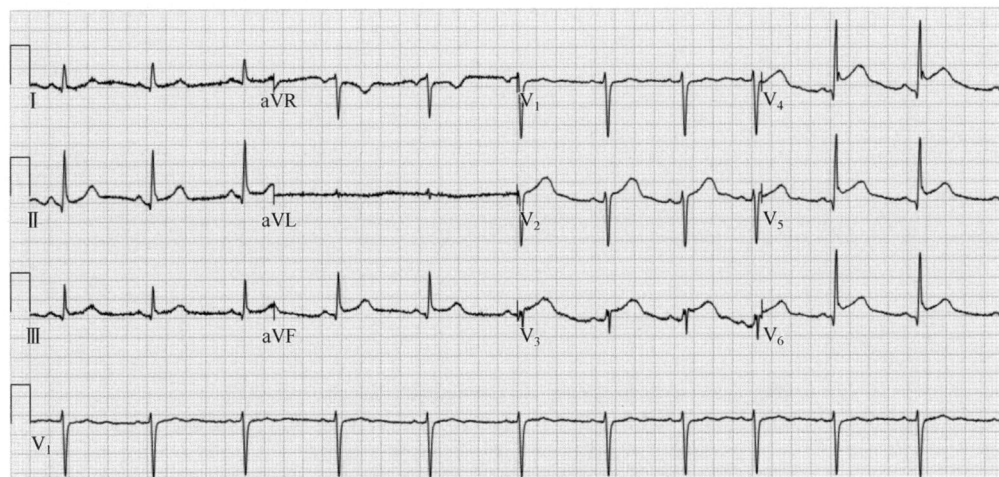

图2-90　心尖型应激性心肌病导致的心电图ST段抬高

患者因胸痛6h就诊，心电图示窦性心律，心率68次/分，aVR导联ST段压低，而$V_2 \sim V_6$和II、III、aVF导联ST段抬高，且抬高程度II＞III导联

2. T波倒置和QT间期延长　进行性T波倒置和QT间期延长是应激性心肌病中常见的心电图表现。因为ST段抬高只出现在发病早期，因此在就诊较晚的患者中，往往没有捕捉到ST段抬高的心电图改变，患者入院时可能已经出现T波倒置。T波倒置的分布与ST段抬高的分布相似，可能是心肌顿抑的电生理表现。在应激性心肌病中，T波倒置的幅度通常比急性冠脉综合征更显著，分布的导联也更广泛。T波倒置及动态改变的机制：T波倒置动态改变与心肌水肿的恢复在时间上平行一致，而与心室机械功能异常的恢复无关，即使在左心室收缩功能恢复后，T波倒置也可能持续数月。心尖部和基底部的水肿梯度是T波倒置和QT延长的原因。

心尖型应激性心肌病心电图的T波倒置改变应和急性非ST段抬高型心肌梗死鉴别。应激性心肌病患者的aVR导联T波100%直立，其他多个导联均T波倒置（图2-91）。这种心电图改变模式对于鉴别应激性心肌病和非ST段抬高型心肌梗死有接近100%的特异性。此外，应激性心肌病患者出现T波倒置时，往往会伴有QT间期延长。QT间期延长是尖端扭转型室性心动过速发生的基础，可能是心源性猝死的重要警示信号。

3. 其他心电图改变　ST段压低可发生在不到10%的应激性心肌病患者中。病理性Q波在应激性心肌病中的出现率低于在前壁ST段抬高型心肌梗死中的出现率（15%对69%）。应激性心肌病和前壁ST段抬高型心肌梗死一样，Q波可能出现在急性期，并随着R波的重新出现而迅速消退。

85

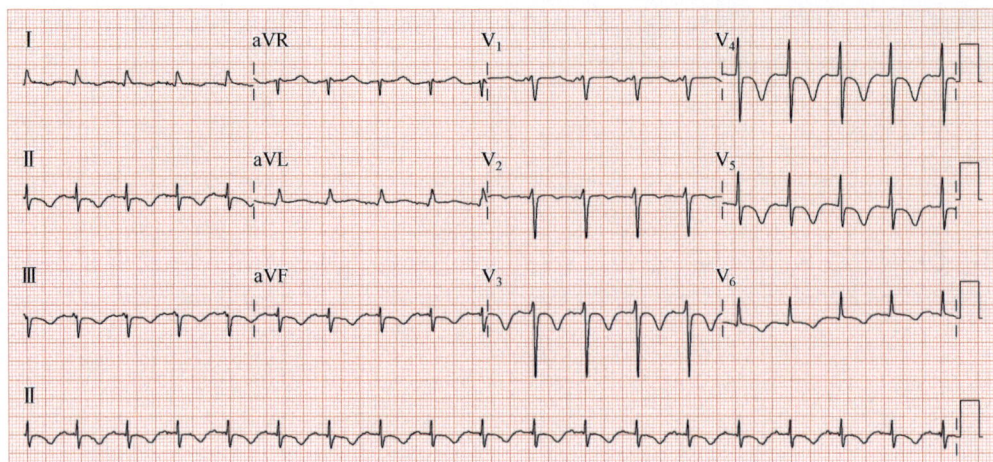

图 2-91　心尖型应激性心肌病导致的心电图 T 波倒置

患者因胸痛 1 天就诊，心电图示窦性心动过速，心率 109 次 / 分，QTc546ms。aVR 导联 T 波直立，而 $V_2 \sim V_6$ 和 I、II、III、aVF 导联 T 波倒置

QRS 波群电压变低在应激性心肌病中普遍存在（图 2-92），可能的原因是心肌水肿。此外，还可以导致窦性心动过速、房室传导阻滞、室性期前收缩（室早）、室速、室颤等心律失常。

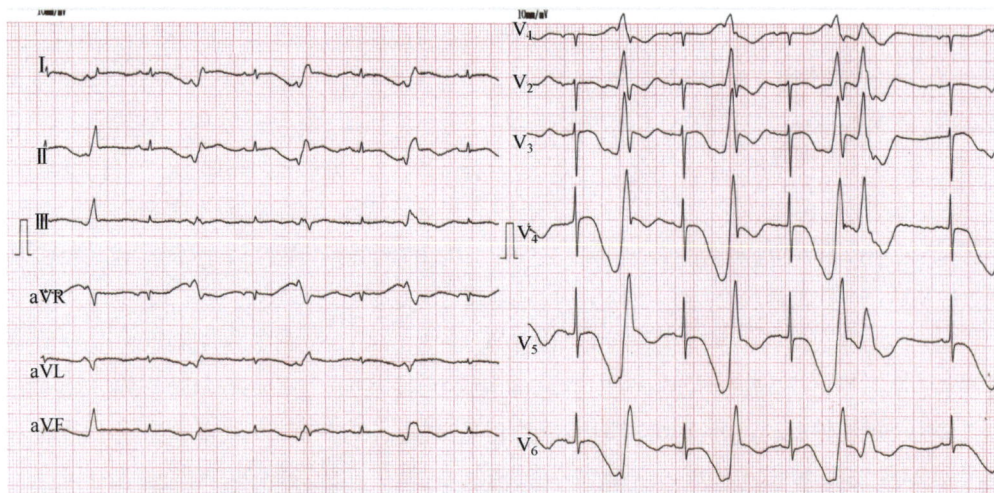

图 2-92　心尖型应激性心肌病导致的心电图低电压和频发室早

可见窦性心动过速，肢体导联低电压，$V_3 \sim V_6$ 导联出现巨大的 T 波倒置，QTc 间期延长。因室早频发，且室早的 R 波落在窦性心律时的 T 波上（R-on-T 现象），因此无法确定 T 波的终点，无法测量 QTc 间期的具体长度

（二）实验室检查

1. 心肌坏死的生物标志物　几乎所有应激性心肌病患者都有心肌坏死的证据。入院时，肌钙蛋白值通常升高，但峰值明显低于急性冠脉综合征，仅为轻度升高。低幅

度的肌钙蛋白升高与显著的左心室收缩功能不全存在矛盾现象，是因为发生了心肌顿抑而非心肌梗死。

2. BNP 和 NT-proBNP　通常显著升高，在症状出现后约 24 ～ 48h 达到峰值，反映左心室功能障碍。BNP 和 NT-proBNP 在出现后的几个月内逐渐恢复到正常水平。

3. 儿茶酚胺类物质测定　儿茶酚胺及其代谢产物水平升高，尤其是去甲肾上腺素水平明显升高。

4. D- 二聚体　当应激性心肌病导致患者休克或心尖部附壁血栓时，D- 二聚体可以升高。

（三）超声心动图

超声心动图可以发现左心室中段和（或）心尖部运动减弱或消失，呈气球样改变（图 2-93），还可以评估左心室功能。更重要的是，超声心动图可以检测所有应激性心肌病的并发症。在左心室基底段运动亢进时，可能导致左心室流出道梗阻，同时可导致二尖瓣前叶收缩期前向运动和二尖瓣反流，这主要发生在存在室间隔肥厚膨出的患者中。严重的二尖瓣反流也可能由乳头肌移位或功能障碍引起。超声心动图还可识别左心室游离壁破裂，以及功能失调的左心室心尖部或左心耳内的血栓。

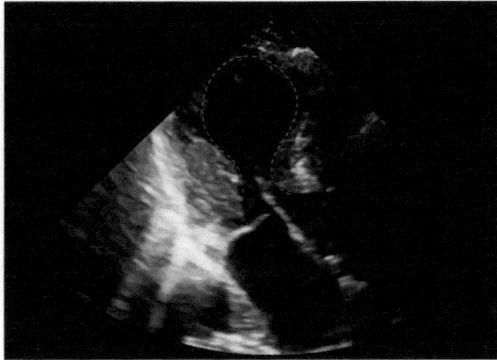

图 2-93　心尖型应激性心肌病的超声心动图
可见左心室收缩期典型的心尖部气球样改变，虚线所示为左心室收缩期轮廓

（四）心导管检查

1. 冠状动脉造影　与急性冠脉综合征的最终鉴别诊断需要冠状动脉造影。在应激性心肌病的患者中，冠脉造影通常无冠脉闭塞或急性斑块破裂，但可存在轻度狭窄。

2. 左心室造影（右前斜 30°）　是诊断应激性心肌病的金标准。在心尖型应激性心肌病的患者中，左心室造影可发现左心室中段和（或）心尖部运动减弱或消失，呈气球样改变（图 2-94）。基底型应激性心肌病的受累部位主要是左心室基底部，而心尖部收缩正常或加强（图 2-95）。约 20% 的应激性心肌病患者可出现左心室流出道梗阻，因此，建议心脏造影时对左心室流出道是否存在压力梯度进行血流动力学评估。

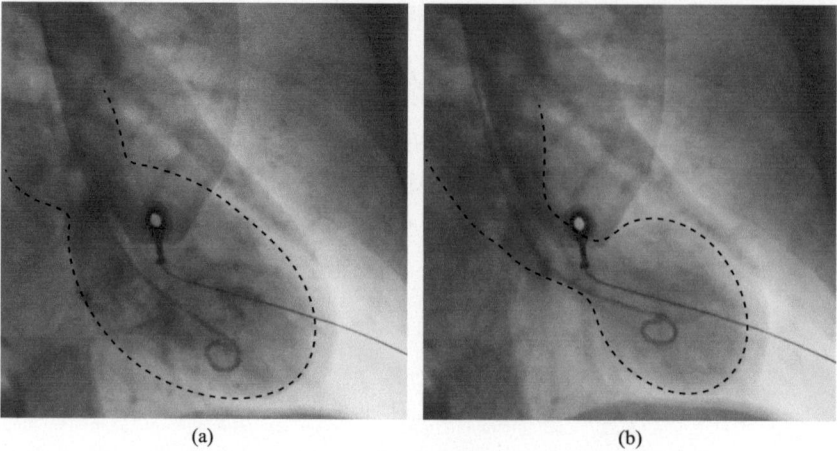

图 2-94　心尖型应激性心肌病的左心室造影形态

（a）和（b）分别为左心室造影的舒张期和收缩期形态，虚线所示为左心室轮廓，可见收缩期左心室中段和
心尖部运动明显减弱，基底部运动增强，收缩期左心室形态呈气球样改变

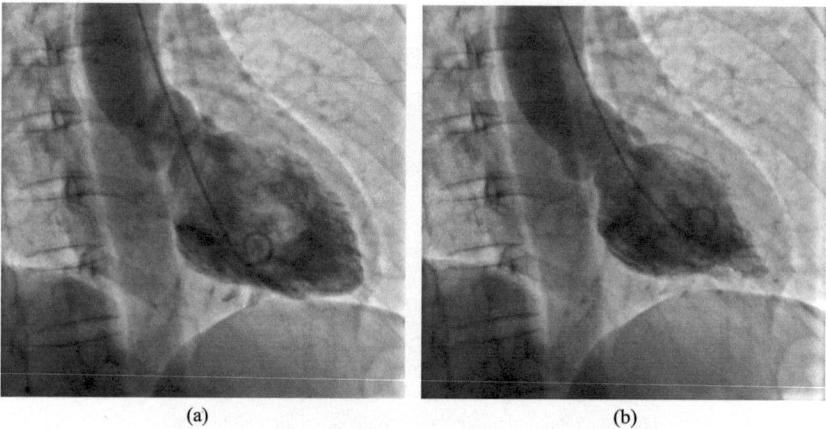

图 2-95　基底型应激性心肌病的左心室造影形态

（a）和（b）分别为左心室造影的舒张期和收缩期形态，可见收缩期左心室基底部运动明显减弱，心尖部运动
正常，收缩期左心室形态呈黑桃尖样改变（其形态与左心室心尖部肥厚型心肌病类似）

（五）心脏磁共振成像

心脏磁共振成像除了识别典型的局部室壁运动异常外，还可以精确量化右心室和
左心室功能，评估其他异常［如心包和（或）胸腔积液及右心室和左心室血栓］，以
及心肌组织的特征（即水肿、炎症、坏死／纤维化）。

急性期应激性心肌病的磁共振诊断标准包括：典型室壁运动异常、水肿和缺乏不
可逆组织损伤的证据（晚期钆增强）。在大多数应激性心肌病患者中，心肌水肿出现
在收缩功能异常的区域，可能是由于炎症、室壁应力增加和（或）短暂性缺血。此外，
功能失调的左心室区域缺乏晚期钆增强可以区分应激性心肌病和其他疾病，包括急性

冠脉综合征（对应血管区域的心内膜下或跨壁晚期钆增强）和急性心肌炎（心外膜晚期钆增强或"斑片状"晚期钆增强）。

四、诊断标准和诊断线索

（一）美国梅奥诊所制定的心尖型应激性心肌病的诊断标准

必须同时符合以下4项：

（1）新发的心电图异常［ST段抬高和（或）T波倒置］或肌钙蛋白轻中度升高。

（2）左心室中段和（或）心尖部运动一过性减弱或消失，呈气球样改变；室壁运动异常范围超出单一冠脉供血范围。

（3）冠脉造影无冠脉闭塞或急性斑块破裂；可同时存在轻度冠脉狭窄。

（4）近期不存在嗜铬细胞瘤、心肌炎、头部创伤和脑出血。

（二）2018年国际专家共识提出的应激性心肌病诊断标准 [2, 3]

（1）左心室中段和（或）心尖部运动一过性减弱或消失，呈气球样改变，也可以为心室中、基底部或局灶性室壁运动障碍，也可以是右心室受累；室壁运动异常范围通常超出单一冠脉供血范围。在罕见情况下，室壁运动异常范围局限于单一冠脉供血范围。此时，与急性心肌梗死或心肌炎的鉴别需行心脏磁共振检查（应激性心肌病表现为心肌水肿，而不是晚期钆增强）。

（2）事先存在情绪或（和）躯体诱因，但并非必需条件。

（3）神经系统疾病（如蛛网膜下腔出血、脑卒中/TIA、癫痫发作）和嗜铬细胞瘤等，也可能是应激性心肌病的诱因。

（4）新发的心电图异常（ST段抬高、ST段压低、T波倒置、QTc延长），也可无任何心电图改变。

（5）肌钙蛋白和肌酸激酶在大多数患者中适度升高，BNP往往明显升高。

（6）严重的冠脉狭窄与应激性心肌病的发生并不矛盾，二者可以同时存在。

（7）患者无感染性心肌炎的证据。

（8）主要发生于绝经后妇女。

两个诊断标准既有相同点，又有不同点。梅奥诊所的诊断标准主要是针对心尖型应激性心肌病制定，而国际专家共识提出的诊断标准适用于四个类型的应激性心肌病的诊断。梅奥诊所诊断标准中的第4条，需要排除嗜铬细胞瘤、头部创伤和脑出血后才能确诊应激性心肌病，而国际专家共识诊断标准中的第3条则把神经系统疾病（如蛛网膜下腔出血、脑卒中/TIA、癫痫发作）和嗜铬细胞瘤视为应激性心肌病的诱因。二者看起来似乎是矛盾的，但其实这只是反映了两个诊断标准的制定者之间诊断理念的不同。梅奥诊所诊断标准制定者将应激性心肌病视为神经系统疾病和嗜铬细胞瘤的并发症，而国际专家共识诊断标准的制定者则倾向于将神经系统疾病和嗜铬细胞瘤视为应激性心肌病的诱发因素。所以，两个版本的诊断标准在本质上仍然是一样的。

（三）心尖型应激性心肌病的诊断线索

1. 心电图诊断线索

心尖型应激性心肌病的心电图改变要和前降支引起的急性冠脉综合征鉴别。

（1）在 ST 段抬高阶段　应激性心肌病 aVR 导联几乎 100% 出现 ST 段压低，而 ST 段抬高可见于 $V_2 \sim V_5$ 和 Ⅱ、Ⅲ、aVF 导联，且抬高程度 Ⅱ＞Ⅲ 导联。

（2）在 T 波倒置阶段　应激性心肌病 aVR 导联 T 波 100% 直立，其他多个导联均可 T 波倒置。

2. 其他诊断线索

除了上面提及的心电图改变之外，在临床工作中，出现以下三个不匹配现象时，也要考虑到应激性心肌病。

（1）肌钙蛋白升高程度与 BNP 升高程度不匹配　应激性心肌病的患者中，肌钙蛋白升高程度较小，而 BNP 升高幅度却很大，因此当出现二者严重不匹配的情况时，提示应激性心肌病。

（2）肌钙蛋白升高程度与 ST 段抬高的导联范围不匹配　应激性心肌病的患者中，肌钙蛋白升高程度较小，而 ST 段抬高的范围却很广泛，因此当出现二者严重不匹配的情况时，提示应激性心肌病。

（3）肌钙蛋白升高程度与室壁运动异常的广泛程度不匹配　应激性心肌病的患者中，肌钙蛋白升高程度较小，而室壁运动异常的范围却很大，因此当出现二者严重不匹配的情况时，提示应激性心肌病。

五、典型案例

【病情简介】

62 岁，女性，因"胸痛 4h"入院。患者于 4h 前参加亲人葬礼时出现心前区疼痛和胸闷，无放射痛，不伴气短，伴有大汗，为求诊治遂入本院。既往无高血压、糖尿病病史，无吸烟、饮酒史。

入院查体：T 36.2℃，P 117 次 / 分，R 17 次 / 分，BP 112/62mmHg。神志清楚，言语流利，查体合作，颈静脉充盈正常，颈动脉搏动正常。双肺呼吸音清，无干湿啰音，心率 117 次 / 分，律齐，心音正常，各瓣膜听诊区未闻及病理性杂音，无心包摩擦音。腹部平坦，无压痛及反跳痛，双下肢无水肿。

【辅助检查】

1. 急诊心电图（图 2-96）　窦性心动过速，aVR 导联 PR 段斜向上型抬高，ST 段压低；Ⅱ、Ⅲ、aVF、$V_2 \sim V_6$ 导联 PR 段斜向下型压低，ST 段弓背向下型抬高。

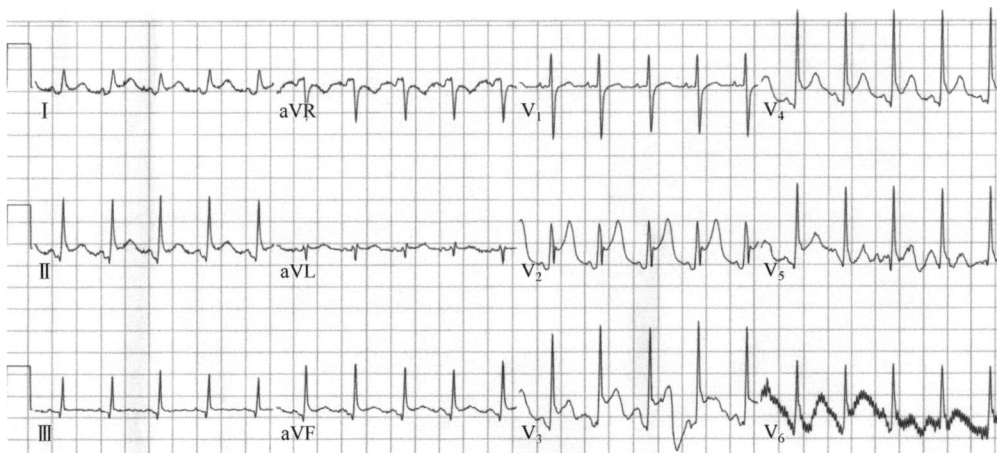

图 2-96　急诊心电图

2. 实验室检查　急诊肌钙蛋白 I2.32ng/mL（正常值＜ 0.013ng/mL）。CK-MB 17.23ng/mL（正常值＜ 3.4ng/mL）。急诊 BNP1565.8pg/mL（正常值＜ 100pg/mL）。

【诊断思路】

1. 急性心肌梗死　患者有胸痛症状，肌钙蛋白和 BNP 升高，心电图示广泛前壁、下壁 ST 段抬高，从诊断标准上讲，符合急性 ST 段抬高型心肌梗死的诊断标准，但患者真的是急性心肌梗死吗？

2. 急性心包炎　患者有胸痛症状，肌钙蛋白升高，心电图的 PR 段偏移和 ST 段反向偏移特点，完全符合急性心包炎的心电图特征。因此从诊断标准上讲，不能完全排除急性心包炎。

3. 应激性心肌病　患者发病前亲人去世，为应激性心肌病的诱发因素。患者为老年女性，属于应激性心肌病的易发人群。此外，应激性心肌病也可以表现为胸痛、胸闷，心电图也可以出现广泛性 ST 段抬高，而且约 2/3 的应激性心肌病的患者心电图伴有 PR 段偏移，类似急性心包炎的心电图改变。因此，患者很有可能是应激性心肌病。

综合上述分析，决定给予急诊冠脉造影及左心室造影检查，随后根据造影结果决定下一步治疗。

【诊断经过】

患者的冠脉造影结果：左主干、前降支及回旋支大致正常。左心室造影结果（图 2-97）：收缩期左心室心尖部球形改变，符合应激性心肌病的形态学改变。

患者冠脉造影正常，因此可以排除急性心肌梗死。左心室造影形态学特点符合心尖型应激性心肌病，而且应激性心肌病本身也可以导致急性心包炎的心电图改变。因此用一元论解释的话，患者最终确诊为应激性心肌病。

第 2 天复查心电图（图 2-98）：窦性心律，aVR导联 T 波直立，其他导联多为 T 波倒置，QT 间期 0.55s。

91

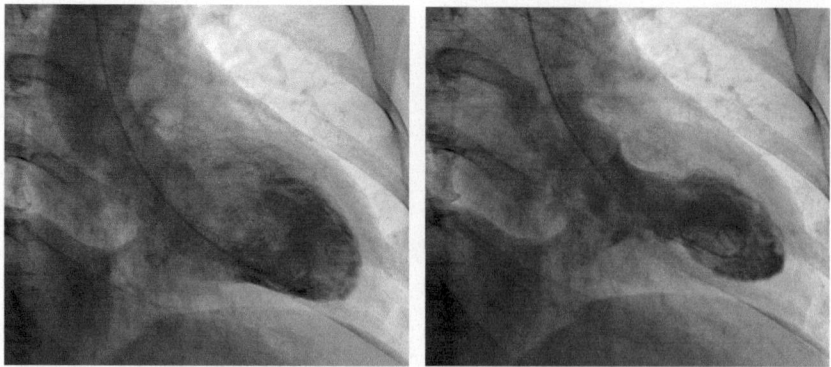

图 2-97　左心室造影的影像

（a）为左心室舒张期影像；（b）为左心室收缩期影像，可见收缩期左心室心尖部呈球形改变

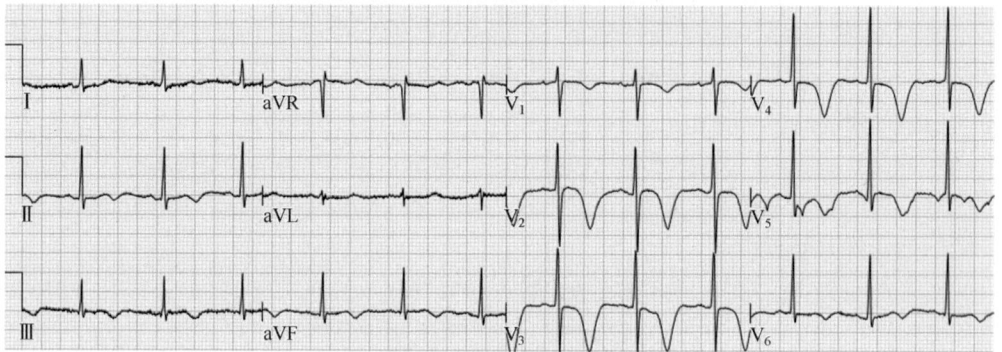

图 2-98　第 2 天复查心电图

该患者其实存在多个心尖型应激性心肌病的诊断线索：

1. 心电图诊断线索

（1）在 ST 段抬高阶段　aVR 导联 ST 段压低，而 Ⅱ、Ⅲ、aVF、$V_2 \sim V_6$ 导联 ST 段抬高，且抬高程度 Ⅱ＞Ⅲ 导联，这种心电图改变提示应激性心肌病。

（2）在 T 波倒置阶段　该患者的 aVR 导联 T 波直立，而 Ⅱ、Ⅲ、aVF、$V_1 \sim V_6$ 导联 T 波倒置，这种心电图改变同样提示应激性心肌病。

2. 肌钙蛋白升高程度与 BNP 升高程度不匹配。

3. 肌钙蛋白升高程度与 ST 段抬高的导联范围不匹配。

4. 肌钙蛋白升高程度与室壁运动异常的广泛程度不匹配。

第 2 天查超声心动图（图 2-99）：左心室收缩期心尖部气球样改变。

【患者转归】

明确诊断后，心电监测严密观察病情变化，给予口服美托洛尔和沙库巴曲缬沙坦钠片（诺欣妥）改善心室重构，给予皮下注射低分子肝素预防心尖部形成血栓。经过 7 天的观察治疗后，患者病情明显好转并出院。3 个月后门诊复查超声心动图，左心室心尖部运动恢复正常。

【病例点评】

根据发病时左心室的受累部位和程度，应激性心肌病分为心尖型、基底型、中心室型和局限型 4 种类型。其中，心尖型应激性心肌病最常见，其心电图改变和左心室造影的形态也最具有特征性，而其他 3 种类型的应激性心肌病很难从心电图上找到诊断线索，需要心脏磁

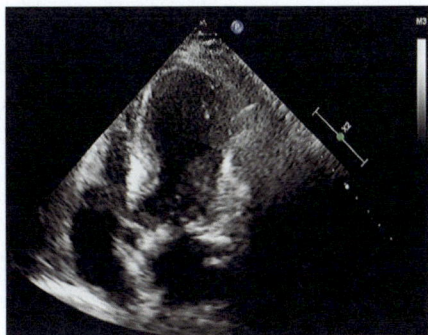

图 2-99　超声心动图

共振来明确诊断。有相关研究将心尖型应激性心肌病的心电图改变分为 4 期：①即刻的 ST 段抬高。②第 1～3 天出现第一次 T 波倒置。③第 2～6 天出现倒置 T 波的短暂恢复。④进展至巨大 T 波倒置伴 QT 延长，直至完全恢复，持续约 2 个月。

由上述心电图分期可知，心尖型应激性心肌病的心电图改变主要包括两个方面：一个是 ST 段抬高，另一个是 T 波倒置，而且 ST 段抬高的时间比较短，而 T 波倒置持续的时间很长。因此，临床中遇到的心尖型应激性心肌病的患者，从概率上讲，T 波倒置比较常见，而 ST 段抬高的患者所占比例较小。当患者就诊较早时，可能捕捉到 ST 段抬高心电图改变，此时需要和 ST 段抬高型心肌梗死相鉴别；当患者就诊较晚时，只能捕捉到 T 波倒置的心电图改变，此时需要和非 ST 段抬高型心肌梗死相鉴别。

参考文献

[1] 罗晓亮，李佳，赵雪燕，等. 应激性心肌病临床特点及预后分析 [J]. 中国循环杂志，2018, 33(9): 884-888.

[2] Ghadri J R, Wittstein I S, Prasad A, et al. International expert consensus document on takotsubo syndrome (Part Ⅰ): Clinical Characteristics, Diagnostic Criteria, and Pathophysiology[J]. Eur Heart J, 2018, 39(22): 2032-2046.

[3] Ghadri J R, Wittstein I S, Prasad A, et al. International expert consensus document on takotsubo syndrome (Part Ⅱ): Diagnostic Workup, Outcome, and Management[J]. Eur Heart J, 2018, 39(22): 2047-2062.

[4] Templin C, Ghadri J R, Diekmann J, et al. Clinical features and outcomes of takotsubo (Stress) Cardiomyopathy[J]. N Engl J Med, 2015, 373(10): 929-938.

[5] Medeiros K, O'Connor M J, Baicu C F, et al. Systolic and diastolic mechanics in stress cardiomyopathy[J]. Circulation, 2014, 129(16): 1659-1667.

[6] Komamura K, Fukui M, Iwasaku T, et al. Takotsubo cardiomyopathy: pathophysiology, diagnosis and treatment[J]. World J Cardiol, 2014, 6(7): 602-609.

（李　志）

第 7 节　暴发性心肌炎

暴发性心肌炎通常由病毒感染引起，迅速发生心肌严重炎症性损害，导致心肌收

缩和舒张功能严重障碍、心律失常，甚至猝死。它是临床上一种罕见的、凶险的、死亡率极高的危重症，是年轻人心源性休克的主要原因之一[1]。暴发性心肌炎在组织学和病理学上与普通病毒性心肌炎比较并没有特征性差别，其更多的是一项临床诊断。一般认为，当急性心肌炎发生突然且进展迅速，很快出现严重心力衰竭、低血压或心源性休克，需要应用正性肌力药物、血管活性药物或机械循环辅助治疗时，可以诊断为暴发性心肌炎。暴发性心肌炎的发病特点如下：

1. 早期死亡率极高，一旦度过急性危险期，长期预后良好。

2. 冬春季发病较多。

3. 各年龄段均可发病，以儿童和青壮年多见。

4. 男女发病没有差异。

5. 长时间疲劳可能易发。

一、发病机制

病毒感染导致心肌损伤的具体机制如下：

第一阶段（直接损伤）：病毒通过特定的受体侵入心肌及其他组织细胞，在细胞内病毒复制（感染后6～7天）从而导致心肌变性、坏死、功能失常。

第二阶段（免疫损伤）：病毒血症激活免疫系统，免疫细胞浸润（T细胞、NK细胞、巨噬细胞）形成免疫复合物，从而造成心肌损伤。

第三阶段（多器官损伤）：细胞因子激活白细胞和血小板，造成血栓、血管内凝血。多种细胞因子和炎症介质导致心肌及全身器官组织损伤。

二、临床表现

（一）症状

1. 病毒感染前驱症状　许多患者早期仅有低热、鼻塞、流涕、咽痛、咳嗽、明显乏力、不思饮食或轻度腹泻，这些症状可持续3～5天或更长，是诊断心肌炎的重要线索，因此详细询问病史至关重要。

2. 心肌受损表现　前驱症状后的数日或1～3周，出现气短、呼吸困难、胸闷或胸痛、心悸、头昏、极度乏力、食欲明显下降等，为患者就诊的主要原因[2]。

3. 血流动力学障碍　迅速发生急性左心衰竭或心源性休克，出现肺循环淤血或休克表现，如呼吸困难、端坐呼吸、咯粉红色泡沫样痰、焦虑不安、大汗等。还可出现皮肤湿冷、苍白、发绀、皮肤花斑样改变甚至意识障碍等。少数发生晕厥或猝死。

4. 其他组织器官受累表现　可引起多器官功能损害或衰竭，包括肝功能异常[天冬氨酸氨基转移酶（AST）升高可达（1～2）万U/L、严重时出现酶胆分离]、肾功能损伤（血肌酐水平升高、少尿甚至无尿）、凝血功能异常［出血、弥散性血管内凝血（DIC）］以及肺部感染甚至急性呼吸窘迫综合征。

（二）体征

1. 生命体征　血压、呼吸、心率的异常常提示血流动力学不稳定，是暴发性心肌炎最显著的表现，也是病情严重程度的指征。

（1）体温　部分患者可有体温升高，合并细菌感染时体温可达39℃以上；极少数患者还可发生体温低于36℃，是病情危重的表现。

（2）血压　低血压休克，严重时血压测不出。

（3）呼吸　呼吸急促（常＞30次/分）或呼吸抑制（＜10次/分），血氧饱和度＜90%。

（4）心率　心动过速或心动过缓。心率增快与体温升高不相称（＞10次/℃），虽然并不特异，但可作为诊断的重要线索。

2. 心脏相关体征　心界通常不大。心尖搏动减弱或消失。听诊心音明显低钝，遥不可及，常可闻及第三心音及第三心音奔马律。左心功能不全或合并肺炎时可出现肺部湿啰音。罕有右心功能不全表现。

3. 其他表现

（1）休克时可出现全身湿冷、末梢循环差及皮肤花斑等。

（2）灌注减低和脑损伤时可出现烦躁、意识障碍甚至昏迷。

（3）肝脏损害时可出现黄疸。

（4）凝血功能异常和微循环障碍可见皮肤瘀斑、瘀点等。

三、辅助检查

（一）实验室检查

1. 心肌酶谱　肌钙蛋白升高程度高于急性心肌梗死。持续性增高说明心肌持续进行性损伤，提示预后不良。

2. BNP 或 NT-proBNP　常显著升高，提示心功能受损严重，但其升高与心肌损伤相比有一定滞后，因此发病极早期检查正常或仅有轻度增高者，短期内需要复查。

3. 血常规　中性粒细胞早期常不升高，但2～3天时可升高，如果中性粒细胞降低则提示预后不良。单核细胞增多。严重毒血症常消耗血小板，如果血小板持续性降低是预后不良的征象。在合并细菌感染时白细胞及中性粒细胞升高。

4. 红细胞沉降率（血沉）增快　C反应蛋白、乳酸及炎症因子升高。

（二）心电图

暴发性心肌炎的心电图具有多样性、多变性和易变性[3]。应持续心电监测，多次检查，必要时做动态心电图。暴发性心肌炎导致的所有心电图改变随着病情好转都可以恢复正常。

1. ST 段抬高/压低、Q 波　心肌炎时心外膜容易受累，导致 ST 段抬高（图 2-100）。约 70% 的患者出现 ST 段改变，随病情变化而演变，部分患者可出现 Q 波（图 2-101）。

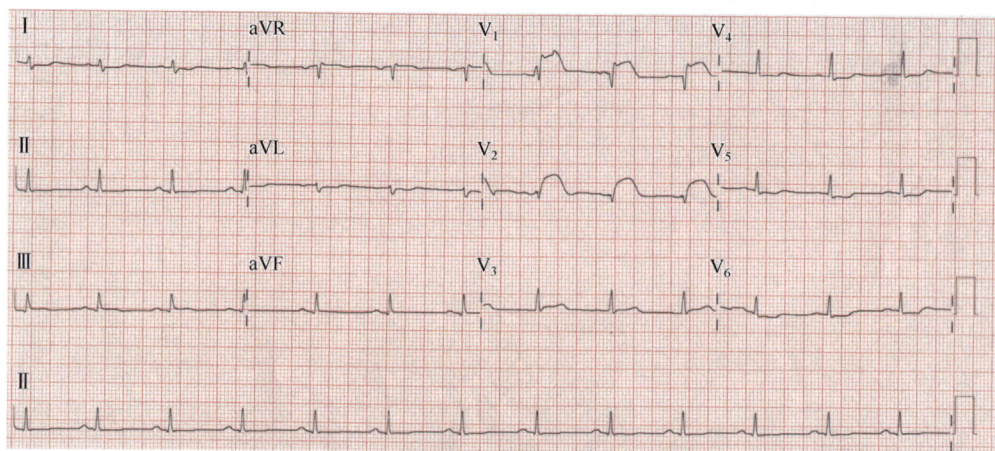

图 2-100　暴发性心肌炎导致的 ST 段抬高

可见窦性心律，心率 77 次 / 分，肢体导联和胸导联电压低，$V_1 \sim V_3$ 导联 ST 段抬高

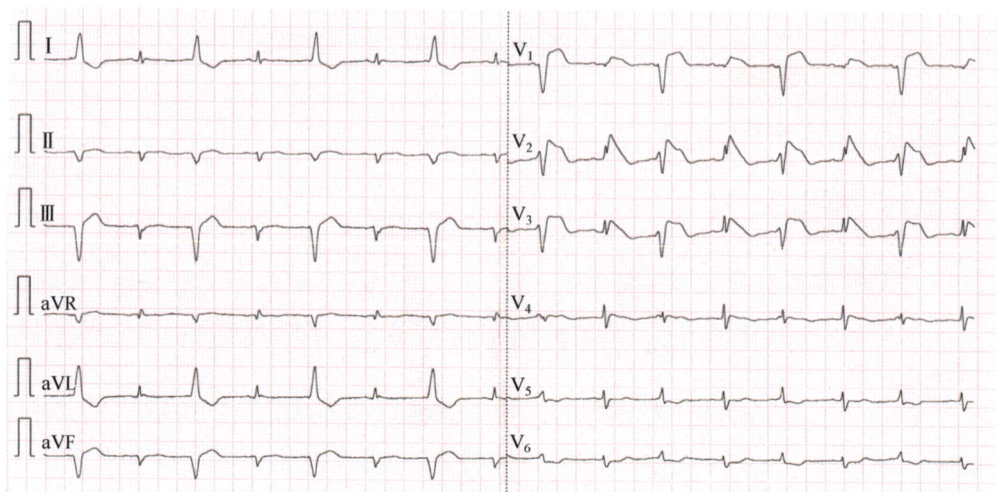

图 2-101　暴发性心肌炎导致的 Q 波和 ST 段抬高

可见窦性心律，心率 92 次 / 分，频发室性早搏，肢体导联和胸导联低电压，Ⅱ、Ⅲ、aVF 导联病理性 Q 波，
$V_1 \sim V_3$ 导联 ST 段抬高

2. QRS 低电压、QRS 波增宽　在心肌严重水肿时，可致肢体导联及胸前导联低电压（图 2-102）。QRS 波增宽说明心室肌细胞传导缓慢，发生了室内阻滞，提示心功能下降明显。

96

3. 各种类型的心律失常 [4]

（1）期前收缩　各种类型的室性或室上性期前收缩。

（2）快速型心律失常　窦性心动过速最常见（图 2-102），也可出现室性或室上性心动过速、室颤等。

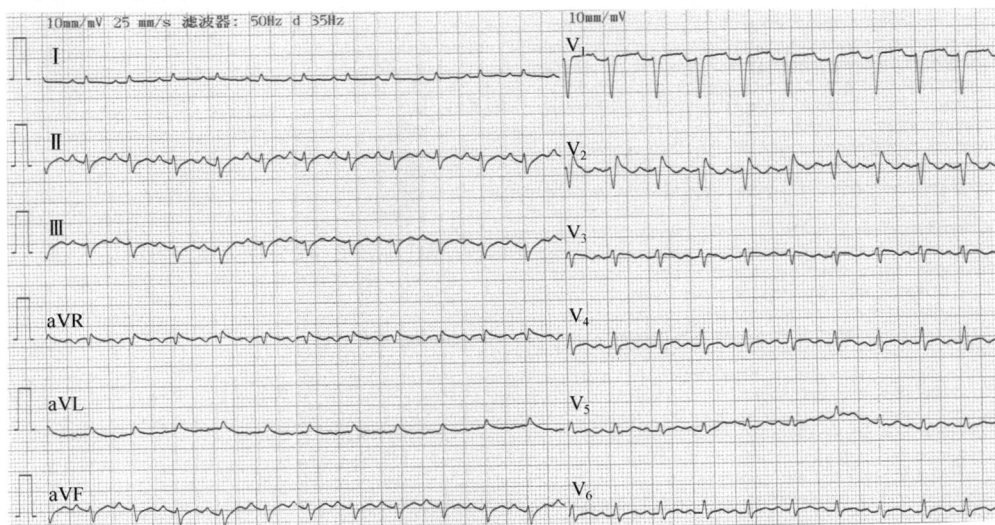

图 2-102　暴发性心肌炎导致的窦性心动过速和低电压
可见窦性心动过速，心率 141 次 / 分，肢体导联低电压和胸导联电压低

（3）缓慢型心律失常　由于传导系统损伤而出现窦性停搏、传导阻滞、交界性及室性逸搏心律（图 2-103）。

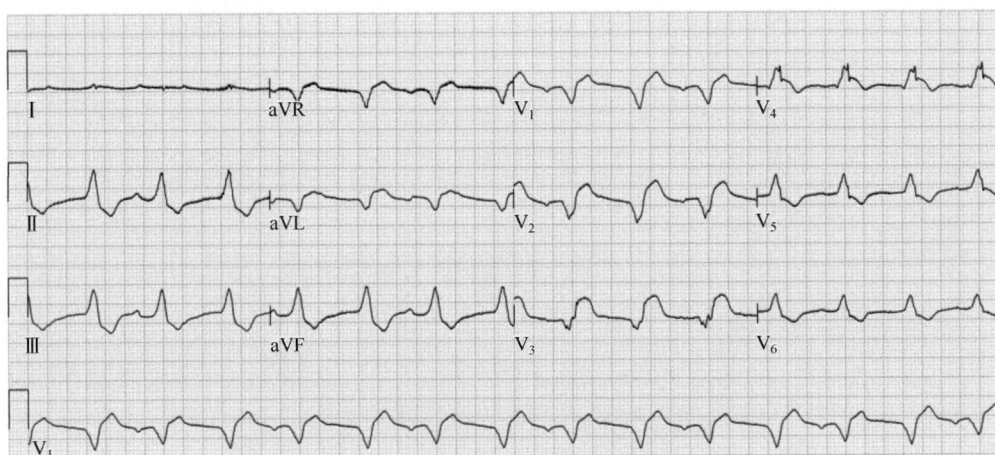

图 2-103　暴发性心肌炎导致的窦性心动过缓
可见窦性心动过缓，心率 43 次 / 分，加速性室性自主心律

（4）束支传导阻滞　心肌受损广泛时，可出现束支阻滞。

97

（三）胸部 X 线和 CT

1. 因左心功能不全而有肺瘀血或肺水肿征象，如肺门血管影增强、上肺血管影增多、肺野模糊等。

2. 急性肺泡性肺水肿时肺门呈蝴蝶状，肺野可见大片融合的阴影。

3. 合并肺炎可出现严重弥漫性病变，或整个肺部炎症浸润，加上严重心力衰竭、肺淤血实变而表现为"白肺"（图 2-104），部分患者还可见胸腔积液和叶间胸膜增厚。

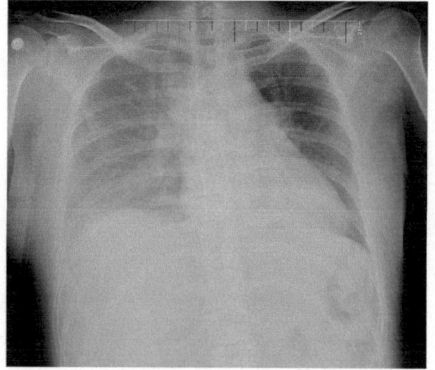

图 2-104　暴发性心肌炎的胸部 X 线改变
可见右侧肺野大片融合形成"白肺"

（四）超声心动图

心肌回声异常，平均灰度更高，可见以下变化：

1. 弥漫性室壁运动减低　表现为蠕动样搏动，为心肌严重弥漫性炎症导致心肌收缩力下降所致，早期变化和加重很快。部分患者可出现室壁节段性运动异常，系心肌炎症受累不均所致。

2. 心脏收缩功能异常　均可见左心室射血分数显著降低，甚至低至 10%，但随病情好转数日后很快恢复正常。

3. 心腔大小变化　多数患者心腔大小正常，仅少数患者心腔稍扩大。

4. 室间隔或室壁可稍增厚，是心肌炎性水肿所致。这可使左心室舒张功能下降，治疗后可恢复。

5. 出现心腔内血栓、二尖瓣和三尖瓣受累、心包积液等。

（五）急诊冠脉造影

心电图表现为急性心肌梗死样改变时，建议尽早进行冠状动脉造影，因为与心肌梗死的治疗方案完全不同，急诊造影不增加死亡率。要注意减少对比剂的用量。

（六）心脏磁共振

对于暴发性心肌炎的患者，心脏磁共振成像检查的意义有限，甚至会造成治疗延迟。

（七）组织学检查

不推荐在暴发性心肌炎的急性期做心肌活检。不过，心肌活检目前仍是确诊的客观标准。如镜下观察到炎症细胞弥漫性浸润（镜下炎症细胞＞ $50×10^6$/L）伴明显心肌细胞坏死为暴发性心肌炎。

（八）病原学检测

柯萨奇 B 组病毒，其 IgM 抗体检测可能有助于早期诊断。

四、诊断和鉴别诊断

（一）诊断

如患者具备以下特征，在排除急性心肌梗死（需要做冠脉造影）和应激性心肌病（需要做冠脉造影和左心室造影）等后，可临床诊断为暴发性心肌炎。

1. 感染前驱期　有发热、乏力、腹泻等前驱症状。

2. 病情发展极其迅速　先是乏力、不思饮食、发热，然后出现胸闷、气急、心慌、胸痛，继而迅速出现泵衰竭和循环衰竭：血压低、心音低、心率快，通常有奔马律。

3. 心电图明显变化　低电压、广泛导联 ST 段及 T 波改变、房室阻滞、窦性心动过速、室性心动过速、心室颤动等。

4. 心肌肌钙蛋白、BNP/NT-proBNP 显著升高。

5. 超声心动图检查呈现弥漫性室壁运动减低，左心室射血分数明显下降。

6. 可伴有急性呼吸窘迫综合征和肝、肾功能衰竭。

暴发性心肌炎的患者因严重的炎症导致心肌水肿，因而心电图出现 QRS 波增宽和低电压。患者往往射血分数极低，血压明显下降，但是心脏不大，这是与其他原因导致的心衰最大的区别，因为是暴发性，来势凶猛，心脏根本"来不及"扩大。

（二）鉴别诊断

暴发性心肌炎的临床表现、实验室检查、心电图改变与急性心肌梗死和应激性心肌病有相似之处，因此暴发性心肌炎的诊断需要和急性心肌梗死、应激性心肌病进行鉴别（表 2-1）。

表 2-1　暴发性心肌炎、急性心肌梗死和应激性心肌病的临床特点

项目	急性心肌梗死	暴发性心肌炎	应激性心肌病
临床特点	多见于中老年人； 多合并高血压、糖尿病等； 多有心绞痛病史	患者较年轻； 常无冠心病易患因素； 近期有感冒史	好发于绝经期后女性； 常有刺激因素； 有胸痛、胸闷、气短
心电图	ST-T 改变出现在解剖相邻导联上，且有动态演变	ST-T 改变无定位趋向； 无"单向曲线"演变过程	ST 段抬高和 T 波倒置
心肌坏死标志物	有酶峰变化； 符合心肌梗死演变规律	不符合心肌梗死演变规律； 可很快恢复正常或持续时间很长	心肌损伤标志物升高； BNP 升高明显

上述三种疾病的最终鉴别，需要行冠脉造影和左心室造影检查。急性心肌梗死患者往往有冠状动脉严重狭窄甚至 100% 闭塞，暴发性心肌炎的患者冠状动脉往往正常或者仅有轻中度狭窄，应激性心肌病的患者冠状动脉往往正常或者仅有轻中度狭窄，但左心室造影呈典型的气球样改变。

五、典型案例

【病情简介】

患者，男性，54 岁。

主诉：发热 3 天，胸痛伴晕厥 3h。

现病史：患者 3 天前感冒，伴发热，3h 前无明显诱因出现心前区闷痛，无放射痛，伴胸闷、气短，疼痛持续不缓解，随即出现一过性意识不清，持续 6min 后自行缓解，为求诊治入院。既往体健。

查体：T 38.3℃，P 28 次 / 分，R 18 次 / 分，BP 111/82mmHg。精神状态差，口唇轻度发绀，颈静脉无怒张，双肺呼吸音粗，未闻及干湿啰音，未闻及胸膜摩擦音。心室率 28 次 / 分，律齐，心脏各瓣膜听诊区未闻及杂音，未闻及心包摩擦音。腹软，无压痛、反跳痛和肌紧张，肝脾肋下未触及，双下肢无水肿。

【辅助检查】

1.实验室检查　急诊肌钙蛋白 I 4.2ng/mL（正常值＜ 0.013ng/mL），CK-MB47ng/mL（正常值＜ 3.4ng/mL），病房复查肌钙蛋白 I 28.8ng/mL（正常值＜ 0.013ng/mL）。急诊 NT-proBNP 8320ng/L（正常值＜ 900ng/L）。血常规正常。D- 二聚体 0.51mg/L。天冬氨酸转氨酶（AST）52U/L（15 ～ 40U/L）。乳酸脱氢酶（LDH）394U/L（120 ～ 250U/L）。血钾 2.8mmol/L（3.5 ～ 5.1mmol/L）。肾功能、血糖、血脂、尿常规、粪常规正常。

2.入院时心电图（图 2-105）　窦性心动过速，心房率 107 次 / 分，心室率 27 次 / 分，Ⅱ、Ⅲ、aVF 导联 Q 波，三度房室传导阻滞，室性逸搏心律。立即给予阿托品 1mg 静推及异丙肾上腺素静脉泵入。

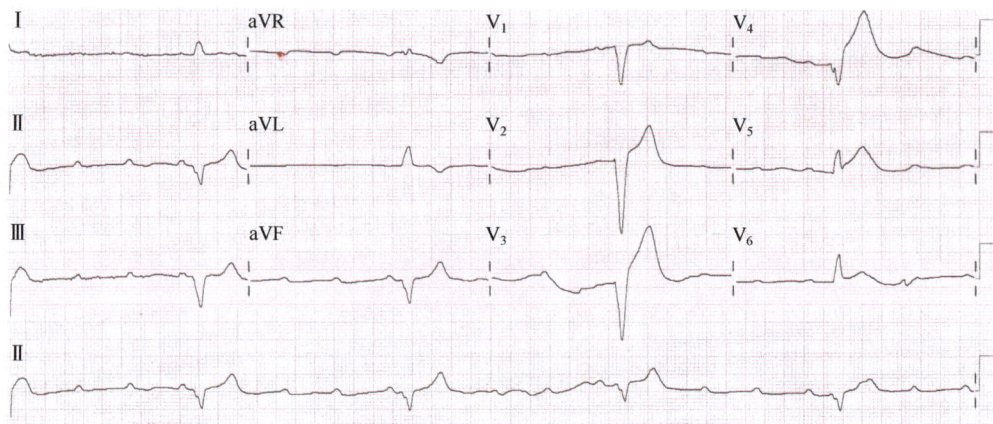

图 2-105　入院时心电图

【诊断思路】

患者有胸痛及晕厥症状，肌钙蛋白和 NT-proBNP 明显升高，入院心电图Ⅱ、Ⅲ、aVF 导联 Q 波，三度房室传导阻滞，室性逸搏心律。这些临床特征满足急性心肌梗死的诊断标准。但是，患者同时具有前驱感染的症状，因此，也有可能是暴发性心肌炎。

如果患者是急性心肌梗死，必须安排急诊冠脉造影检查；如果是暴发性心肌炎，根据暴发性心肌炎的诊断标准，在患者病情允许时，也应该行急诊冠脉造影以彻底排除急性心肌梗死，同时可以做左心室造影明确是否为应激性心肌病。综合上述分析，决定给予急诊冠脉造影及左心室造影检查，随后根据造影结果决定下一步治疗。

2017-04-14 23:40 行急诊冠脉造影检查，冠状动脉未见明显狭窄（图 2-106）。行左心室造影检查提示左心室心肌弥漫性运动减弱，左心室射血分数为 32%。

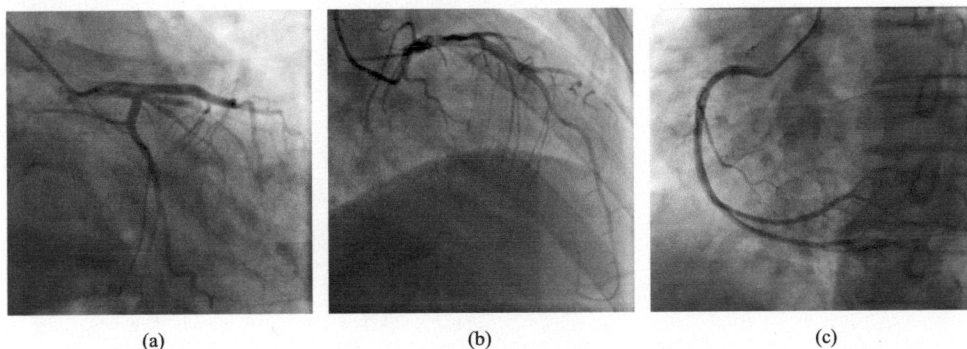

(a)　　　　　　　　　　　(b)　　　　　　　　　　　(c)

图 2-106　冠状动脉造影的影像

（a）、（b）、（c）为左冠状动脉造影的影像，均无明显狭窄

根据冠脉造影及左心室造影结果，可以排除急性心肌梗死和应激性心肌病。因此初步诊断为暴发性心肌炎、心律失常、窦性心动过速、三度房室传导阻滞、室性逸搏心律。

【诊治经过】

患者临床诊断为暴发性心肌炎，给予甲泼尼龙静脉推注，抗病毒、抗凝、利尿、补钾等对症治疗。

2017-04-15 07:57 复查心电图（图 2-107）：心率 20 ～ 50 次 / 分，窦性心动过速、

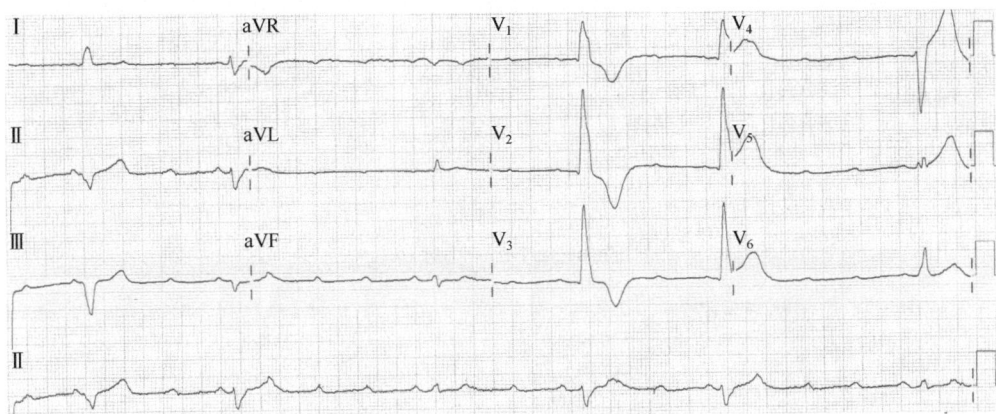

图 2-107　第二天复查心电图

三度房室传导阻滞、室性逸搏心律。此图 QRS 波形态与之前心电图不同,并且长描 II 导联上 QRS 形态不相同,考虑为室性逸搏起源点不同所致。

2017-04-15 12:40 患者出现血流动力学异常,植入临时起搏器,术后心电图如图 2-108 所示。

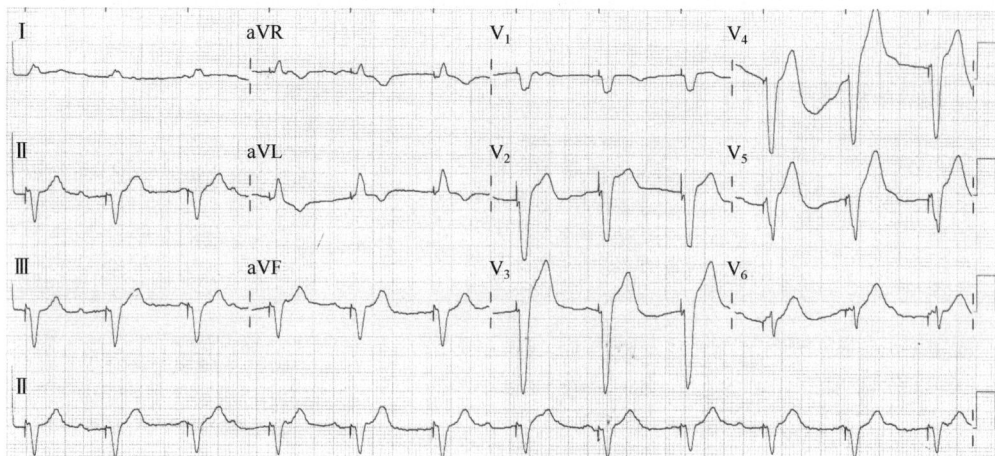

图 2-108　植入临时起搏器后复查心电图

连续给予甲泼尼龙静脉推注,抗病毒、抗凝、利尿、补钾等对症治疗 3 天后,2017-04-17 19:29 起搏器调频 60 次 / 分,心电图(图 2-109)示 I 度房室传导阻滞(PR 间期 0.46s),起搏器起搏不良。

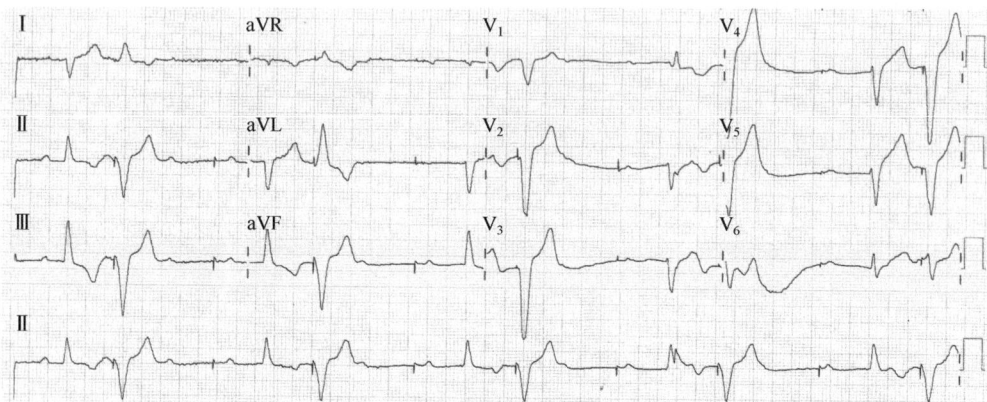

图 2-109　治疗 3 天后复查心电图

2017-04-18　08:25 起搏器调频 45 次 / 分。心电图(图 2-110):窦性心律,完全性右束支传导阻滞。患者自主心率恢复达 24h 后,拔除临时起搏器。

【患者转归】

2017-04-25 行超声心动图检查:左心室心肌运动减弱,左心室射血分数 51%,患

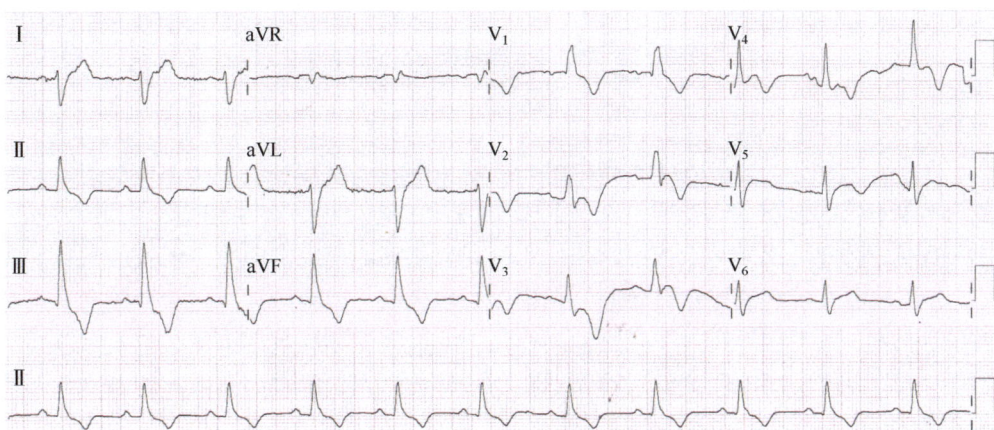

图 2-110 治疗 4 天后复查心电图

者病情明显好转，顺利出院。

【病例点评】

心脏磁共振成像是无创性检查手段中诊断心肌炎的"金标准"。心内膜活检是有创性检查手段，是诊断心肌炎最客观的"金标准"。暴发性心肌炎的诊断大多为临床诊断而非组织学或病理学诊断，因为此类患者病情凶险，既不适合做心脏磁共振检查，也不宜做心肌活检。当患者发病突然，有明显的感染前驱症状，尤其是全身乏力、不思饮食，继而迅速出现低血压或心源性休克，实验室检测显示心肌酶和 BNP 明显升高，超声心动图可见弥漫性室壁运动减弱时，即可临床诊断暴发性心肌炎。此外，心电图改变对于暴发性心肌炎的诊断也有一定提示性价值，暴发性心肌炎的心电图改变具有多样性、多变性和易变性。既可以表现为 ST 段抬高 / 压低、Q 波，也可以出现QRS 低电压、QRS 波增宽，以及各种类型的心律失常（期前收缩、窦性心动过速、室性或室上性心动过速、室颤、窦性停搏、传导阻滞、交界性及室性逸搏心律等）。这些心电图改变可随着病情好转而恢复正常。

参考文献

[1] 葛均波，王辰，王建安 . 内科学 [M]. 10 版 . 北京：人民卫生出版社，2024.

[2] 国家心血管病中心心肌病专科联盟，中国医疗保健国际交流促进会心血管病精准医学分会 . 中国成人心肌炎临床诊断与治疗指南 2024[J]. 中国循环杂志，2024, 39(6): 521-536.

[3]Chan T C, Brady W J, Pollack M. Electrocardiographic manifestations:acute myopericarditis[J]. J Emerg Med, 1999, 17(5): 865-872.

[4] Caforio AL, Pankuweit S, Arbustini E, et al. Current state of knowledge on aetiology, diagnosis, management, and therapy of myocarditis: a position statement of the European Society of Cardiology Working Group on Myocardial and Pericardial Diseases[J]. Eur Heart J, 2013, 34(33): 2636-2648.

（李　志）

第8节 急性心包炎

急性心包炎是心血管临床实践中的一类常见疾病，是指心包脏层和壁层的急性炎症，伴或不伴心包积液。急性心包炎特指新发的心包炎症，可由细菌、病毒、肿瘤、自身免疫、物理、化学等因素引起[1]。心包炎常是某种疾病表现的一部分或为其并发症，故常被原发疾病所掩盖。除原发感染性心包炎外，尚有肿瘤、代谢性疾病、自身免疫性疾病、尿毒症等所致非感染性心包炎。发达国家和地区感染性心包疾病以病毒感染为主，发展中国家和欠发达地区仍以结核感染为主，患者大多伴有获得性免疫缺陷病毒感染。

根据病理变化，急性心包炎可以分为纤维蛋白性和渗出性两种。在急性期，心包壁层和脏层上有纤维蛋白、白细胞及少许内皮细胞的渗出，此时尚无明显液体积聚，为纤维蛋白性心包炎。随后若液体增加，则转变为渗出性心包炎，常为浆液纤维蛋白性，液体量可由100mL至3L不等。积液一般在数周至数月内被吸收。液体如果在短时间内大量积聚会引起心脏压塞。心肌炎和心包炎常伴随出现，如果患者以心包炎为主要表现，且合并心肌炎症，称为心肌心包炎；如果患者以心肌炎为主要表现，且合并心包炎症，则称为心包心肌炎[2]。

一、病理生理

在正常时心包腔平均压力接近于零或低于大气压，在吸气时呈轻度负压，在呼气时接近于正压。急性纤维蛋白性心包炎或少量积液不会引起心包内压力升高，故不影响血流动力学。但如液体迅速增多，心包无法伸展以适应其容量的变化，使心包内压力急剧上升，即可引起心脏受压，导致心室舒张期充盈受阻，并使周围静脉压升高，最终使心排血量降低，血压下降，构成急性心脏压塞的临床表现。

二、临床表现

（一）纤维蛋白性心包炎

1.症状　纤维蛋白性心包炎主要表现为心前区疼痛，疼痛特点如下：

（1）部位　心前区或胸骨后，可放射至颈部、左肩、左臂、左肩胛骨、上腹部等。

（2）性质　可尖锐，也可呈压榨性。

（3）诱因　与呼吸运动有关，常因咳嗽、深呼吸、变换体位或吞咽而加重。

2.体征　心包摩擦音为纤维蛋白性心包炎的最特异体征，具有确诊价值。之所以出现心包摩擦音，是因为心包炎症导致壁层与脏层变得粗糙，且在心脏活动时相互摩擦。心包摩擦音有以下特征：

（1）部位　多位于心前区，以胸骨左缘 3、4 肋间最明显，坐位前倾、深吸气或听诊器的胸件加压时更易听到。

（2）性质　呈抓刮样粗糙音，与心音的发生无相关性。典型的摩擦音可听到与心房收缩、心室收缩和心室舒张一致的三相摩擦音。

（3）持续时间　可持续数小时或持续数天、数周。当积液增多将二层心包分开时，摩擦音即消失。

（二）渗出性心包炎

当心包内液体大于 50mL 时为心包积液。心包积液对血液循环的影响取决于心包积液量、积聚的速度、心脏功能。临床表现取决于心包积液对心脏的压塞程度，轻者仍能维持正常的血流动力学，重者则出现循环障碍或衰竭。

1. 症状　呼吸困难是大量心包积液时最突出的症状，严重时患者不能平卧，呈端坐呼吸，身躯前倾、呼吸浅速、面色苍白，可有发绀。此外，

2. 体征　心脏浊音界向两侧增大，皆为绝对浊音区。心尖搏动弱，位于心浊音界左缘的内侧或不能扪及，心音低而遥。在有大量积液时可在左肩胛骨下出现叩诊浊音及左肺受压迫所引起的支气管呼吸音，称为心包积液征（Ewart 征）。根据心脏压塞程度，脉搏可正常、减弱或出现奇脉。大量渗液可导致静脉回流受阻，出现颈静脉怒张、肝大、腹水及下肢水肿等右心衰竭的体征。

（三）心脏压塞

是否出现心脏压塞的临床表现，最重要的影响因素是积液产生的速度。心包积液发生迅速时，100mL 也可引起心脏压塞；积液缓慢增加时，大于 1000mL 也可不发生心脏压塞。

1. 症状

（1）呼吸困难　是最突出的症状，容易被误诊为急性左心衰竭发作，因为二者导致的呼吸困难均在平卧位时加重，端坐位时减轻。但二者呼吸困难发生的机制完全不同。心脏压塞发生呼吸困难，是由于大量心包积液的存在，心脏会压迫肺部引起肺不张，导致呼吸困难，患者采取前倾坐位可以减轻心脏对肺部的压迫，从而减轻呼吸困难。急性左心衰竭发生呼吸困难是因为急性肺水肿，其平卧位时回心血量增多，左心的容量负荷增加，因而气短加重，患者被迫端坐呼吸。因此，与急性左心衰竭不同，心脏压塞时肺部听诊没有明显的湿啰音。

（2）心悸　心脏压塞时大部分患者的心室率明显增快，患者可感到心悸。需要注意的是，如果心包积液是由甲状腺功能减退症导致的，心室率也有可能是缓慢的。

2. 体征

（1）心脏向两侧增大，坐位时心界呈烧瓶样，卧位时心底部浊音区增宽。

（2）大量心包积液会限制右心室的舒张空间，导致静脉回流受阻，出现和右心衰竭一样的体征：颈静脉怒张、肝大、腹水及下肢水肿等。

（3）Beck 三联征　心脏压塞时，可出现心音低钝而遥远、低血压、颈静脉怒张。

（4）Ewart 征　大量心包积液时，心脏压迫左侧肺部引起左下肺叶不张，使左肩胛下方出现叩诊浊音，语颤增强，还可听到支气管呼吸音。

（5）奇脉　是指大量心包积液患者，在触诊时桡动脉搏动呈吸气性显著减弱或消失、呼气时复原的现象。也可通过血压测量来诊断，即吸气时动脉收缩压较吸气前下降 10mmHg 或更多，而正常人吸气时收缩压仅稍有下降。

三、辅助检查

（一）实验室检查

急性心包炎是一种炎症性疾病，应常规检查 C 反应蛋白、血沉、白细胞、心肌损伤标志物（肌酸激酶同工酶及心肌肌钙蛋白）、肝肾功能等。此外，根据导致急性心包炎的原发病的不同，还可以加做其他相关的实验室检查。

（二）心电图

心包本身不产生电动力，急性心包炎时心电图异常来自心包下的心肌炎症。炎症可以是弥漫性的，也可以是局限性的。急性心包炎可以导致多种心电图异常[3]：

1. 窦性心动过速　是由于炎症波及窦房结所致。

2. PR 段偏移　心电图中的 PR 段是由心房复极形成的，因此当心房肌被炎症波及时，可以导致 PR 段偏移。PR 段偏移一般出现在急性心包炎的早期，持续时间较为短暂。这是由于心包炎早期炎症仅局限于表层心肌，而心房肌较薄，较易损伤，而心室肌较厚，故 PR 段偏移的出现早于 ST 段抬高。

当心房被炎症波及时，产生损伤电流导致心房复极异常，其复极向量与 ST 向量相反，朝向右上或右后，故 aVR 导联 PR 段抬高，而其余导联大多 PR 段压低。

PR 段偏移诊断急性心包炎的特异性较 ST 段抬高还大，尤其是 aVR 导联 PR 段斜向上型抬高是急性心包炎的特征性表现，具有较高的早期诊断价值。PR 段偏移的特征如下（图 2-111）：

（1）aVR 导联 PR 段抬高，其余导联大多为 PR 段压低。

（2）以 TP 段为基线，偏移幅度为 0.05 ～ 0.15 mV。

（3）PR 段偏移方向与 ST 段向量相反。故 ST 段抬高的导联其 PR 段压低，而 ST 段压低的导联则 PR 段抬高。

需要注意的是，PR 段偏移并非急性心包炎所特有的，还见于心房梗死、外科手术损伤、心脏外伤及心房转移肿瘤等。

3. ST-T 改变　急性心包炎累及心外膜下浅层心肌，引起心外膜下心肌炎，产生损

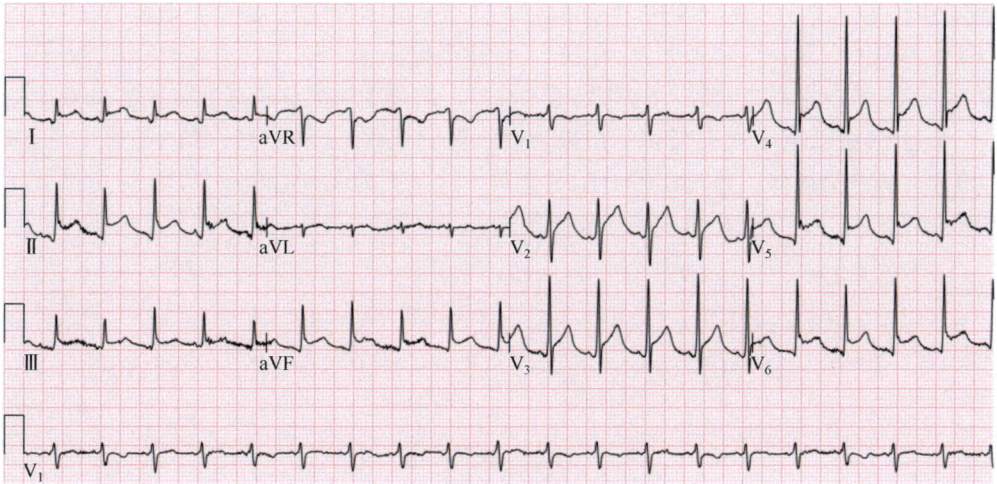

图 2-111　急性心包炎的心电图

心电图示窦性心动过速，aVR 导联 PR 段斜向上型抬高和 ST 段压低，I 、II 、III 、aVF、$V_2 \sim V_6$ 导联 PR 段斜向下型压低和 ST 段弓背向下型抬高

伤电流，导致心室肌复极异常，在心电图上表现为广泛 ST 段偏移及 T 波改变。其 ST 向量几乎与 QRS 波电轴平行，朝向心尖部，亦即朝向左前下方，故 aVR 和 V_1 导联可出现 ST 段压低，而其余导联大多出现 ST 段抬高。由于额面 ST 向量指向 II 导联，故在肢体导联中，II 导联 ST 段抬高最明显（图 2-111）。由于深层心肌无损伤，故无病理性 Q 波，且无对应性 ST 段改变。

4. V_6 导联 ST/T 比值　急性心包炎时 ST 段抬高应与早期复极综合征相鉴别。早期复极的 ST 段抬高常局限于胸前导联，运动后 ST 段可回落到等电位线。

V_6 导联 ST/T 比值对两者有鉴别意义（图 2-112）。ST/T 比值代表的是 ST 段抬高

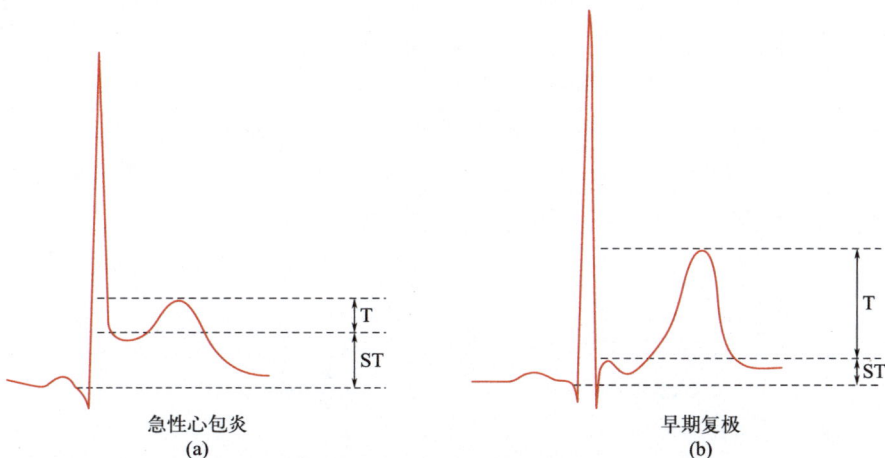

急性心包炎　　　　　　　　　　早期复极
(a)　　　　　　　　　　　　　(b)

图 2-112　急性心包炎和早期复极的鉴别诊断方法

（a）为急性心包炎 V_6 导联示意，其 ST/T 比值＞ 0.25；（b）为早期复极综合征 V_6 导联示意，其 ST/T 比值＜ 0.25

幅度和 T 波高度的比值，其中 ST 段抬高幅度的测量以 PR 段为基线，T 波高度的测量以 J 点为基点。急性心包炎的 V_6 导联 ST 段抬高较显著，ST/T 比值 > 0.25，早期复极者 V_6 导联 ST 段抬高不明显，ST/T 比值 < 0.25，此鉴别标准具有高度敏感性和特异性。

5. QRS 波低电压和电交替　如果合并大量心包积液，可导致 QRS 波低电压（图2-113）。积液量越多，越易出现心脏电交替。这是因为大量心包积液时，心脏在心包内呈周期性摆动，导致心电向量呈交替改变。

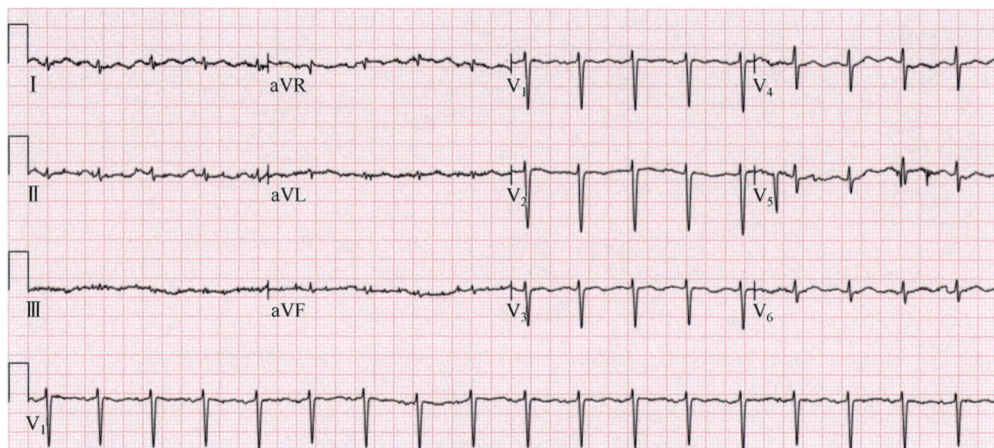

图 2-113　大量心包积液的心电图表现
心电图示窦性心动过速，肢体导联的 QRS 波低电压，V_1 导联的 S 波振幅高低不同，为电交替现象

急性心包炎的心电图改变具有动态演变的特点，大致可以分为以下 4 个阶段（表 2-2）。

表 2-2　急性心包炎演变过程

阶段	持续时间	心电图表现
Ⅰ	数天至 2 周	PR 段：aVR 和 V_1 导联抬高，其余导联压低； ST 段：aVR 和 V_1 导联压低，其余导联抬高
Ⅱ	1～3 周	ST 段逐渐正常，T 波降低 / 变平，PR 段改变减轻
Ⅲ	3 周至数周	大多数导联出现 T 波倒置（aVR 和 V_1 导联直立），PR 段改变消失
Ⅳ	数周至 3 个月	T 波逐渐正常化或回到等电位线

（三）超声心动图

超声心动图是心包积液最简便有效的检查手段，主要特征是心包腔内出现液性暗区；右心房及右心室舒张期塌陷，吸气时右心室内径增大，左心室内径减小，室间隔左移。根据心包积液的量可以分为以下三个类型：

1. 少量心包积液　< 100mL，液性暗区位于房室沟，未达到心尖部，液性暗区最大距 < 1cm。

2. 中等量心包积液　100～500mL，积液超过心尖部，液性暗区为 1～1.9cm。

3. 大量心包积液　＞500mL，积液到达心尖部、左心室侧壁、后壁及右心室前壁前方，液性暗区＞2cm（图 2-114）。

（四）肺部 CT 检查

肺部 CT 检查对渗出性心包炎有一定价值，心包积液的 CT 影像为环绕心包表面的环形液性密度影（图 2-115）。

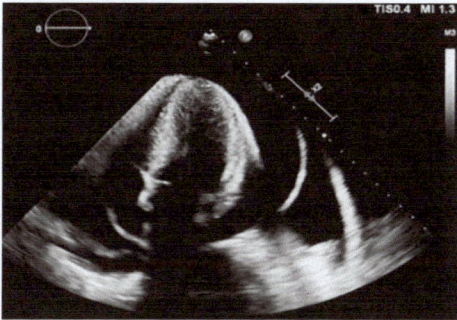

图 2-114　大量心包积液的超声心动图影像
可见心包积液到达心尖部、左心室侧壁，液性暗区＞2cm，因此为大量心包积液

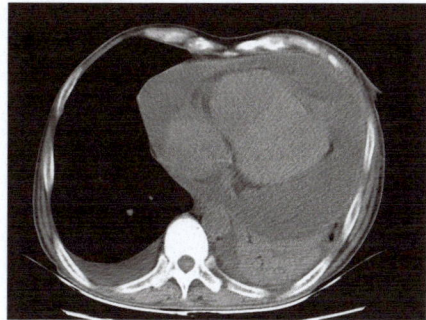

图 2-115　心包积液患者的肺部 CT 影像
可见环绕心包表面的环形液性密度影

（五）磁共振成像

磁共振成像能清晰地显示心包积液的容量和分布情况，并可分辨积液的性质。低信号强度一般为病毒感染等非出血性渗出液；中、重度信号强度可能为含蛋白、细胞较多的结核性渗出液等。推荐将磁共振成像作为急性心包炎的二线诊断性检查方法。

（六）心包穿刺

一旦发现有心脏压塞和可疑感染性/肿瘤性心包积液，应立即行心包穿刺和病因检查，超过 20mm 的大量心包积液应行心包穿刺和心包引流。可证实心包积液的存在并对抽取的液体做生物学（细菌、真菌等）、生化、细胞分类的检查，包括寻找肿瘤细胞等。抽取一定量的积液也可解除心脏压塞症状。同时，必要时可经穿刺在心包腔内注入抗菌药物或化疗药物等。

（七）心包镜及心包活检

疑似肿瘤性或结核性心包炎患者，可考虑行经皮或外科心包活检，有助于明确病因。

四、诊断要点

（一）急性心包炎

根据《2015 欧洲心脏病学会心包疾病诊断和治疗指南》[2]，确诊急性心包炎要满足以下四项中的两项：

1. 心包炎性胸痛　呈典型的锐痛，座位前倾时减轻。

2. 心包摩擦音或心包摩擦感。

3. 新出现的心电图广泛 PR 段压低和（或）广泛 ST 段抬高。

4. 心包积液（新发或恶化）

（二）急性心肌心包炎

根据《2015 欧洲心脏病学会心包疾病诊断和治疗指南》，急性心肌心包炎的诊断要同时满足以下三条诊断标准：

1. 符合急性心包炎的诊断标准。

2. 心肌损伤标志物（肌钙蛋白 T 或 I、CK-MB）升高。

3. 超声心动图或心脏磁共振无局部或弥漫性左心功能受损证据。

该诊断标准表明，心肌心包炎以心包炎为主，心肌仅轻度受累，因此患者左心功能受损轻微。心肌心包炎疑诊患者应常规行冠脉造影以排除急性冠脉综合征，建议行心脏磁共振检查以明确心肌受累情况。

五、典型案例

【病情简介】

患者，男性，80 岁。

主诉：放疗后出现持续性胸痛。

现病史：患者因肺癌行放射治疗，2 周后出现持续性胸痛，疼痛因吸气而加重，坐位前倾而缓解。

既往史：有十二指肠溃疡病史，且经常感到恶心不适，否认高血压、冠心病、糖尿病病史，否认结核病史，近期没有感染病史。

查体：T 37.4℃，P 89 次/分，R 18 次/分，BP 125/57mmHg。神志清楚，言语流利，查体合作，颈静脉充盈正常，双肺呼吸音清，肺部无干湿啰音，心率 89 次/分，律齐，心音正常，无杂音及额外心音，胸骨左缘 3、4 肋间可闻及抓刮样粗糙音，与心音无关。腹部平坦，无压痛及反跳痛，双下肢无水肿。

【辅助检查】

在接受放疗之前，C 反应蛋白为 13.4mg/L（正常值为 0 ～ 10mg/L），白细胞为 7.05×10^9/L（正常值为 3.5 ～ 9.5×10^9/L）。心电图（图 2-116）：窦性心律，心率 67 次/分，aVL 导联 T 波倒置。

胸痛发生后，复查 C 反应蛋白 82.89mg/L（正常值为 0 ～ 10mg/L），白细胞 10.27×10^9/L（正常值为 3.5 ～ 9.5×10^9/L），NT-proBNP 138.4pg/mL（正常值为 0 ～ 100pg/mL），超敏肌钙蛋白 I 8.6 pg/mL（正常值为 0 ～ 34.2pg/mL）。复查心电图（图 2-117）：窦

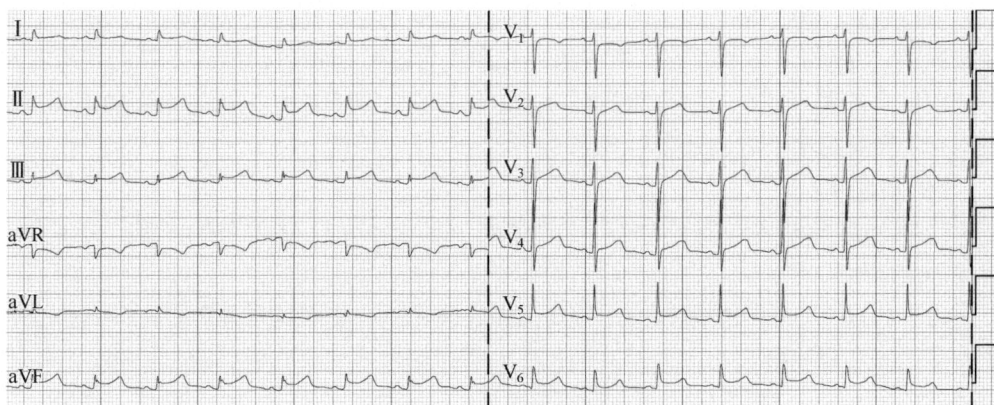

图 2-116　放疗前心电图

性心律，心率 89 次 / 分，aVR 导联 PR 段斜向上型抬高，ST 段压低；Ⅰ、Ⅱ、Ⅲ、aVF、V~2~ ～ V~6~ 导联 PR 段斜向下型压低，ST 段弓背向下型抬高。超声心动图检查显示少量心包积液和正常的室壁运动。

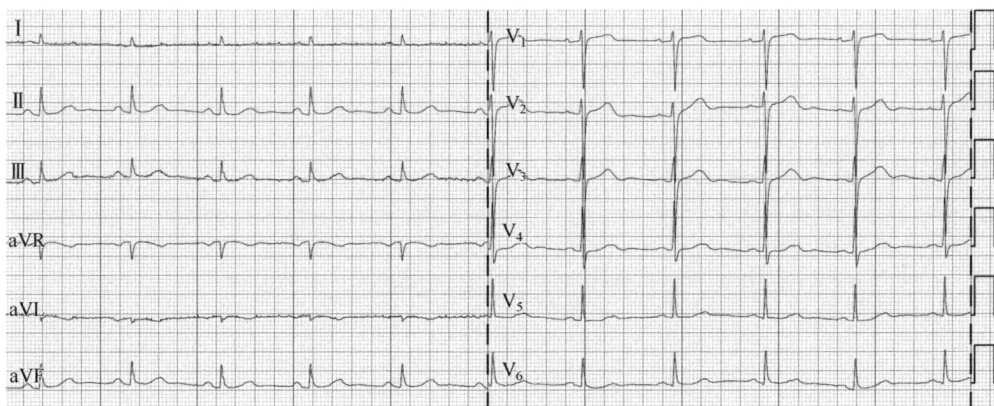

图 2-117　放疗后胸痛时心电图

【诊断思路】

该患者胸痛，吸气时加重，坐位前倾时缓解，左侧胸骨旁闻及心包摩擦音，且心电图的特征符合急性心包炎早期的心电图改变，因此可以诊断为急性心包炎。但是引起急性心包炎的病因有多种，该患者放疗后发病，因此其病因可能与放疗有关。

【确定诊断】

该患者满足急性心包炎的所有诊断标准，因此确诊为急性放射性心包炎。

【患者转归】

根据急性心包炎相关指南，抗炎治疗（如非甾体抗炎药或秋水仙碱）是治疗急性心包炎的基石。如果这些药物不能耐受，低剂量的皮质类固醇可作为二线治疗。

该患者为放射性心包炎，因此需暂时停止放射治疗。由于患者有十二指肠溃疡病史和恶心症状，没有给予非甾体抗炎药或秋水仙碱治疗，而是给予低剂量、短疗程的地塞米松（5mg/d，持续 3 天）抗炎治疗和泮托拉唑抑酸护胃治疗。一周后，患者胸痛症状完全消失。复查超声心动图显示心包积液消失。复查的心电图显示 ST 段和 PR 段均恢复到基线水平。患者顺利出院。

【病例点评】

这是 2024 年笔者在期刊 *BMJ*（当时影响因子为 108.7）上发表的一篇有关急性心包炎的病例报告[4]。

由于心包本身不产生电动力，因此急性心包炎时心电图异常来自心包下的心肌炎症，又由于心房壁薄而心室壁厚，因此心包炎时更容易导致心房肌明显损害。心电图中的 PR 段是由心房复极形成的，当心房被炎症波及时，会导致 PR 段偏移。其偏移方向朝向右上或右后，故 aVR 导联 PR 段斜向上型抬高，而其余导联大多 PR 段斜向下型压低。这种 PR 段偏移是急性心包炎的特征性表现。一旦心电图上发现了这种特征的 PR 段偏移，则可以认定患者存在心包炎症。此时，需要针对性地问诊、查体，并完善超声心动图检查，即可明确诊断。

参考文献

[1] 葛均波，王辰，王建安 . 内科学 [M]. 10 版 . 北京：人民卫生出版社，2024.

[2] Adler Y, Charron P, Imazio M, et al. ESC Scientific Document Group. 2015 ESC Guidelines for the diagnosis and management of pericardial diseases: the Task Force for the Diagnosis and Management of Pericardial Diseases of the European Society of Cardiology[J]. Eur Heart J, 2015, 36(42): 2921-2964.

[3] Ariyarajah V, Spodick D H. Acute pericarditis: diagnostic cues and common electrocardiographic manifestations[J]. Cardiol Rev, 2007, 15(1): 24-30.

[4] Li Z, Min X W, Zhang C H. Chest pain with diffuse ST segment elevation[J]. BMJ, 2024, 385: e078403.

（耿兆红）

第 9 节　心脏神经症

心脏神经症是神经官能症的一种类型，临床以心血管疾病的有关症状为主要表现，可兼有神经官能症的其他症状。本病好发年龄为 20 ～ 50 岁，女性多见，尤其是围绝经期的女性[1]。出现的心血管系统的症状多种多样，胸痛可为其症状之一。症状时轻时重，但多不严重，一般无器质性心脏病证据，但可与器质性心脏病同时存在或在后者的基础上发生。心脏神经官能症只要积极治疗一般都能恢复，预后良好，但长期症状严重的患者可明显影响正常生活和工作。

一、病因与发病机制

病因尚不明确，可能与环境因素、性格、神经类型有关。患者神经类型常为抑郁、焦虑、忧愁型，当精神上受到外界环境刺激、工作紧张、压力大，难以适应时可能导致本病。部分患者可能因对心脏病认识不够，对疑似症状产生焦虑而诱发本病，有时可与器质性疾病同时存在。发病过程中常有神经系统和内分泌系统功能失调，交感神经亢进，交感、副交感神经功能失调。

精神心理问题可以通过导致血管内皮功能异常、促进炎症反应及血小板聚集、诱发凝血功能异常、促发心律失常、加速动脉粥样硬化发展、增加不良行为（包括吸烟、缺乏体育锻炼、治疗依从性差）等，造成心血管疾病发生风险增加。

二、临床表现

心脏神经症患者可以出现多种多样的心血管系统的症状，胸痛常为其症状之一，但是疼痛与典型心绞痛不同。其胸痛特征如下：

1. 部位和放射部位　胸痛部位多在左胸乳房下心尖部附近，亦可在胸骨下或右胸前或胸背等，疼痛部位也可经常变动。范围多局限呈点状，部分患者表现为左右两侧胸部串痛，无放射痛。

2. 疼痛性质　多表现为针刺样痛、牵扯样痛、隐痛、跳痛。疼痛程度变异很大，常表现为浅表性轻度疼痛。

3. 疼痛的时限　胸痛可能为突发性、阵发性，也可为持久性。可表现为瞬间或数秒的胸痛，也可能持续时间较长，持续 30min 以上，甚至数小时或更长时间。

4. 诱发和缓解因素　症状多在疲劳之后出现，而不在疲劳的当时。做轻度体力活动反觉舒适，有时可耐受较重的体力活动而不发生胸痛或胸闷。有些患者可于休息不好或情绪不佳及生气后发生，患者常喜欢不时地吸一大口气或做叹息性呼吸。部分于坐位休息时发生，转移注意力或活动后缓解。含服硝酸甘油或速效救心丸无效或在10多分钟后才"见效"。

5. 伴随症状及体征　临床表现比较多，且多变，多为主观感觉，缺乏客观依据，且症状之间缺乏客观联系，常以心血管症状为主，可伴有其他神经症状。

（1）呼吸困难　表现为胸闷、呼吸不畅，喜长出气，感觉空气不够要打开窗户，甚至要求吸氧，不少患者经常做深呼吸或叹息样呼吸来缓解症状，导致过度换气，甚至引起呼吸性碱中毒，使症状加重。

（2）自主神经功能紊乱症状　多表现为交感神经兴奋表现，如心悸、失眠、多梦、焦虑、食欲缺乏、头晕、耳鸣多汗、手足发冷、双手震颤、尿频、大便次数增多或便秘等。体格检查缺乏有重要病理意义的阳性体征，与较多的症状不相匹配，部分患者可发现心率增快、心音增强，可有短促收缩期杂音或期前收缩，血压轻度升高。

三、辅助检查

虽其症状表现多样，但常缺乏客观辅助检查的依据。部分患者心电图可表现为窦性心动过速、窦性心律不齐、早搏等，部分患者出现 ST 段压低或水平性下移，T 波低平、双相或倒置。

四、诊断与鉴别诊断

对于中青年患者，特别是女性患者，出现不典型心血管系统的症状，又无器质性心脏病证据，应考虑本病。但本病诊断必须排除器质性心脏病，而本病可与器质性心脏病同时存在或在后者的基础上发生。因此，心脏神经症的诊断需在排除心脏器质性病变的基础上做出，诊断时宜慎重。

五、典型案例

【病情简介】

患者，女性，39 岁。

主诉：胸痛 3 天。

现病史：患者 3 天前无明显诱因出现胸痛，位于心前区，有时疼痛会转移至右胸前，呈针刺样，范围局限呈点状，无肩背部放射痛，疼痛持续时间很短，为瞬间或数秒的疼痛。患者诉于活动时疼痛可以缓解，或者长出气后感觉比较舒服，为求诊治来我院。

既往史：否认高血压、糖尿病、脑血管病病史；否认肾病病史；否认吸烟、饮酒史。

查体：T 36.4℃，P 75 次 / 分，R 18 次 / 分，BP 128/75mmHg。神志清楚，言语流利，查体合作，双肺呼吸音清，未闻及干湿啰音，心率 75 次 / 分。心律齐，各瓣膜听诊区未闻及病理性杂音，无心包摩擦音。腹部平坦，无压痛，无反跳痛，腹肌柔软。双下肢无水肿。

【辅助检查】

1. 实验室检查　血常规、肌钙蛋白 I 和 D- 二聚体均正常。

2. 门诊心电图（图 2-118）　窦性心律，心率 80 次 / 分，aVL 和 V_1 导联 T 波倒置。

3. 超声心动图检查　心内结构、血流及收缩功能未见明显异常。

【诊断思路】

患者心前区疼痛，有时疼痛会转移至右胸前，呈针刺样，范围局限呈点状，疼痛持续时间为瞬间或数秒，这些症状与急性冠脉综合征的胸痛特征不符。此外，患者活动时疼痛反而缓解，而急性冠脉综合征通常在活动时疼痛发作或加重，因此仅仅通过患者的症状即可初步排除急性冠脉综合征。患者长出气后感觉比较舒服，这是心脏神经症的表现之一。

【诊断经过】

向患者交代病情，其胸痛考虑为心脏神经症所致，但是患者要求做冠状动脉造影检查，反复与患者沟通后做冠状动脉增强 CT 检查（图 2-119）：左主干、前降支、左旋支、右冠状动脉未见狭窄。

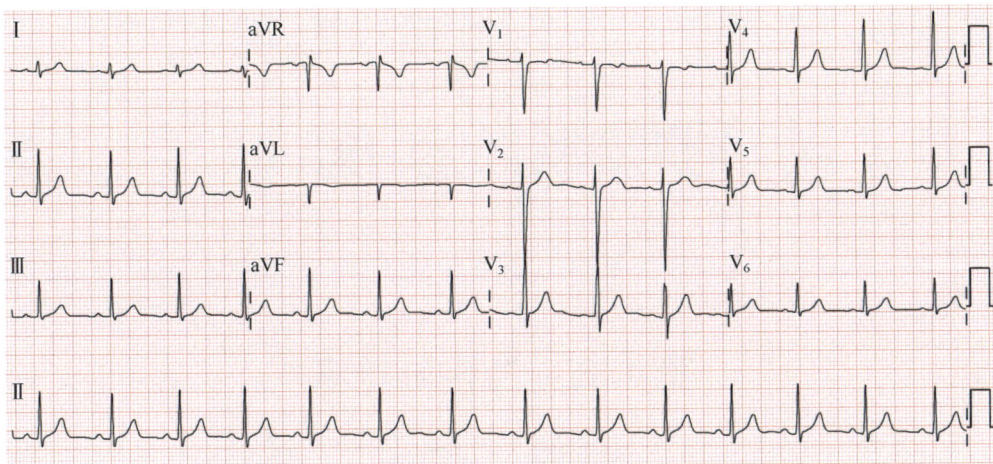

图 2-118　门诊心电图

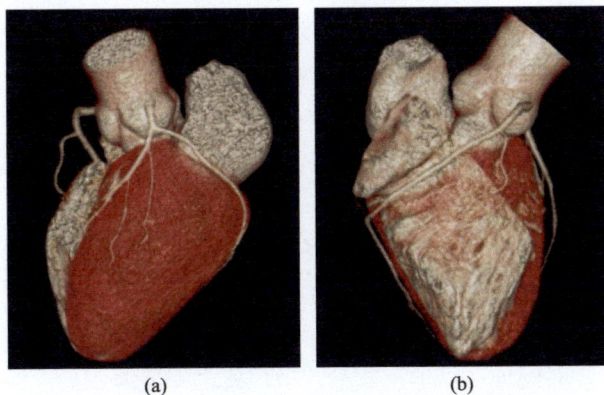

(a)　　　　　　　　(b)

图 2-119　冠状动脉增强 CT 三维重建影像

【患者转归】

嘱患者适当休息，放松心情，勿熬夜劳累。

【病例点评】

典型的心脏神经症的诊断并不困难，大部分患者通过问诊即可初步确立诊断。心脏神经症患者胸痛的部位、性质、诱因、持续时间、缓解方式与急性冠脉综合征差异很大，因此不易混淆，但本病的诊断必须排除器质性心脏病。

参考文献

[1] 葛均波，王辰，王建安．内科学 [M]．10 版．北京：人民卫生出版社，2024.

（耿兆红）

第 3 章　呼吸系统疾病

第 1 节　急性肺栓塞

急性肺栓塞是以各种栓子阻塞肺动脉系统为其发病原因的一组疾病或临床综合征的总称，包括肺血栓栓塞症、脂肪栓塞综合征、羊水栓塞、空气栓塞等[1]。肺血栓栓塞症为肺栓塞最常见的类型，占肺栓塞中的绝大多数，通常所称的肺栓塞即指肺血栓栓塞症。肺栓塞以肺循环和呼吸功能障碍为其主要临床和病理生理特征。急性肺血栓栓塞症造成肺动脉较广泛阻塞时，可引起肺动脉高压，至一定程度导致右心失代偿、右心扩大，出现急性肺源性心脏病。急性肺栓塞是急性致命性胸痛鉴别诊断中的关键一环，其临床特点是"三高一有效"：

1. 高发病率　肺栓塞是一种常见病、多发病，分布在临床的各个科室。

2. 高病死率　如未及时诊治，死亡率达 25% ～ 30%。

3. 高漏诊率、误诊率　如果对它的诊断没有足够的经验，极易漏诊和误诊。

4. 治疗有效　及时发现，尽早有效治疗后，死亡率仅为 2% ～ 8%。

急性肺栓塞的危险因素可以分为高危、中危和低危三种类型，具有这些危险因素的人群更容易发生肺栓塞。

1. 高危因素　下肢骨折、髋关节或膝关节置换术、大型外科手术、重大创伤、脊髓损伤。

2. 中危因素　瘫痪、中心静脉置管、恶性肿瘤、化疗、激素替代治疗、口服避孕药、产后、浅静脉血栓。

3. 低危因素　卧床 > 3 天、久坐（长途汽车、飞机）、腹腔镜手术、肥胖、妊娠、静脉曲张。

一、发病机制

急性肺栓塞的易患因素包括原发性和继发性两类。原发性危险因素由遗传变异引起，常以反复静脉血栓形成和栓塞为主要临床表现。继发性危险因素包括骨折、创伤、手术、恶性肿瘤、口服避孕药等。其中骨折、创伤、手术患者长期卧床可因血流循环减慢而致肺栓塞；恶性肿瘤细胞可产生激活凝血系统的物质（组织蛋白、组织蛋白酶）；口服避孕药可诱发凝血因子、血小板、纤维蛋白溶解系统和血浆脂蛋白的改变，因而也易发生血栓，进而造成肺栓塞。此外，年龄也是独立的危险因素，50～65岁发病率最高，90%的致命肺栓塞发生于50岁以上的患者[1]。肺栓塞还常见于房颤及冠心病患者。

大部分肺血栓栓塞症是由于下肢深静脉血栓脱落后随着血液循环进入肺动脉及其分支而发生的，如股、深股及髂外静脉血栓。在胸、腹部手术，脑血管意外及急性心肌梗死的患者中，因长期卧床导致下肢深静脉血栓的发生率很高。一般来说，约3%～10%于术后4～10天内引起肺栓塞。腋下、锁骨下静脉也常有血栓形成，但来自该处的血栓仅占1%。盆腔静脉血栓是妇女肺栓塞的重要来源，多发生于妇科手术、盆腔疾患后。可以认为肺栓塞是下肢深静脉血栓的并发症，及时监测及治疗下肢深静脉血栓有可能减少肺栓塞的发生。

二、临床表现

（一）症状

肺栓塞的症状多种多样，但均缺乏特异性。症状的严重程度亦有很大差别，可以从无症状、隐匿，到血流动力学不稳定，甚至发生猝死。

1. 呼吸困难/气短　为肺栓塞最重要、最多见的临床症状，可伴发绀。栓塞较大时，呼吸困难严重且持续时间长；栓塞范围较小，只有短暂的呼吸困难或仅持续几分钟。呼吸困难特征是浅而快速，呼吸频率为40～50次/分。

2. 胸痛　包括胸膜炎性胸痛或心绞痛样疼痛，常为钝痛。若表现为胸骨后压迫性疼痛，可能为肺动脉高压或右心室缺血所致。如导致冠状动脉供血不足，也常可发生心肌梗死样疼痛。有时因栓塞部位附近的胸膜有纤维素性炎症，产生与呼吸有关的胸膜性疼痛。

3. 晕厥　可为肺血栓栓塞症的唯一或首发症状，往往提示有大的肺栓塞存在，发作时可伴脑供血不足，应与中枢神经系统疾病相鉴别。

4. 咯血　当有肺梗死或充血性肺不张时，可有咳嗽、咯血，每次数口到20～30mL，大咯血少见。

5. 休克　约10%患者发生休克，均为巨大栓塞，常伴肺动脉反射性痉挛，可致心搏出量急剧下降、血压下降、大汗淋漓，严重者发生室颤或心搏骤停，可致猝死。

6. 心悸、烦躁、濒死感　大部分急性肺栓塞的患者会发生心率增快，这是因为肺栓塞时缺氧和血压下降，从而导致反射性的心跳加快；肺栓塞偶尔也会导致心率减慢，这是因为血小板内含有大量ATP，肺栓塞时血小板被大量激活可导致ATP释放，从而出现短暂的窦性心动过缓。

7.下肢深静脉血栓的症状　在考虑肺栓塞诊断的同时，必须注意是否存在深静脉血栓，特别是下肢深静脉血栓。其主要表现为患肢肿胀、疼痛或压痛，行走后患肢易疲劳或肿胀加重。但需注意，半数以上的下肢深静脉血栓患者无自觉症状。

不同的患者可出现以上症状的不同组合。临床上约有20%的患者出现呼吸困难、胸痛及咯血"三联征"。

（二）体征

1.肺部体征　肺栓塞后因肺不张、心力衰竭、肺泡表面活性物丧失致肺毛细血管渗透性改变等，常可闻及细湿啰音。神经反射及介质作用可引起小支气管的痉挛、间质水肿等，使肺部出现哮鸣音。当闻及胸膜摩擦音时，常提示有肺梗死。

2.心脏体征

（1）90%的急性肺栓塞心率＞90次/分，因此，对于及时就诊的患者，心率不快时，急性肺栓塞的可能性较小。

（2）肺动脉高压可导致瓣听诊区第二心音亢进（P2＞A2）。

（3）大块肺栓塞患者心界向右扩大，出现颈静脉搏动及肝颈静脉反流征阳性。

（4）血压降低甚至低血压休克，发生机制有3个：①血栓堵塞肺动脉，右心室射血受阻，回流到左心室血液减少；②肺动脉痉挛，右心室射血进一步受阻，回流到左心室血液减少；③心室相互依赖：心包可限制心脏的扩张和充盈，一个心室的过度充盈会减少另一个心室的充盈，这种心室间相互作用的现象被称为心室相互依赖。肺动脉堵塞后，右心室扩张挤压室间隔向左心室移位，左心室舒张空间受限，回心血量减少，血压下降。

3.下肢深静脉血栓的体征　存在下肢深静脉血栓时，可表现为患肢肿胀、周径增粗、皮肤色素沉着。半数以上的下肢深静脉血栓患者无明显体征。应测量双侧下肢的周径来评价其差别。进行大、小腿周径的测量点分别为髌骨上缘以上15cm处，髌骨下缘以下10cm处。双侧相差＞1cm即考虑有临床意义。

4.肺梗死后综合征　一般肺栓塞后5～15天可出现类似心肌梗死后综合征，如有心包炎、发热、胸骨后疼痛、胸膜炎、白细胞增多及血沉增快等，给予肾上皮质激素（泼尼松）治疗，症状可逐渐缓解。

三、诊断程序

肺栓塞的临床表现多样，有时隐匿，缺乏特异性，确诊需特殊检查。检出肺栓塞的关键是提高诊断意识，对有疑似表现特别是高危人群中出现疑似表现者，应及时安排相应检查。诊断程序一般包括疑诊、确诊、求因三个步骤。

（一）根据临床情况疑诊肺血栓栓塞症（疑诊）

如患者出现上述临床症状、体征，特别是存在前述危险因素的病例出现不明原因的呼吸困难、胸痛、晕厥、休克，或伴有单侧或双侧不对称性下肢肿胀、疼痛等，应进行如下检查：

1. 血浆 D- 二聚体　敏感性高而特异性差。血栓栓塞的患者血浆中可发现 D- 二聚体升高，若其含量低于 $500\mu g/L$（即 $0.5\mu g/mL$ 或者 $0.5mg/L$），有重要的排除诊断价值。

2. 动脉血气分析　典型的急性肺栓塞多表现为低氧血症、低二氧化碳血症和 $P_{(A-a)}O_2$ 增大，其特点是：

（1）当肺血管床堵塞 15% ～ 20% 时即可出现氧分压下降。

（2）患者伴有不同程度的低氧血症，机体会出现代偿性呼吸加深加快，体内二氧化碳分压下降，pH 值升高，表现为呼吸性碱中毒，重症和晚期失代偿者可因二氧化碳潴留而致其升高。

（3）正常青年人 $P_{(A-a)}O_2$ 为 5 ～ 15mmHg，老年人和有肺疾病者可高达 25 ～ 30mmHg，肺栓塞时 $P_{(A-a)}O_2$ 增大。肺栓塞发生后，肺动脉血管阻塞，血流减少甚至中断，导致通气血流比例失调，因此 $P_{(A-a)}O_2$ 增大，是近年来广泛应用于诊断和评价肺栓塞的重要指标之一，较氧分压更有意义。如 $P_{(A-a)}O_2$ 梯度和 $PaCO_2$ 正常，甚至可作为排除肺栓塞的依据。

3. 心电图　需注意的是，心电图正常不能排除肺栓塞。急性肺栓塞的心电图在不同阶段表现不同，可以出现下述各种心电图改变及不同的组合（图 3-1、图 3-2）。

（1）心跳加快　心率＞90 次/分或者窦性心动过速，见于90%的急性肺栓塞患者，但无诊断特异性。

（2）S1Q3T3　见于 25% ～ 30% 的肺栓塞患者，诊断的特异性接近 100%。

（3）T 波倒置　Ⅲ和 V_1 导联同时出现 T 波倒置时，诊断急性肺栓塞的敏感性和特异性均较高。

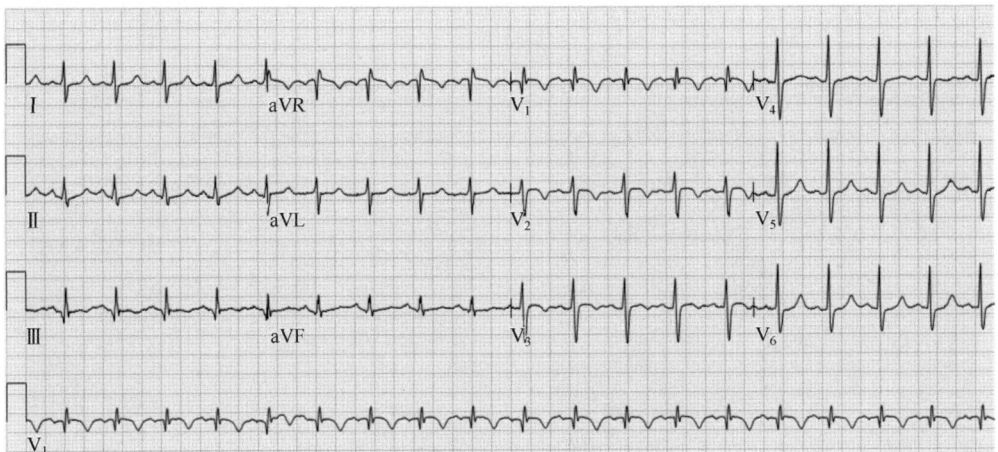

图 3-1　急性肺栓塞的典型心电图改变
可见窦性心动过速、S1Q3T3、Ⅲ和 V_1 导联同时出现 T 波倒置、V_1 导联 QR 征

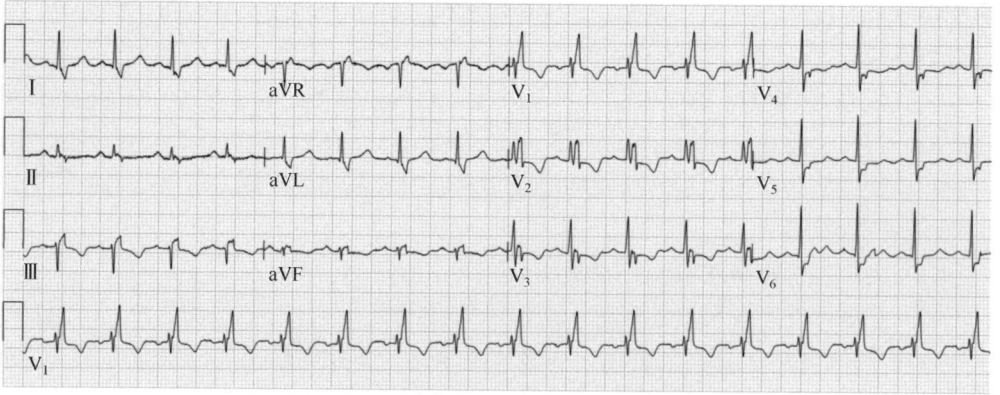

图 3-2　急性肺栓塞的 RBBB 心电图改变

可见窦性心动过速、RBBB、S1T3、Ⅲ 和 V₁ 导联同时出现 T 波倒置

（4）V₁ 导联 QR 征　诊断急性肺栓塞的敏感性低，但特异性较高。

（5）ST 段压低　较常见，但特异性很低。

（6）右束支传导阻滞（RBBB）　多为一过性改变，对于诊断急性肺栓塞没有特异性。

（7）ST 段抬高　罕见，一般为下壁 ST 段抬高或前间壁 ST 段抬高。

（8）Brugada 拟表型　特别罕见，患者九死一生。

上述心电图表现模式，不仅见于肺栓塞的患者，因为这些心电图变化是由肺动脉高压导致，因此其他能够导致肺动脉高压的疾病也可以出现类似的心电图模式。

4. 超声心动图　在提示诊断和排除其他心血管疾病方面有重要价值。对于严重的肺栓塞的患者，可以发现右心室壁局部运动幅度降低，右心室和（或）右心房扩大（图 3-3），室间隔左移和运动异常，近端肺动脉扩张，下腔静脉扩张、吸气时不萎陷。若在右心房或右心室发现血栓，可直接作出诊断。

5. 下肢深静脉超声检查　下肢为深静脉血栓最多发部位，超声检查为诊断深静脉血栓最简便的方法，若阳性可以诊断深静脉血栓（图 3-4），同时对肺栓塞有重要

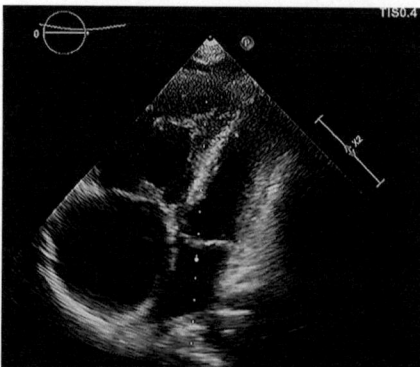

图 3-3　急性肺栓塞的超声影像

可见右心室和右心房明显扩大，室间隔左移

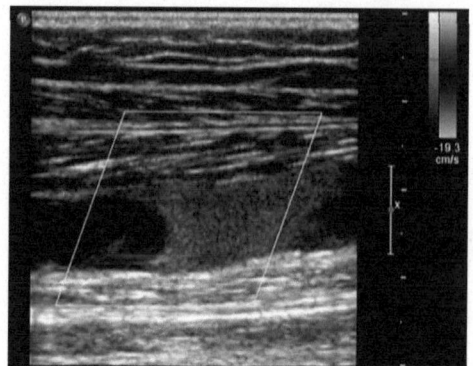

图 3-4　下肢深静脉超声影像

可见深静脉内局部血栓形成

提示意义。

（二）评分

对于怀疑急性肺栓塞的患者，可以通过危险评分进行可能性评估，目前包括两种评估体系：Wells 评分及 Geneva 评分。

1. Wells 评分（表 3-1）

表 3-1　Wells 评分　　　　　　　　　　　　　　　　　单位：分

评分指标	分值	得分
既往肺栓塞或下肢深静脉血栓病史	1	
心率 ≥ 100 次 / 分	1	
4 周内制动或手术	1	
咯血	1	
活动性癌症	1	
下肢深静脉血栓的症状与体征	1	
肺栓塞较其他的诊断更可能	1	

当 Wells 评分的总分为 0 ～ 1 分时，患者是急性肺栓塞的可能性比较低；当 Wells 评分的总分 ≥ 2 分时，患者是急性肺栓塞的可能性比较高。

2. Geneva 评分（表 3-2）

表 3-2　Geneva 评分　　　　　　　　　　　　　　　　　单位：分

评分指标	分值	得分
既往肺栓塞或下肢深静脉血栓病史	1	
心率 ≥ 95 次 / 分	2	
1 个月内手术或骨折	1	
咯血	1	
活动性癌症	1	
单侧下肢疼痛	1	
下肢深静脉触痛及单侧下肢水肿	1	
年龄 > 65 岁	1	

当 Geneva 评分的总分为 0 ～ 2 分时，患者是急性肺栓塞的可能性比较低；当评分的总分 ≥ 3 分时，患者是急性肺栓塞的可能性比较高。

需要指出的是，两种评分体系对于急性肺栓塞的诊断价值均有局限性，两者的主要区别在于：

Wells 评分的评估体系中包含了一个主观性非常强的指标，即相较于其他可能的诊断，医师从临床判断上认为患者患肺栓塞的可能性更大。这一指标的局限性在于，对于不同级别的医生来说，他们对肺栓塞和相关疾病的认知程度不一样，就会做出不一样的评分。因此，笔者不推荐使用该评分进行肺栓塞的评估。

Geneva 评分的评估体系中出现了一个虽然客观，但却没有特异性的指标，即年龄。这一指标的局限性在于，虽然从理论上讲，年龄越大，得血栓性疾病的可能性也越大，但是年龄小于 65 岁的肺栓塞患者也不在少数，其评分会相对降低，进而增加漏诊的风险。

两个评分工具，虽然都把心率加快作为了急性肺栓塞的赋分标准，但是，却没有把心电图的相对特异性改变纳入评分体系，更没有把 D- 二聚体的阴性排除价值考虑进去。因此笔者在临床工作中总结出了更加实用的疑诊体系：心电图和 D- 二聚体综合评价体系（详见第 9 章内容）。

（三）对疑似病例进一步明确诊断（确诊）

在临床表现和初步检查提示肺栓塞的情况下，应安排肺栓塞的确诊检查，包括以下 4 项，其中 1 项阳性即可明确诊断。

1. 肺动脉增强 CT　是目前最常用的肺血栓栓塞症确诊手段，能够准确发现段以上肺动脉内的血栓。

（1）直接征象　肺动脉内的低密度充盈缺损（图 3-5），部分或完全包围在不透光的血流之间（轨道征），或者呈完全充盈缺损，远端血管不显影。

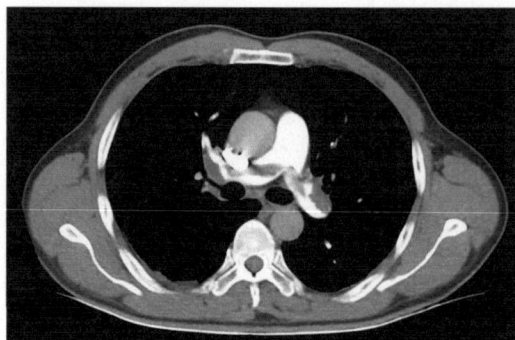

图 3-5　急性肺栓塞的肺动脉增强 CT 影像
可见左侧和右侧肺动脉内的条状低密度充盈缺损

（2）间接征象　肺野楔形密度增高影，条带状高密度区或盘状肺不张，中心肺动脉扩张及远端血管分支减少或消失。

2. 放射性核素肺通气 / 血流灌注扫描　是肺血栓栓塞症的重要诊断方法。典型征象是呈肺段分布的肺血流灌注缺损，并与通气显像不匹配。

3. 磁共振显像　对段以上肺动脉内血栓的诊断敏感性和特异性均较高，可用于对碘造影剂过敏的患者。

4. 肺动脉造影　是诊断肺栓塞最可靠的方法。肺栓塞时肺动脉造影的征象：

（1）血管腔内充盈缺损　肺动脉内有充盈缺损或血管中断（图3-6），对诊断肺栓塞最有意义。

（2）肺动脉截断现象　为栓子完全阻塞一支动脉后而造成的。

（3）某一肺区血流减少　一支肺动脉完全阻塞后，远端肺野无血流灌注，局限性肺叶、肺段血管纹理减少。

（四）寻找肺血栓栓塞症的成因和危险因素（求因）

1. 明确有无深静脉血栓　只要疑诊肺栓塞，无论其是否有深静脉血栓症状，均应进行深静脉超声检查，以帮助明确是否存在深静脉血栓及栓子的来源。

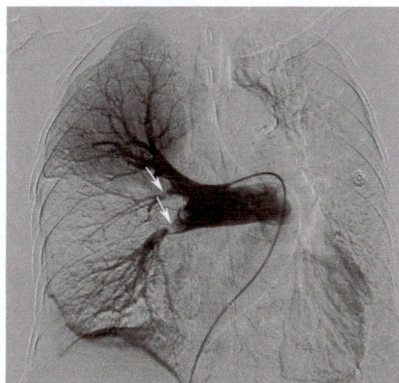

图 3-6　急性肺栓塞的肺动脉造影影像
白色箭头所示为右侧肺动脉内的充盈缺损，对应的肺区血流减少，远端肺野局限性肺叶、肺段血管纹理减少

2. 寻找发生深静脉血栓和肺栓塞的诱发因素　如制动、创伤、肿瘤、长期口服避孕药等。同时要注意患者有无易栓倾向，尤其是对于40岁以下的患者，应做易栓症方面的检查。

四、诊断要点

以下是笔者总结出来的诊断急性肺栓塞的重要线索，当患者具有这些临床特征时，要考虑到急性肺栓塞的可能性。

1. 有危险因素者　下肢深静脉血栓或静脉曲张病史，或者长期卧床史。

2. 胸痛、胸闷、气短，尤其气短明显但可平卧者（应鉴别气短是心源性还是肺源性）。

3. 突发晕厥者。

4. 颈静脉充盈、怒张者。

5. D-二聚体升高者。

6. 心电图示心动过速、S1Q3T3、Ⅲ和 V_1 导联同时 T 波倒置、V_1 导联 QR 征。

7. 心电图 ST-T 改变、肌钙蛋白升高，拟诊断急性非 ST 段抬高型心肌梗死者，要警惕肺栓塞。

8. 超声心动图提示右心室、右心房扩大，肺动脉高压者。

五、典型案例

【病情简介】

患者，男性，71岁。

主诉：胸痛、气短 4 天，加重 2h。

现病史：患者 4 天前无明显诱因出现胸痛、气短，以左胸部疼痛为主，无放射痛，活动时气短加重，休息 1h 左右可以自行缓解，无夜间阵发性呼吸困难，平卧时气短无加重，无咳嗽、咳痰，无咯血，无发热，无晕厥，未系统诊治。2h 前活动时胸痛和气短加重，持续不能缓解，为求诊治遂来我院急诊。

既往史：否认高血压病史，糖尿病 1 年，口服二甲双胍、格列美脲控制血糖，血糖控制在正常范围。否认既往肺栓塞和下肢深静脉血栓病史。否认肿瘤病史。否认手术及卧床病史。吸烟 30 余年，每日约 20 支，否认饮酒史。

查体：T 36.8℃，P 124 次 / 分，R 21 次 / 分，BP 120/70mmHg。神志清楚，言语流利，查体合作，颈静脉怒张，双肺呼吸音清，未闻及干湿啰音，心率 124 次 / 分。心律齐，第二心音亢进（P2 ＞ A2），各瓣膜听诊区未闻及病理性杂音，无心包摩擦音。腹部平坦，无压痛，无反跳痛，腹肌柔软，左下肢肿痛。

【辅助检查】

1. 实验室检查　急诊肌钙蛋白 I 0.084ng/mL（正常值为 0 ～ 0.0342ng/mL）。B 型钠尿肽 162.4 pg/mL（正常值为 0.00 ～ 100.00pg/mL）。D- 二聚体 4.94mg/L（正常值为 0 ～ 0.243mg/L）。动脉血气分析：pH 7.423，pCO_2 35.6mmHg，SO_2 74.9%，pO_2 40.5mmHg，乳酸 1.2mmol/L。血常规正常。

2. 急诊心电图（图 3-7）　窦性心动过速，心率 124 次 / 分，S1Q3T3，Ⅲ、aVF、V_1 ～ V_3 导联 T 波倒置。

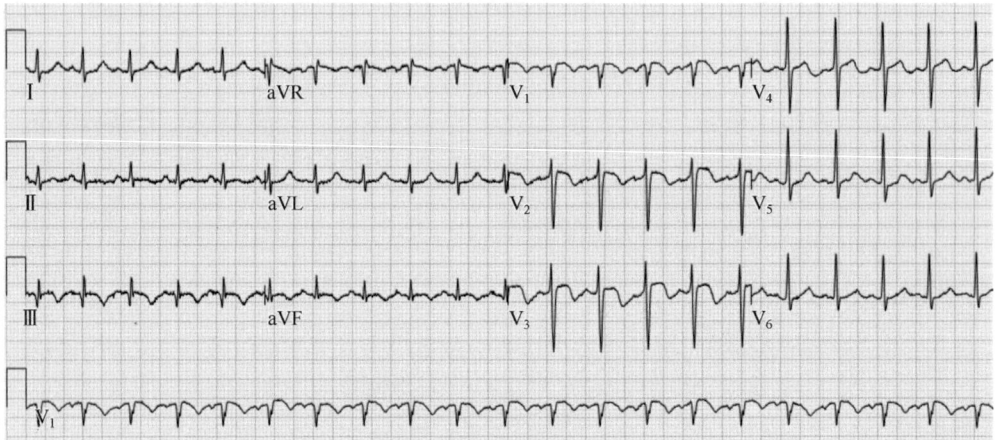

图 3-7　急诊心电图

3. 超声检查　超声心动图发现肺动脉高压和右心室比例明显增大（图 3-8），三尖瓣中度反流；双下肢超声检查发现左下肢深静脉血栓。

【诊断思路】

1. 患者胸痛、气短，心电图 Ⅲ、aVF、V_1 ～ V_3 导联 T 波倒置，肌钙蛋白升高，符合急性非 ST 段抬高型心肌梗死的诊断标准，但患者真的是心肌梗死吗？

2. 患者持续胸痛、气短，D- 二聚体明显升高，是主动脉夹层吗？

3. 患者胸痛、气短，活动时加重，平卧时气短无加重，B 型钠尿肽正常，因此尽管其血气分析提示氧饱和度和氧分压明显下降，但不考虑心源性气短。此外，患者颈静脉怒张，第二心音亢进（P2 ＞ A2），提示肺动脉高压及右心室功能受损，结合患者心电图窦性心动过速、S1Q3T3、

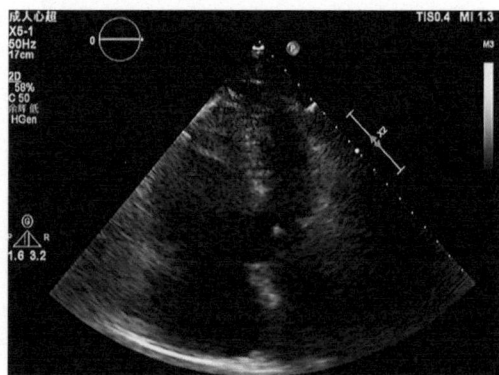

图 3-8　超声心动图影像

Ⅲ和 V₁ 导联同时出现 T 波倒置，这些心电图改变均为急性肺栓塞的改变，且患者 D-二聚体升高，因此急性肺栓塞的可能性大。

患者肺栓塞临床可能性评估：患者心率≥ 95 次 / 分（2 分），单侧下肢疼痛（1 分），单侧下肢水肿（1 分），年龄＞ 65 岁（1 分），因此总分为 5 分，是急性肺栓塞的可能性比较大。

【诊断经过】

患者急性肺栓塞的可能性最大，因此完善肺动脉增强 CT 检查：图 3-9（a）显示肺动脉宽度与升主动脉宽度几乎相同，而正常人的肺动脉宽度应小于升主动脉宽度，因此可以推测该患者的肺动脉增宽。图 3-9（d）可见右心室增大和室间隔左移，正常人的左心室压力大于右心室压力，因此左心室大于右心室，且室间隔应该偏向右心室一侧，当肺栓塞的患者肺动脉高压和右心室内压力明显增加时，右心室会明显增大，室间隔会变得平直甚至偏向左心室一侧。

【患者转归】

患者经肺动脉增强 CT 证实为急性肺栓塞，给予绝对卧床及吸氧、心电监测，肝素抗凝治疗 10 天后症状明显缓解，顺利出院。

【病例点评】

关于急性肺栓塞的诊断，需要明确的是，并不是所有肺栓塞患者的心电图都会出现特征性的改变，有 20% ～ 30% 的肺栓塞患者不能从心电图上识别出诊断线索。

对于存在特征性心电图改变的胸闷气短的患者，如果同时存在 D- 二聚体升高，患者是肺栓塞的可能性就非常大，应立即行肺动脉增强 CT 检查，明确是否存在肺栓塞。而对于不存在特征性心电图改变的胸闷气短的患者，即便 D- 二聚体升高，也不一定是肺栓塞，因为导致 D- 二聚体升高的疾病有十余种。在这种情况下，可以先完善超声心动图和双下肢静脉超声检查，寻找肺栓塞的其他证据。如果发现右心比例扩大、肺动脉高压，或者下肢深静脉血栓，则提示肺栓塞的可能性大，应行肺动脉增强

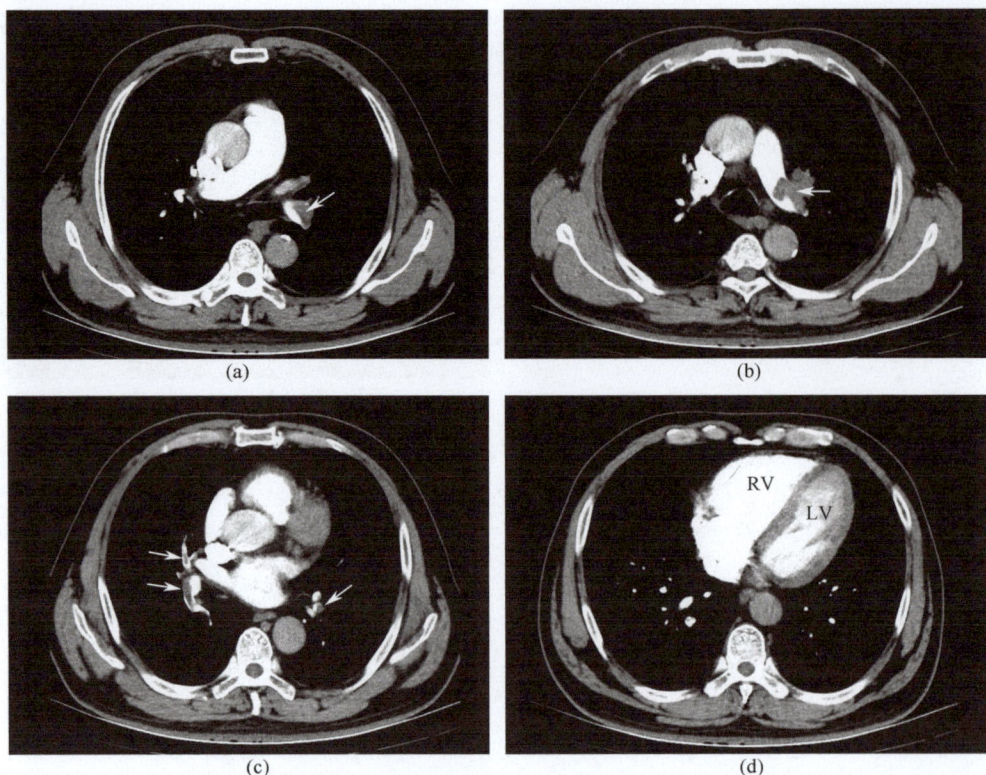

图 3-9　急性肺栓塞患者的肺动脉增强 CT 不同层面影像
（a）可见患者肺动脉主干增宽；（a）～（c）中白色箭头所示为肺动脉内血栓影；（d）可见室间隔左移，右心室明显增大。RV：右心室；LV：左心室

CT 检查；如果发现右心房或右心室血栓，则可直接作出肺栓塞诊断。但是如果超声心动图和双下肢静脉超声均未发现明显异常，则肺栓塞的可能性很小，可以根据患者具体情况决定是否行肺动脉增强 CT 检查。

参考文献

[1] 葛均波，王辰，王建安. 内科学 [M]. 10 版. 北京：人民卫生出版社，2024.

（耿兆红）

第 2 节　张力性气胸

胸膜腔是不含气体的密闭的腔隙，当气体进入胸膜腔造成积气时，称为气胸。气胸是常见的内科急症，男性多于女性。正常情况下，胸膜腔内没有气体，在胸廓向外扩张、肺向内弹性回缩等因素共同作用下，呼吸周期胸膜腔内压均为负压。发生气胸后，胸膜腔内负压可变成正压，致使静脉回心血流受阻，产生程度不同的心、肺功能障碍。气胸可分成自发性气胸和继发性气胸[1]，前者发生在无基础肺部疾病的人，后者发生在有基础肺部疾病的患者。根据脏层胸膜破裂的不同情况及其气胸发生后对胸腔内压力的影响，自发性气胸通常分为以下三种临床类型。

1. 闭合性气胸　胸膜破裂口较小，随肺萎缩而闭合，空气不再继续进入胸膜腔。抽气后压力下降而不复升，说明其破裂口不再漏气。

2. 开放性气胸　破裂口较大或因两层胸膜间有粘连，使破口持续开放，吸气与呼气时空气自由进出胸膜腔。胸膜腔内压在抽气后可呈负压，但观察数分钟，压力又复升至抽气前水平。

3. 张力性气胸　破裂口呈单向活瓣或活塞作用，吸气时胸廓扩大，胸膜腔内压变小，空气进入胸膜腔；呼气时胸膜腔内压升高，压迫活瓣使之关闭，致使胸膜腔内空气越积越多，内压持续升高，使肺脏受压，纵隔向健侧移位，影响心脏血液回流。此型气胸抽气后胸膜腔内压可下降，但又迅速复升，对机体呼吸循环功能的影响最大，必须紧急抢救处理。

本章主要讲述自发性气胸中的危重类型：张力性气胸。

一、病因和发病机制

1. 原发性气胸　无明显肺部病变的自发性气胸称为原发性气胸，又称为特发性气胸。特发性气胸常见于年龄在 10 ～ 30 岁的瘦高体型男性，男女比例大致在 6：1。一般认为特发性气胸是胸膜下大泡和肺大疱破裂引起的。胸膜下大泡形成的机制系非特异性炎症所致，细支气管的非特异性炎症使细支气管形成活瓣机制，炎症引起纤维组织增生，瘢痕形成，致肺泡内气体聚集。此外，身体增高时肺泡生长速度快，而间质生长相对较慢，肺尖部则存在相对缺血区，使该处产生缺血性损害，致肺泡破裂形成小气肿泡，数个肺小疱相互融合，最终形成胸膜下大泡和肺大疱。

2. 继发性气胸　因肺及胸膜疾病造成的自发性气胸称为继发性气胸，多见于 40 岁以上的患者。慢性阻塞性肺部疾病为最常见的病因，其他包括肺结核、肺脓肿、结节病、肺癌、哮喘、肺间质纤维化等。主要由于单个或多个胸膜下的肺大疱连同脏层胸膜破裂，空气逸入胸腔，或肺泡破裂，空气从肺间质沿支气管血管周围疏松组织到纵隔，当纵隔内压明显增高时，纵隔胸膜破裂，空气进入胸膜腔。

发生气胸时，因肺失去了负压的牵引作用，从而失去膨胀能力，肺容积缩小，肺活量减低，形成最大通气量降低的限制性通气功能障碍。初期肺容积缩小较少时，血流量并不减少，产生通气 / 血流比例减少导致动静脉分流，出现低氧血症；当大量气胸时，由于失去负压吸引静脉血回心，甚至胸膜腔内正压对血管和心脏的压迫，使心脏充盈减少，心搏出量降低，引起心率加快、血压降低甚至休克。张力性气胸可引起纵隔移位，导致循环障碍，甚至窒息死亡。

二、临床表现

气胸症状的轻重与有无肺基础疾病及功能状态、气胸发生的速度、胸膜腔内积气量及其压力大小三个因素有关。近 1/4 的病例起病缓慢，逐渐加重，主要表现为原发病难以解释的呼吸困难加重；若原先已存在严重的肺功能减退，即使气胸量小，也可有明显的呼吸困难，仍可导致心肺功能严重恶化，甚至危及生命。年轻人即使肺压缩 80% 以上，有的症状亦可以很轻。

（一）症状

典型症状为气胸同侧胸部突然发生胸痛，继以胸闷、呼吸困难和刺激性咳嗽。

1. 胸痛

（1）部位和放射部位　胸痛主要位于发生气胸的一侧胸部，可向肩背部、腋侧或前臂放射。

（2）疼痛性质　胸痛性质可为锐痛、胀痛，或呈针刺样或刀割样痛。但由于老年人感觉迟钝，胸痛的表现往往不如年轻人明显，容易造成早期诊断的延误。

（3）疼痛时限　胸痛持续时间短暂，继之出现呼吸困难和刺激性咳嗽。

（4）诱发和缓解因素　发病前，部分患者可能有持重物、用力排便、打喷嚏、剧烈体力活动等诱因，但多数患者在正常活动或安静休息时发生。大多数起病急骤，胸痛突然发生，吸气或咳嗽时加重。气胸刚出现时疼痛较剧烈，随着时间的延长疼痛逐渐缓解。

2. 呼吸困难　对于原有肺功能不全、肺气肿、肺纤维化等基础肺部疾病者，呼吸困难常与胸痛同时发生，因为这类患者基础肺功能差，即使肺萎缩了 10% 以下，呼吸困难也很明显。对于没有基础肺部疾病、原来肺功能良好者，呼吸困难可在胸痛发生后逐渐出现，随着气胸进行性加重，呼吸困难也越来越重，甚至出现窒息感，不能平卧，如果侧卧，则被迫转为健侧卧位，以减轻呼吸困难。

张力性气胸除呼吸困难外，还可出现胸闷、挣扎坐起、烦躁不安、血压下降、发绀、大汗淋漓、四肢厥冷、脉搏细速等，若不及时抢救可很快昏迷死亡。

3. 咳嗽　气胸可伴有咳嗽，多为干咳，由胸膜反射性刺激引起。

（二）体征

少量气胸体征不明显，尤其在肺气肿患者更难确定。肺压缩 30% 以上时，气管向健侧移位，患侧胸部隆起，肋间隙变大，呼吸运动与触觉语颤减弱，叩诊呈过清音或鼓音，听诊呼吸音减弱或消失。部分老年患者类似于哮喘样发作，严重呼吸困难的同时肺部可闻及哮鸣音。左侧少量气胸时，有时可在左心缘处听到与心跳一致的气泡破裂音，称 Hamman 征。

三、辅助检查

（一）胸部 X 线片

是诊断气胸的重要方法，可显示肺受压程度、肺内病变情况以及有无胸腔积液及纵隔移位等。气胸的典型 X 线表现为被压缩肺呈外凸弧形的细线条形阴影，称为气胸线，线外透亮度增高，无肺纹理，线内为压缩的肺组织（图 3-10 和图 3-11）。大量气胸时，肺脏向肺门回缩，呈圆球形阴影，纵隔及心脏移向健侧。

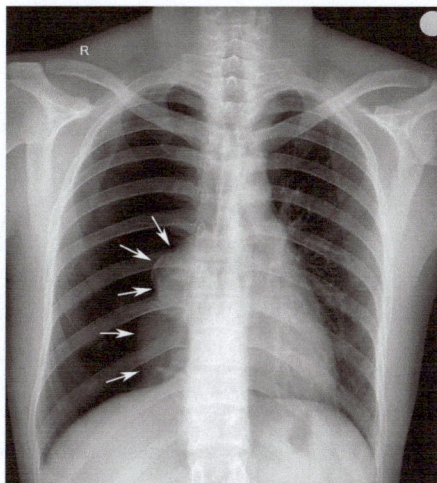

图 3-10　右侧气胸的 X 线影像

右侧胸腔内可见气胸线，即外凸弧形的细线条形阴影（白色箭头所示），线外透亮度增高，无肺纹理，线内为压缩的肺组织。右肺膨胀不全，右侧肋间隙增宽，纵隔轻度左移

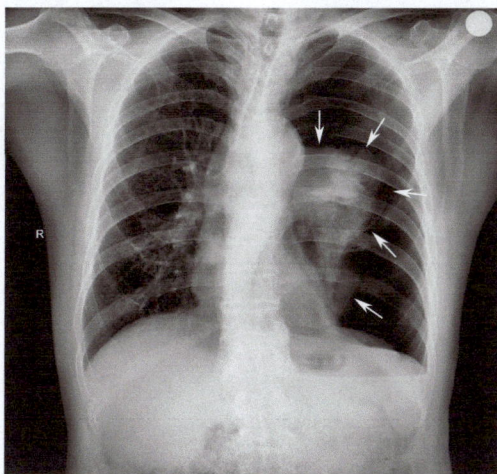

图 3-11　左侧气胸的 X 线表现

左侧胸腔内可见气胸线，即外凸弧形的细线条形阴影（白色箭头所示），线外无肺纹理，线内为压缩的肺组织。可见纵隔向右侧偏移

可依据后前位胸部 X 线片判断气胸容积的大小。侧胸壁至肺边缘的距离为 1cm 时，约占单侧胸腔容积的 25%，2cm 时约 50%。故从侧胸壁到肺边缘的距离 ≥ 2cm 为大量气胸，＜ 2cm 为小量气胸。如从肺尖气胸线至胸腔顶部估计气胸的大小，距离 ≥ 3cm 为大量气胸，＜ 3cm 为小量气胸。

（二）CT检查

表现为胸膜腔内出现极低密度的气体影，伴有肺组织不同程度的萎缩改变（图 3-12 和图 3-13）。CT 对于小量气胸、局限性气胸以及肺大疱与气胸的鉴别比胸部 X 线片更敏感和准确。

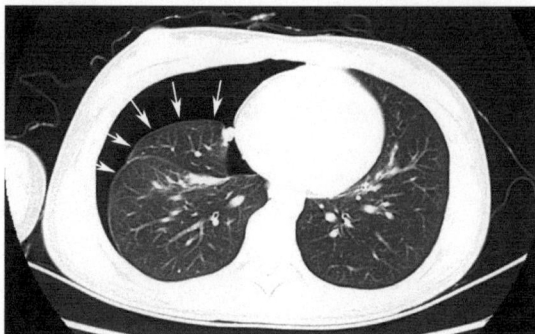

图 3-12　右侧气胸的 CT 影像
可见右侧胸腔内气体影，致肺组织受压内收（白色箭头所示），纵隔略向左侧移位

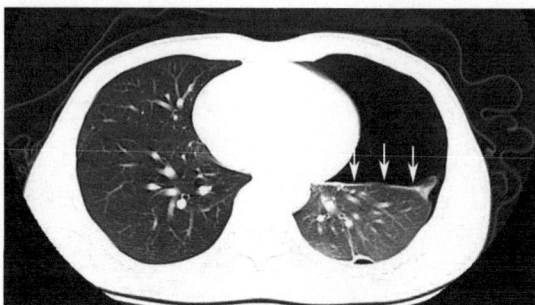

图 3-13　左侧气胸的 CT 影像
可见左侧胸腔内气体影，致肺组织受压内收（白色箭头所示），左肺体积减小、不张

（三）心电图

张力性气胸的患者心电图可以出现多种异常表现，但是这些心电图改变也可见于肺气肿、先心病等患者，因此心电图诊断气胸缺乏特异性，只能起到提示性作用，没有确诊价值。

1.左侧气胸的心电图特征 [2]　左侧气胸时，左侧胸腔内气体增加，左肺被压缩到肺门附近，使 V_2、V_3 导联下面肺组织密度增高，导电能力增加，故 V_2、V_3 导联 QRS

电压增高（心脏右移时 V_1 导联电压也增高）。左侧气胸时，心脏向右移位，左心缘离左胸导联距离增加，从而使左胸导联 I、aVL、V_5、V_6 的 QRS 波振幅明显降低，即侧壁导联（I、aVL、V_5、V_6）QRS 波电压降低甚至低电压。因此，最终呈现 QRS 波电压由 V_1/V_2 至 V_5/V_6 逐渐降低的现象。

左侧气胸时左心缘右移变直，左膈面降低，心脏由正常位转为相对悬垂位，再加上肺萎陷后心脏失去左肺组织的支持作用，导致心脏顺钟向转动，故患者往往发生顺钟向转位，同时可致胸导联 R 波由 V_1/V_2 导联到 V_5/V_6 导联递减甚至 R 波丢失[3]。

气胸可使纵隔随呼吸左右摆动，导致胸导联尤其是 V_1～V_3 导联（因为电压最高，所以最明显）QRS 波电压随呼吸规律性改变，即随呼吸运动呈现数个高波转至数个低波的规律性改变。积气量越大，出现 QRS 波振幅随呼吸而改变的可能性就越大。

张力性气胸时，患者肺组织压缩后，有效呼吸面积减少，因此心跳加快甚至心动过速。

综上，左侧气胸的心电图改变（图 3-14 和图 3-15）包括：

（1） I、aVL、V_5、V_6 导联电压低甚至低电压。

（2）胸导联 QRS 波振幅由 V_1/V_2～V_5/V_6 递减；胸导联 R 波递减甚至丢失。

（3）胸导联尤其是 V_1～V_3 导联 QRS 波电压随呼吸发生规律变化。

（4）顺钟向转位、心跳加快或窦性心动过速。

（5）极少见异常 Q 波、ST-T 改变。

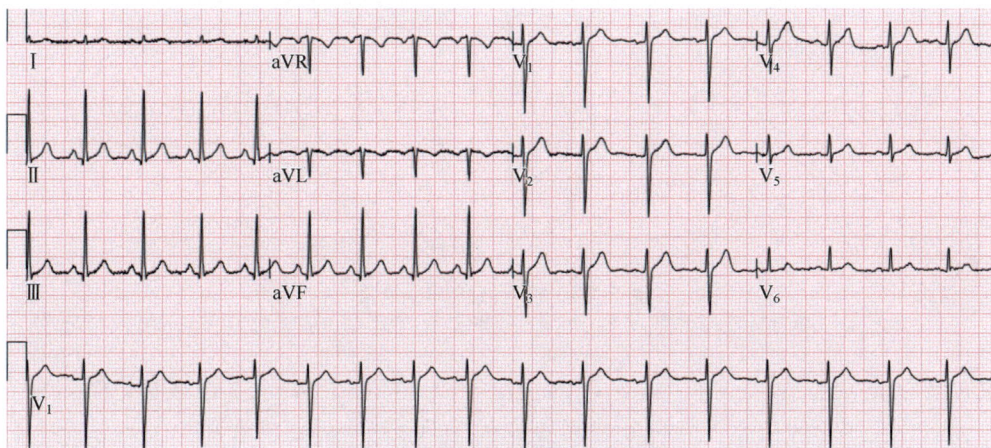

图 3-14 左侧气胸的心电图

可见多种心电图异常：窦性心动过速；I、V_5、V_6 导联 QRS 波低电压；胸导联 QRS 波电压由 V_1～V_6 逐渐降低；V_1 导联 QRS 波电压的高低随呼吸节律而改变

2. 右侧气胸心电图特征（图 3-16）

（1）心跳加快或心动过速，机制同左侧气胸。

（2）右侧气胸时，右侧胸腔内气体增加，使右胸导联下面气体增多，电阻增加，

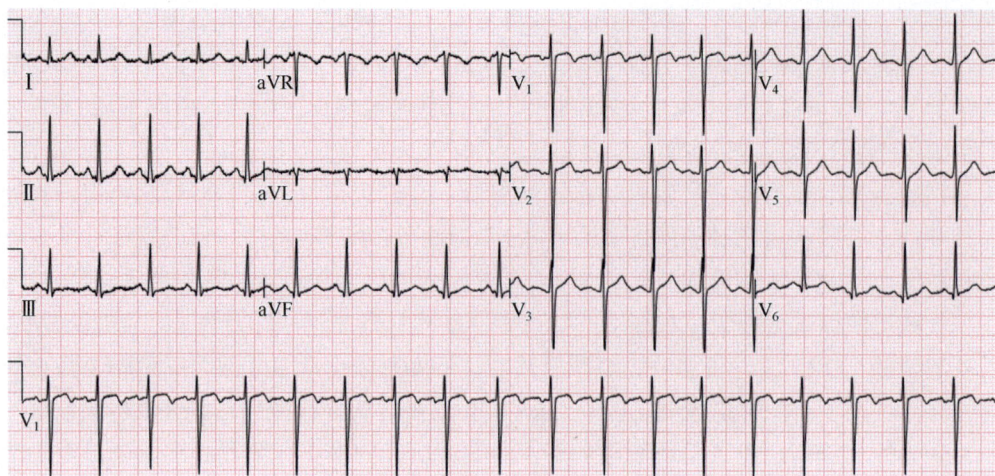

图 3-15　左侧气胸治疗后的心电图

与图 3-14 为同一患者经过胸腔穿刺和闭式引流后复查的心电图，仍可见窦性心动过速；Ⅰ、V_5、V_6 导联 QRS 波电压较治疗前增高。V_1 导联 QRS 波电压随呼吸改变，但波动的幅度较前变轻

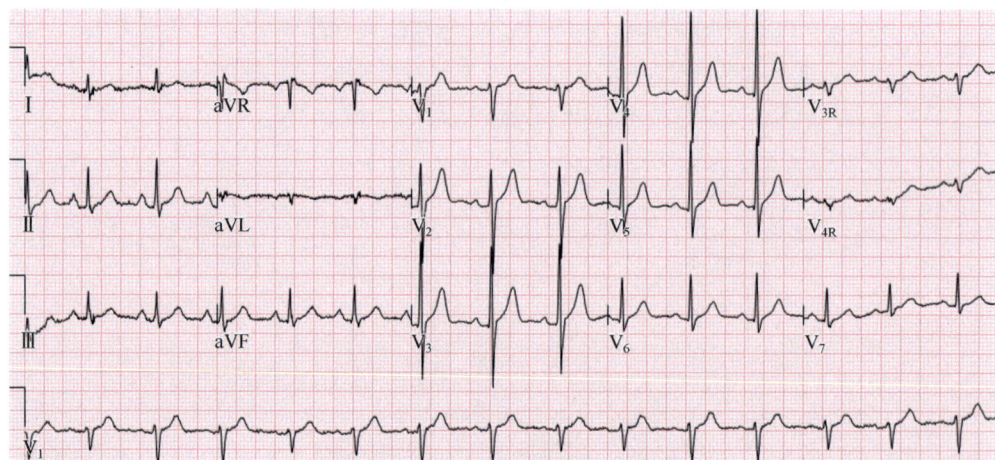

图 3-16　右侧气胸的心电图

可见心跳加快；右胸导联（V_{3R} 和 V_{4R}）的 QRS 波振幅降低；V_1 导联 QRS 波电压的高低随呼吸节律而改变

故右胸导联（V_1、V_2、V_{3R}、V_{4R}）QRS 电压降低。但由于常规 12 导联心电图记录位置大部分在正中线以左，右侧胸导联除了 V_1 和 V_2 导联外均不常规记录，故常规 12 导联心电图对右侧气胸的诊断率不如左侧气胸的诊断率高。

（3）右侧气胸同样可使纵隔随呼吸左右摆动，导致 $V_1 \sim V_2$ 导联 QRS 波电压随呼吸规律性改变。

（四）动脉血气分析

可表现为低氧血症和急性呼吸性碱中毒，有潜在肺病的患者上述表现可能更为严重。急性期气胸患者由于萎陷肺组织的无效灌流，引起右到左的分流而出现低氧血症；后期由于萎陷肺的血流减少，低氧血症反而可以有所缓解。中青年人气胸一般在肺被压缩 20%～30% 时才会出现低氧血症。

四、诊断要点

根据临床症状、体征及影像学表现，气胸的诊断并不困难。

1. 症状　胸痛、呼吸困难、烦躁、惊恐，严重者可昏迷。

2. 体征　心率增快，气管及心浊音界明显向健侧移位，患侧胸廓饱满，肋间隙增宽，呼吸运动弱，叩诊鼓音，呼吸音减弱或消失。

3. 心电图　对于突然胸痛、胸闷、气短的患者，如果心电图出现心率加快甚至窦性心动过速，V_1～V_3 导联 QRS 波电压随呼吸发生规律变化，左胸导联低电压，胸导联 R 波递减甚至丢失等，应考虑左侧气胸的可能；如果心电图出现心率加快甚至窦性心动过速，右胸导联 QRS 波电压降低，V_1～V_2 导联 QRS 波电压随呼吸规律性改变，应考虑右侧气胸的可能。

4. 当患者的症状、体征及心电图改变与上述气胸的特征相符时，应该尽快行 X 线或 CT 检查，如果显示气胸线则可以确定诊断。

五、典型案例

【病情简介】

患者，女性，27 岁。

主诉：胸痛、气短 12h。

现病史：患者入院前 12h 活动时突发左侧胸痛、气短，且气短有进行性加重趋势。无肩背部放射痛，无恶心、呕吐。

既往史：患者否认高血压、糖尿病，否认传染病病史，否认吸烟、饮酒史。

查体：T 36.3℃，P 114 次/分，R 20 次/分，BP 104/77mmHg，指脉氧饱和度 93%。神志清楚，言语流利，查体合作。胸廓正常，左侧肋间隙增宽，呼吸节律规则，呈腹式呼吸。胸壁无压痛，未触及胸膜摩擦感，未触及皮下捻发感。胸骨无叩击痛，右肺叩诊呈清音，左肺叩诊呈鼓音。右肺呼吸音清，左肺呼吸音减弱，双肺未闻及干湿啰音，未闻及胸膜摩擦音。心率 114 次/分，心律齐，各瓣膜听诊区未闻及病理性杂音，无心包摩擦音。腹部平坦，无压痛，无反跳痛，腹肌柔软。

【辅助检查】

1. 入院时心电图（图 3-17）　窦性心动过速，心率 106 次/分，Ⅰ、aVL 导联 QRS 波低电压，V_1 导联 QRS 波电压的高低随呼吸节律而改变。

2. 实验室检查　急诊肌钙蛋白 I 和 BNP 正常，复查后仍正常。血常规和 D- 二聚体正常。

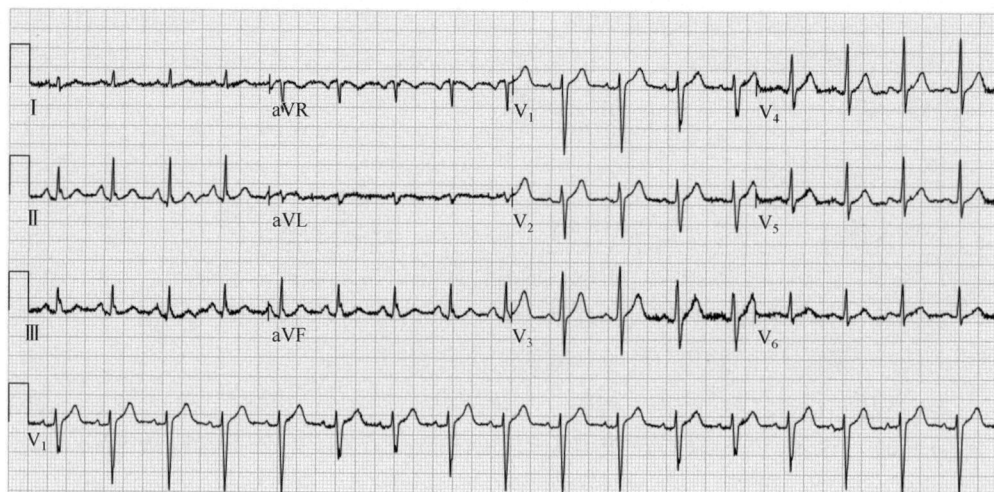

图 3-17　入院时心电图

【诊断思路】

1. 患者 27 岁，主诉胸痛、气短，心电图无心肌缺血改变，肌钙蛋白和 BNP 正常，因此不考虑急性冠脉综合征。

2. 患者主诉胸痛、气短，心电图无急性肺栓塞的相关改变，且 D- 二聚体正常，因此不考虑急性肺栓塞。

3. 患者主诉胸痛、气短，但 D- 二聚体正常，因此不考虑主动脉夹层。

4. 患者主诉左侧胸痛合并气短，呼吸频率和心率均增快，指脉氧饱和度降低至 93%，左侧肋间隙增宽，呈腹式呼吸，左肺叩诊呈鼓音，左肺呼吸音减弱。入院心电图：窦性心动过速，Ⅰ、aVL 导联 QRS 波低电压；V_1 导联 QRS 波电压的高低随呼吸节律而改变。这些症状、体征和心电图改变均提示左侧气胸。

【诊断经过】

立即查胸部 CT（图 3-18），检查结果：左侧胸腔见积气影，左侧肺萎陷改变，纵隔向右侧移位。

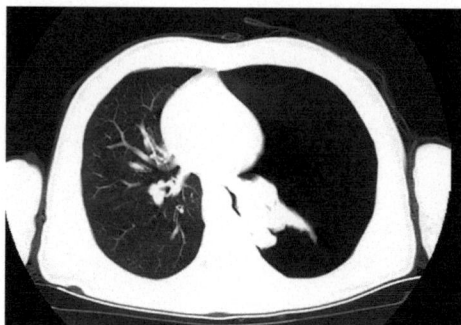

图 3-18　胸部 CT 影像

【患者转归】

患者经胸部 CT 证实为左侧气胸，给予胸腔穿刺及闭式引流术，5 天后患者顺利出院。

【病例点评】

单纯从诊断的角度来讲，确诊气胸只需要做胸部 X 线检查。胸部 X 线并不是高大上的检查手段，而是最基础、最经济、最便捷的检查手段之一。其实诊断的难点在于思维定式，对于急性胸痛的患者，往往优先会考虑是否为急性冠脉综合征，如果患者的心电图又恰巧有 ST-T 改变，则气胸很容易被误诊为冠心病。

对于突然胸痛、胸闷、气短的患者，如果心电图出现心率加快、左胸导联低电压、$V_1 \sim V_3$ 导联 QRS 波电压随呼吸节律发生规律变化，应考虑左侧气胸的可能，尽快行 X 线或 CT 检查即可证实。

参考文献

[1] 陈孝平，汪建平，赵继宗 . 外科学 [M]. 9 版 . 北京：人民卫生出版社，2018.

[2] Kurisu S, Inoue I, Kawagoe T, et al. Electrocardiographic findings in left-sided pneumothorax[J]. Am J Emerg Med, 2008, 26(8): 959-962.

[3] Mitsuma W, Ito M, Honda T, et al. Poor R-wave progression in the precordial leads in left-sided spontaneous pneumothorax[J]. Circulation, 2009, 120(21): 2122.

（耿兆红）

第 3 节　渗出性胸膜炎

胸膜炎是指由致病因素（通常为病毒、细菌或真菌）刺激胸膜所致的胸膜炎症，胸腔内可伴液体渗出（渗出性胸膜炎）或无液体渗出（干性胸膜炎）。胸痛是主要症状。内脏胸膜不含任何痛觉感受器或疼痛感受器；壁胸膜受躯体神经支配，当壁胸膜发炎时，躯体神经感知疼痛。发生在肺实质周围的炎症可以延伸到胸膜间隙并累及壁胸膜，从而激活躯体疼痛受体并导致胸膜疼痛。由于胸膜炎多为亚急性起病，其诊断常出现延迟。在多数情况下，胸膜炎伴有胸腔积液，因此，本节主要讲述渗出性胸膜炎。

一、发病机制和病因

（一）发病机制

胸膜腔是位于脏胸膜及壁胸膜之间的潜在腔隙。正常情况下，脏胸膜和壁胸膜表面有一层很薄的液体，在呼吸运动时起润滑作用。任何因素造成胸膜腔内液体产生过快和（或）吸收过缓，即产生胸腔积液，临床上亦称胸水。

胸膜腔内的液体主要在壁胸膜表面产生和吸收。在正常情况下，胸膜腔内的液体量取决于脏胸膜、壁胸膜以及胸膜腔之间的胶体渗透压和静水压的平衡。壁胸膜的血供来自体循环，而脏胸膜的血供来自肺循环和体循环的支气管动脉。一般体循环的压力高于肺循环，由于压力梯度，液体从壁胸膜和脏胸膜的体循环血管进入间质，部分在间质内重吸收，剩余的通过有渗漏性的胸膜间皮细胞层滤出到胸膜腔，通过壁胸膜的淋巴管微孔经淋巴管回吸收。

多种压力的平衡共同调节胸腔积液的形成，液体从胸膜滤出到胸膜腔的因素包括流体静水压、胸腔内压和胸腔积液胶体渗透压，而阻止滤出的压力为毛细血管内胶体渗透压。因此，壁胸膜液体滤出到胸腔的压力梯度为毛细血管内流体静水压＋胸膜腔内负压＋胸液胶体渗透压－毛细血管内胶体渗透压。

（二）病因

引起胸膜炎的病因很多，一般可分为下列几大类：

1. 感染性胸膜炎　由细菌、病毒、真菌等多种致病菌感染导致，常见的有结核性胸膜炎、化脓性细菌等，多由结核菌等细菌侵入胸膜导致，常可在胸腔积液中检测到病原菌的存在。而真菌（如放线菌或白色念珠菌）等也可引起胸膜炎，可见于免疫力低下者。

2. 肿瘤性胸膜炎　主要是由恶性肿瘤细胞或毒素侵入胸膜组织所致，如肺癌、胸膜间皮瘤、乳腺癌、淋巴癌等，可引起胸膜水肿、渗出、增厚等情况，多可出现血性胸腔积液，从而引起肿瘤性胸膜炎。

3. 自身免疫疾病性胸膜炎　以类风湿关节炎和系统性红斑狼疮最常见。

4. 胃肠道疾病所致胸膜炎　急性出血坏死性胰腺炎最多见，还可见于肝脓肿、膈下脓肿、食管穿孔、腹部手术等。

5. 药物诱发胸膜病变　常见于胺碘酮、甲氨蝶呤、普鲁卡因酰胺、异烟肼、氯丙嗪等药物。

6. 其他　如尿毒症、胸部外伤、肺梗死、消化内镜检查或治疗、支气管动脉栓塞手术或放射性治疗等均可引起胸膜炎。

二、临床表现

（一）症状

症状与患者胸腔积液量有关，若积液量少于 0.3 ～ 0.5L，患者症状多不明显；若患者大量积液时，最常见的症状是呼吸困难，多伴有胸痛、咳嗽。当胸腔积液量持续增加，因脏层及壁层胸膜之间间距的增加，胸痛可逐渐缓解，但胸闷、气促加重。患者原发病不同，临床表现亦有不同之处。以下是几种常见病的临床表现：

1. 结核性胸膜炎　多急性起病，也可为亚急性或慢性起病。早期为干性胸膜炎，典型者表现为午后低热、刺激性咳嗽和胸痛，多为尖锐的刺痛，多在患侧季肋区较明显，深吸气或咳嗽时加重，患侧卧位时可减轻。随着胸膜腔逐渐出现积液，称为渗出性胸膜炎。胸痛逐渐减轻，患者出现胸闷、气急，尤以活动后明显。当胸腔积液较前吸收至少量时，患者又可出现胸痛。结核性脓胸急性起病患者可出现畏寒、高热或多汗等症状，若出现支气管胸膜瘘时则咳出大量脓痰，有时呈血性。慢性者多无发热，但多有较明显的消耗症状，如食欲减退、贫血与消瘦。

2. 细菌性胸膜炎 亦称类肺炎性胸腔积液，由肺炎累及胸膜所致，也可见于支气管扩张、肺脓肿等。早期主要表现为类似肺炎的症状，多为急性起病，可有畏寒、发热、咳嗽、咳痰，典型患者可伴有胸痛，多为刺痛，深呼吸、改变体位或咳嗽时加重。当胸腔积液量较大时胸痛减轻，常有气急。一般类肺炎性胸腔积液患者发热病程较无胸腔积液的单纯肺炎时间要长，多于胸腔积液引流后体温逐渐恢复正常。

3. 癌性胸腔积液 患者除原发肿瘤疾病的临床表现外，与胸腔积液相关的临床表现主要为呼吸困难、胸痛及咳嗽等。患者呼吸困难与胸腔积液形成速度与积液量有关，早期出现活动耐力下降伴活动后气促，胸腔积液量较大者休息时即可出现气促，甚至端坐呼吸。胸痛及其胸膜转移与胸膜炎症有关，当患者出现壁层胸膜转移时，胸痛往往是持续性钝痛，与胸腔积液量的相关性不大。咳嗽一般为刺激性干咳，与胸腔积液较少刺激胸膜或大量胸腔积液致气管壁受压有关。

4. 自身免疫性胸膜炎 患者早期症状有胸痛、咳嗽，在渗出液较多时，可伴胸闷气促。胸腔积液一般为中量以上，大多为双侧，但也可为单侧或双侧交替发生。常伴有自身免疫性疾病的症状，包括肌肉关节病变、皮损，以及出现全身脏器（心、肝、肾或肺）受损的表现。

（二）体征

与积液量有关。早期少量积液，大多无明显体征，患侧胸部可有局部压痛及呼吸音减低，部分患者可触及胸膜摩擦感及闻及胸膜摩擦音；中至大量积液时，患侧胸廓饱满，纵隔脏器受压，气管纵隔向健侧移位，触诊触觉语颤减弱，叩诊局部叩诊呈浊音或实音，听诊呼吸音减低或消失。慢性结核性脓胸者多伴胸廓塌陷、肋间隙变窄。肺外疾病如类风湿关节炎、系统性红斑狼疮等引起的胸腔积液，多有原发病的体征。

三、辅助检查

（一）实验室检查[1]

1. 细菌性胸膜炎 胸腔积液一般为黄色渗出液，胸腔积液中细胞计数以中性粒细胞为主，乳酸脱氢酶（LDH）明显增高，对于复杂性类肺炎型胸腔积液的 LDH 显著增高，往往大于 1000U/L；pH、血糖一般明显降低，pH 多小于 7.2，血糖小于 2.2mmol/L。癌胚抗原（CEA）和腺嘌呤核苷脱氢酶（ADA）不增高。脓胸患者胸腔积液可呈灰色脓性（图 3-19），ADA、CEA 可明显升高。

2.结核性胸膜炎 胸腔积液一般呈草黄色（图3-19），也可呈血性。胸腔积液性质为渗出液，以淋巴细胞为主，急性期可以中性粒细胞为主。结核性胸液中 ADA 水平明显增高，如果胸液中 ADA > 45U/L，胸液 ADA/ 血清 ADA > 1，淋巴细胞数 /中性粒细胞数 > 75%，为结核性胸膜炎的可能性大。一般胸腔积液中 CEA 不高。结核性胸膜炎患者胸腔积液中抗酸染色阳性率较低，不足 10%，而胸腔积液 γ- 干扰素水平增高，其敏感性和特异性高。胸腔积液 X-pert MTB/RIF 诊断结核性胸膜炎特异度高。结核性脓胸患者外观呈稀薄脓性，可含有干酪样物质，普通细菌培养阴性，而抗酸杆菌涂片或培养阳性。

3.癌性胸腔积液 癌性胸腔积液外观呈血性或浆液血性（图3-19），胸腔积液LDH > 500U/L，胸腔积液 CEA > 20μg/L。胸腔积液细胞学检查如能找到肿瘤细胞更有助于诊断，反复多次检查有助于提高检测阳性率。

4.自身免疫相关性胸膜炎 胸腔积液中补体成分（C3、C4）降低，且免疫复合物含量升高。系统性红斑狼疮患者胸腔积液检查表现为渗出液，有核细胞分类以单核细胞或淋巴细胞为主。类风湿关节炎胸腔积液为渗出性，分类以淋巴细胞为主，主要特征是低葡萄糖（< 2.2mmol/L）、低 pH（< 7.2）、高 LDH（> 500U/L）。

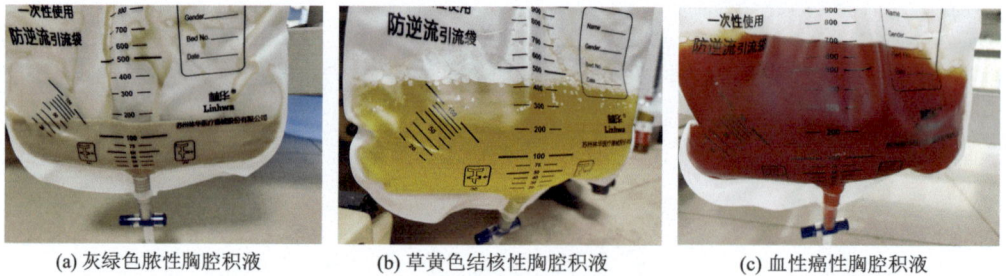

(a) 灰绿色脓性胸腔积液   (b) 草黄色结核性胸腔积液   (c) 血性癌性胸腔积液

图 3-19　不同病因的胸腔积液颜色

（二）影像学检查

1.胸部 X 线片 少量的胸腔积液时，可出现肋膈角变钝或消失；积液量增多时；呈向外侧、向上的弧形上缘的积液影；大量积液时，患侧胸部可见致密影，气管和纵隔向健侧移动。液气胸时，有气液平面。存在包裹性积液时，边缘光滑饱满，多局限于叶间或肺与膈之间；存在肺底积液时，可仅有膈肌升高或形状的改变。

2.胸部 CT 能更好地显示胸膜有无异常，并且对病变范围、性质及液体量有提示作用。当存在包裹性胸腔积液（图3-20箭头所示）

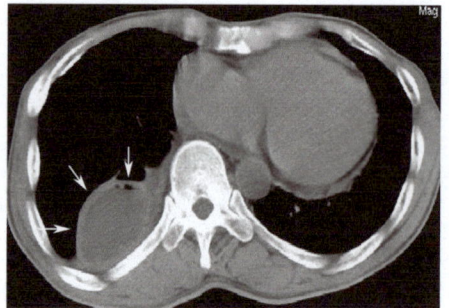

图 3-20　包裹性胸腔积液

时，胸部 CT 可协助定位，同时还能显示肺内、膈肌、肺门和纵隔等部位的病变。

3.超声检查　对于胸腔积液的灵敏度高，可估计胸腔积液量及深度，可协助胸腔穿刺定位，可判断积液有无包裹、分隔。

4.磁共振　对软组织有很高的分辨率，当怀疑肿瘤累及血管、心包、心脏或胸壁时，可考虑行胸部磁共振检查，以协助鉴别良、恶性胸腔积液，适用于对增强 CT 造影剂过敏的患者。

（三）胸膜活检

对于原因不明的以淋巴细胞为主的渗出液或原因不明的胸膜肿块、胸膜增厚等可考虑行胸膜活检，可发现肿瘤、结核和其他性质胸膜病变，对其诊断有重要意义。对于可疑结核性胸膜炎时，除病理检查外，还可以做结核分枝杆菌 DNA 检测和抗酸染色，必要时可进行结核分枝杆菌培养。一般选择CT或超声引导下胸膜活检，可提高成功率。

（四）胸腔镜或开胸活检

若上述检查仍无法确诊胸腔积液的病因，必要时可经胸腔镜或开胸直视下活检。少数患者胸腔积液的病因经上述检查仍难以确定，如无特殊禁忌，可考虑行剖胸探查。随着胸腔镜检查技术的发展，开胸活检已很少使用。

四、诊断要点

诊断首先需确定胸痛是否为胸膜炎所致，其次明确胸膜炎的性质，最终找出胸膜炎的病因。胸膜炎的诊断一般可按下列步骤进行：

1.明确有无胸腔积液　通过对患者进行常规的询问病史和体格检查，还需进行胸部 X 线、胸部 CT 和胸部超声等检查，可以明确有无胸腔积液。明确胸腔积液为单侧或双侧，是否为包裹性胸腔积液。

2.区别漏出液或渗出液　主要是通过完善胸腔穿刺术抽取胸腔积液进行常规检查，以明确胸腔积液是漏出液或渗出液。

3.寻找胸腔积液病因　在明确胸腔积液性质的基础上，通过进一步相关的检查，包括肿瘤标志物、免疫学、病原学、脱落细胞学、胸膜活检等相关检查明确胸腔积液的病因。

五、典型案例

【病情简介】

患者，男性，56 岁。

主诉：胸闷、气短半年，加重咳嗽伴胸痛 20 天。

现病史：患者半年前无明显诱因出现气短，活动后加重，未在意。1 周前患者出现咳嗽，伴左侧季肋区胸部钝痛，活动及深呼吸时疼痛加重，无发热，遂来本院就诊。门诊查心电图正常，BNP、肌钙蛋白 I、D- 二聚体、血常规、肝肾功能、电解质、血糖均正常。无晕厥，无腹痛、腹胀，体重未见明显改变。

既往史：高血压病史 6 年，否认冠心病、糖尿病病史，否认传染病病史。吸烟史 30 年，20 支 / 日，戒烟 1 年，否认饮酒史。

查体：T 36.5℃，P 90 次 / 分，R 20 次 / 分，BP 147/93mmHg。神志清楚，言语流利，查体合作，口唇无发绀。胸廓正常，左肺叩诊呈浊音，左侧呼吸音减弱，双肺未闻及干湿啰音，心率 90 次 / 分。心律齐，各瓣膜听诊区未闻及病理性杂音，无心包摩擦音。腹部平坦，无压痛，无反跳痛，腹肌柔软，未闻及腹主动脉杂音。双下肢无水肿。

【辅助检查】

1.实验室检查　动脉血气分析：pH 7.44，pCO_2 33.3mmHg，SO_2 92.8%，pO_2 70.2mmHg，$P_{(A-a)}O_2$ 11mmHg，乳酸 1.6mmol/L。癌胚抗原 43.08ng/mL（正常值为 0 ～ 0.25ng/mL）；细胞角蛋白 19 片段、神经元特异性烯醇化酶阴性。

2.胸部 CT（图 3-21）　可见左侧胸腔积液；左肺门区团块状软组织影，肺萎陷或肿瘤待排除；双肺多发大小不等的结节灶，转移瘤待排除；双侧腋窝、纵隔及肺门多发淋巴结显示，部分肿大；部分肋骨、胸椎可见多发骨质密度欠均匀。

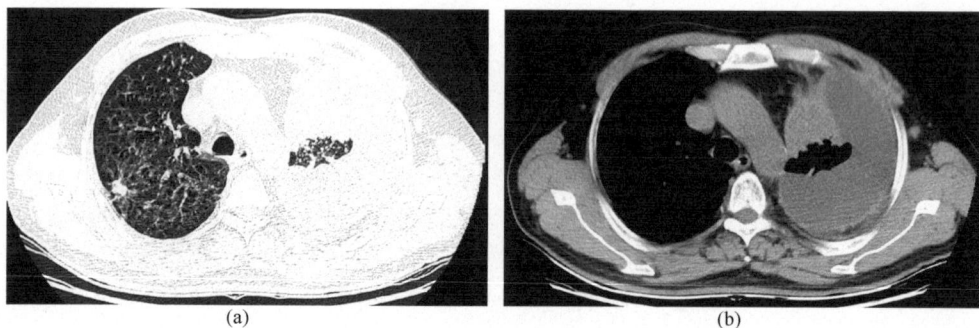

(a)　　　　　　　　　　　　　　　(b)

图 3-21　胸部 CT 影像

【诊断经过】

患者左肺占位性病变、左侧胸腔积液诊断明确，胸部 CT 提示部分肋骨、胸椎可见多发骨质密度欠均匀，进一步查体存在局部肋骨及胸椎压痛，患者左侧胸痛考虑与其左侧胸膜肥厚及肿瘤肋骨和胸骨转移有关。

给予左侧胸腔穿刺置管引流术，胸腔积液李凡他试验阳性、癌胚抗原＞ 1500ng/mL，胸腔积液病理查到肿瘤细胞，形态学上倾向腺癌。完善基因检测提示 *EGFR L858R* 突变。

【患者转归】

给予口服奥希替尼靶向治疗，患者治疗半个月后症状好转出院，定期随访。

【病例点评】

患者胸痛，存在左侧季肋区钝痛，疼痛与改变体位及深呼吸有关，这种与体位和深呼吸相关的胸痛通常要考虑胸膜炎和心包炎的可能性。如果患者疼痛以右侧为主，则首先考虑胸膜炎；如果疼痛以左侧为主，则胸膜炎和心包炎都有可能。该患者胸部 CT 提示左侧胸腔积液，左肺门区团块状软组织影，癌胚抗原明显升高，因此考虑恶性胸腔积液及胸膜炎。后续的病理及基因检测证实为肺癌。

参考文献

[1] 葛均波，王辰，王建安 . 内科学 [M]. 10 版 . 北京：人民卫生出版社，2024.

（姚　婷）

第 4 节　肺部恶性肿瘤

肺部恶性肿瘤，亦称为原发性支气管癌以及原发性支气管肺癌，为起源于呼吸上皮细胞（包括支气管、细支气管和肺泡）的恶性肿瘤。肺癌是全球癌症相关死亡的主要原因，发病率和死亡率在所有男性癌症中列首位，女性发病率亦较高。发病高峰在 55 ～ 65 岁，男性多于女性。早期多无明显症状，主要以咳嗽、咳痰、咯血和消瘦等为临床表现。约 75% 患者出现症状就诊时已属晚期，致使预后差，整体 5 年生存率在 20% 左右。因此，必须重视早期诊断和规范化治疗。

一、病因和发病机制

1. 吸烟　是引起肺癌的首要原因，约 85% 的肺癌患者有吸烟史。与非吸烟史者比较，吸烟者发生肺癌的危险性高 10 倍，重度吸烟者可达 10 ～ 25 倍。且初始吸烟的年龄越小，吸烟史越长，吸烟量越大，肺癌的发病率越高，死亡率亦越高 [1]。被动吸烟、二手烟甚至三手烟的暴露可显著增加肺癌的发生风险。

2. 职业致癌因子　目前已被确认的职业致癌因子包括砷、铬、镍、氡、镉、铍、煤焦油、芥子气、双氯甲基乙醚、多环芳烃类等。石棉暴露可显著增加肺癌的发病风险。另外，二氧化硅和煤烟也是明确的肺癌致癌物。

3. 空气污染　包括室外大环境污染和室内小环境污染。室外大环境污染包括城市中的工业废气、汽车尾气等，含有致癌物质如苯并芘、氧化亚砷、镍、铬、PM2.5、放射性物质以及不燃的脂肪族碳氢化合物等。室内小环境污染包括被动吸烟、燃料燃烧和烹调过程中产生的致癌物。

4. 电离辐射　可以是职业性或非职业性的，由来自体外或因吸入放射性粉尘和气体引起的体内照射。

5. 饮食与体力活动　食用含 β 胡萝卜素的蔬菜和水果较少的成年人，肺癌发生的危险性升高。一定强度的体力活动使发生肺癌的风险下降。

6. 遗传与基因突变　遗传因素与肺癌的发生有一定的相关性。

7. 慢性肺部疾病史　慢性阻塞性肺疾病、肺结核、结节病和肺纤维化等慢性肺部疾病患者，肺癌的发病率高于健康人群。

二、分类

（一）按解剖学部位分类

1. 中央型肺癌　发生在段及以上支气管的肺癌，以鳞状上皮细胞癌和小细胞肺癌多见。

2. 周围型肺癌　发生在段支气管以下的肺癌，以腺癌多见。

（二）按组织病理学分类

肺癌分为非小细胞肺癌和小细胞肺癌两大类，其中，非小细胞肺癌约占肺癌总发病率的85%。同时将不典型腺瘤性增生和原位腺癌归类为腺体前驱病变。

三、临床表现

临床表现与肿瘤大小、类型、发展阶段、所在部位、有无并发症或转移有密切关系。有5%～15%的患者早期无症状，仅在常规体检、胸部影像学检查时发现。其他患者可表现或多或少与肺癌有关的症状与体征，但往往容易被忽略，被发现时多处于晚期。按部位可分为原发肿瘤、肺外胸内扩展、胸外转移和胸外表现四类。

（一）原发肿瘤引起的症状和体征

1. 咳嗽　为早期症状，多为刺激性干咳，无痰或少痰。当肿瘤引起支气管狭窄后咳嗽可加重，多为持续性，呈高调金属音样咳嗽或刺激性呛咳。细支气管 - 肺泡细胞癌可有大量黏液痰。当继发感染时，痰量增加，且呈黏液脓性。

2. 血痰或咯血　多见于中央型肺癌。肿瘤向管腔内生长者可有间歇或持续性咳痰带血或咯血，若肿物表面糜烂严重侵蚀大血管，则可引起大咯血。

3. 气短或喘鸣　肿瘤向支气管内生长，或转移到肺门淋巴结导致肿大的淋巴结压迫主支气管或隆突，或引起部分支气管阻塞时，可有呼吸困难、喘息、气短，偶尔表现为喘鸣，听诊时可发现局限或单侧哮鸣音。

4. 发热　肿瘤组织坏死可引起发热，多数发热与肿瘤引起的阻塞性肺炎相关，抗生素治疗效果不佳。

5. 体重下降　肿瘤发展到晚期，由于肿瘤毒素和消耗的原因，并合并感染或疼痛可致食欲减退，可表现为消瘦或恶病质。

（二）肺外胸内扩展引起的症状和体征

1. 胸痛　由于肿瘤细胞侵犯胸膜或胸壁，也可由于阻塞性炎症累及部分胸膜或胸壁引起胸痛。若肿瘤靠近胸膜，则产生不规则的钝痛或隐痛，疼痛于深呼吸、咳嗽时加重。肋骨、脊柱受侵犯时可有压痛点，而与呼吸、咳嗽无关。肿瘤压迫肋间神经，胸痛可累及其分布区。

2. 声音嘶哑　肿瘤直接压迫或肿大的纵隔淋巴结，压迫喉返神经（多于左侧），可导致声音嘶哑。

3. 吞咽困难　肿瘤累及或压迫食管，可引起吞咽困难；重者可引起气管 - 食管瘘，导致肺部或纵隔感染。

4. 胸腔积液　部分患者有不同程度的胸腔积液，通常提示肿瘤转移累及胸膜或肺淋巴回流受阻。

5. 心包积液　肿瘤可直接蔓延侵犯心包，亦可通过阻塞使心脏的淋巴引流障碍导致心包积液。若迅速产生大量心包积液可有心脏压塞症状。

6. 上腔静脉阻塞综合征　这是由于肿大的转移性淋巴结压迫或右肺上叶的原发肿瘤侵犯上腔静脉，以及上腔静脉内癌栓阻塞静脉回流引起的。表现为头面部和上肢水肿，颈部肿胀，颈静脉扩张。

7. Horner 综合征　肺上沟瘤（Pancoast 瘤）是指肺尖部的肺癌，可压迫颈部交感神经，患者可出现患侧眼睑下垂、瞳孔缩小、眼球内陷，同侧额部与胸壁少汗或无汗。

（三）胸外转移引起的症状和体征

约 1/3 有症状的患者可有胸腔外转移的症状、体征。以小细胞肺癌最多见，其次为未分化大细胞肺癌、腺癌、鳞癌。肺癌可转移至全身任何器官系统，累及的部位会出现相应的症状和体征。

1. 转移至中枢神经系统　脑转移可引起颅内压增高，从而出现相应的症状，如头痛、恶心、呕吐、精神状态异常。也可表现为偏瘫、癫痫发作、小脑功能障碍、定向障碍、语言障碍及性格改变等症状。若脊髓束受压迫，可出现乏力、背痛、感觉异常、肠道功能异常或膀胱功能异常。

2. 转移至骨骼　常见部位为肋骨、脊椎、骨盆和四肢长骨。可引起相应部位的骨痛和病理性骨折。大多为溶骨性病变，少数为成骨性病变。

3. 转移至腹部　可转移至肝脏、胰腺、胃肠道，可表现为食欲下降、肝区疼痛或腹痛、肝大、阻塞性黄疸、腹水及胰腺炎等症状。亦可转移到肾上腺和腹膜后淋巴结，多数无临床症状。

4. 转移至淋巴结　锁骨上淋巴结是肺癌转移的常见部位，尤其是右侧锁骨上淋巴结，可毫无症状。典型者多位于胸锁乳突肌附着处的后下方，质硬且移动度差，逐渐增大、增多，可以融合，多无疼痛感。

（四）胸外表现

指肺癌非转移性胸外表现或称为副癌综合征，以小细胞肺癌患者多见，可以表现为首发症状或复发的首发征象。主要包括以下几方面表现：

1. 肥大性肺性骨关节病　常见于小细胞肺癌，也见于胸膜间皮瘤和肺转移癌（包括胸腺、子宫、前列腺转移）。多侵犯上、下肢长骨远端，30% 患者发生杵状指（趾），受累骨骼可发生骨膜炎，表现为疼痛、压痛、肿胀。

2. 异位 ACTH 综合征　最常见于小细胞肺癌和支气管类癌，可在患者瘤组织中甚至血中测到 ACTH 增高。表现为库欣综合征，出现色素沉着、肌萎缩、水肿、低钾血症、代谢性碱中毒、高血糖或高血压等症状，但表现多不典型，比较罕见的临床表现为向心性肥胖和紫纹。

3. 抗利尿激素分泌失调综合征　其特征是低钠血症（血清钠 < 135mmol/L）、低渗血症（血浆渗透压 280mmol/L）。可引起厌食、恶心、呕吐等水中毒症状，还可伴有逐渐加重的神经并发症，包括嗜睡、易激动、定向障碍、癫痫样发作或昏迷等神经系统症状。大多数症状可在肿瘤初始化疗后 1～4 周内缓解。

4. 异位促性腺激素　肺癌中不多见，大部分是大细胞肺癌，主要表现为男性轻度乳房发育和肥大性骨关节病。

5. 高钙血症　常见于鳞癌患者，由骨转移或肺癌分泌过多甲状旁腺激素相关蛋白引起。患者表现为嗜 / 厌食、恶心、呕吐、腹痛、便秘、嗜睡和体重减轻及精神变化。切除肿瘤后血钙水平常可恢复正常。

6. 神经肌肉综合征　包括肌无力样综合征、小脑皮质变性、脊髓小脑变性、周围神经病变等。发生原因目前尚不明确，可能与自身免疫反应或肿瘤产生的体液物质有关。

7. 类癌综合征　由分泌血管活性物质（如 5- 羟色胺、激肽释放酶、组胺）的肠肾上腺素肿瘤（类癌瘤）引起的。典型特征是皮肤、心血管、胃肠道和呼吸功能异常。主要表现为面部、上肢和躯干的潮红或水肿、腹泻、心悸、喘息、瘙痒和感觉异常。

四、辅助检查

（一）影像学检查

1. 胸部 X 线片　因其分辨率较低，对早期肺癌微小结节和隐蔽部位病灶检出有局限性。中央型肺癌生长在主支气管、叶支气管或段支气管，表现为肺门类圆形阴影、右肺上叶肺癌下缘倒 S 影像等直接征象，以及肺不张、阻塞性肺炎、局限性肺气肿等间接征象；周围型肺癌发生在段以下支气管，早期表现为小斑片状阴影等，进展期表现为阴影增大，密度增高，呈圆形或类圆形，边缘分叶状，伴有细毛刺或脐凹征，常有胸膜牵拉等多种变化。若肿瘤侵犯肺门淋巴结，可致肺门淋巴结肿大；若侵犯胸膜，可出现胸腔积液。

2. 胸部 CT　分辨率更高，能发现肺微小病变和胸部 X 线片难以显示的部位（如位于心脏后、脊柱旁、肺尖、肋膈角及肋骨等），是目前发现肺癌最常见的检查（图 3-22）。

胸部增强 CT 对于检出肺门及纵隔淋巴结肿大更敏感，有助于肺癌的临床分期及术前评估。胸部 CT 的影像学表现有分叶征、毛刺征、血管集束征、胸膜凹陷征等。

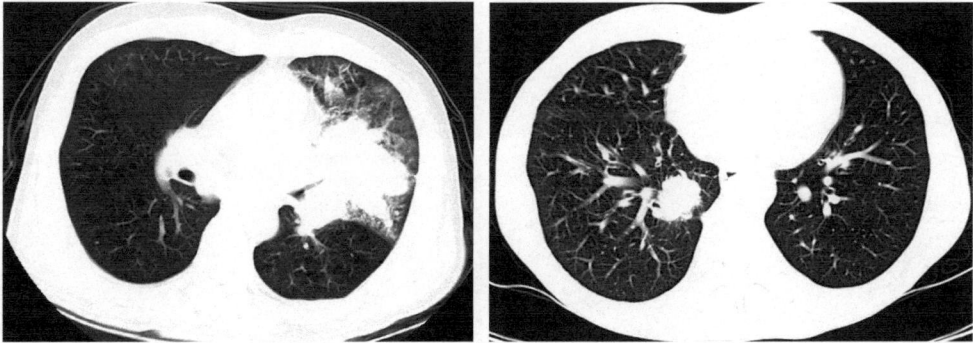

(a) 左肺内中央型肺癌　　　　　　　　　(b) 右肺内周围型肺癌

图 3-22　肺癌患者的胸部 CT 影像

3. 胸部磁共振检查　在明确肿瘤与大血管关系、发现脑实质或脑膜转移方面有优势，但在检查肺部小病灶时不如 CT 敏感。

4. 核素闪烁显像　骨 γ 闪烁显像可了解有无骨转移，诊断效能有一定指标，若采用核素标记生长抑素类似物显像有助于小细胞肺癌分期诊断。正电子发射断层成像（PET）和 PET - CT 能显示代谢物质生理变化，对肺癌诊断和分期等有重要作用，但阳性患者仍需细胞学或病理学检查确诊。

（二）获得病理学诊断的检查

1. 痰液细胞学检查　是诊断中央型肺癌简单方便的非创伤性方法，但有假阳性和假阴性可能，通过获取气道深部痰液多次送检等方法可以提高阳性率，敏感性 < 70%，特异性高。

2. 胸腔积液细胞学检查　通过胸腔穿刺术获取胸腔积液行细胞学检查，可以明确病理和分期。胸腔积液离心沉淀后行石蜡包埋、切片和染色，可提高病理阳性率。

3. 呼吸内镜检查　支气管镜检查是诊断肺癌的主要方法之一，可直接观察到气管和支气管黏膜上的病变，并可在直视下通过活检、镜刷及肺泡灌洗等多种取材方式提高检出率。荧光支气管镜可提高诊断率，特殊引导技术可获取病理标本。超声支气管镜引导下针吸活检术有助于明确纵隔淋巴结、气管外占位性病变及大气道管壁浸润病变的性质，且有助于进行肺癌的 TNM 分期。外周病变可用小超声探头引导下肺活检。对于常规支气管镜无法观察到的病灶，可根据不同情况通过超细支气管镜、径向超声探头、X 线透视、电磁导航支气管镜等引导支气管镜技术以获得病理标本。

4. 胸腔镜检查（图 3-23）　用于胸膜下病变，观察胸膜有无转移病变。

5. 纵隔镜检查　可以鉴别纵隔淋巴结肿大良恶性，也可以评估肺癌分期和术前评估淋巴结分期，但操作创伤和风险较大。

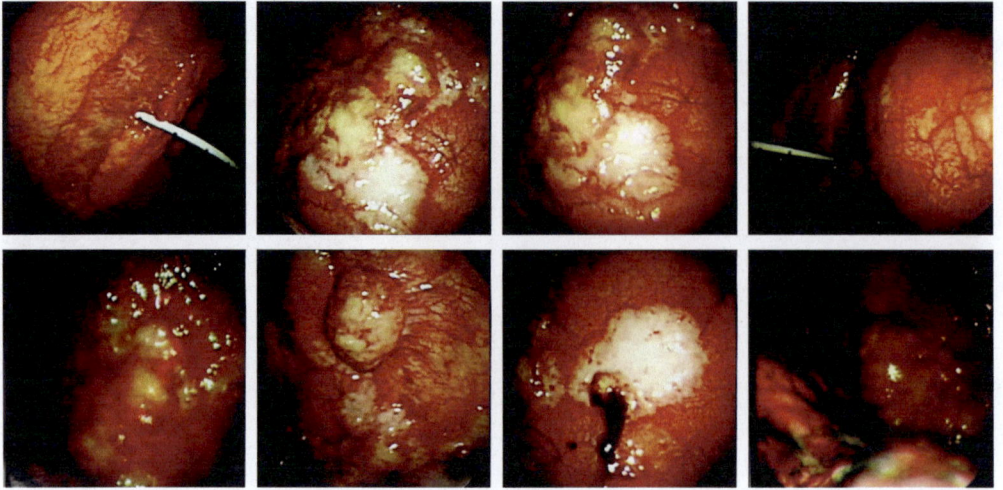

图 3-23　胸腔镜检查影像

可见壁层胸膜广泛分布大小不同的结节及肿块

6.针吸活检

（1）经胸壁穿刺肺活检　对于外周型病变，尤其是靠近胸壁的病灶，可在 X 线、胸部 CT 或超声引导下进行病灶针吸或切割活检。

（2）浅表淋巴结活检　对于锁骨上或腋窝肿大的浅表淋巴结可做针吸活检，也可进行淋巴结活检或切除。

7.开胸肺活检　若经上述多项检查仍未能明确诊断，且高度怀疑肺癌者，可考虑开胸肺活检。必须根据患者的年龄、肺功能等仔细权衡利弊后决定。

（三）肿瘤标志物监测

目前没有诊断敏感性和特异性都很高的肿瘤标志物用于肺癌诊断，癌胚抗原、细胞角蛋白 19 片段、胃泌素释放肽前体、神经元特异性烯醇化酶等标志物单独或联合检测对肺癌诊断和病情监测有一定的参考价值。

（四）肺癌的基因诊断及其他

1.基因检测　肺癌发生与原癌基因激活和抑癌基因缺失有关，相关基因异常有助于早期肺癌诊断。针对非小细胞肺癌患者检测多种基因情况，包括常见检测基因、扩展检测基因和耐药基因检测等，以识别靶向药物最佳用药人群。

2.液体活检应用　难以获取肿瘤组织标本时，可采用外周血游离肿瘤 DNA（ctDNA）进行液体活检评估基因突变状态。

3.免疫治疗相关标志物检测　抗程序性细胞死亡蛋白配体 1（PD-L1）免疫组化检测可筛选出可能从免疫检查点抑制剂治疗中获益的非小细胞肺癌患者。肿瘤突变负荷（TMB）可能是预测免疫治疗效果的标志物，但检测方法和阈值选择尚未有统一标准。

五、诊断

肺癌诊断一般按下列步骤进行。

1. 胸部 X 线片或 CT 检查　有临床症状或影像学怀疑肺癌者先行胸部 X 线片、胸部 CT 检查，发现肿瘤的原发部位、有无纵隔淋巴结侵犯和有无其他解剖部位的转移情况。

2. 组织病理学诊断　获取组织进行病理检查是诊断肺癌的金标准。

3. 分子病理学诊断　有条件者应在病理学确诊的同时，检测肿瘤组织的 *EGFR* 基因突变，*ALK* 融合基因，*ROS1* 融合基因，*BRAF V600*，*MET14* 外显子跳跃突变，*RET*、*KRAS* 和 *NTRK* 基因突变等。

六、典型案例

【病情简介】

患者，女性，66 岁。

主诉：持续胸痛伴气短 20 天。

现病史：患者入院前 20 天前无明显诱因出现胸痛，为右侧季肋区、左侧心前区及后背部钝痛，活动及深呼吸时疼痛加重，伴气短、咳嗽、咳白色黏痰，无发热，遂来我院就诊。门诊查心电图正常，BNP、肌钙蛋白 I、血常规、肝肾功能、电解质、血糖均正常。血浆 D- 二聚体 4.74mg/L（正常值为 0 ～ 0.25mg/L）。病来无晕厥，无腹痛、腹胀，食欲下降，近半年体重下降 5kg。

既往史：否认高血压、冠心病、糖尿病病史，否认传染病病史，否认吸烟、饮酒史。

查体：T 36.4℃，P 70 次 / 分，R 20 次 / 分，BP 134/68mmHg。神志清楚，言语流利，查体合作，口唇无发绀。胸廓正常，双肺听诊呼吸音清，双肺未闻及干湿啰音。心率 70 次 / 分，心律齐，各瓣膜听诊区未闻及病理性杂音，无心包摩擦音。腹部平坦，无压痛，无反跳痛，腹肌柔软，未闻及腹主动脉杂音。双下肢无水肿。

【辅助检查】

1. 实验室检查　癌胚抗原 22.01ng/mL（正常值为 0 ～ 0.25ng/mL）；细胞角蛋白 19 片段 27.89U/mL（正常值为 0～ 5U/mL）；神经元特异性烯醇化酶 40.29ng/mL（正常值为 0 ～ 25ng/mL）。动脉血气分析：pH 7.426，pCO_2 36.2mmHg，SO_2 93.4%，pO_2 69.8mmHg，$P_{(A-a)}O_2$ 25mmHg，乳酸 1.0mmol/L。

2. 胸部 CT（图 3-24）　双肺多发大小不等结节及肿块影，较大者位于右肺上

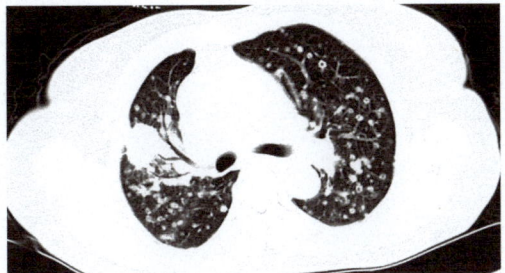

图 3-24　胸部 CT

叶，约 2.7cm×3.2cm，边缘可见毛刺及分叶，邻近胸膜受牵拉，且邻近部分支气管闭塞。

【诊断经过】

进一步完善胸部增强 CT，提示右肺上叶占位伴双肺多发转移结节，左侧第 5 前肋及胸 10 椎体、腰 2 椎体骨质改变，提示转移破坏（图 3-25）。患者左侧胸痛考虑与其肋骨及胸椎转移有关。完善 CT 引导下肺穿刺活检，病理提示腺癌。基因检测提示 *EGFR L858R* 突变。

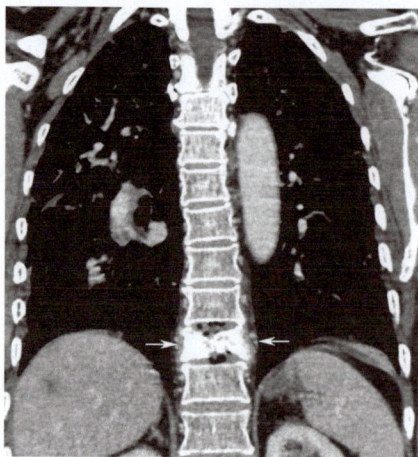

图 3-25　胸部增强 CT
箭头所示为第 10 胸椎骨质破坏

【患者转归】

给予口服奥希替尼靶向治疗，1 个月后患者胸痛较前有明显缓解。

【病例点评】

患者右侧季肋区钝痛，疼痛与改变体位及深呼吸有关。这种与体位和深呼吸相关的胸痛通常要考虑胸膜炎和心包炎的可能性，但是该患者疼痛以右侧为主，因此首先考虑胸膜炎。胸部 CT 提示右肺上叶占位，邻近胸膜受牵拉，肿瘤标志物明显升高，至此诊断肺恶性肿瘤的可能性大。肿瘤的确定诊断必须依靠组织病理学检查，因为病理诊断才是诊断肺癌的金标准。一旦确诊，还需要进一步完善分子病理学诊断，以及检测肿瘤组织是否有基因突变。

参考文献

[1] 葛均波，王辰，王建安 . 内科学 [M]. 10 版 . 北京：人民卫生出版社，2024.

（姚　婷）

第 4 章　消化系统疾病

第 1 节　胃食管反流病

胃食管反流病是一种由胃十二指肠内容物反流入食管引起不适症状和（或）并发症的疾病。反流和烧心是其最常见的症状。胃食管反流病可分为反流性食管炎和非糜烂性胃食管反流病，以非糜烂性胃食管反流病较多见。胃食管反流病也可引起咽喉、气管等食管邻近组织的损害，出现食管外症状。

胃食管反流病是一种常见病，是非心源性胸痛的常见病因之一。对不伴反流和烧心的胸痛患者，应先排除心脏疾病后再进行胃食管反流病的评估。胃食管反流病患病率随年龄增长而增加，男女性患者患病率无明显差异。

一、病因和发病机制

胃食管反流病是以食管下括约肌功能障碍为主的胃食管动力障碍性疾病，直接损伤因素为胃酸、胃蛋白酶、非结合胆盐、胰酶等反流物[1]。

1. 抗反流屏障结构与功能异常　贲门失弛缓症术后、食管裂孔疝、腹内压增高及长期胃内压增高（如胃排空延迟、胃扩张等），均可使食管下括约肌结构受损。上述部分原因、某些激素（如缩胆囊素、胰高血糖素、血管活性肠肽等）、食物（如高脂肪食物、巧克力等）、药物（如钙通道阻滞剂、地西泮）等均可引起食管下括约肌功能障碍或一过性松弛延长。在上述情况下，当食管黏膜受到反流物损伤时，可导致胃食管反流病。

2. 食管清除作用降低　常见于导致食管蠕动异常和唾液分泌减少的疾病，如干燥综合征等。食管裂孔疝时，部分胃经膈食管裂孔进入胸腔，这不仅改变了结构，还降低了食管对反流物的清除作用，从而导致胃食管反流病。

3. 食管黏膜屏障功能降低　长期饮酒、吸烟、刺激性食物或药物可使食管黏膜抵御反流物损害的屏障功能降低。

二、临床表现

典型症状有反流和烧心；非典型症状为胸痛、吞咽困难等。

（一）食管症状

1. 典型症状 反流和烧心是最常见和典型的症状。

（1）反流 是指于餐后、躯体前屈或卧床时胃十二指肠内容物在无恶心和不用力的情况下涌入咽部或口腔的感觉，含酸味时称为反酸。

（2）烧心 是指胸骨后或剑突下的烧灼感，常由胸骨下段向上延伸。反流和烧心常发生于餐后 1h，卧位、弯腰或腹内压增高时可加重，部分患者也可发生于夜间睡眠时。

2. 非典型症状

（1）胸痛 反流物刺激食管可以引起胸骨后疼痛，严重时表现为剧烈刺痛，可放射至心前区、后背、肩部、颈部、耳后，酷似心绞痛，伴或不伴反流和烧心。

（2）吞咽困难 初期常可因食管炎引起继发性食管痉挛而出现间歇性吞咽困难，后期由于食管瘢痕形成狭窄，烧灼痛反而减轻而被永久性吞咽困难所替代，进食固体食物时可在剑突处引起堵塞感或疼痛。

（二）消化道外症状

反流液可侵蚀咽部、声带和气管，引起慢性咽炎、慢性声带炎和气管炎。胃液反流及胃内容物吸入呼吸道可致吸入性肺炎。近年来的研究已表明胃食管反流病与部分反复发作的哮喘、咳嗽、声音嘶哑、夜间睡眠障碍、咽炎、耳痛、癔球症、牙釉质腐蚀等有关。

（三）并发症

1. 上消化道出血 食管黏膜糜烂和溃疡可导致呕血和（或）黑便。

2. 食管狭窄 食管炎反复发作引起纤维组织增生，最终导致瘢痕狭窄。

3. Barrett 食管 当食管远端黏膜的鳞状上皮被化生的柱状上皮替代时，称为 Barrett 食管。亚太地区患病率为 0.06% ～ 0.62%，有恶变为腺癌的倾向 [2]。

三、辅助检查

1. 内镜 是诊断最准确的方法，并能判断反流性食管炎的严重程度和有无并发症，结合活检可与其他原因引起的食管炎和食管癌等相鉴别。反流性食管炎胃镜检查时可见到食管黏膜质脆、纵行条索状糜烂、溃疡形成（图 4-1），严重者糜烂与溃疡融合成片，甚至造成食管腔狭窄，并可有 Barrett 食管等损害。

根据胃镜下食管损伤的严重程度，将反流性食管炎分为 4 级。

A 级是指食管黏膜纵行皱襞有一条或一条以上的黏膜破损，长度≤ 5mm。

B 级是指食管黏膜上有一条或一条以上黏膜破损，长度＞ 5mm，但黏膜破损之间没有融合。

C 级是指两条或两条以上的黏膜破损有融合，但累及食管周径＜ 75%。

D 级指两条或两条以上黏膜破损有融合，并且累及食管周径＞ 75%。

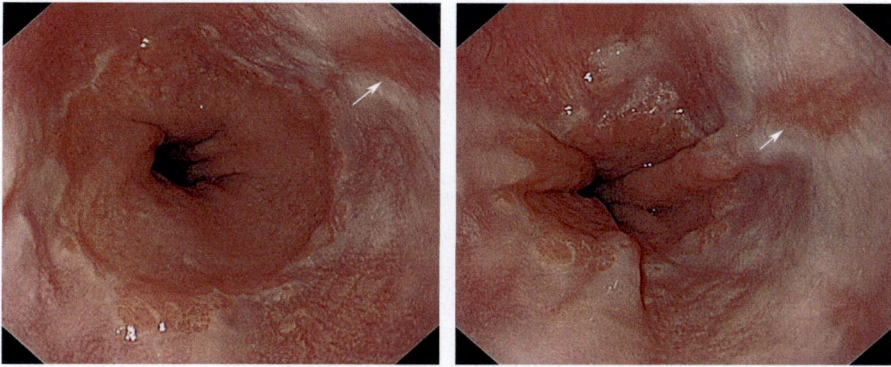

图 4-1 反流性食管炎内镜下影像
白色箭头所示为纵行条索状黏膜破损、糜烂

2. 24h 食管 pH 监测　监测患者 24h 食管 pH，能详细显示酸反流、昼夜酸反流规律、酸反流与症状的关联以及患者对治疗的反应，使治疗个体化，推荐在内镜检查和质子泵抑制剂试验后仍不能确定反流时应用。

3. 食管钡剂造影　该检查对诊断胃食管反流病的敏感性不高；对于不能耐受胃镜检查者，该检查有助于排除食管癌等其他食管疾病。

4. 食管测压　可了解食管动力状态，用于抗反流手术术前评估。

四、诊断要点

完整而准确的病史是胃食管反流病诊断的基础。对于有典型反流和烧心症状者，可拟诊为胃食管反流病。用质子泵抑制剂试验性治疗，症状明显缓解，初步诊断为胃食管反流病。反流性食管炎和非糜烂性反流病的诊断方法有所不同。

1. 反流性食管炎的诊断
① 有反流和（或）烧心症状；
② 胃镜下发现反流性食管炎。

2. 非糜烂性反流病的诊断
① 有反流和（或）烧心症状；
② 胃镜检查阴性；
③ 24h 食管 pH 监测表明食管存在过度酸、碱反流；
④ 质子泵抑制剂治疗有效。

五、典型案例

【病情简介】
患者，男性，66 岁。
主诉：间断反酸、烧心 5 年，加重 2 周。

现病史：患者 5 年前无明显诱因出现反酸、烧心，无恶心、呕吐，偶有腹痛，以上腹部明显，未系统诊治。2 周来反酸、烧心症状加重，伴有大便次数增多，每天 3～4 次，来我院就诊。门诊查心电图（图 4-2）：窦性心律，心率 80 次／分，正常心电图。腹部 CT 检查未见明显异常。门诊以"胃食管反流病"收入院。病来饮食睡眠可，无尿色深黄，无白陶土样便及黑便。近期无体重减轻。

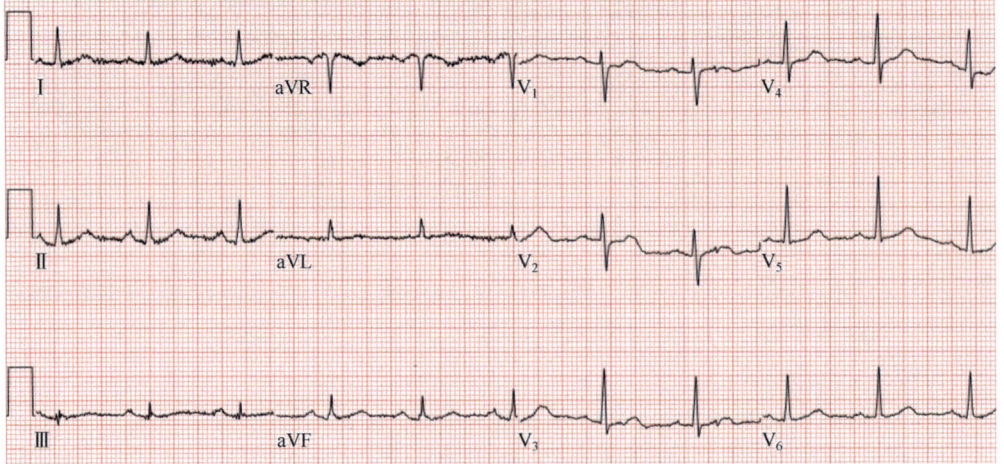

图 4-2　门诊心电图

既往史：否认高血压、糖尿病、冠心病病史。否认吸烟、饮酒史。

查体：T 36.6℃，P 76 次／分，R 19 次／分，BP 150/80mmHg。发育正常，营养中等，神志清楚，言语流利，查体合作。皮肤、巩膜无黄染，颈静脉无怒张，双肺呼吸音清，未闻及干湿啰音，心率 76 次／分，律齐，各瓣膜听诊区未闻及病理性杂音。腹部平坦，无胃肠型及蠕动波，腹壁未见静脉曲张，腹软，无液波震颤，未触及包块，无压痛、反跳痛、肌紧张，肝区及双肾区无叩击痛，移动性浊音阴性，肠鸣音正常，双下肢无水肿。

【辅助检查】

1.实验室化验　血常规、尿常规、粪常规、血生化、脂肪酶和血尿淀粉酶均正常。

2.胃镜检查（图 4-3）　提示反流性食管炎，食管黏膜下隆起，建议行超声胃镜检查；非萎缩性胃炎。

3.超声胃镜检查（图 4-4）　提示食管黏膜下隆起（白色箭头所示），超声见食管壁各层结构完整，壁外见低回声包块，内有血流。镜下诊断：食管隆起，考虑外压导致。

【诊断思路】

根据患者的症状、病史、体征、胃镜检查，诊断为胃食管反流病、反流性食管炎、慢性胃炎。

152

(a) 食管1　　　　(b) 食管2　　　　(c) 胃体　　　　(d) 胃底

(e) 胃窦　　　　(f) 球部　　　　(g) 降部

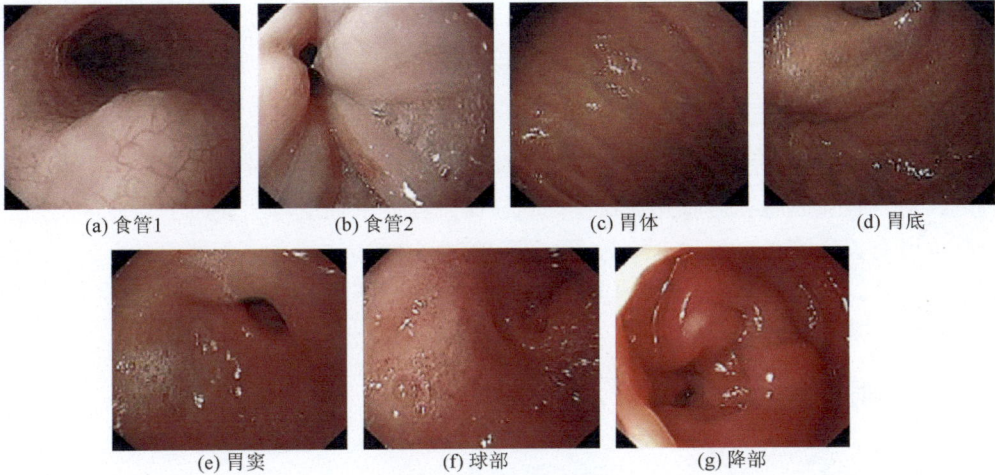

图4-3　胃镜检查影像

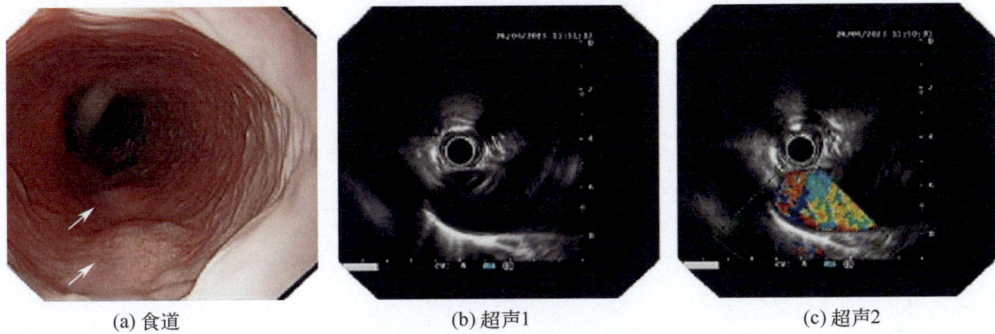

(a) 食道　　　　(b) 超声1　　　　(c) 超声2

图4-4　超声内镜检查影像

【患者转归】

给予抑酸护胃药物治疗3天后，患者病情好转出院。

【病例点评】

这是一个胃食管反流病的病例。反流和烧心是其最常见和典型的症状，常发生于餐后1h，卧位、弯腰或腹内压增高时可加重，部分患者也可发生于夜间睡眠时。对于有典型反酸、烧心症状的患者，应该首先做胃镜检查，这样能有效缩短诊断时间。胃镜检查时还可以对病变进行活检，这是评价食管炎的灵敏指标，并且是排除食管癌的最好方法。

参考文献

[1] 中华医学会消化病学分会胃肠动力学组，胃肠功能性疾病协作组，食管疾病协作组. 中国胃食管反流病诊疗规范. 中华消化杂志，2023, 43(9): 588-598.

[2] 葛均波，王辰，王建安. 内科学 [M]. 10版. 北京：人民卫生出版社，2024.

（孔令梅）

第 2 节　食管裂孔疝

食管裂孔疝是指腹腔内脏器（主要是胃）通过膈肌的食管裂孔进入胸腔所形成的膈疝。食管裂孔疝患者可以无症状或症状轻微，其症状轻重与疝囊大小、食管炎症的严重程度有关。临床表现为上腹部或胸骨后疼痛、烧心、反酸、呃逆、恶心，可被误诊为心绞痛。本病可发生于任何年龄，但症状的出现随年龄增长而增多。本病在一般人群中发病率为 0.52%，女性多于男性，为（1.5～3）：1[1]。

一、病因

1. 食管先天性发育不全。

2. 食管裂孔部位的肌肉萎缩或肌张力减弱。

3. 长期腹腔压力增高，如妊娠、腹腔积液、慢性咳嗽、习惯性便秘等，可使胃体进入膈肌之上而形成食管裂孔疝。

4. 手术后裂孔疝，如胃上部或贲门部手术，破坏了正常的结构亦可引起疝。

5. 创伤性裂孔疝。

二、分型

正常情况下，胃属于腹腔内脏器［图 4-5（a）］，当胃的一部分通过膈肌的食管裂孔进入胸腔时则为食管裂孔疝。食管裂孔疝大致可以分为四个类型：

1. 滑动型食管裂孔疝（Ⅰ型）　此类型最常见［图 4-5（b）］。由于膈食管韧带的薄弱或伸长，腹段食管、贲门及胃底通过食管裂孔移位至膈上。易在体位改变、腹胀等情况下上下滑动，一般无疝囊。若胃贲门疝入胸腔超过 3cm，可能出现反流性食管炎。

2. 食管旁疝（Ⅱ型）　此类型比较少见［图 4-5（c）］。由于膈食管韧带存在缺损（多在食管左侧），腹膜和胃经此缺损疝入胸腔，食管的长度和位置正常，贲门位于膈下，多有膈部腹膜形成的疝囊。一般无反流性食管炎。

3. 混合型食管裂孔疝（Ⅲ型）　此类型少见，是滑动型食管裂孔疝和食管旁疝的

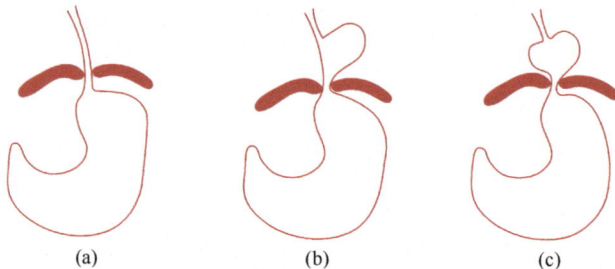

(a)　　　　　　　　(b)　　　　　　　　(c)

图 4-5　食管裂孔疝分型示意图

组合。既有贲门疝入胸腔，又有胃扭转通过食管裂孔的缺损疝至食管旁，胃食管连接处也位于膈上。

4.复杂型食管裂孔疝（Ⅳ型）　除胃以外，结肠、小肠以及大网膜等脏器一起进入胸腔内。

三、临床表现

1.胃食管反流症状　表现为胸骨后或剑突下疼痛、反酸、烧心、食物反流、上腹饱胀、嗳气等。疼痛性质多为烧灼感，可放射至背部、肩部、颈部等。平卧、弯腰、饮酒、进食酸性食物等均可诱发并加重症状，而站立、嗳气后可缓解症状。

2.反流性食管狭窄　在有反流症状者中，少数发生器质性狭窄，以致出现吞咽困难、吞咽疼痛、食后呕吐等食管梗阻的症状。

3.疝囊嵌顿　食管裂孔疝多为滑动型，腹腔压力增高时胃体进入膈肌之上形成食管裂孔疝，腹腔压力恢复正常时则胃体重新进入腹腔。如患者突然剧烈上腹痛伴呕吐，完全不能吞咽或同时发生大出血，提示发生急性嵌顿。

4.疝囊压迫症状　当疝囊较大压迫心、肺、纵隔时，可以产生胸闷、气急、心悸、咳嗽、发绀，甚至晕厥。压迫食管时可感觉在胸骨后有食物停滞或吞咽困难。

5.出血　裂孔疝有时可出血，主要是食管炎和疝囊炎所致。多为慢性少量渗血，可致贫血。疝入的胃和肠发生溃疡可致呕血和黑便。

四、辅助检查

1.胸部 X 线检查　胸部 X 线前后位片可以发现食管裂孔疝，但是诊断的敏感性较低，一次检查阴性也不能排除本病。主要表现为膈上气团影（图 4-6）。

2.数字化胃肠透视　是目前诊断食管裂孔疝的主要方法。对于滑动型裂孔疝，一次检查阴性也不能排除本病，临床上高度可疑者应重复检查，并取特殊体位，如仰卧头低足高位等。数字化胃肠透视的主要表现包括：膈上疝囊（图 4-7）；膈上疝囊有胃

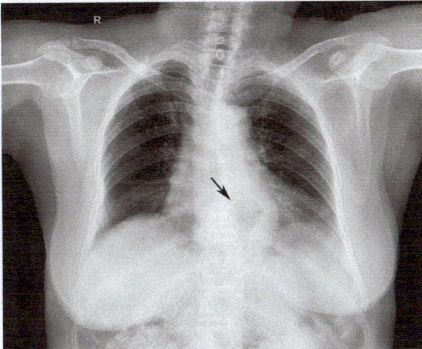

图 4-6　胸部 X 线片
黑色箭头所示为膈上气团影

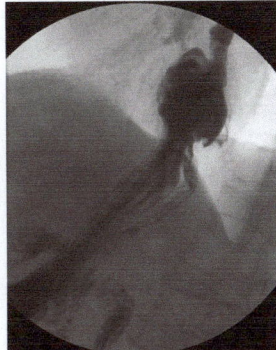

图 4-7　食管裂孔疝数字化胃肠透视影像
可见在膈肌的上方有一疝囊，疝囊有胃黏膜皱襞影

黏膜皱襞影；出现食管胃环；食管旁疝可见食管一侧有疝囊，而胃食管连接处仍在膈下；混合型可见巨大疝囊或胃扭转。

3.胸部CT检查　患者为仰卧位，此时患者腹压增加，因此对于滑动型裂孔疝有较高的检出率。如果在胸腔层面观察到一部分胃体及胃内容物影像（图4-8），则可确诊。

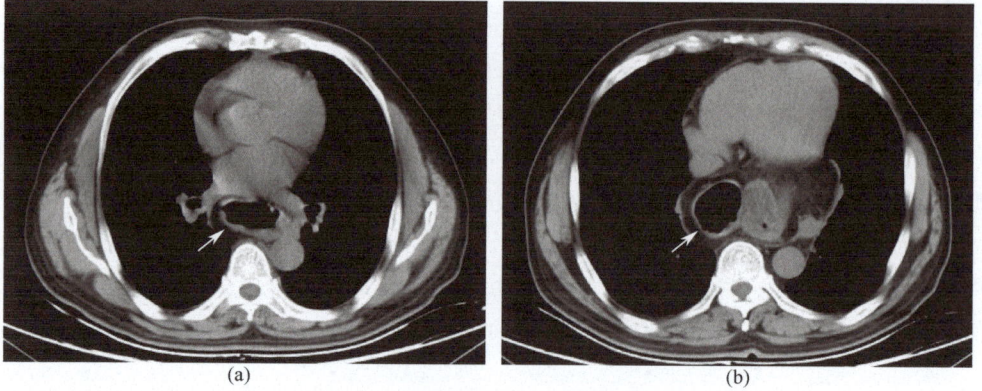

图4-8　胸部CT胸腔部位的影像

可见胸腔内出现胃部影像（箭头所示），说明部分胃体已经进入胸腔

4.内镜检查　对食管裂孔疝的诊断率较前提高，可与X线检查相互补充旁证协助诊断。相关征象包括：

（1）食管下段齿状线升高，距离门齿常小于38cm（图4-9）；

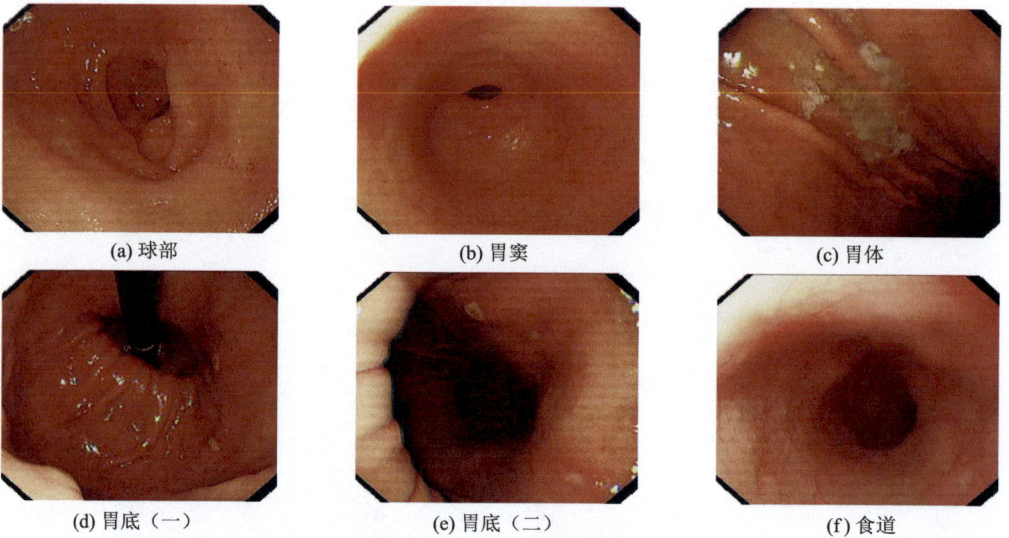

| (a) 球部 | (b) 胃窦 | (c) 胃体 |

| (d) 胃底（一） | (e) 胃底（二） | (f) 食道 |

图4-9　内镜检查影像

内镜检查示食管下段齿状线距离门齿约32cm，其下可见疝囊，诊断为食管裂孔疝

（2）食管腔内有潴留液；

（3）贲门口扩大松弛；

（4）His 角变钝；

（5）胃底变浅；

（6）食管腔内可见胃黏膜逆行疝入，与反流性食管炎并存。

5. 食管测压检查　食管裂孔疝时，食管测压图形异常主要表现为：食管下括约肌测压时出现双压力带；食管下括约肌压力下降。

五、诊断与鉴别诊断

由于本病无特异性症状和体征，诊断较困难。对于有胃食管反流症状，年龄较大，肥胖，且症状与体位明显相关的可疑患者应予以重视。

1. 患者以胸痛为主要表现的，首先做心电图及运动试验排除心绞痛。

2. 出现咽下困难，要与食管癌鉴别。

3. 对吞咽困难伴有食管炎，要与感染性食管炎和药物性食管炎鉴别。

4. 与慢性胃炎、消化性溃疡、胆道疾病及上消化道肿瘤鉴别。

六、典型案例

【病情简介】

患者，男性，57 岁。

主诉：反复胸痛 1 年，复发加重 2h。

现病史：患者 1 年前开始出现饭后剑突下疼痛，为烧灼感，放射至肩背部，可自行缓解，之后上述症状多次发作，未系统诊治。2h 前饮酒后再次出现上述症状，伴反酸、烧心、恶心、呕吐，症状持续不能缓解，为求诊治来我院。

既往史：患者否认高血压、糖尿病病史，否认吸烟史，机会饮酒史。

查体：T 36.4℃，P 64 次 / 分，R 17 次 / 分，BP 125/71mmHg。神志清楚，言语流利，查体合作。胸廓正常，胸壁无压痛，未触及胸膜摩擦感，未触及皮下捻发感。双肺呼吸音清，未闻及干湿啰音，未闻及胸膜摩擦音，心率 64 次 / 分，心律齐，各瓣膜听诊区未闻及病理性杂音，无心包摩擦音。腹部平坦，无压痛、反跳痛，腹肌柔软。

【辅助检查】

1. 实验室化验　急诊查肌钙蛋白 I 正常，第 2 天复查肌钙蛋白 I 仍然正常。血常规正常。D- 二聚体正常。

2. 入院心电图（图 4-10）　窦性心律，心率 64 次 / 分，$V_2 \sim V_6$ 导联 T 波低平。

【诊断思路】

1. 患者反复胸痛，心电图无明显的心肌缺血改变，肌钙蛋白正常，因此可以排除急性心肌梗死，但是不能排除不稳定型心绞痛。

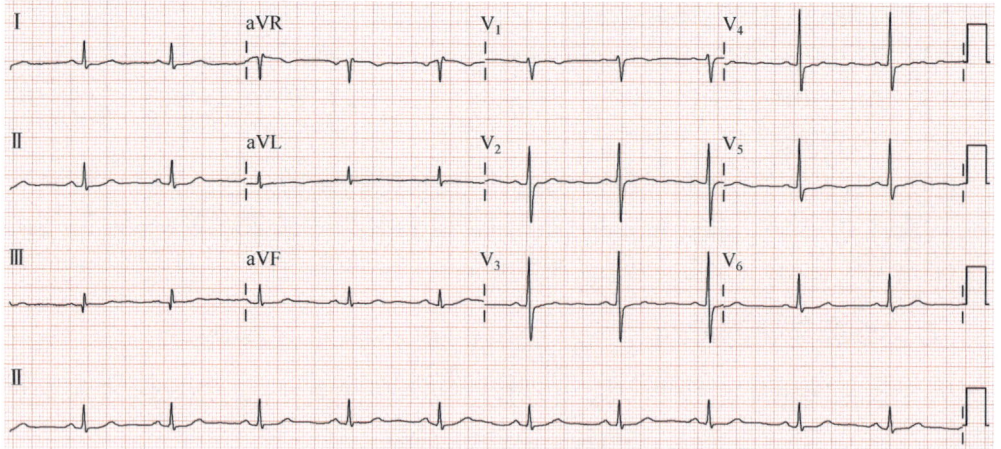

图 4-10 入院心电图

2.患者的胸痛发作与进食和饮酒相关，而且伴反酸、烧心、恶心、呕吐，因此还要考虑胃食管反流和食管裂孔疝。

3.如果患者是先出现呕吐，再出现胸痛、上腹痛，应考虑食管破裂的可能。但是如果是先出现胸痛，再出现恶心、呕吐，则不考虑食管破裂。

根据上述分析，患者有可能是胃食管反流或者食管裂孔疝，也不能排除不稳定型心绞痛。

和患者及家属沟通后，完善冠状动脉增强 CT 检查（图 4-11）：图 4-11（a）和图 4-11（b）所示左、右冠状动脉均正常；图 4-11（c）和图 4-11（d）的箭头所示为胸腔内出现胃部影像，说明部分胃体进入胸腔，为食管裂孔疝。

进一步完善胃镜检查（图 4-12）：食管下段齿状线距门齿约 35cm，见齿状线上移，最终确诊为食管裂孔疝和非萎缩性胃炎。

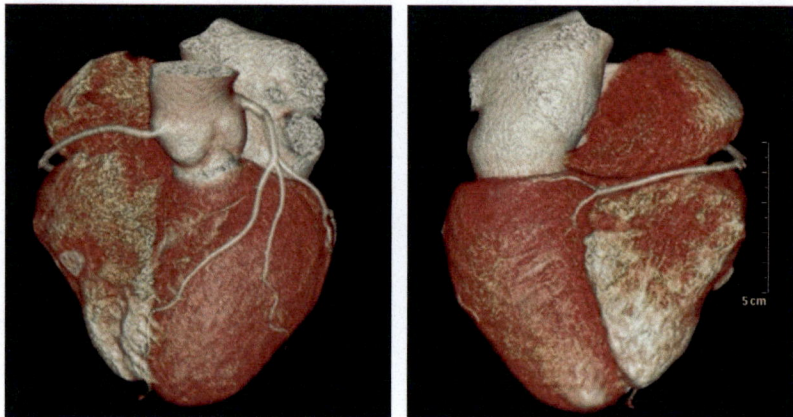

(a)   (b)

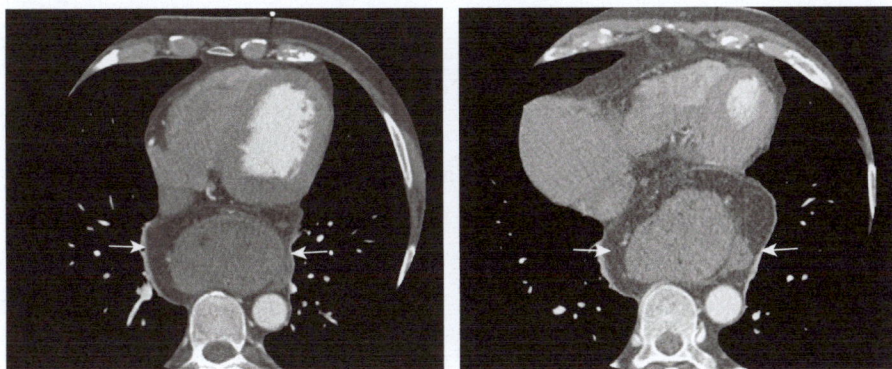

(c)   (d)

图 4-11 主动脉增强 CT 影像

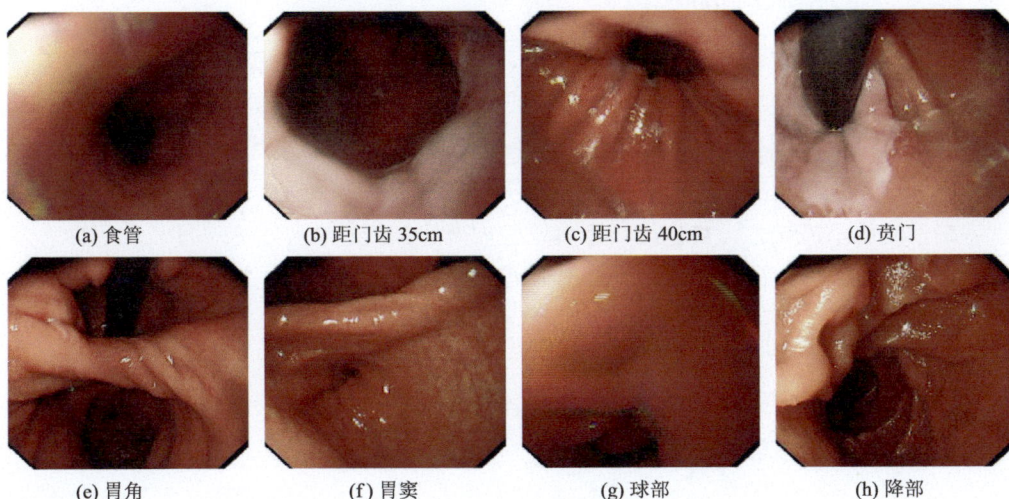

(a) 食管   (b) 距门齿 35cm   (c) 距门齿 40cm   (d) 贲门

(e) 胃角   (f) 胃窦   (g) 球部   (h) 降部

图 4-12 内镜检查影像

【患者转归】

明确诊断后，转入疝外科进行手术治疗，术后 5 天患者顺利出院。

【病例点评】

食管裂孔疝无特异性症状和体征，因此诊断较困难。对于有胃食管反流症状、年龄较大、肥胖且症状与体位明显相关的可疑患者应予以重视。以胸痛为主要表现的，首先做心电图及运动试验排除心绞痛；出现咽下困难的，要与食管癌鉴别；对吞咽困难伴有食管炎的，要与感染性食管炎和药物性食管炎鉴别；此外，还要与慢性胃炎、消化性溃疡、胆道疾病及上消化道肿瘤相鉴别。

参考文献

[1] 魏广和，李清贤，张金国 . 胸痛鉴别诊断学 [M]. 北京：军事医学科学出版社，2009.

（孔令梅）

第3节 贲门失弛缓症

贲门失弛缓症是食管神经肌肉功能障碍所致的一种疾病，其主要特征是食管缺乏蠕动、食管下括约肌高压和松弛障碍，从而引起咽下困难。贲门失弛缓症是一种罕见的临床疾病，在我国缺乏流行病学资料，在欧美等西方国家，该病的发病率在0.5/10 万～ 1/10 万，男女发病率相似，约为 1∶1.15，以 50 岁以下的青壮年居多 [1]。贲门失弛缓症的诊断较容易，临床表现为吞咽困难、呕吐隔夜宿食和体重下降。X 线钡餐检查和食管测压检查是明确诊断的重要手段。

一、病因和发病机制

贲门失弛缓症的病因迄今不明。一般认为是神经肌肉功能障碍所致。其发病与食管肌层内 Auerbach 神经节细胞变性、减少或缺乏以及副交感神经分布缺陷有关。神经节细胞退变的同时，常伴有淋巴细胞浸润的炎症表现，或许病因与感染、免疫因素有关。

肌丛神经节细胞的退变导致了原发性贲门失弛缓症。食管壁蠕动和张力减弱，食管末端括约肌不能松弛，食物滞留于食管腔内，逐渐导致食管扩张、伸长和屈曲。食物滞留可继发食管炎及溃疡，在此基础上可发生癌变，癌变率为 2% ～ 7%。

二、临床表现

临床表现为吞咽困难、食物反流和呕吐、胸骨后疼痛以及因食物反流误吸入气管所致的咳嗽、肺部感染等症状。

1. 吞咽困难　无痛性吞咽困难是本病最常见、最早出现的症状，占 80% ～ 95% 以上。起病多较缓慢，但亦可较急，初起可轻微，仅在餐后有饱胀感觉。吞咽困难多呈间歇性发作，常因情绪波动、发怒、忧虑、惊骇或进食生冷和辛辣等刺激性食物而诱发。病初吞咽困难时有时无，时轻时重，后期则转为持续性。少数患者咽下液体较固体食物更困难，此征象可与其他食管器质性狭窄所产生的吞咽困难相鉴别。但大多数患者咽下固体食物比液体更困难，或咽下固体和液体食物同样困难。

2. 食物反流和呕吐　贲门失弛缓症的患者食物反流和呕吐发生率可达 90%。随着吞咽困难的加重，食管的进一步扩张，相当量的内容物可潴留在食管内数小时或数日之久，而在体位改变时反流出来。常在进餐或餐后发生食物反流，尤其是在仰卧位睡觉时，因此可令患者垫几个枕头，甚至坐在椅子上过夜，以减轻反食。呕吐多在进食后 20 ～ 30min 内发生，可将前一餐或隔夜食物呕出。从食管反流出来的内容物因未进入过胃腔，故无胃内呕吐物（无酸味），但可混有大量黏液和唾液。在并发食管炎、食管溃疡时，反流物可含有血液。

3.疼痛　约 40% ~ 90% 的患者有疼痛的症状，性质不一，可为闷痛、灼痛、针刺痛、割痛或锥痛。疼痛部位多在胸骨后及中上腹，也可在胸背部、右侧胸部、右胸骨缘以及左季肋部。有时酷似心绞痛，甚至舌下含服硝酸甘油片后可缓解，但与快速进餐关系密切，热饮缓解，冷饮加重为其特点。疼痛发生的机制可能由于食管平滑肌强烈收缩，或食物滞留性食管炎所致。随着吞咽困难的逐渐加剧，梗阻以上食管的进一步扩张，疼痛反可逐渐减轻。

4.体重减轻　体重减轻与吞咽困难影响食物的摄取有关。吞咽困难患者多采取选食、慢食、进食时或食后用汤水将食物冲下，或食后用伸直胸背部、双手过头、突然站起、用力深呼吸或屏气等方法以协助食物进入胃部。病程长久者体重减轻，营养不良和维生素缺乏等表现。

5.其他　贲门失弛缓症患者常可有贫血，偶有由食管炎所致的出血。在后期病例，极度扩张的食管可压迫胸腔内器官而产生干咳、气急、发绀和声音嘶哑等症状。患者可因食物反流、误吸而引起反复发作的咳嗽、咳痰、吸入性肺炎、气管炎，甚至支气管扩张或肺脓肿。

三、辅助检查

（一）食管 X 线造影

为本病的基本诊断方法，用于明确病变的部位、形状、程度及除外并发症。可见食管扩张，食管蠕动减弱，食管末端狭窄呈鸟嘴状（图 4-13），狭窄部黏膜光滑，是贲门失弛缓症患者的典型表现。食管扩张可以分为以下三级，用于评价病情的轻重：

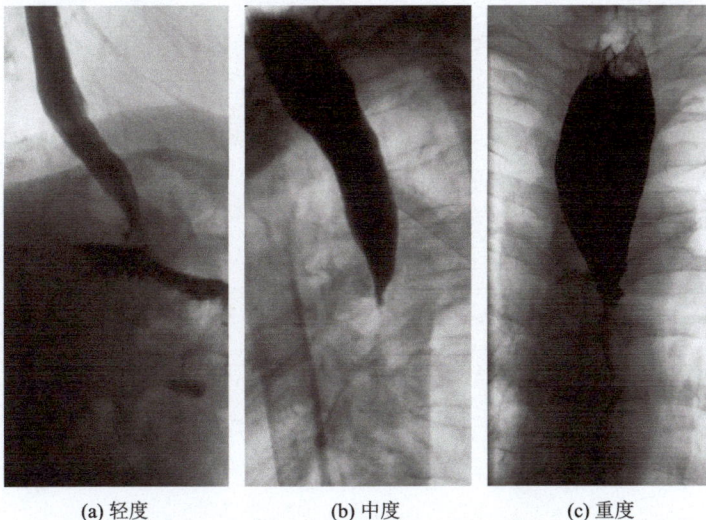

(a) 轻度　　　　　(b) 中度　　　　　(c) 重度

图 4-13　不同严重程度的贲门失弛缓症患者的食管 X 线造影
均可见食管末端狭窄呈鸟嘴状

Ⅰ级（轻度）：食管直径小于 4cm。

Ⅱ级（中度）：直径 4～6cm。

Ⅲ级（重度）：直径大于 6cm，甚至弯曲呈 S 形。

（二）食管动力学监测

食管下端括约肌高压区的压力常为正常人的两倍以上，吞咽时下段食管和括约肌压力不下降。中上段食管腔压力亦高于正常。食管蠕动波无规律、振幅小，皮下注射氯化乙酰甲胆碱 5～10mg。有的患者食管收缩增强，中上段食管腔压力显著升高，并可引起胸骨后剧烈疼痛。

（三）内镜检查

内镜检查为必需的检查之一，主要用于鉴别诊断及发现并发症，如食管溃疡、食管贲门癌等。在内镜下贲门失弛缓症的表现特点有以下几项（图 4-14）：

1. 大部分患者食管内可见残留有中到大量的积食，多呈半流质状态覆盖管壁，且黏膜水肿增厚致使失去正常食管黏膜色泽；

2. 食管体部见扩张，并有不同程度扭曲变形；

3. 管壁可呈节段性收缩环，似憩室膨出；

4. 贲门狭窄程度不等，直至完全闭锁不能通过。

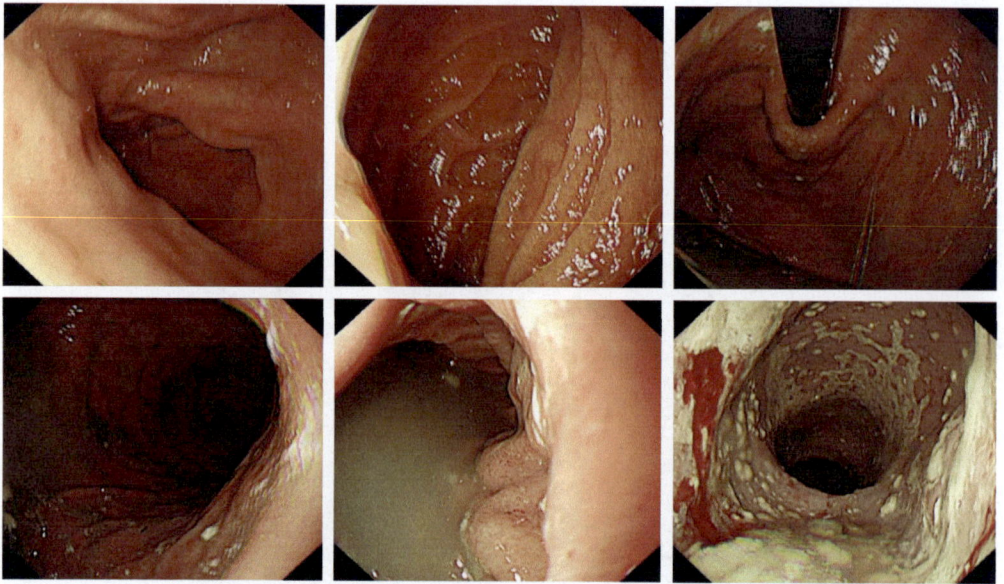

图 4-14　贲门失弛缓症患者的内镜检查影像

（四）食管测压

食管测压能从病理生理角度反映本病特征，是早期诊断或鉴别有疑问病例的有效

162

手段，其特征性改变可出现在 X 线、内镜等改变之前。贲门失弛缓症测压的特征性改变为①体部食管缺乏蠕动；②吞咽时食管下括约肌松弛不完全，食管下括约肌呈现高压状态。可供诊断时参考的改变还有食管腔内基础压升高，出现等压波形等。食管内静息压力常大于 30mmHg，达到 45mmHg（正常值为 10～30mmHg）。

四、诊断要点

1. 临床表现　吞咽困难、食物反流和呕吐、胸骨后疼痛，以及因食物反流误吸入气管所致咳嗽、肺部感染等症状。

2. X 线钡餐　食管下段黏膜光滑呈鸟嘴样改变。

3. 内镜检查　贲门口狭窄，但稍用力镜身能通过贲门，且贲门口附近未见器质性病变，伴或不伴有食管腔扩大。

4. 食管测压　食管上括约肌压力正常，食管下 2/3 段的推进性运动消失；食管下括约肌压力增高，且吞咽时食管下括约肌不松弛。

五、典型案例

【病情简介】

患者，男性，75 岁。

主诉：进食困难伴恶心、呕吐 15 天。

现病史：患者 15 天前无明显诱因出现进食困难，伴有恶心、呕吐，呕吐物为胃内容物，伴上腹部疼痛和腹胀，无反酸、烧心，自行服用"护胃、抗炎"药物后无明显好转，为求诊治来我院。急诊查胸部 CT（图 4-15）：食管扩张，内可见积气、积液及食糜影。急诊以"食管扩张"收入住院。病来患者状态尚可，饮食差，二便正常，近期体重未见明显减轻。

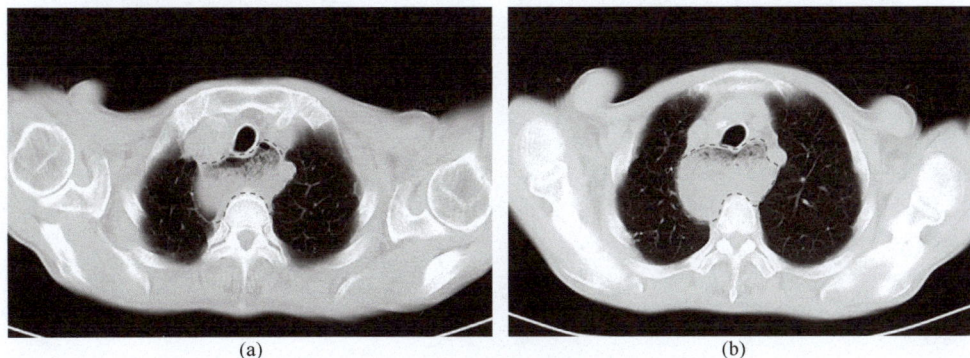

(a)　　　　　　　　　　　　　　　(b)

图 4-15　胸部 CT 影像
虚线所示为食管大致轮廓

既往史：患者否认高血压、糖尿病、冠心病病史；否认肝炎、结核病史；否认吸烟、饮酒史。

查体：T 36.3℃，P 80 次 / 分，R 18 次 / 分，BP 150/80mmHg。发育正常，营养中等，神志清楚，言语流利，查体合作。皮肤、巩膜无黄染，颈静脉无怒张，双肺呼吸音清，未闻及干湿啰音，心率 80 次 / 分，律齐，各瓣膜听诊区未闻及病理性杂音。腹部平坦，未见胃肠型及蠕动波，腹软，无液波震颤，未触及包块，腹部无压痛、反跳痛、肌紧张，肝区及双肾区无叩击痛，移动性浊音阴性，肠鸣音 4 次 / 分，双下肢无水肿。

【辅助检查】

1. 实验室化验　血常规：血红蛋白 91g/L（正常值为 130 ～ 175g/L）。肌钙蛋白 I、BNP、血生化、血淀粉酶、尿淀粉酶均正常。

2. 食管 X 线造影（图 4-16）　图 4-16（a）所示食管扩张，贲门狭窄，造影剂通过受阻，呈线样通过，管壁光滑柔软。胃呈无力型，张力中等。图 4-16（b）所示胃壁光滑柔软，黏膜皱襞增粗、迂曲，胃窦部明显，未见明显充盈缺损及龛影。影像诊断：食管扩张，贲门狭窄，贲门失弛缓症？建议胃镜及其他检查明确诊断；胃炎，请结合临床，必要时胃镜检查。

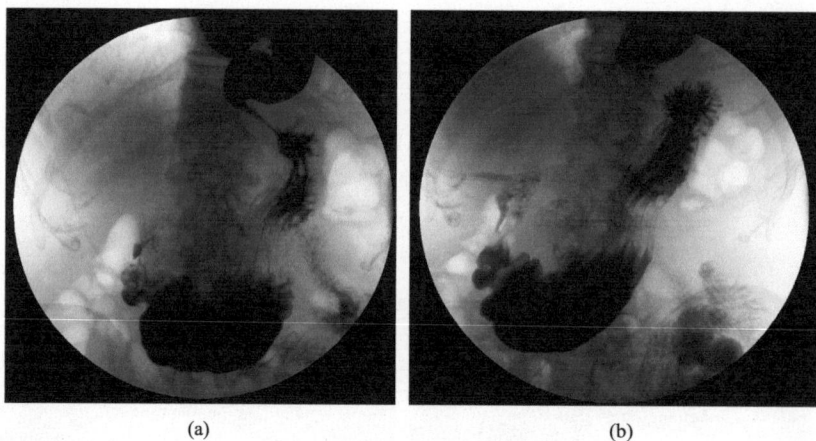

(a)　　　　　　　　　　　　　(b)

图 4-16　食管 X 线造影

【诊断思路】

患者的症状、病史、肺部 CT 和食管 X 线造影检查均提示贲门失弛缓症，但是需要胃镜进一步检查。

完善胃镜检查（图 4-17）：镜下诊断为贲门失弛缓症，胃窦溃疡，给予空肠营养管内镜置入术。胃组织活检结果：浅表黏膜慢性炎。

【患者转归】

患者最终诊断为贲门失弛缓症、胃溃疡、慢性胃炎。给予空肠营养管内镜置入术后，经空肠管进行肠内营养，患者病情好转出院。

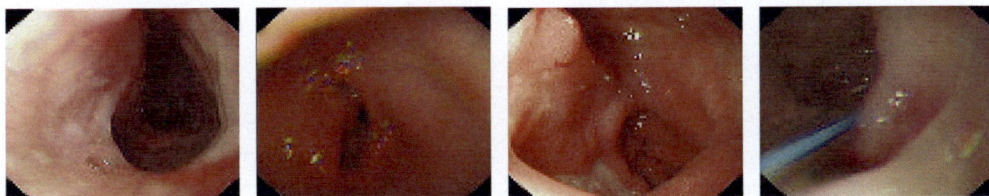

| (a) 食管 | (b) 胃窦 1 | (c) 胃窦 2 | (d) 降段 |

图 4-17　胃镜检查影像

【病例点评】

　　贲门失弛缓症的典型临床表现为吞咽困难，食物反流和呕吐，胸骨后疼痛以及因食物反流误吸入气管所致咳嗽、肺部感染等症状。该患者有吞咽困难、恶心、呕吐及上腹部疼痛，肺部 CT 发现食管扩张，随后的食管 X 线造影证实食管扩张和贲门狭窄，造影剂通过受阻，呈线样通过，食管下段显影呈鸟嘴样改变，胃镜检查进一步证实为贲门失弛缓症。

参考文献

[1] 魏广和，李清贤，张金国 . 胸痛鉴别诊断学 [M]. 北京：军事医学科学出版社，2009.

（孔令梅）

第 4 节　自发性食管破裂

　　食管破裂是指由于各种原因导致食管壁全层破裂，可以分为机械性和自发性两类。一般将器械损伤或异物造成的食管全层损伤称为穿孔，而将食管自发性或空气静力性扩张引起的食管全层损伤称为破裂。

　　自发性食管破裂由荷兰医生 Boerhaave 于 1924 年首次报道，因此又称为 Boerhaave's 综合征 [1]，由于多发生在剧烈呕吐后，也称呕吐后食管破裂。自发性食管破裂多见于 30 ～ 50 岁人群，男性占比高达 90%，发病率为 1/6000，病死率高达 20% ～ 30%。根据发病时间可分为早期自发性食管破裂（＜ 24h）和晚期自发性食管破裂（＞ 24h）。因自发性食管破裂发病率低，临床医生对其缺乏认识且警惕性不高，因此临床上误诊率和漏诊率均较高，本章将重点介绍自发性食管破裂。

一、病因和发病机制

（一）病因

　　自发性食管破裂的主要病因为暴饮、暴食或大量饮酒后的剧烈呕吐，这种情况约占 80%；也有个案报道由妊娠呕吐引起和有机磷农药中毒引起呕吐导致该病；甚至有报道发生于举重、癫痫发作、用力吞咽、咳嗽、排便以及大笑之后。

（二）发病机制

1. **自发性食管破裂的解剖学基础**　食管肌纤维排列不如胃、肠管壁那样整齐；食管壁内、外两层肌肉之间无筋膜层；食管最外层缺少含有丰富毛细血管和胶原弹性纤维组织的浆肌层保护，而直接为纵隔胸膜所被覆。这些解剖学结构薄弱的特点使得食管内压突然升高时食管容易发生破裂。

2. **自发性食管破裂的发病机制**　多因呕吐动作不协调、食管强烈痉挛或食管本身有病变时，胃内容物不能通畅呕出，腹压突然升高而引起。胃和食管内容物大多直接破入胸膜腔形成液气胸，也可能先破入纵隔，然后于数小时或者数日后才破入胸腔，进入纵隔结缔组织和胸膜腔后导致急性纵隔炎、胸膜炎或者胸腔感染，甚至导致患者休克、呼吸循环障碍等。此外，空气自破口处进入纵隔导致纵隔气肿，空气进入皮下导致皮下气肿。

二、临床表现

（一）症状

1. **胸痛**　自发性食管破裂典型发病过程为过度饱食和饮酒后发生剧烈的呕吐，随后突然出现严重的烧灼样、撕裂样胸痛，胸痛随呼吸、吞咽加重，可放射到肩背部。

2. **上腹痛**　部分患者表现为剧烈呕吐后出现上腹痛，伴腹肌紧张，多数为突然发作，疼痛的部位多以食管破入胸腔侧的上腹部为主，并放散至同侧胸背部。

3. **伴随症状**　部分患者伴有进行性呼吸困难、心悸、口渴等。

4. **全身中毒症状**　随病情发展，当漏出的胃和食管内容物侵蚀胸膜和纵隔并发胸腔、纵隔感染时，可有发热及全身中毒症状，常迅速形成败血症、感染性休克，甚至呼吸、循环衰竭，导致患者死亡。

（二）体征

自发性食管破裂可以同时出现多系统的阳性体征。剧烈的疼痛可以导致大汗；合并感染时出现发热、心率快、血压低、呼吸频率增加；合并液气胸时患侧呼吸音减弱或消失；部分患者可表现为上腹部压痛、肠鸣音减弱或消失。

此外，纵隔、颈部及胸部皮下气肿是特征性的体征，但皮下气肿并不一定在发病早期出现，因为食管破裂后气体是逐渐经纵隔出逸至皮下的。因此，就诊略晚的患者，仔细检查其颈、上胸部，可有捻发感。纵隔气肿时可出现爆裂音，有时被误认为是心包摩擦音。如果是直接破入胸腔形成气胸或胸腔积液的患者，就不会形成皮下气肿。

自发性食管破裂同时出现呕吐、胸痛和皮下气肿时，被称为 Mackler 三联征，此三联征仅发生在 14% 的患者中；自发性食管破裂同时出现呼吸急促、腹部压痛和皮下气肿时，称为 Barrett 三联征，此三联征可见于 40% 的患者中。

三、辅助检查

首选的辅助检查有胸部 X 线片、胸部 CT、食管造影等，其余还可行胸腔穿刺及食管镜检查。

1. 胸部 X 线片　可见患者颈部皮下气肿、纵隔气肿、纵隔偏移及液气胸等表现。

2. 胸部 CT　胸部 CT 可作为诊断食管破裂的主要依据，最重要的征象是发现食管腔外气体（图 4-18），表现为食管周围环状低密度影（黑色箭头所示为形态不规整的食管及周围气体影），还可伴有纵隔积气（红色箭头）、胸腔积液、液气胸、纵隔偏移及胸部皮下气肿。若破口较大，有时可直接显示食管连续性中断及缺损口。

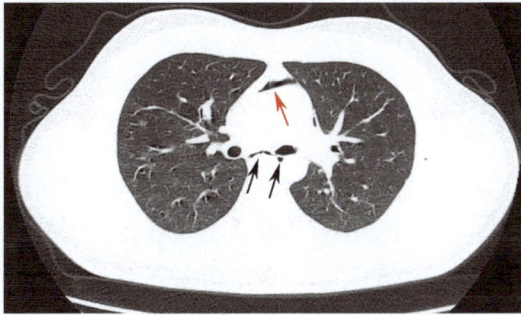

图 4-18　食管破裂患者的胸部 CT 影像

3. 食管碘油造影　是食管破裂最有价值的辅助检查之一（确诊首选），通过观察碘油造影剂外溢状况可评估食管破裂的位置、破口大小以及与胸腔纵隔的关系（图 4-19），不仅可明确诊断，还可为选择手术路径及手术方式提供重要依据。但是，

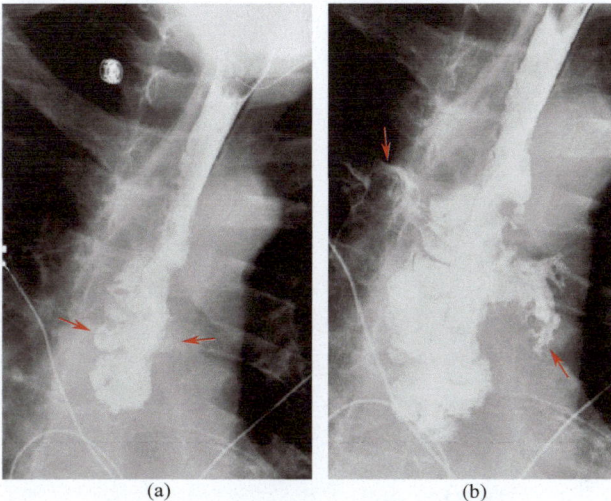

（a）　　　　　　　　　　　（b）

图 4-19　食管破裂患者的食管造影的影像

（a）箭头所示造影剂进入食管中部，但有一些不规则；（b）箭头所示为造影剂外渗，超出食管腔的范围进入纵隔，说明该患者的食管破裂

食管碘油造影的阳性率不到 75%，其原因可能为造影剂停留时间短暂、破口水肿或食糜堵塞等。因此，当患者症状提示食管破裂可能，食管造影结果为阴性时，亦不能排除食管存在破口，需结合胸部 CT 检查综合判断。

4. 胸腔穿刺及亚甲蓝试验　当患者影像学检查或体征提示液气胸时，可行诊断性胸腔穿刺。如果抽出的液体伴有酸臭味或者食物残渣，即可明确诊断。当患者一般状况较差，无法进行相关影像学检查时，可嘱患者口服 3 ～ 5mL 亚甲蓝溶液，在胸腔穿刺或闭式引流时抽出或引流出蓝色胸腔积液即可确诊。

5. 食管镜　在食管破裂诊断中的作用是有限且有争议的，但它具有很高的敏感性和特异性，分别为 100% 和 92.4%[2]。若患者存在破口持续性出血时严禁行食管镜检查。因此，食管镜在诊断自发性食管破裂中常不作为首选辅助检查，需要临床医师根据实际情况作出判断。

四、诊断与鉴别诊断

早期诊断是减少本病并发症、降低病死率的关键之一。早期正确诊断的关键是：详细询问病史，如果患者是呕吐后出现胸痛、上腹痛及其他相关症状和体征，应考虑食管破裂的可能。然后进行必要的检查，如果胸部 X 线片发现胸腔积液，则进行胸腔穿刺引流，如引流液中如含有胃内容物，或者引流液检测淀粉酶增高及 pH ＜ 6，或者口服亚甲蓝后引流液蓝染即可诊断。如果胸部 X 线片发现纵隔积液、气肿，应即刻行胸部 CT 检查，结合食管造影可以诊断。

自发性食管破裂常被误诊为单纯气胸、脓胸、急性冠脉综合征、主动脉夹层、急性肺栓塞、急腹症等。另外，容易与贲门黏膜撕裂症相互混淆。二者均可有大量饮酒、呕吐史，但贲门黏膜撕裂症以大量呕血为主要症状，即恶心或呕吐之后呕吐大量鲜红色血液，无明显腹痛，而食管破裂则常伴有腹痛或胸骨后乃至向肩膀、前臂的放射痛。所以在面对疑似病例时，应仔细询问病史及查体，结合相关辅助检查以明确诊断，避免漏诊及误诊。

五、诊断要点

早期诊断是提高该病疗效、降低死亡率的关键。以下 6 点有助于早期诊断：

1. 任何原因的剧烈呕吐后，突然出现胸部或上腹部剧烈疼痛者；

2. 胸部 X 线片提示皮下气肿、纵隔气肿、液气胸者；

3. 体检发现颈胸部皮下气肿或急腹症体征者；

4. 胸腔穿刺或闭式引流抽出或引流出咖啡样液体或含食物残渣样液体者；

5. 怀疑食管破裂时，口服 3 ～ 5mL 亚甲蓝溶液后，在胸腔穿刺或闭式引流时抽出或引流出蓝色液体即可确诊；

6. 食管碘油造影和食管镜检查可明确诊断及确定破裂部位。

六、典型案例

【病情简介】

患者，男性，66 岁。

主诉：呕吐后剧烈胸背部疼痛 1 天。

现病史：患者 1 天前无明显诱因出现恶心、呕吐，呕吐物为胃内容物，随即出现剧烈胸背部疼痛，症状持续不能缓解，为求诊治遂来我院。

既往史：肾病综合征病史 3 年，口服百令胶囊、骨化三醇、雷公藤治疗。高血压病史 3 年，未进行监测和治疗。否认糖尿病病史。吸烟 40 年，每日约 20 支。饮酒三十余年，每日约 1 斤。

查体：T 36.6℃，P 84 次 / 分，R 18 次 / 分，BP 95/72mmHg。神志清楚，言语流利，查体合作。胸廓正常，胸壁无压痛，右侧胸壁触及皮下捻发感。右侧肺部呼吸音减弱，心率 84 次 / 分，心律齐，各瓣膜听诊区未闻及病理性杂音，无心包摩擦音。腹部平坦，无压痛、反跳痛，腹肌柔软。双下肢无水肿。

【辅助检查】

1. 实验室化验　肌钙蛋白 I、血常规、D- 二聚体均正常。

2. 入院心电图（图 4-20）窦性心律，心率 91 次 / 分，III 导联 T 波倒置，aVF 导联 T 波低平。

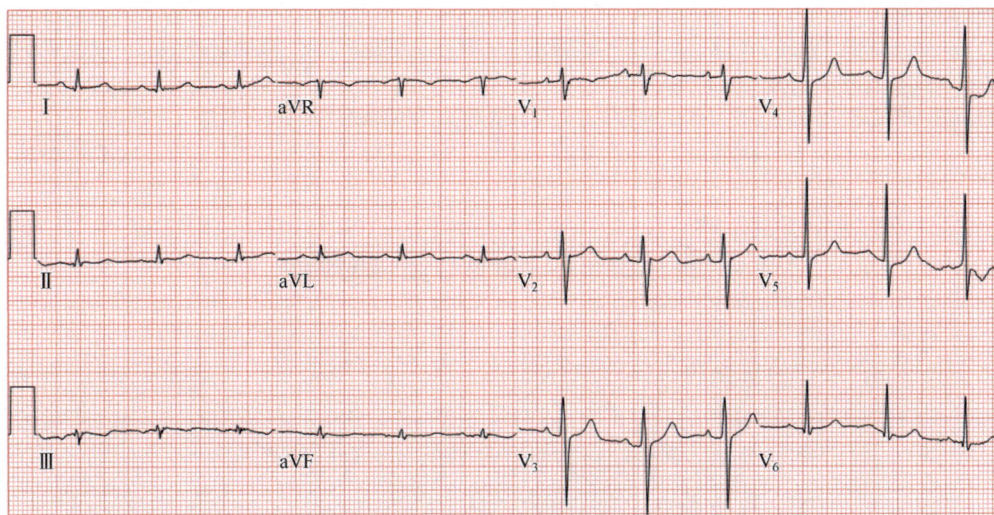

图 4-20　入院心电图

【诊断思路】

患者的症状、病史、体征非常具有诊断指向性，呕吐后剧烈胸背部疼痛，既往大量饮酒病史，以及右侧胸壁触及皮下捻发感，是典型的 Mackler 三联征，高度怀疑自发性食管破裂。

完善胸部 CT 检查（图 4-21）：发现右侧胸壁低密度影，实际是气体影（箭头所示），此外还有右侧液气胸及左侧胸腔积液。

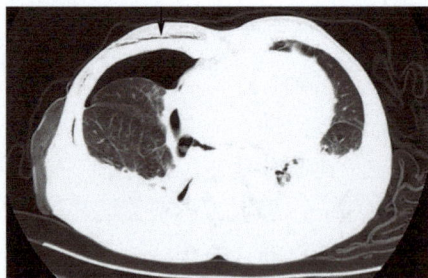

图 4-21　胸部 CT 影像

【患者转归】

根据患者的症状、病史、体征及胸部 CT 检查，诊断为自发性食管破裂。给予禁食水、胃肠减压、抗感染治疗，胸腔镜下发现大量脓苔和食物残渣，取出较大的食物残渣并反复冲洗干净。探查可见食管下段长约 3cm 裂口，食管内黏膜外翻，给予缝合，并行右侧胸腔置管引流术及左侧胸腔闭式引流术，术后患者病情好转出院。

【病例点评】

自发性食管破裂属于急性致命性胸痛，早期诊断是减少本病并发症、降低病死率的关键之一。需要详细询问病史，如果患者是呕吐后出现胸痛、上腹痛及其他相关症状和体征，应考虑食管破裂的可能。然后进行必要的检查，如果胸部 X 线片发现胸腔积液，则进行胸腔穿刺引流，若引流液中含有胃内容物，或者口服亚甲蓝后引流液蓝染即可诊断；如果胸部 X 线片发现纵隔积液、气肿，应即刻行胸部 CT 检查，结合食管造影可以诊断。

参考文献

[1] 王云杰，刘锟，程庆书，等 . 自发性食管破裂——急腹症中罕见而不可忽略的鉴别诊断之一 [J]. 中华胸心血管外科杂志，2000, 16(4): 249-250.

[2] 卢雨松，金健 . 自发性食管破裂的诊断与外科治疗的现状 [J]. 海南医学，2020, 31(23): 3110-3113.

（孔令梅）

第 5 节　消化性溃疡

消化性溃疡指胃肠黏膜发生的炎性缺损，通常与胃液的胃酸和消化作用有关，病变可穿透黏膜层或达更深层次。消化性溃疡常发生于胃、十二指肠，可发生于食管 - 胃吻合口、胃 - 空肠吻合口或附近、含有胃黏膜的 Meckel 憩室等。

消化性溃疡是一种常见病，男性多于女性，可发生于任何年龄段，估计约有 10% 的人在其一生中患过本病。十二指肠溃疡多于胃溃疡，两者之比约为 3：1[1]。十二指肠溃疡多见于青壮年，胃溃疡多见于中老年人。

一、病因和发病机制

病因和发病机制是多因素的，损伤与防御修复不足是发病机制的两方面。

1. 胃酸与胃蛋白酶　十二指肠溃疡患者壁细胞总数明显高于正常人，因此其泌酸量也明显增多。胃蛋白酶是消化性溃疡发病的另一个重要因素，其活性依赖于胃液的pH。pH 为 2 ～ 3 时，胃蛋白酶原易被激活；pH ＞ 4 时，胃蛋白酶失活。因此，抑制胃酸可同时抑制胃蛋白酶的活性。

消化性溃疡发生的机制是致病因素引起胃酸、胃蛋白酶对胃黏膜的侵袭作用与黏膜屏障的防御能力间失去平衡。侵袭作用增强和（或）防御能力减弱均可导致消化性溃疡的产生。胃溃疡和十二指肠溃疡同属于消化性溃疡，但在发病机制上有所不同，胃溃疡以黏膜屏障防御功能降低为主，十二指肠溃疡则以高胃酸分泌为主。

2. 幽门螺杆菌　是消化性溃疡的重要致病因素。根除幽门螺杆菌有助于消化性溃疡的愈合，还可显著降低复发率。

3. 药物　长期服用非甾体抗炎药、糖皮质激素、氯吡格雷、双磷酸盐、西罗莫司等药物者易发生消化性溃疡。其中非甾体抗炎药是导致消化性溃疡最常见的药物，包括布洛芬、吲哚美辛、阿司匹林等。

4. 黏膜防御与修复异常　胃黏膜的防御和修复功能对维持黏膜的完整性、促进溃疡愈合非常重要。防御功能受损，修复能力下降，都对溃疡的发生和转归产生影响。

5. 遗传易感性　部分消化性溃疡患者有明显的家族史，存在遗传易感性。

6. 其他　大量饮酒、长期吸烟、应激等是消化性溃疡的常见诱因。

二、病理

不同病因的消化性溃疡，好发部位存在差异。典型的胃溃疡见于胃角附近及胃窦小弯侧，活动期消化性溃疡一般为单个，也可多个，呈圆形或卵圆形。多数活动性溃疡直径＜ 10mm，边缘较规整，周围黏膜常有充血水肿，表面覆以渗出物形成的白苔或黄苔，底部由肉芽组织构成。溃疡深者可累及胃、十二指肠壁肌层或浆膜层，累及血管时可引起大出血，侵及浆膜层时易引起穿孔，溃疡愈合后产生瘢痕。十二指肠溃疡的形态与胃溃疡相似，多发生在球部，以紧邻幽门的前壁或后壁多见，十二指肠溃疡可因反复发生溃疡而变形，瘢痕收缩而形成狭窄或假性憩室等。

三、临床表现

（一）症状

典型症状为上腹痛，性质可有钝痛、灼痛、胀痛、剧痛、饥饿样不适。特点如下：

① 慢性过程，可达数年或者 10 余年；

② 反复或周期性发作，发作期可为数周或数个月，发作有季节性，典型者多在季节变化时发生，如秋冬和冬春之交发病；

③ 部分患者有与进餐相关的节律性上腹痛，餐后痛多见于胃溃疡，饥饿痛或夜间痛、进餐缓解多见于十二指肠溃疡；

④ 腹痛可被抑酸或抗酸剂缓解，部分病例仅表现上腹胀、上腹部不适、厌食、嗳气、反酸等消化不良症状。还有一类无症状性溃疡，这些患者无腹痛或消化不良症状，而以消化道出血、穿孔等并发症为首发症状，可见于任何年龄，以长期服用非甾体抗炎药者及老年人多见。

（二）体征

发作时剑突下、上腹部或右上腹部可有局限性压痛，缓解后可无明显体征。

四、并发症

（一）出血

消化性溃疡是上消化道出血中最常见的病因。在我国，约占非静脉曲张破裂出血病因的 50% ～ 70%。十二指肠溃疡较胃溃疡多见，消化性溃疡侵蚀周围或深处的血管，可产生不同程度的出血，轻者表现为大便隐血试验阳性、黑便，重者出现大出血，表现为呕血或者暗红色血便。

（二）穿孔

当溃疡穿透胃、十二指肠壁时，发生穿孔。穿孔前可以没有症状。临床上穿透、穿孔常有 3 种后果：

1.破溃入腹腔引起弥漫性腹膜炎　呈突发剧烈腹痛，持续而加剧，先出现于上腹，继之延及全腹。体征有腹壁板样僵直，压痛、反跳痛，肝浊音界消失，部分患者出现休克。

2.穿透于周围实质性脏器（肝、胰、脾等）　慢性病史，腹痛规律发生改变，变为顽固或持续性。如果穿透至胰腺，腹痛放射至背部，血淀粉酶可升高。

3.穿破入空腔器官形成瘘管　十二指肠溃疡可以穿破胆总管形成胆瘘；胃溃疡可破入十指肠或横结肠形成肠瘘。可通过内镜、钡剂或 CT 等检查发现。

（三）幽门梗阻

临床症状有上腹胀痛，餐后加重，呕吐后腹痛可稍缓解，呕吐物可为宿食。严重呕吐可致失水、低氯、低钾性碱中毒，长期可致体重下降、营养不良。体检可见胃蠕动波、闻及振水声等。幽门梗阻多由十二指肠溃疡或幽门管溃疡反复发作所致，炎性水肿和幽门平滑肌痉挛所致的暂时梗阻可由药物治疗、溃疡愈合而缓解。严重瘢痕或与周围组织粘连、恶变引起胃流出道狭窄或变形，表现为持续性梗阻。

（四）癌变

反复发作、病程持续时间长的胃溃疡癌变风险高。十二指肠溃疡一般不发生癌变。胃镜结合活检病理检查有助于明确是否发生癌变。

五、辅助检查

（一）胃镜检查及活检病理检查

胃镜检查是消化性溃疡诊断的首选方法和金标准，可以确定有无溃疡、病变部位（图 4-22）、分期、良恶性等，对合并出血者给予止血治疗，对合并狭窄梗阻患者给予扩张或支架治疗，还可以用于治疗效果的评价。超声内镜检查可以评估胃或十二指肠壁、溃疡深度、病变与周围器官关系、淋巴结数目和大小等。

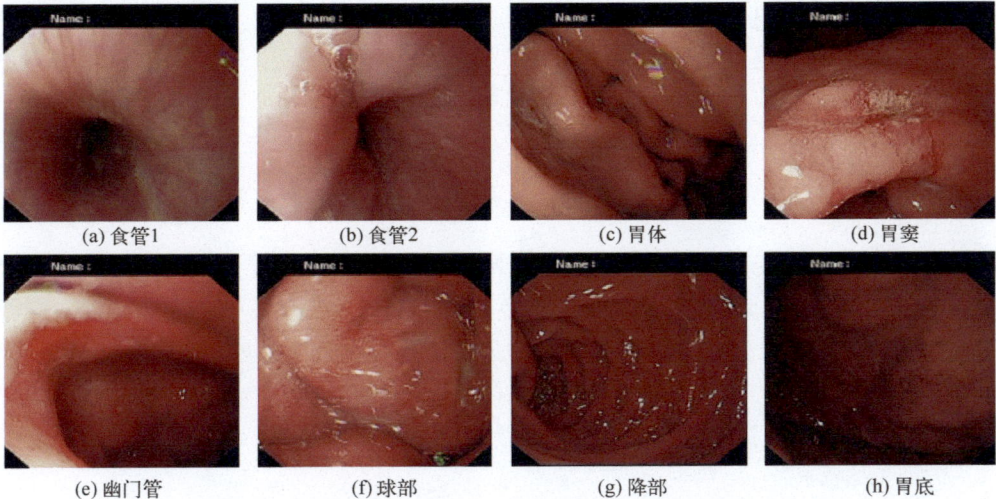

| (a) 食管1 | (b) 食管2 | (c) 胃体 | (d) 胃窦 |
| (e) 幽门管 | (f) 球部 | (g) 降部 | (h) 胃底 |

图 4-22　胃镜显示胃窦、幽门管和十二指肠球部溃疡

对于胃溃疡，应常规在溃疡边缘取活检，有时需多次活检和病理检查，甚至超声内镜评估。正规治疗 8 周后应复查胃镜，必要时再次活检和病理检查，直到溃疡完全愈合。

（二）X 线钡剂或造影剂造影

X 线钡剂或造影剂造影可以了解胃肠的运动情况，可以用于胃镜禁忌者或者不愿接受胃镜检查者。气钡双重造影能较好地显示胃肠黏膜形态，溃疡的钡剂造影直接征象为龛影、黏膜聚集，间接征象为局部压痛、胃大弯侧痉挛性切迹、胃大弯侧狭窄、十二指肠球部激惹及十二指肠球部畸形等。

（三）CT 检查

对于穿透性溃疡或穿孔，CT 检查可以发现穿孔周围组织炎症、包块、积液、游离气体。对幽门梗阻也有鉴别诊断的意义。口服造影剂后 CT 可能显示出胃壁中断、穿孔周围组织渗出、增厚等。

（四）实验室检查

1. 幽门螺杆菌检测　消化性溃疡病史者，无论溃疡处于活动还是瘢痕期，均应行幽门螺杆菌检测。

2.其他检查 血常规、粪便隐血试验有助于了解溃疡有无活动出血。

六、诊断

慢性病程，周期性发作，节律性上腹痛，非甾体抗炎药服药史等是疑诊消化性溃疡的重要病史。胃镜检查可确诊，不能接受胃镜检查者，上消化道钡剂发现龛影，可以诊断为溃疡，但难区分其良恶性。

七、典型案例

典型案例1 胃溃疡

【病情简介】

患者，男性，52岁。

主诉：间断腹痛3天。

现病史：患者3天前无明显诱因出现上腹痛，性质为钝痛，伴恶心、呕吐，呕吐物为黄色液体，后转为黑色。腹痛伴反酸、嗳气，伴全身乏力，多发生于餐后，自行口服胃康灵治疗，未见好转，来本院就诊。急诊查心电图（图4-23）：窦性心律，心率76次/分，正常心电图。腹部CT检查未见明显异常。血常规、肌钙蛋白和BNP均正常。急诊以"腹痛待查"收入住院。病来患者精神状态差，饮食睡眠可，二便正常，近期无体重减轻。

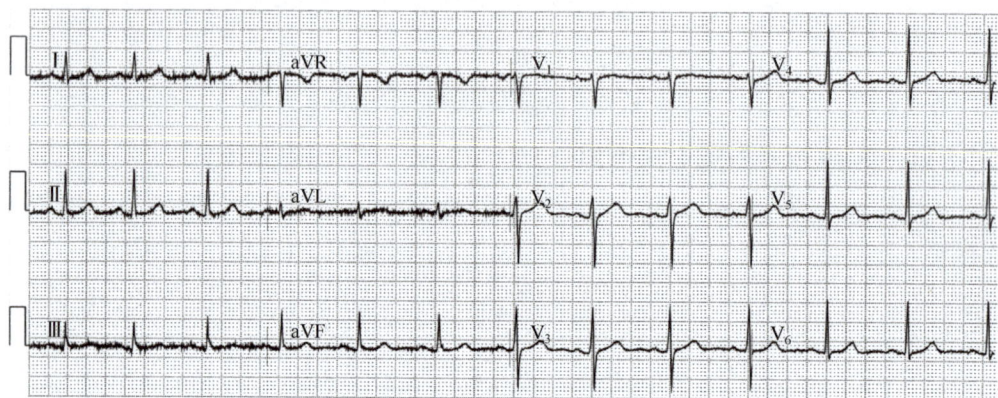

图4-23 急诊心电图

既往史：否认高血压、糖尿病、冠心病病史。否认吸烟、饮酒史。

查体：T 36.5℃，P 60次/分，R 17次/分，BP 138/92mmHg。发育正常，营养中等，神志清楚，言语流利，查体合作。无贫血貌，皮肤、巩膜无黄染，颈静脉无怒张，双肺呼吸音清，未闻及干湿啰音，心率60次/分，律齐，各瓣膜听诊区未闻及病理性杂音。腹部平坦，无胃肠型及蠕动波，腹壁未见静脉曲张，腹软，无液波震颤，未触及包块，无压痛、反跳痛、肌紧张，肝区及双肾区无叩击痛，移动性浊音阴性，肠鸣音正常，双下肢无浮水肿。

【辅助检查】

1.实验室化验　尿常规、粪常规、血生化、脂肪酶、血淀粉酶和尿淀粉酶均正常。

2.胃镜检查（图4-24）　提示胃溃疡（胃角处）、慢性胃炎。

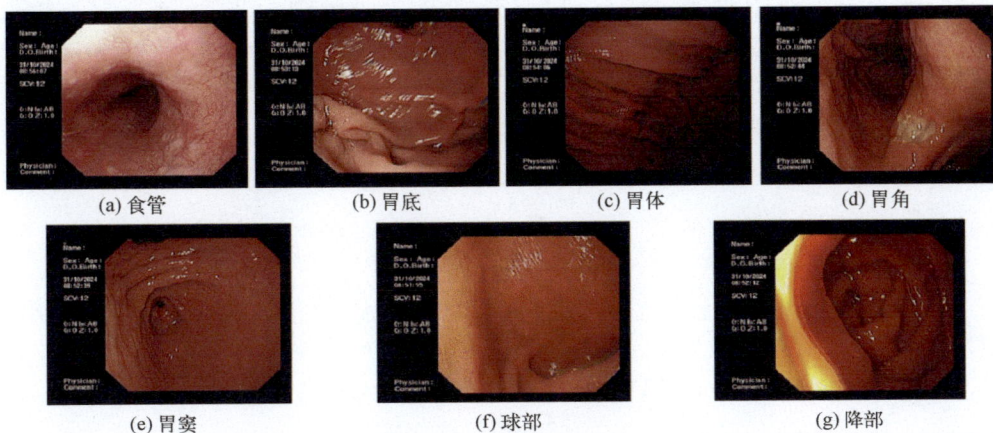

(a) 食管　　　　　(b) 胃底　　　　　(c) 胃体　　　　　(d) 胃角

(e) 胃窦　　　　　(f) 球部　　　　　(g) 降部

图4-24　胃镜检查影像

3.胃镜下活检　慢性活动性胃炎伴轻度肠上皮化生，部分腺上皮轻度不典型增生，并可见坏死组织及炎性渗出物，符合胃溃疡病。

【诊断思路】

根据患者的胃镜检查及活检报告结果，诊断为胃溃疡、慢性胃炎。

【患者转归】

给予抑酸、护胃药物治疗，2天后患者病情好转出院，出院后继续口服药治疗。

【病例点评】

消化性溃疡的典型症状为上腹痛，性质可有钝痛、灼痛、胀痛、剧痛、饥饿样不适。可以反复或周期性发作，发作期可为数周或数个月，发作有季节性，典型者多在季节变化时发生，如秋冬和冬春之交发病。部分患者有与进餐相关的节律性上腹痛，餐后痛多见于胃溃疡患者。腹痛可被抑酸或抗酸剂缓解，部分病例仅表现上腹胀、上腹部不适、厌食、嗳气、反酸等消化不良症状。发作时剑突下、上腹部或右上腹部可有局限性压痛，缓解后可无明显体征。

典型案例2　十二指肠溃疡

【病情简介】

患者，男性，60岁。

主诉：上腹部不适10天。

现病史：患者 10 天前无明显诱因出现上腹部不适，无明显腹痛，无胸痛、胸闷，无恶心、呕吐，无反酸、烧心，自行口服奥美拉唑治疗，未见明显好转，来我院就诊。急诊查腹部 CT 未见明显异常。血常规、肌钙蛋白和 BNP 均正常。急诊以"腹部不适待查"收入住院。

既往史：否认高血压、糖尿病、冠心病病史。否认吸烟史。饮酒 20 余年，白酒每天 3～4 两。

查体：T 36.3℃，P 78 次 / 分，R 17 次 / 分，BP 121/78mmHg。发育正常，营养中等，神志清楚，言语流利，查体合作。无贫血貌，皮肤、巩膜无黄染，颈静脉无怒张，双肺呼吸音清，未闻及干湿啰音，心率 78 次 / 分，律齐，各瓣膜听诊区未闻及病理性杂音。腹部平坦，无胃肠型及蠕动波，腹壁未见静脉曲张，腹软，无液波震颤，未触及包块，无压痛、反跳痛、肌紧张，肝区及双肾区无叩击痛，移动性浊音阴性，肠鸣音正常，双下肢无水肿。

【辅助检查】

1.实验室化验　尿常规、粪常规、血生化、脂肪酶、血淀粉酶和尿淀粉酶均正常。

2.胃镜检查（图 4-25）　提示非萎缩性胃炎、十二指肠球部溃疡。

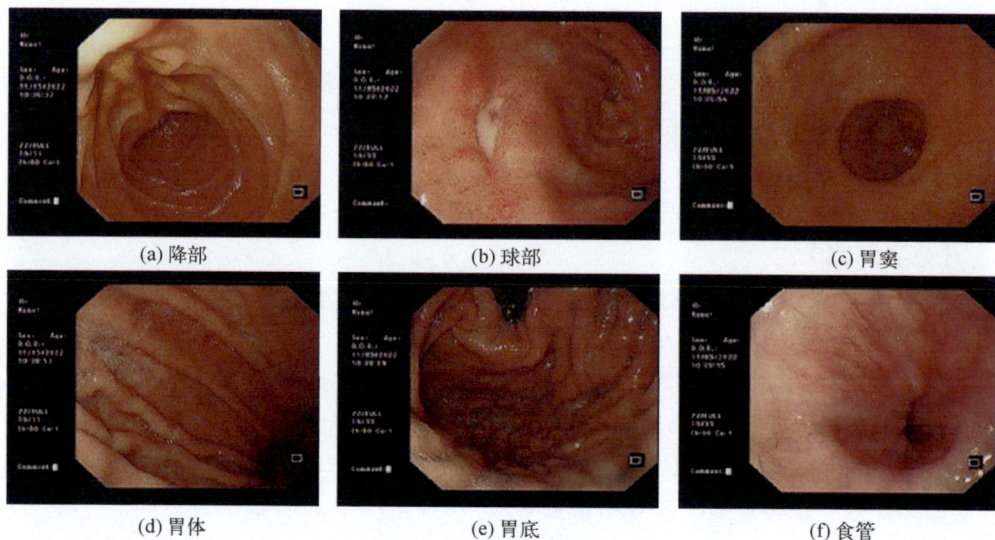

| (a) 降部 | (b) 球部 | (c) 胃窦 |
| (d) 胃体 | (e) 胃底 | (f) 食管 |

图 4-25　胃镜检查影像

3.胃镜下活检　十二指肠降段黏膜慢性炎症。

【诊断】

根据患者的胃镜检查及活检报告结果，诊断为十二指肠溃疡、慢性胃炎。

【患者转归】

给予抑酸护胃药物，治疗 6 天后患者病情好转出院，出院后继续口服药物治疗。

【病例点评】

部分患者有与进餐相关的节律性上腹痛，饥饿痛或夜间痛、进餐缓解多见于十二指肠溃疡。其余参见本节案例 1 的病例点评。

参考文献

[1] 葛均波，王辰，王建安 . 内科学 [M]. 10 版 . 北京：人民卫生出版社，2024.

（孔令梅）

第 6 节　胆囊结石和胆囊炎

胆囊结石

胆囊结石是临床上的常见病、多发病，主要见于成年人，女性常见，随着年龄增长，其性别差异减少，老年人中男女发病率基本相等。患者可表现为上腹部或右上腹部疼痛，疼痛可放射至肩部和背部，常伴有恶心、呕吐、腹胀。需要注意的是，部分胆结石患者可终生无症状，称为静止性胆囊结石。

一、病因与发病机制

正常情况下胆囊不会发生结石，因为在正常胆汁中有一定比例的胆盐。卵磷脂使胆固醇保持溶解状态而不析出，胆囊结石的患者中可能存在一种促成核因子，可分泌出大量的黏液糖蛋白促使成核和结石形成。胆囊结石的形成与以下因素有关 [1]。

（1）长期高蛋白、高脂肪、高热量膳食，使机体内胆固醇增加或肝脏合成量增加，使胆汁中胆固醇过饱和。

（2）某些肠道疾病由于丧失了胆盐，也使胆固醇处于相对过饱和状态。

（3）不能按时进餐，胆汁在胆囊内停留时间过长。

（4）胆道感染，胆囊壁发炎，其收缩功能减退，从而导致胆囊内胆汁瘀滞。

（5）长期禁食，静脉内营养，导致胆囊内胆汁瘀滞，形成结石。

（6）胃大部切除或迷走神经干切断术后，也可使胆囊排空延迟，形成结石。

（7）某些溶血性疾病也可导致胆囊结石。

（8）妊娠时可使胆汁瘀滞，神经系统平衡失调，也可引起胆囊结石。

形成结石的因素繁多，绝大多数结石不是以胆固醇含量为主，就是以胆红素含量为主。由于胆固醇在胆汁中呈饱和甚至过饱和状态，或非结合胆红素在胆汁中相对增多，寄生虫、异物、细菌炎性细胞、脱落的上皮、黏液以及与钙离子形成的复合物形成核心，与此同时，糖蛋白的分泌增加，且其凝聚作用加强，加上金属离子如钙、镁、铜、铁等与胆红素结合形成整合高分子化合物，以上因素共同作用形成结石。

二、临床表现

（一）无症状胆囊结石

无临床症状，仅在体格检查、手术或尸体解剖时偶然发现。

（二）有症状胆囊结石

症状出现与否和结石的大小、部位，是否合并感染，梗阻及胆囊的功能有关。小胆石更容易出现症状，进食后胆囊收缩时结石移位并嵌顿于胆囊壶腹部或颈部，胆囊排空胆汁受阻，胆囊内压力升高，胆囊平滑肌强力收缩发生绞痛。典型表现为胆绞痛，其疼痛特征如下。

（1）部位和放射部位　疼痛位于上腹部或右上腹部，可向右肩部和背部放射，也可表现为右侧胸痛，部分患者因剧痛而不能准确说出疼痛部位。

（2）疼痛性质　典型的疼痛为阵发性绞痛，即胆绞痛，但只有少数人发生，多数患者感上腹部或右上腹隐痛，或者有饱胀不适、伴嗳气、呃逆等，常被误诊为"胃病"。

（3）疼痛时限　疼痛常突然开始，呈阵发性，或者持续性疼痛阵发性加剧。15 ～ 60min 内达高峰，持续 1 ～ 6h 后，绞痛开始缓解，30 ～ 90min 内绞痛消失，最后变成钝痛[2]。

（4）诱发和缓解因素　最常见的诱因是饱餐、进食油腻食物后或睡眠中改变体位时。患者也可在进食过多、工作紧张或休息不好时发病。

（5）伴随症状及体征　胆囊结石患者除表现为上腹或右上腹痛外，常伴有恶心、呕吐、腹胀、嗳气、呃逆，并发胆源性胰腺炎时多有发热。血、尿淀粉酶升高。胆结石患者在症状发作时，常表现为急性病容、痛苦表情、呼吸短浅以及虚脱现象，绞痛发作 1 ～ 2 天内，可表现为轻度巩膜黄染，尿色变深，很快自然消退，如黄疸较深或持续不退，可能存在胆总管结石。患者平卧位，右上腹肌呈局限性轻度紧张感，Murphy征（墨菲征）阳性，肝区叩击痛。

（三）胆结石的并发症

1. 急性胆囊炎　详见下文。

2. 慢性胆囊炎　90% 以上的患者有胆囊结石，炎症反复发作，可使胆囊与周围组织粘连、囊壁增厚并逐渐瘢痕化，胆囊萎缩，失去功能。慢性胆囊炎急性发作时，一般触及不到胆囊。

3. 继发性胆总管结石　详见下文。

此外，胆结石还可以导致胆囊积液、胆囊十二指肠/结肠瘘、胆石性肠梗阻、胆囊癌、Mirrizi 综合征等并发症。持续嵌顿和压迫胆囊壶腹部和颈部的较大结石，可引起胆囊总管狭窄或胆囊管瘘，以及反复发作的胆囊炎、胆管炎、梗阻性黄疸，称为Mirrizi 综合征。

三、辅助检查

1. 血常规　急性胆囊炎常有白细胞增多伴中性粒细胞比例增高。

2. 腹部超声检查　是胆囊结石首选的检查方法。能发现直径 0.3cm 以上结石，正确诊断率在 95% 以上。可发现胆石呈强回声（图 4-26），后方可见声影，并随体位移动；还可发现胆囊壁增厚、水肿。慢性胆囊炎可发现胆囊萎缩、胆囊壁增厚。

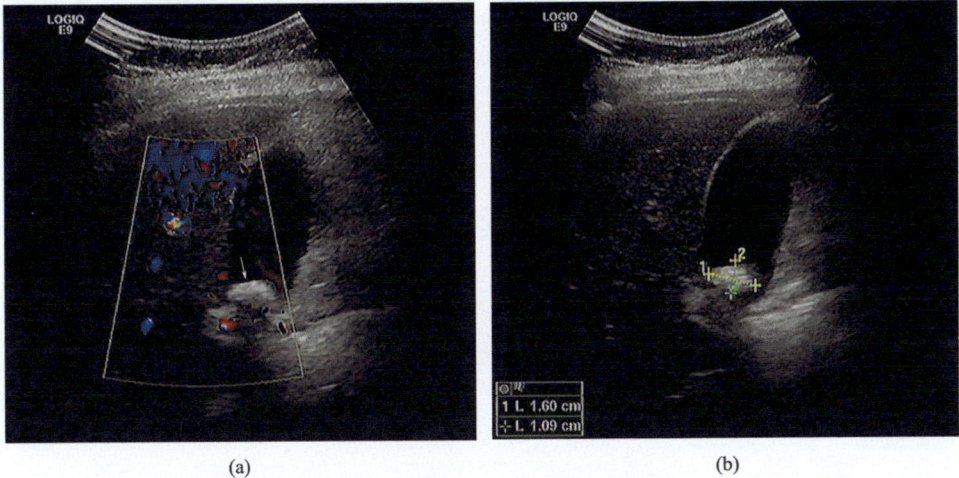

(a)　　　　　　　　　　　　　　　　(b)

图 4-26　胆囊结石患者的超声影像

（a）箭头所示为胆囊结石；（b）所示为测量结石的大小为 1.6 cm×1.1cm

3. 腹部 CT 检查　胆囊结石的患者在腹部 CT 检查时可以表现出胆囊增大、胆囊壁增厚、胆囊结石高密度影（图 4-27）。

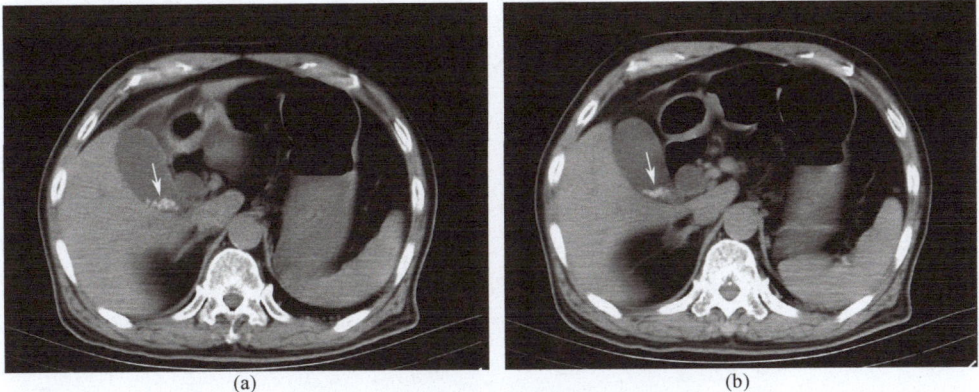

(a)　　　　　　　　　　　　　　　　(b)

图 4-27　胆囊结石患者的腹部 CT 影像

箭头所示为胆囊结石，表现为高密度影

4. 腹部磁共振成像　腹部磁共振也可显示胆囊结石。胆囊结石在核磁共振检查中表现为胆囊内的低信号阴影，一般呈类圆形或者是椭圆形（图 4-28）。

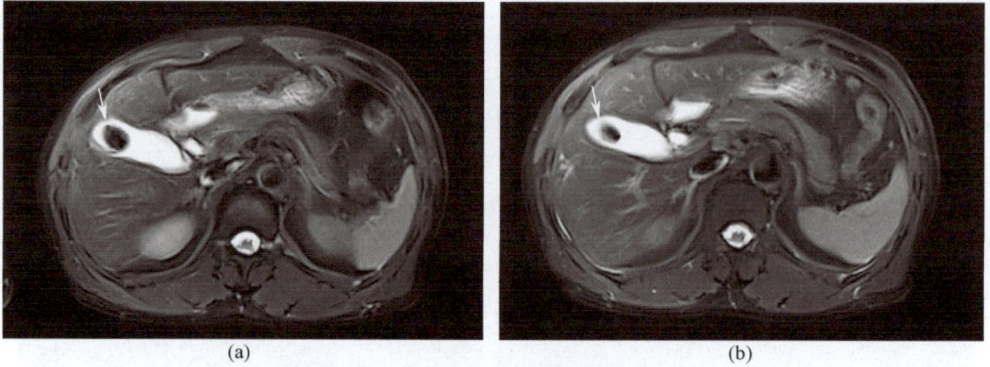

图 4-28　胆囊结石患者的磁共振影像

箭头所示为胆囊结石，在磁共振中表现为低信号阴影

5. 超声内镜　可发现直径 0.3cm 以下的结石。

四、诊断与鉴别诊断

临床病史和阳性体征可为诊断提供有益线索，但确诊需依靠影像学检查。超声检查发现胆囊结石可确诊，为首选方法。CT、MRI 和磁共振胆胰管成像也可显示胆囊结石从而确诊。

急性胆囊炎

胆囊炎常是胆囊结石的并发症，也可在无胆囊结石时发生。急性胆囊炎是指胆囊管阻塞后胆汁或胰液等化学刺激和细菌、寄生虫感染引起的胆囊急性炎症。急性胆囊炎好发于中年肥胖者，成年人发病率高，其中老年人发病率更高，女性比男性多 2～3 倍 [2]。胆囊炎的患者由于胆汁成分改变，胆汁浓缩，以细菌和坏死组织为核心，也易形成胆结石，故胆囊炎和胆结石常伴随发生。

一、病因与发病机制

1. 胆囊管梗阻　多种因素均可引起胆囊管梗阻，最常见者为嵌顿的结石。另外，胆囊管过长、扭曲，螺旋瓣的异常，炎性水肿或纤维化，肿瘤的内堵外压，虫堵塞等都可引起胆囊管梗阻。梗阻使胆囊内容物滞留，胆囊膨胀，压迫壁内血管和淋巴管，使胆囊壁供血不足，从而对化学刺激和细菌感染的抵抗力降低，产生急性炎症。

2. 化学刺激　急性胆囊炎的早期以化学性炎症为主。化学刺激包括高浓度胆汁酸盐、逆流的胰液和溶血卵磷脂等，可直接损害胆囊黏膜，引起炎症。

3. 细菌感染　多继发于化学性炎症，细菌大多经胆道逆行而来，也可经血液循环或淋巴途径进入胆囊，常见的致病菌有大肠杆菌、产气杆菌、变形杆菌、铜绿假单胞菌、葡萄球菌、厌氧菌等，幽门螺杆菌也可通过十二指肠乳头逆流致胆道感染。

二、临床表现

急性胆囊炎的典型表现是在进食油腻食物后，出现中上腹或右上腹剧烈的持续性疼痛，阵发性加重，常放射至右肩背部，伴恶心、呕吐、发热、寒战，甚至黄疸。其疼痛特征如下：

1. 部位和放射部位　典型的疼痛部位在右上腹部，也有的表现为中上腹部位或右胸痛，疼痛常放射至右肩部、肩胛部和背部，如病变发展快，胆囊发生坏死、穿孔、炎症累及浆膜层，刺激壁腹膜，可出现弥漫性全腹痛，并有腹肌紧张。

2. 疼痛性质　主要表现为绞痛，有时胆道症状不明显会被胸部症状所掩盖，甚至出现类似心绞痛的发作而误诊为冠心病。

3. 疼痛时限　可表现为突然发作的阵发性腹痛，如病变发展，可转为持续性疼痛并阵发性加剧，伴有腹肌紧张，疼痛可持续数日。

4. 诱发和缓解因素　急性胆囊炎引起的腹痛最常见的诱发因素是饱餐或进食油腻食物，多发于进食油腻餐后3～4h，也可见于半夜或凌晨。胆囊管梗阻时，胆囊肿大，黏膜充血水肿、渗出，可使胆囊强力、阵发性收缩而产生阵发性腹痛，呼吸和改变体位常能使疼痛加重，因此患者喜欢向右侧静卧，以减轻疼痛。

5. 伴随症状及体征　急性胆囊炎早期除右上腹痛外，多伴有恶心、呕吐、厌食、轻度发热，通常无畏寒，当病情加重或已发生并发症，如胆囊积脓，胆囊穿孔等，或合并有急性胆管炎时，则出现明显高热、寒战。有10%～25%的患者可出现轻度黄疸，可能是由于胆色素通过受损的胆囊黏膜进入循环，或邻近炎症引起Oddi括约肌痉挛所致。有时在右侧背部肩胛角下9～10肋骨区有皮肤感觉过敏现象，称为Boas征[2]。

有些患者可出现皮肤、巩膜黄染。如有胆总管结石并发梗阻，则黄疸加深且持续时间长。查体可发现右上腹不同程度及不同范围的压痛、反跳痛和肌紧张，Murphy征阳性，约1/3患者可触及肿大而有触痛的胆囊。

如胆囊病变发展较慢，大网膜可粘连包裹胆囊，形成边界不清、固定的压痛性包块；如病变发展快，胆囊发生坏死、穿孔，可表现整个腹部压痛、反跳痛、腹肌紧张。

三、辅助检查

1. 实验室检查

（1）血常规　85%的患者有轻度白细胞升高［（12～15）×10^9/L］。

（2）肝功　血清丙氨酸转氨酶（ALT）、AST升高，碱性磷酸酶（AKP）升高，一半患者可有胆红素升高。

（3）血清淀粉酶　约1/3患者淀粉酶轻度升高，不超过正常值的两倍。

2. 腹部超声检查　可显示胆囊增大，囊壁增厚，甚至有双边征，并可发现胆囊内结石光团（图4-29）。超声对急性结石性胆囊炎诊断的准确率达65%～90%。

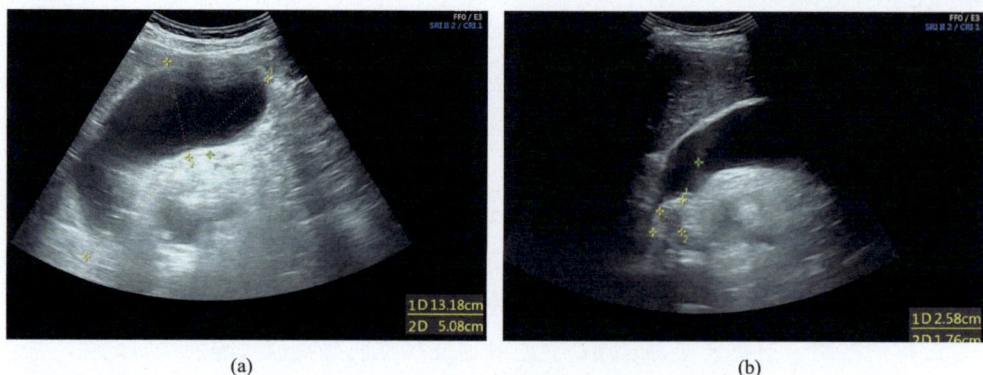

图 4-29 胆囊结石合并胆囊炎患者的超声影像

（a）可见胆囊增大，大小为 13.18cm×5.08cm，胆囊壁薄厚不均；（b）所示为胆囊颈部结石，
其大小为 2.58cm×1.76cm

3.腹部 X 线平片 急性胆囊炎一般不需要做 X 线检查，对于不典型者，X 线平片可能有助于同其他急腹症鉴别，约有半数胆囊结石显影。

4.放射性核素检查 如胆囊不显影，说明胆囊管梗阻，其敏感性几乎达 100%；如胆囊显影，95% 的患者可排除急性胆囊炎。

四、诊断与鉴别诊断

根据症状和体征多数患者能作出诊断。触到有压痛的胆囊或超声、X 线平片发现胆囊结石更有助于确定诊断。如发现黄疸，要考虑胆总管存在梗阻，这时急性胆囊炎可能只是整个胆道急性感染的一部分。

五、典型案例

【病情简介】

患者，女性，54 岁。

主诉：右上腹疼痛 1 天。

现病史：患者 1 天前无明显诱因出现右上腹疼痛，为阵发性胀痛，无肩背部放射痛，伴有恶心、呕吐，呕吐物为胃内容物。无反酸、嗳气，无发热、寒战，来我院急诊科就诊。急诊查心电图（图 4-30）：窦性心律，心率 66 次 / 分，正常心电图。腹部 CT（图 4-31）：胆囊饱满，胆囊窝见高密度结节影（箭头所示），考虑胆囊结石合并急性胆囊炎。病来无咳嗽、咳痰，无心悸、气短，无尿频、尿急、尿痛，无尿色深黄，无白陶土样便及黑便。

既往史：高血压病史 10 年，规律服用苯磺酸氨氯地平，平日血压控制在 120/60mmHg。糖尿病病史 2 年，规律服用二甲双胍，自述血糖控制正常。否认冠心病病史。否认吸烟、饮酒史。

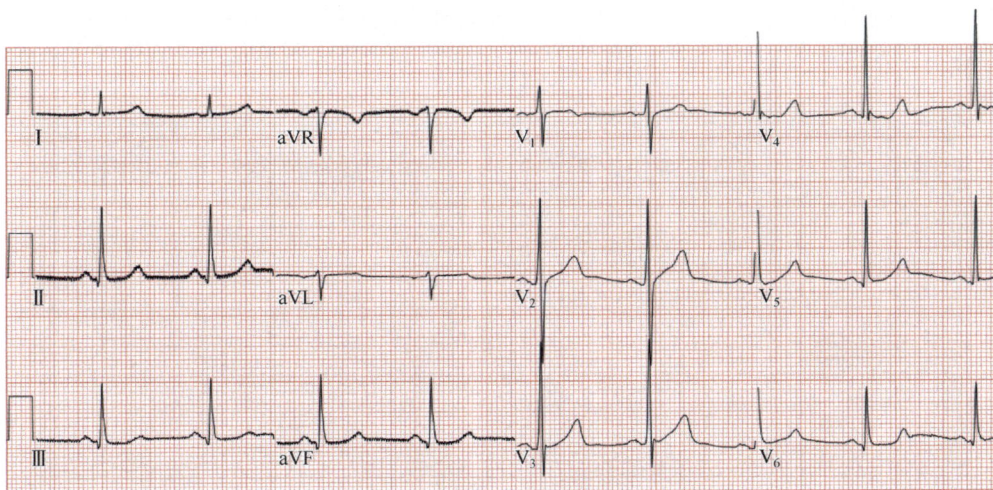

图 4-30　急诊心电图

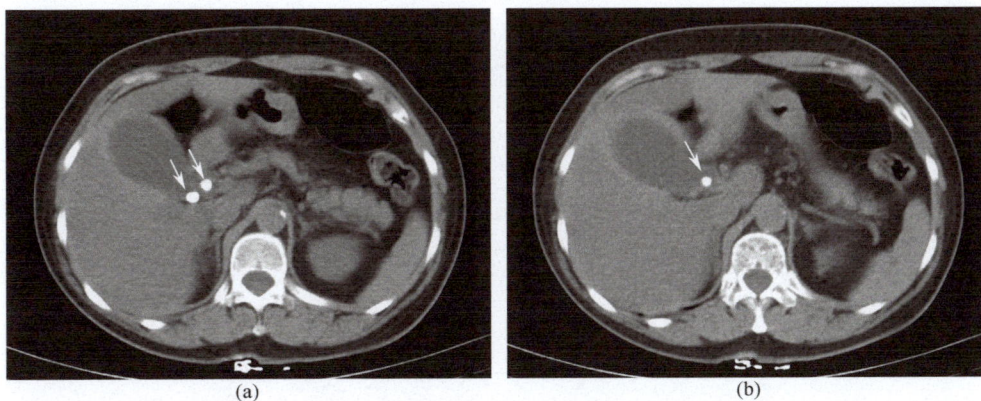

(a)　　　　　　　　(b)

图 4-31　腹部 CT 影像

查体：T 36.6℃，P 74 次 / 分，R 19 次 / 分，BP 148/82mmHg。发育正常，营养中等，神志清楚，言语流利，查体合作。皮肤、巩膜无黄染，颈静脉无怒张，双肺呼吸音清，未闻及干湿啰音，心率 74 次 / 分，律齐，各瓣膜听诊区未闻及病理性杂音。腹部平坦，未见胃肠型及蠕动波，腹软，无液波震颤，未触及包块，右上腹压痛，Murphy 征阳性，无反跳痛、肌紧张，肝区及双肾区无叩击痛，移动性浊音阴性，肠鸣音 4 次 / 分，双下肢无水肿。

【辅助检查】

1. 实验室化验　血常规：白细胞 11.45×10⁹/L（正常值为 3.5 ～ 9.5×10⁹/L），中性粒细胞计数 9.88×10⁹/L（正常值为 1.8 ～ 6.3×10⁹/L）。肌钙蛋白 I、BNP、血生化、脂肪酶、血淀粉酶和尿淀粉酶均正常。

2. 磁共振胆胰管成像检查（图 4-32）　提示胆囊增大、壁厚。图 4-32（a）箭头所

示多发小结节状短 T_2 信号；图 4-32（b）所示胆内外胆管未见扩张，考虑胆囊结石和胆囊炎。

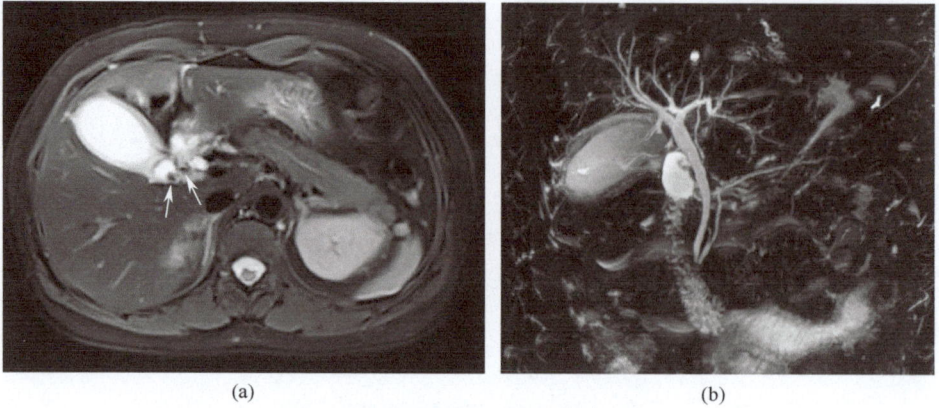

(a)　　　　　　　　　　　　　(b)

图 4-32　磁共振胆胰管成像的影像

【诊断思路】

患者的症状、体征、辅助检查均提示胆囊结石伴急性胆囊炎，因此无需再进行鉴别诊断。

【患者转归】

给予禁食水、抑酸护胃、镇痛、抗感染等药物治疗。与患者沟通后，给予腹腔镜下胆囊切除术治疗（图 4-33），7 天后患者病情好转出院。

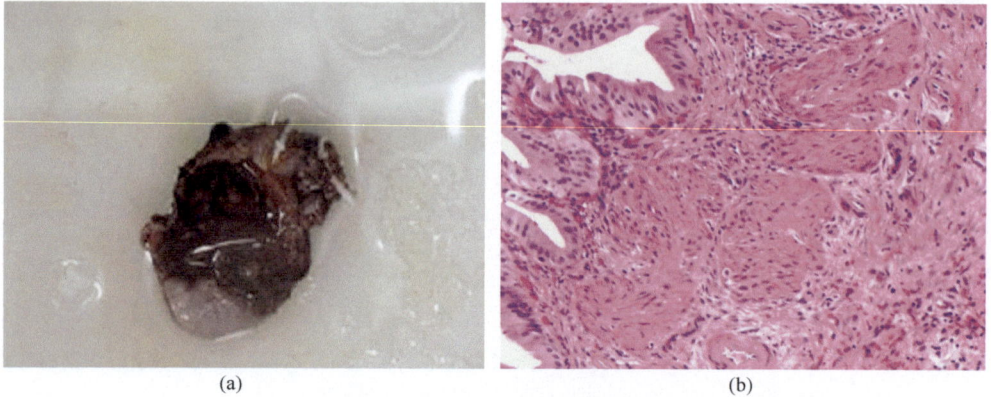

(a)　　　　　　　　　　　　　(b)

图 4-33　胆囊大体所见及镜下所见

（a）大体所见：胆囊一个，大小约 5.5cm×4.5cm×1.3cm，壁厚 0.3～0.5cm，内表面粗糙，含结石。

（b）镜下所见：慢性胆囊炎急性发作；胆囊结石

【病例点评】

这是一个典型的胆囊结石合并急性胆囊炎的患者，其诊断并不困难。胆囊结石合并急性胆囊炎的典型表现为胆绞痛，疼痛位于上腹部或右上腹部，可向右肩部和背部放射。典型的疼痛为绞痛，或者上腹部或右上腹隐痛，或者有饱胀不适，伴嗳气、呃逆等。疼痛常突然开始，呈阵发性，或者持续疼痛阵发性加剧。最常见的诱因是饱餐、进食油腻食物后或睡眠中改变体位时。胆囊管梗阻时，胆囊肿大，黏膜充血水肿、渗出，可使胆囊强力、阵发性收缩而产生阵发性腹痛，呼吸和改变体位常能使疼痛加重，因此患者喜欢向右侧静卧，以减轻疼痛。查体可有右上腹压痛和 Murphy 征（墨菲征）阳性。

参考文献

[1] 葛均波，王辰，王建安. 内科学 [M]. 10 版. 北京：人民卫生出版社，2024.
[2] 魏广和，李清贤，张金国. 胸痛鉴别诊断学 [M]. 北京：军事医学科学出版社，2009.

（孔令梅）

第 7 节 胆总管结石和胆管炎

胆总管结石可分为原发性和继发性两种。

一、病因和发病机制

原发性胆总管结石多数为棕色胆色素结石或混合性结石，通常发生于有复发性或持续性胆道感染的患者。十二指肠乳头旁憩室、胆汁淤积、胆道蛔虫病史，原发性胆管结石的风险增加。继发性肝外胆管结石是指胆囊结石或肝内胆管结石排至肝外胆管内而发生的结石，在肝外胆管结石中约占 85%。

二、临床表现

症状的有无取决于结石是否造成胆道梗阻和感染。当结石未引起胆道梗阻时，患者可无任何症状。但当结石阻塞胆管并继发感染时，则可出现以下并发症[1]：

（一）急性梗阻性化脓性胆管炎

典型表现为腹痛、寒战高热和黄疸，称为夏科三联征（Charcot triad）。

1. 腹痛　发生于剑突下及右上腹部，多为绞痛，呈阵发性发作或持续性疼痛伴阵发性加剧，可向右肩背部放射，伴恶心、呕吐，常在进食油腻食物后诱发。

2. 寒战、发热　胆管梗阻后胆管内压升高，常继发感染。细菌和毒素可经毛细胆管经肝窦逆流入血，发生胆源性肝脓肿、脓毒血症、感染性休克、DIC 等。一般主要表现为弛张热，体温可高达 39 ～ 40℃。

3. 黄疸　结石阻塞胆管后，患者可出现尿色深黄及皮肤、巩膜黄染，部分患者可伴皮肤瘙痒。部分患者胆结石可通过壶腹部排入十二指肠，症状自行缓解。因此，肝外胆管结石的黄疸常呈现间歇性和波动性。如结石嵌顿没有解除，炎症进一步加重，患者可出现谵妄、淡漠、昏迷以及血压下降等症状。在夏科三联征基础上出现神志障碍、休克则称为雷诺五联征。

（二）急性和慢性胆管炎

结石引起胆道阻塞，胆汁淤滞，感染造成胆管壁黏膜充血、水肿，加重胆管梗阻。反复的胆管炎使管壁纤维化并增厚、狭窄，近端胆管扩张等。患者可有上腹痛、黄疸等表现。

（三）肝损伤和胆源性胰腺炎

可致肝细胞坏死及胆源性肝脓肿，反复感染和肝损害可进展为胆汁性肝硬化，结石嵌顿于壶腹部时可引起胰腺的急性和（或）慢性炎症。

三、辅助检查

（一）实验室检查

血清总胆红素及结合胆红素升高，血清转氨酶和碱性磷酸酶升高，尿中胆红素升高，尿胆原降低或消失，粪中尿胆原减少。当合并胆管炎时，白细胞总数及中性粒细胞升高。

（二）影像学检查

1.腹部超声检查　可以测量胆总管的宽度，可发现胆石呈强回声（图4-34）。

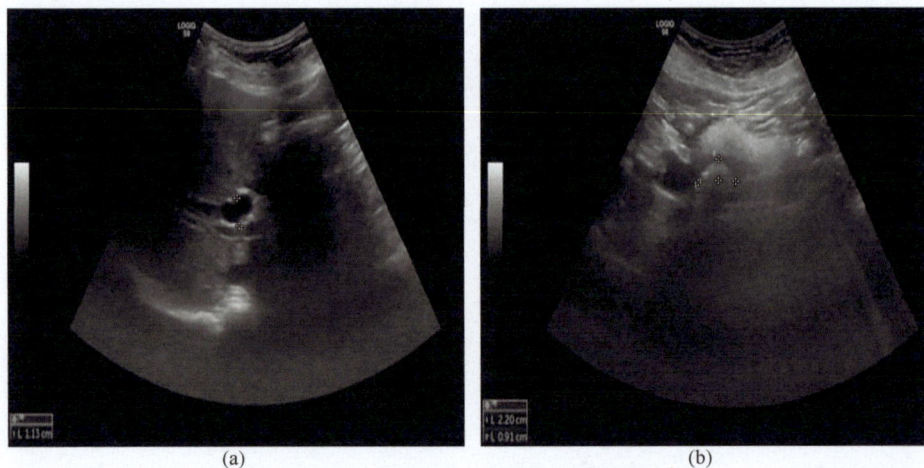

(a)　　　　　　　　　　　　　　　(b)

图 4-34　胆总管结石患者的超声影像

（a）星号所示为胆总管宽度（1.13cm）；（b）星号所示为胆总管内结石，其大小为2.20 cm×0.91cm

2.腹部CT检查　胆总管结石的患者在腹部CT检查时可以表现为胆总管增宽、胆总管内结石高密度影（图4-35）。

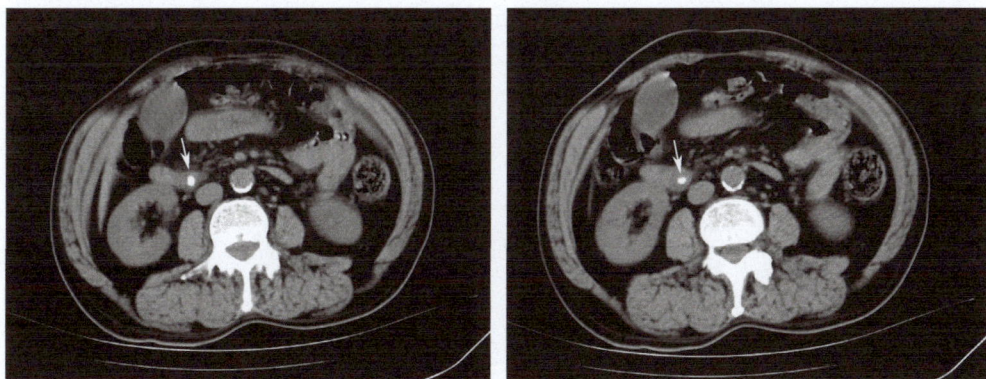

图 4-35　胆总管结石患者的腹部 CT 影像

箭头所示为胆总管结石，在 CT 中表现为高密度影

3.磁共振胆胰管成像　是常用的检查方法，可发现结石并明确大小和部位，但胆总管远端结石仍受诸多因素影响，诊断的准确率欠佳。如果胆囊结石的患者合并胆管扩张，同时出现皮肤巩膜的黄染，则考虑胆管内结石的可能。此时行上腹部磁共振胆胰管成像检查（图 4-36），判断胆管内有无结石或者其他疾病。

4.经内镜逆行胆胰管造影（ERCP）　诊断肝外胆管结石的阳性率最高，并可行内镜下 Oddi 括约肌切开和取石术，同时达到诊断和治疗该病的目的（图 4-37）。

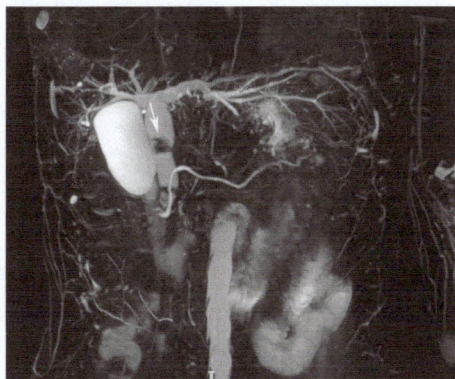

图 4-36　胆总管结石患者的磁共振胆胰管成像

箭头所示为胆总管内类圆形结石，在磁共振中表现为低信号阴影

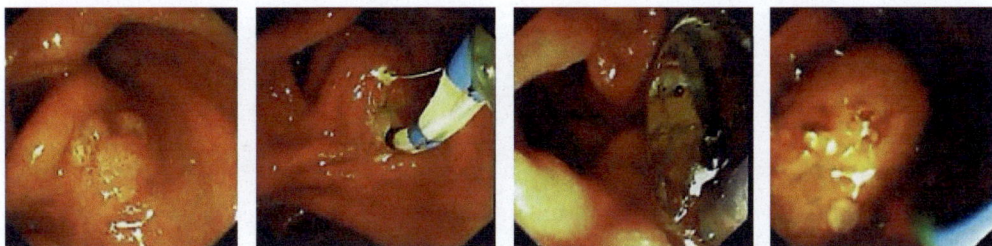

(a)十二指肠大乳头　　(b)插入刀和导丝　　(c)乳头扩张　　(d)球囊取石

图 4-37　胆管结石患者的 ERCP 影像

四、诊断与鉴别诊断

根据典型的腹痛、寒战高热和黄疸，结合血清总胆红素和直接胆红素增高、影像

学检查发现胆管内有结石等证据，可以确定诊断。肝外胆管结石需要与右肾绞痛、肠绞痛、胆道系统恶性肿瘤所致黄疸鉴别。

五、典型案例

【病情简介】

患者，女性，65 岁。

主诉：右上腹疼痛 3 天。

现病史：患者 3 天前无明显诱因出现右上腹疼痛，为绞痛，呈间歇性发作，向右肩背部放射，伴有恶心、呕吐，呕吐物为胃内容物，进食油腻食物后疼痛加重，未进行任何诊治来我院急诊科就诊。急诊查心电图（图 4-38）：窦性心律，心率 77 次 / 分，正常心电图。腹部 CT（图 4-39）：胆总管结石（箭头所示）、肝内外胆管扩张、胆囊炎。以胆总管结石和胆囊炎收入院。病来无发热、咳嗽、咳痰，无心悸、气短，无腹胀、腹泻，无尿频、尿急、尿痛。

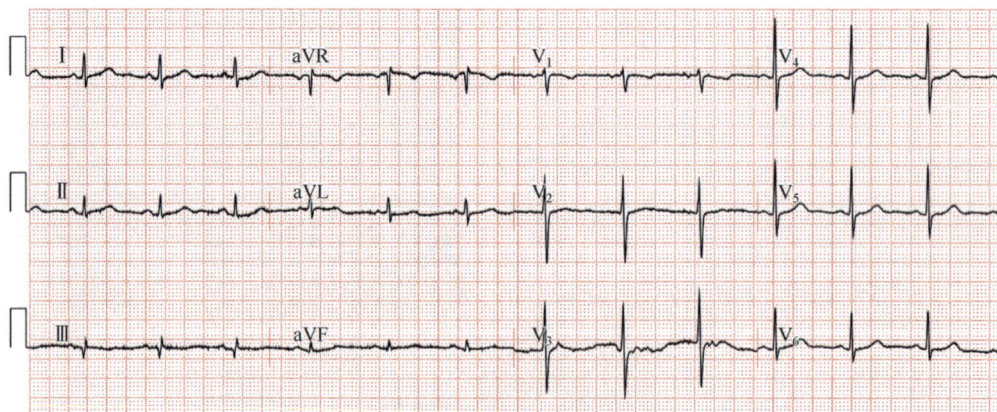

图 4-38　急诊心电图

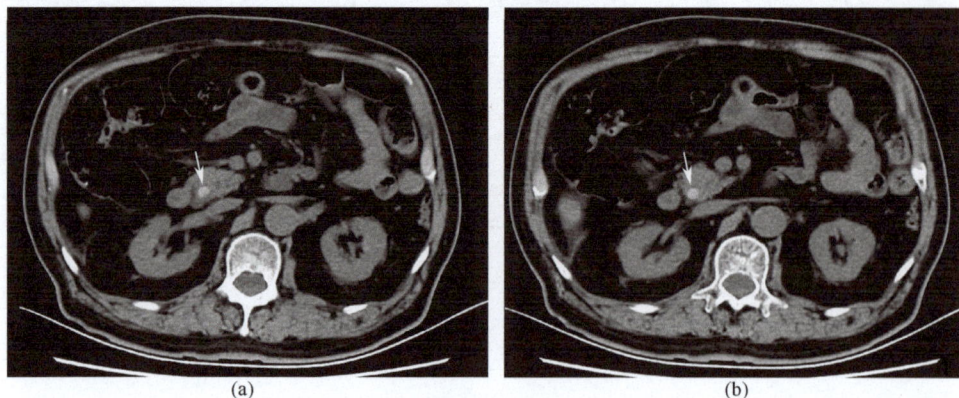

图 4-39　腹部 CT

既往史：否认高血压、冠心病病史。否认糖尿病、肾病病史。否认肝炎、结核病史。否认吸烟、饮酒史。

查体：T 36.6℃，P 80 次 / 分，R 18 次 / 分，BP 133/88mmHg。发育正常，营养中等，神志清楚，言语流利，查体合作。颈静脉无怒张，双肺呼吸音清，未闻及干湿啰音，心率 80 次 / 分，律齐，各瓣膜听诊区未闻及病理性杂音，无心包摩擦音。右上腹压痛，Murphy 征阳性，肝区及双肾区无叩击痛，移动性浊音阴性，肠鸣音 5 次 / 分，双下肢无水肿。

【辅助检查】

1.实验室化验　血生化、血常规、血淀粉酶和尿淀粉酶均正常。

2.磁共振胆胰管成像（图 4-40）　提示胆总管末端结石（箭头所示），胆系扩张。

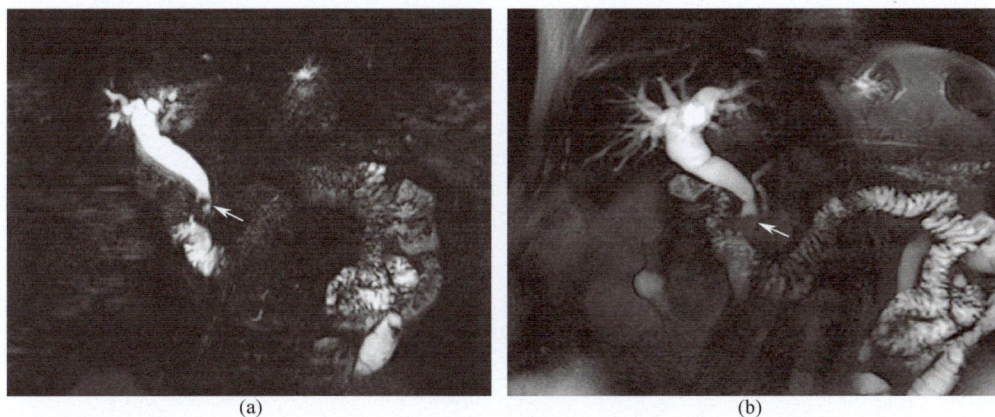

(a)　　　　　　　　　　　　　　　(b)

图 4-40　磁共振胆胰管成像

【诊断思路】

患者的症状、病史、体征均提示急性胆囊炎，但是尚未出现黄疸的表现。结合患者腹部 CT 和磁共振胆胰管成像检查结果，可以明确诊断为胆总管结石和胆囊炎。

【患者转归】

给予禁食水、抑酸护胃、解痉镇痛、抗感染治疗。与患者沟通后，给予内镜逆行胆胰管造影（ERCP）及球囊取石术治疗（图 4-41），6 天后患者病情好转出院。

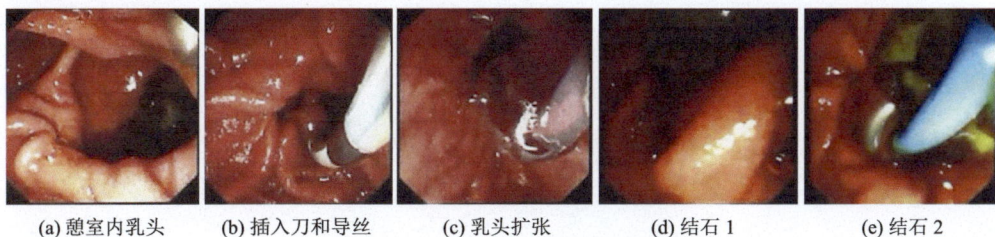

(a) 憩室内乳头　　(b) 插入刀和导丝　　(c) 乳头扩张　　(d) 结石 1　　(e) 结石 2

图 4-41　ERCP 及球囊取石影像

189

【病例点评】

该患者虽然有胆总管末端结石，但是其尚未导致化脓性胆管炎，因此没有寒战高热，也没有黄疸的表现，转氨酶及血清总胆红素和直接胆红素也没有增高。其症状（间歇性右上腹绞痛，向右肩背部放射，伴有恶心、呕吐，进食油腻食物后疼痛加重）和体征（右上腹压痛，Murphy征阳性）主要为急性胆囊炎的表现。如果患者就诊较晚，随着病情进展，则可能会出现寒战高热、黄疸、转氨酶升高、血清总胆红素增高和直接胆红素增高等症状。

参考文献

[1] 葛均波，王辰，王建安. 内科学 [M]. 10 版. 北京：人民卫生出版社，2024.

（孔令梅）

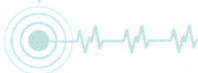

微 信 扫 码
① 微信扫描本页二维码
② 添加出版社公众号
③ 点击获取您需要的资源或服务

第 5 章 其他系统疾病

第 1 节 带状疱疹

带状疱疹是由长期潜伏在脊髓后根神经节或脑神经节内的水痘-带状疱疹病毒（已经被命名为人类疱疹病毒 3 型）经再激活引起的感染性皮肤病，以单侧分布带状排列的成簇水泡伴神经痛为特征，常表现为自限性。带状疱疹是皮肤科常见病，除皮肤损害外，常伴有神经病理性疼痛，常出现在年龄较大、免疫抑制或免疫缺陷的人群中，严重影响患者生活质量。

水痘-带状疱疹病毒可经飞沫和（或）接触传播。带状疱疹的发病率与年龄呈正相关，近一半的病例发生在 60 岁以上的人群中，85 岁以上的人群中有一半以上感染过这种病毒，该病的死亡率较低 [1]。

一、病因和发病机制

1.病因 机体免疫力低下是带状疱疹病毒感染的易患因素，高龄、细胞免疫缺陷、遗传易感性、机械性创伤、系统性疾病（如糖尿病、肾脏病、发热、高血压等）、近期精神压力大、劳累等是常见诱因。女性发生带状疱疹的风险高于男性。

2.发病机制 大多数患者多在儿童时期即感染水痘-带状疱疹病毒，表现为水痘。一旦获得原发感染，水痘-带状疱疹病毒可沿感觉神经轴突逆行，或经感染的 T 细胞与神经元细胞的融合，转移到脊髓后根神经节或脑神经节内并潜伏，这些残留的病毒可能存在体内几十年，或休眠，或永久不活动。

当机体抵抗力降低时，水痘-带状疱疹病毒特异性细胞免疫功能下降，潜伏的病毒被激活，大量复制，通过感觉神经轴突转移到皮肤，穿透表皮，引起带状疱疹。带状疱疹病毒累及感觉神经节和周围神经会引起神经过敏和感觉异常；当带状疱疹病毒侵犯局部皮肤组织时，会引起水疱性皮疹，导致皮肤病变。患者通常会出现胸痛或横跨胸部的痛苦感觉。皮疹消失后部分患者仍会有神经性疼痛症状：急性疱疹性神经痛发生在皮疹发作后 30 天内；亚急性疱疹性神经痛持续时间往往大于 30 天，但在 120 天的时间段内消失；疱疹后神经痛发生于皮疹发作后的 120 天，这种情况仅见于

10% ～ 15% 的患者。

二、临床表现

1.典型临床表现　发疹前有轻度乏力、低热、食欲缺乏等全身症状，患处皮肤自觉灼热感或神经痛，触之有明显的痛觉敏感，也可无前驱症状即发疹。在查体时，患者大多有患处皮肤触痛，局部可扪及肿大的淋巴结。这种触痛沿着受感染的皮肤神经节组织分布，其中肋间神经占53%、颈神经占20%、三叉神经占15%、腰骶部神经占11%。部分患者在皮肤出现水疱之前即有局部皮肤针刺样痛、烧灼感或瘙痒，在这一阶段有可能误诊为冠心病。

神经痛为主要症状，可在发疹前、发疹时以及皮损痊愈后出现。疼痛可为钝痛、抽搐痛或跳痛，常伴有烧灼感。多为阵发性，也可为持续性。老年、体弱患者疼痛较为剧烈。

患处先出现潮红斑［图5-1（a）］，很快出现粟粒至黄豆大小丘疹，呈簇状分布而不融合，继而迅速变为水疱［图5-1（b）］，疱壁紧张发亮，疱液澄清，外周绕以红晕。皮损沿某一周围神经区域呈带状排列，多发生在身体的一侧，一般不超过正中线。病程一般为2 ～ 3周，老年人为3 ～ 4周。随后水疱干涸［图5-1（c）］，结痂脱落后部分患者留有暂时性淡红斑或色素沉着。极少数患者在前驱期后仅有皮区疼痛，而无皮疹，称为"无疹性带状疱疹"。

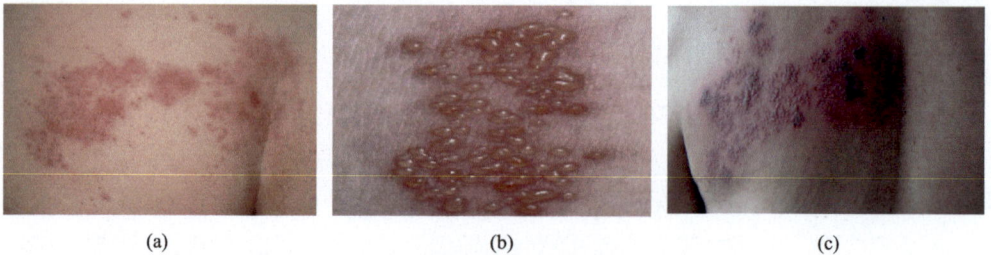

(a)　　　　　　　　　　(b)　　　　　　　　　　(c)

图 5-1　不同阶段的带状疱疹

2.特殊临床类型

（1）眼带状疱疹　多见于老年人，表现单侧眼睑肿胀，结膜充血，疼痛常较为剧烈，常伴同侧头部疼痛，可累及角膜形成溃疡性角膜炎。

（2）耳带状疱疹　系病毒侵犯面神经及听神经所致，表现为外耳道疱疹及外耳道疼痛。膝状神经节受累同时侵犯面神经时，可出现面瘫、耳痛及外耳道疱疹三联征，称为 Ramsay-Hunt 综合征。

（3）顿挫性带状疱疹　仅出现红斑、丘疹而不发生水疱。

（4）无疹性带状疱疹　仅有皮区疼痛而无皮疹。

（5）侵犯中枢神经系统大脑实质和脑膜时，发生病毒性脑炎和脑膜炎。

（6）侵犯内脏神经纤维时，引起急性胃肠炎、膀胱炎，表现为腹部绞痛、排尿困难、尿潴留等。

（7）播散性带状疱疹　恶性肿瘤或年老体弱患者，病毒经血液播散导致广泛性水痘样疹并侵犯肺和脑等器官，可致死亡。

（8）其他　尚有大疱性、出血性、坏疽性等表现的带状疱疹。

三、临床分期

（1）前驱期　全身和局部感觉异常症状。
（2）疱疹期　单侧沿着周围神经呈带状排列的簇集性水疱。
（3）恢复期　疱疹消退、结痂并脱落，残留色素沉着。
（4）后遗症状期　疱疹消退后仍然长期遗留疼痛。

四、诊断与鉴别诊断

（一）诊断

根据典型临床表现即可诊断，心电图和胸部 X 线检查有助于排除其他病因。也可通过收集疱液，用 PCR 检测法、病毒培养予以确诊。无疹性带状疱疹病例的诊断较难，需做水痘 - 带状疱疹病毒活化反应实验室诊断性检测。由于实验室诊断操作难度较大，目前主要依靠临床诊断。

对于伴发严重神经痛或发生在特殊部位的带状疱疹，如眼、耳等部位，建议请相应专业科室会诊。对于分布广泛甚至播散性、出血性或坏疽性等严重皮损，病程较长且愈合较差、反复发作的患者，需要进行抗 HIV 抗体或肿瘤等相关筛查，以明确可能合并的基础疾病。

（二）鉴别诊断

前驱期无皮损仅有疼痛时诊断较困难，应告知患者有发生带状疱疹的可能，密切观察，并排除相关部位的其他疾病。发生在胸部的带状疱疹疼痛容易误诊为心绞痛、肋间神经痛；发生在腹部的带状疱疹疼痛容易误诊为胆结石、胆囊炎、阑尾炎。患者皮损不典型时需与其他皮肤病鉴别，如单纯疱疹变异型虽与带状疱疹类似，但皮损会在同一部位反复发作，疼痛不明显。其他需要鉴别的疾病包括：接触性皮炎、丹毒、虫咬皮炎、脓疱疮、大疱性类天疱疮等。

五、典型案例

【病情简介】
患者，男性，66 岁。
主诉：间断胸痛 7 年，复发加重 4 天。

现病史：患者 7 年前无明显诱因出现胸痛，位于心前区，呈压榨样，无肩背部放射痛，伴有大汗，胸痛持续约几分钟后自行缓解。之后上述症状反复发作，多与活动有关，疼痛部位与性质同上，自述于当地医院曾经诊断为"急性心肌梗死"，给予药物保守治疗，未行冠状动脉造影检查及手术治疗。4 天前无明显诱因再次出现胸痛，疼痛持续不能缓解，为求诊治来本院就诊。门诊查心电图（图 5-2）：心律失常，房颤，心室率 82 次 / 分，Ⅰ、aVL、V_2 ~ V_6 导联 ST 段压低，Ⅲ 导联 Q 波伴 T 波倒置。门诊查超声心动图：左心室壁心肌均匀性轻度增厚，左心房增大，左心室整体收缩功能正常。以"急性冠脉综合征、房颤"收入住院。

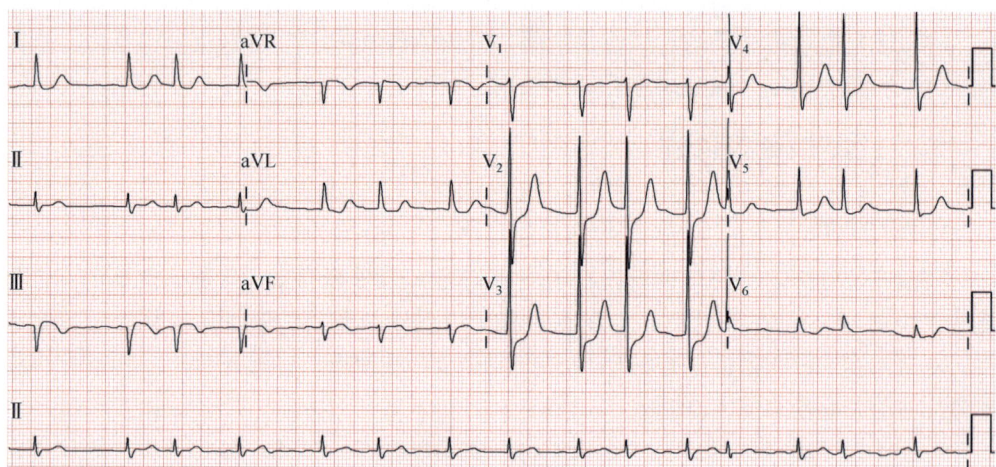

图 5-2 门诊心电图

既往史：高血压病史 7 年，血压最高达 150/100mmHg，平时口服厄贝沙坦和富马酸比索洛尔控制血压。阵发性房颤病史 8 年，脑梗死病史 7 年。1 年前因直肠癌行手术治疗。否认糖尿病病史。否认吸烟、饮酒史。

查体：T 36.3℃，P 75 次 / 分，R 18 次 / 分，BP 106/68mmHg。神志清楚，言语流利，查体合作。左侧胸部可见红斑基础上簇集性小水疱，部分干涸、结痂（图 5-3）。双肺呼吸音清，未闻及干湿啰音，心室率 82 次 / 分。心律不齐，第一心音强弱不等，各瓣膜听诊区未闻及病理性杂音，无心包摩擦音。腹部平坦，无压痛、反跳痛，腹肌柔软。双下肢无水肿。

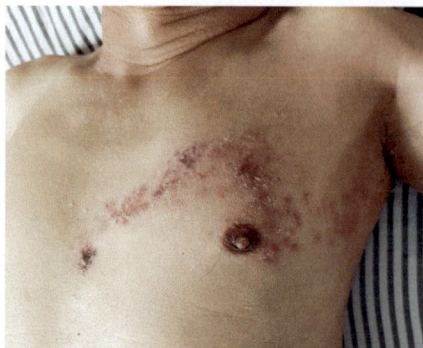

图 5-3 患者左侧胸部图片

【辅助检查】

肌钙蛋白 I、BNP、血生化、血常规和 D- 二聚体均正常。

【诊断思路】

患者反复胸痛，心电图示房颤，Ⅰ、aVL、$V_2 \sim V_6$ 导联 ST 段压低，Ⅲ 导联 Q 波伴 T 波倒置。因此患者有冠心病心肌缺血。追问病史后患者诉 4 ~ 5 天前发现左侧胸背部皮疹，伴间断性疼痛。再结合胸部查体发现其左侧胸部红斑和簇集性小水疱，部分干涸、结痂，可以明确诊断为带状疱疹。患者此次发病的疼痛与心肌缺血无关。

【患者转归】

请皮肤科会诊。处理意见：①避免辛辣等刺激饮食及饮酒，注意局部皮肤护理，避免过度烫洗，保持局部干燥。②给予单磷酸阿糖腺苷（5 ~ 10mg/kg）每日一次静脉滴注，或盐酸伐昔洛韦（1 片）每日二次口服（肝肾功能正常时使用）。③腺苷钴胺（0.5 ~ 1.5mg）每日一次肌注，维生素 B_1 和维生素 E 口服，加巴喷丁镇痛。④阿米卡星洗剂适量每日二次冷湿敷局部（纱布 6 层，每次 20 ~ 30min），复方多黏菌素 B 软膏、阿昔洛韦乳膏适量每日二次外用。治疗 3 天后患者出院。

【病例点评】

带状疱疹的典型临床表现是神经痛，可在发疹前、发疹时以及皮损痊愈后出现。疼痛可为钝痛、抽搐痛或跳痛，常伴有烧灼感，多为阵发性，也可为持续性。老年、体弱患者疼痛较为剧烈。患处先出现潮红斑，很快出现粟粒至黄豆大小丘疹，呈簇状分布而不融合，继而迅速变为水疱，疱壁紧张发亮，疱液澄清，外周绕以红晕。皮损沿某一周围神经区域呈带状排列，多发生在身体的一侧，一般不超过正中线。病程一般为 2 ~ 3 周，老年人为 3 ~ 4 周。随后水疱干涸，结痂脱落后部分患者留有暂时性淡红斑或色素沉着。

该患者就诊时已经发病 4 ~ 5 天，在查体时很容易发现其左侧胸部带状疱疹，因此诊断难度不大。部分患者就诊时尚未出现水疱，因此容易造成误诊。但是查体时大多有患处皮肤触痛，或者局部皮肤针刺样痛、烧灼感，这种触痛沿着受感染的皮肤神经节组织分布。只要进行详细问诊和查体，在这一阶段也是可以找到诊断线索的。

参考文献

[1] 魏广和，李清贤，张金国 . 胸痛鉴别诊断学 [M]. 北京：军事医学科学出版社，2009.

（李　志）

第 2 节　颈椎病

颈椎病是由于颈椎间盘退行性变、突出、脱出及其继发性的骨质增生、骨刺、骨赘和小关节错位、狭窄，以及韧带松弛、扭曲、肥厚、钙化或骨化、神经根轴的粘连和瘢痕挛缩等一系列病理改变，刺激或压迫邻近的神经根、脊髓、椎动脉及颈部交感神经等组织所引起的各种症状和体征的综合征。颈椎病有时可表现为心前区和臂部疼痛，常为神经根性疼痛，需与心绞痛鉴别。本病是一种常见病、多发病，好发于40～60岁的成人，男性较多于女性，多数预后良好[1]。

一、病因与发病机制

主要因为颈椎间盘和颈椎及其附属结构的退行性改变引起。

1. 颈椎间盘　颈椎位于头部、胸部与上肢之间，又是脊柱椎骨中体积最小、灵活性最大、活动频率最高、负重较大的节段，极易发生退变。颈椎间盘的退行性改变一般在30岁以后开始。髓核脱水变薄，椎间隙变窄，使纤维环及周围韧带变松弛，颈椎稳定性减弱，使椎间盘易于向后及侧方突出。

2. 椎体及其附属结构　椎间盘变薄引起颈椎不稳时，其周围韧带常受异常应力的牵扯，致其附着点损伤引起骨赘增生。椎间隙变狭窄也使后关节与钩椎关节应力增加，使其受损伤及增生。

3. 椎间盘突出、椎体后缘增生　黄韧带肥厚等可引起椎管狭窄，导致脊髓型颈椎病。钩椎关节、后关节增生，椎间盘向侧后方突出可压迫或刺激神经根、椎动脉及交感神经，引起相应症状。

4. 血管因素及化学因素　可引起水肿及炎症，加重神经症状。

二、临床表现

颈椎病的临床表现主要是神经根性疼痛，具有以下特征：

1. 部位和放射部位　颈椎病引起的胸痛是由于颈脊神经后根受刺激所致，颈椎的病变可产生颈后、上背、肩胛区及胸前区的疼痛以及颈5～胸1的神经根性疼痛。胸痛可局限于心前区或胸骨后，可向腋下、肩胛带、前臂内外侧放射。

2. 疼痛性质　可表现为隐痛、酸胀痛、钝痛、锐痛、剧痛，并沿受累颈脊神经的行走方向有烧灼样或刀割样疼痛，或有触电样或针刺样麻感。

3. 疼痛时限　疼痛有阵发性或持续性，可持续十几分钟至几小时。

4. 诱发和缓解因素　疼痛与劳力无关，但常与颈部运动姿势有关，限制颈部活动则能使之缓解。咳嗽、喷嚏或腹压增加时，疼痛加重，含服硝酸甘油无效。

5. 伴随症状及体征　本病起病缓慢，开始时并不引起注意，仅为颈部不适，有的表现为经常"落枕"，经过一段时间，逐渐表现出上肢放射痛。上颈椎的病变可以引起枕后部痛、颈强直、头昏、耳鸣、恶心、听力障碍、视力障碍以及发作性昏迷及猝倒；中颈椎的骨赘可以产生颈3～5神经根性疼痛及颈后肌、椎旁肌萎缩，膈肌亦可受累；下颈椎的病变可产生颈后、上背、肩胛区及胸前区的疼痛以及颈5至胸1的神经根性疼痛；中下颈椎的病变可压迫脊髓，产生瘫痪。

三、辅助检查

（一）颈椎的试验检查

颈椎病的试验检查即物理检查，它包括以下方面。

1. 前屈旋颈试验　令患者颈部前屈、嘱其向左右旋转活动。如颈椎处出现疼痛，表明颈椎小关节有退行性变。

2. 椎间孔挤压试验（压顶试验）　令患者头偏向患侧，检查者左手掌放于患者头顶部、右手握拳轻叩左手背，则出现肢体放射性痛或麻木，表示力量向下传递到椎间孔变小，有根性损害；对根性疼痛严重者，检查者用双手重叠放于头顶向下加压，即可诱发或加剧症状。当患者头部处于中立位或后伸位时出现加压试验阳性，称为 Jackson 压头试验阳性。

3. 臂丛牵拉试验　患者低头、检查者一手扶患者头颈部，另一手握患肢腕部，做相反方向推拉，看患者是否感到放射痛或麻木，这称为 Eaten 试验。如牵拉同时再迫使患肢做内旋动作，则称为 Eaten 加强试验。

4. 上肢后伸试验　检查者一手置于健侧肩部起固定作用，另一手握于患者腕部，并使其逐渐向后、外呈伸展状，以增加对颈神经根的牵拉，若患肢出现放射痛，表明颈神经根或臂丛有受压或损伤。

（二）X 线检查

有 X 线平片改变，不一定有临床症状。与颈椎病有关的 X 线所见如下：

1. 颈椎正侧位（图 5-4）　观察有无枢寰关节脱位、齿状突骨折或缺失。第 7 颈椎横突有无过长，有无颈肋。钩椎关节及椎间隙有无增宽或变窄。

2. 侧位

（1）曲度的改变　颈椎发直、生理前突消失或反弯曲。

（2）异常活动度　在颈椎过伸过屈侧位 X 线片中，可以见到椎间盘的弹性有改变。

（3）骨赘　椎体前后接近椎间盘的部位均可产生骨赘及韧带钙化。

（4）椎间隙变窄　椎间盘可以因为髓核突出、椎间盘含水量减少、发生纤维变性而变薄，表现在 X 线片上为椎间隙变窄。

（5）半脱位及椎间孔变小　椎间盘变性以后，椎体间的稳定性低下，椎体往往发生半脱位，或者称为滑椎。

（6）项韧带钙化　是颈椎病的典型病变之一。

3. 斜位　脊椎左右斜位片主要用来观察椎间孔的大小以及钩椎关节骨质增生的情况（图 5-5）。

（三）肌电图检查

颈椎病及颈椎间盘突出症都可使神经根长期受压而发生变性，从而失去对所支配

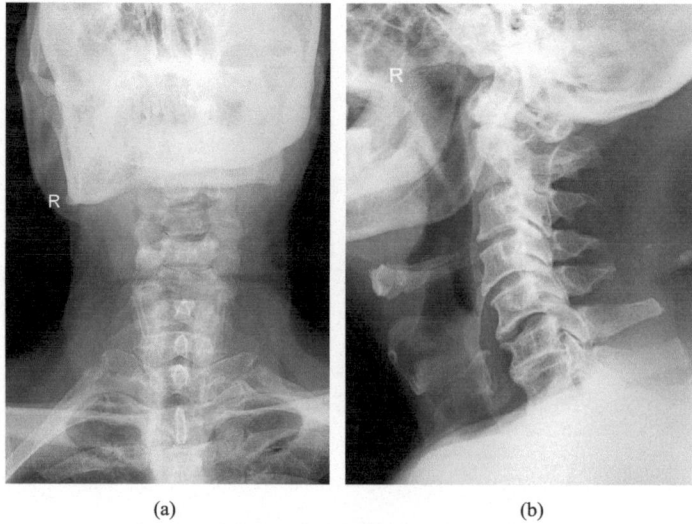

(a)   (b)

图 5-4　颈椎正侧位片

可见颈椎生理曲度变直，多个椎体边缘骨质增生变尖并呈唇样改变，椎间隙变窄，
项韧带区可见钙化，考虑颈椎病、颈椎退行性变

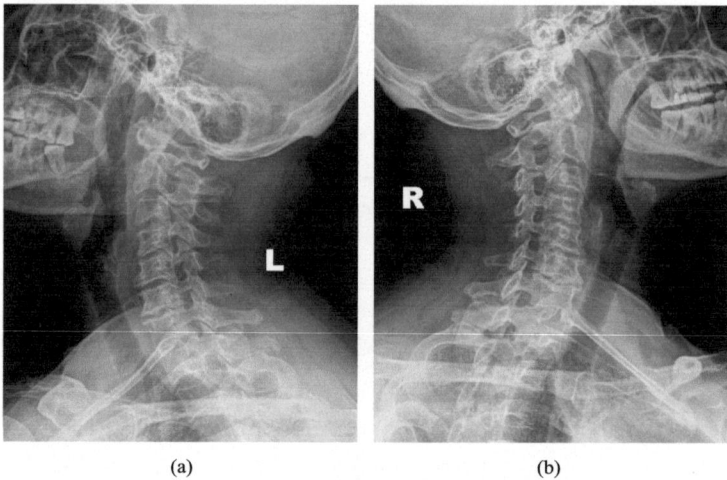

(a)   (b)

图 5-5　颈椎双斜位片

可见颈椎排列整齐，生理曲度存在。椎体边缘骨质增生、变尖，部分椎间孔变窄。钩椎关节增生硬化，
钩突变尖。骨质密度不均，部分边缘欠清。考虑颈椎病、颈椎退行性变

肌肉的抑制作用。失去神经支配的肌纤维，由于体内少量乙酰胆碱的刺激，可产生自发性收缩。因此，在一侧或两侧上肢肌肉中出现纤维电位偶尔出现少数束颤电位。小用力收缩时，多相电位正常，不出现巨大电位。大用力收缩时，呈完全干扰相。运动单位电位的平均时限和平均电位正常。振幅为 $1 \sim 2mV$。颈椎病因椎间盘广泛变性，引起骨质增生。损害神经根的范围较广，出现失神经支配的肌肉也多些。在病变的晚期和病程较长的患者中，在主动用力收缩时，可以出现波数减少和波幅降低。而颈椎

间盘突出症往往为单个椎间盘突出，其改变多为一侧上肢，失神经支配的肌肉范围呈明显的节段分布。

（四）CT检查

可用于诊断椎弓闭合不全、骨质增生、椎体骨折、后纵韧带骨化、椎管狭窄、脊髓肿瘤所致的椎管扩大或骨质破坏，测量骨密度以估计骨质疏松的程度。横断层图像可以清晰地见到硬膜鞘内外的软组织和蛛网膜下腔，故能正确地诊断椎间盘突出症、神经纤维瘤、脊髓或延髓的空洞症。此外，CT三维平扫对于颈椎病的诊断具有肯定价值（图5-6）。

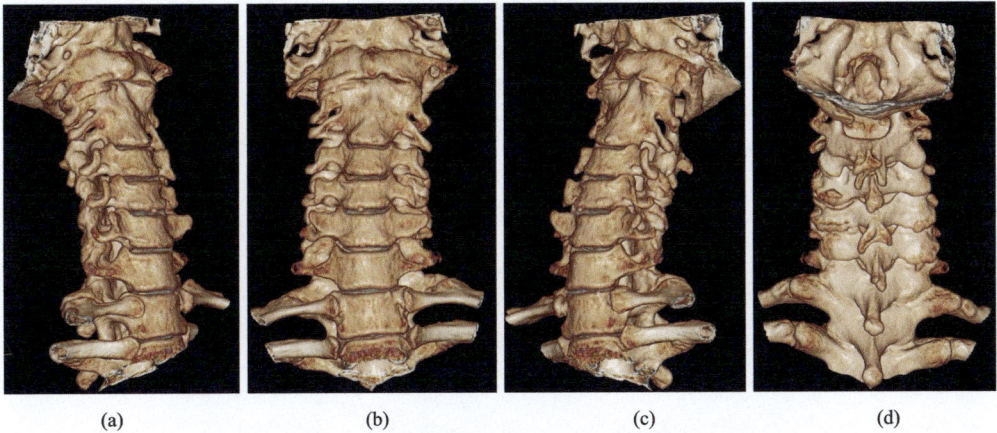

(a)	(b)	(c)	(d)

图5-6 颈椎椎体CT三维平扫影像

可见颈椎顺序和椎体生理曲度存在，椎体边缘增生变尖并呈唇样改变，椎间小关节及钩椎关节间隙增生变窄。
寰枢关节间隙狭窄，关节面密度增高。考虑颈椎病、颈椎退行性变

（五）磁共振检查

颈椎磁共振主要可以检查颈椎是否出现了退变，包括颈椎间盘、椎管、韧带、神经、颈髓，也可以检查椎动脉血管或者局部有无炎症，还可以明确肿瘤的大小、位置等。

1.颈椎退行性改变　当出现颈椎退行性改变时，可以观察到颈椎间盘突出的部位、节段以及严重程度（图5-7），可以观察到局部黄韧带是否有肥厚，关节突关节是否有增生的情况，以及椎管的狭窄程度。颈椎间盘突出比较大时，还可以观察到局部的神经根、颈髓压迫程度，可以明确是一侧压迫还是两侧压迫。如果颈髓信号存在异常，说明局部有水肿、出血等表现，也可以通过核磁共振显示出来。

2.椎动脉血管　可以检查有无发生畸形、狭窄、堵塞，多用于椎动脉型颈椎病，以及伴有头晕患者的检查。

3.局部炎症　局部出现炎症时，磁共振上会有高信号出现。

4.肿瘤　在磁共振上都可以清晰地观察到肿瘤的范围、大小、位置以及毗邻关系等。

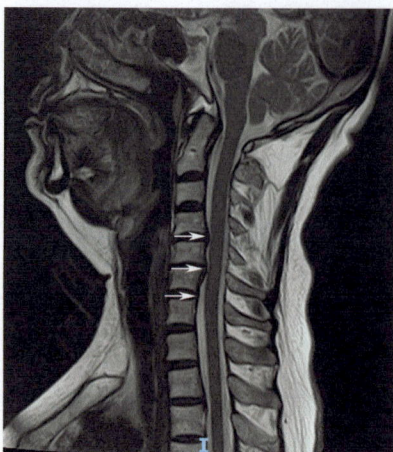

图 5-7 颈椎磁共振成像

可见颈椎顺序整齐，略反弓。部分椎体边缘信号变尖，椎间盘信号减低。C4～C6 椎间盘向后突出，相应硬脊膜受压。脊髓形态信号未见明显异常。颈椎黄韧带无明显增厚。考虑颈椎病、颈椎椎体及椎间盘退行性改变、C4～C6 椎间盘突出

四、诊断要点

（1）临床表现与影像学所见相符合者，可以确诊。

（2）具有典型颈椎病临床表现，而影像学所见正常者，应注意排除其他疾病后方可诊断颈椎病。

（3）仅有影像学表现异常，而无颈椎病临床症状者，不应诊断颈椎病。

参考文献

[1] 魏广和，李清贤，张金国 . 胸痛鉴别诊断学 [M]. 北京：军事医学科学出版社，2009.

（李　志）

第3节　肋软骨炎

肋软骨炎是指胸肋软骨与肋骨交界处非炎症性的肿胀疼痛，可分为非特异性肋软骨炎和化脓性肋软骨炎。非特异性肋软骨炎是由 Tietze 医生于 1921 年首先报道的，故又称 Tietze 综合征[1]。非特异性肋软骨炎是最常见的肋软骨炎类型，占 95% 以上，其为肋软骨与胸骨交界处不明原因发生的非化脓性肋软骨炎性病变，表现为局限性疼痛伴肿胀，具有自限性。化脓性肋软骨炎是一种少见的外科感染，分为原发性和继发性。在临床上以继发性居多，为心胸外科少见且严重的术后并发症。主要症状为局部红肿、疼痛、皮温升高，严重者可有发热、寒战等全身症状。

本节主要探讨非特异性肋软骨炎，其好发于 20～30 岁的青壮年，女性略多见。

70% ～ 80% 为单侧发病，左、右两侧的发病率相似。

一、病因和发病机制

关于其病因，有以下几种假设：①许多学者认为该病可能与肋软骨膜的微小创伤及胸肋关节韧带局部应力异常造成的劳损有关，如胸部挤压或急剧扭转使胸肋关节的软骨造成损伤；②可能与病毒感染有关，如感冒后肋软骨水肿，产生无菌性炎症；③与内分泌或免疫系统问题所致的肋软骨营养不良有关。

发病机制是炎症反应导致肋软骨肿胀、增厚，引起疼痛和压痛等症状。

二、病理生理

非特异性慢性炎性浸润成分包括浆细胞、淋巴细胞及巨噬细胞。肋软骨膜在损伤后会进行自我修复，肋软骨细胞增生及肋软骨膜增厚会增加骨膜的张力，刺激肋间神经前皮支神经末梢，产生定位明确且持久的疼痛。肋骨共 12 对，由肋骨和肋软骨共同组成。肋软骨在各肋骨的前端，是透明软骨，不会骨化。第 1 ～ 4 肋软骨与胸骨相连，且单独存在，故在发生感染后一般不会向其他地方蔓延；而第 5 ～ 10 肋软骨与相邻的肋骨连接形成肋弓，并与对侧相连，故在感染后可互相蔓延，导致多根肋软骨受累，使炎症范围扩大。

三、临床表现

胸痛、肿胀、压痛是非特异性肋软骨炎最主要的临床表现。极少出现全身症状，偶尔可有低热。

1.胸痛　患病初期，所有患者均有不同程度的疼痛，多见于胸骨旁第 2 ～ 4 肋软骨。可表现为胸闷，胸前区隐痛、钝痛，偶有刺痛，疼痛位置固定。疼痛在咳嗽、打喷嚏、深呼吸、上肢运动等引起胸廓过度活动时加剧，休息后可减轻或缓解。重者肩背部剧痛，甚至会累及上半身。病程多在 3 ～ 4 周后痊愈，但部分患者可能反复发作，迁延数月甚至数年。

2.肿胀　数日后受累肋软骨部位出现肿大隆起的肿块，多侵犯单根肋骨，偶见多根或左右两侧肋骨同时受累。超过 70% 的患者有一侧胸壁局部肿胀，多存在于第 2 和第 3 肋软骨交界处，触诊可发现受累肋软骨肿大隆起，质硬，光滑而边界不清，但皮肤表面及皮下组织正常，无红、热现象，也无波动感。多根肋软骨受累时，肋软骨处可呈串珠状畸形。

3.压痛　患处局部压痛明显，挤压胸廓时疼痛加剧。

四、辅助检查

1.血常规、血沉、类风湿因子等大多在正常范围，但炎症加重时会升高，且伴随发热。

2. 胸部 X 线对肋软骨不能显影，故对诊断无帮助，但可排除肋骨结核、骨髓炎或肺与胸膜的病变。

3. 胸部 CT（图 5-8）能较好地显示软骨的肿胀及骨化，以及胸骨边缘是否规则、光滑，但无法显示骨膜下的活动性炎症。

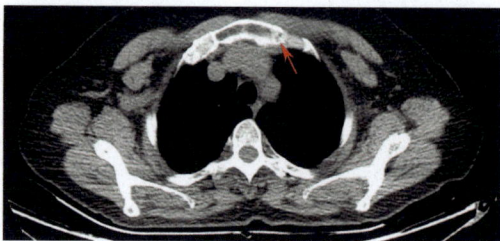

图 5-8　肋软骨炎患者的胸部 CT 影像
可见左侧肋软骨及胸骨交界处密度略低，局部胸骨边缘不规则、不光滑，提示肋软骨炎

4. MRI 的特异性及敏感性较高，能清楚地显示骨、软骨、滑膜及骨髓的活动性炎症改变，敏感性和特异性均较高。

5. 超声可提示受累的肋软骨是否肿胀，软骨有无破坏，邻近肋骨有无异常改变，且容易对比双侧的肿胀情况。

五、诊断

多为临床诊断，通过详细询问病史，认真查体及辅助检查排除其他疾病后，根据肋软骨炎的临床表现和体征确诊。

参考文献

[1] 马冬捷，张志庸，李单青. 肋软骨炎的诊治进展 [J]. 北京医学，2019, 31(6): 356-358.

（李　志）

第 4 节　躯体痛苦障碍

躯体痛苦障碍，又称为躯体形式障碍或躯体症状障碍，以持续存在躯体症状为特征，患者对躯体症状痛苦体验深刻并过度关注这些症状，进而产生反复就医行为，引起个人、家庭、社交、教育、职业及其他重要领域的功能损害。躯体痛苦障碍是一种常见的精神障碍，常涉及多种躯体症状，但在个别情况下，也可以单一症状为主，如疼痛或疲劳。此病患者主要就诊科室为神经内科、心内科、消化科、中医科等，诊断率和识别率均较低，约有 1/3 的患者辗转于不同医生之间。患者通常表现为反复就诊于多个科室，要求进行过度的医疗检查，造成医疗资源的极大浪费。

躯体痛苦障碍的国内外整体患病率在 5% ～ 35%，女性高于男性。国内综合医院门诊患者躯体痛苦障碍的患病率为 33.8%，心身门诊约超过一半的患者符合躯体痛苦障碍的诊断，且常与焦虑和抑郁障碍共病[1]。

一、病因和发病机制

躯体痛苦障碍的病因尚不清楚。心理社会因素方面，可能与儿童期的患病和创伤经历、长期与慢性疾病患者共同生活、回避现实冲突等因素有关。部分患者由于误诊、误治等医源性因素而起病。不同文化背景可以影响患者的心理应对方式和控制方式，导致躯体痛苦障碍症状的差异。生理学因素方面，可能存在脑干网状结构滤过功能失调，导致平时不被患者感知的内脏器官活动被感知，患者注意力由外部转向身体内部，同时因对症状的焦虑导致体内各种生理变化加剧（如神经内分泌、血液生化等改变），生理变化信息被上传并感知，导致患者表现为躯体症状。

二、临床表现

患者存在一种或多种痛苦的躯体症状，部分患者对自身症状难以具体描述。最常见的是消化系统症状，如上腹疼痛、呃逆、反酸、呕吐、便秘或腹泻等；其次是心血管系统症状，如心悸、胸闷、气短等；还可表现为单一或多部位疼痛症状，如头痛、不典型面部疼痛、脊背疼痛、盆腔疼痛等，疼痛性质可为钝痛、刺痛、酸痛及胀痛等；以自主神经紊乱症状作为主要或者伴随症状也较常见，如面部发热或潮红、出汗、口干、恶心、沉重感、紧束感、肿胀感等。但上述症状均缺乏相应程度的器质性病变基础。

躯体痛苦障碍患者首诊通常在综合医院的非精神科。患者躯体症状顽固、持久且不典型，为明确病因往往不惜代价反复就医，对治疗的反应和依从性较差，常频繁更换医院和医生，尝试各种方法进行诊断和治疗。躯体痛苦障碍患者可出现抑郁和焦虑情绪，但通常继发于躯体症状之后。其情绪症状或是因为对躯体症状无法找到病因而过度担心和恐惧，或是在反复检查后无法得到确切答案而产生的悲观、沮丧，也有因性格基础的易感性而出现易激惹或愤怒。

三、诊断与鉴别诊断

（一）诊断要点

诊断首先需要排除潜在的器质性疾病。然后评估患者是否存在以下表现：一种或多种躯体症状，令患者感到痛苦，并影响其日常生活；对症状的过分关注或与实际躯体疾病严重程度不成比例的关注，患者因躯体症状反复不必要地就医；适当的医学检查和医生的合理解释不能缓解患者对躯体症状的过分关注和担心；对躯体症状的过分关注和相关痛苦导致个人、家庭、社会、教育、职业等方面的功能损害；躯体症状的状态持续存在（不一定是同种症状，可以发生变化），至少持续数月。

如果患者存在上述表现之一或者存在多个表现，应该进一步用评估工具进行判定。针对躯体痛苦障碍的评估工具包括：健康问卷躯体症状群量表（patient health questionnaire-15，PHQ-15）、躯体不适综合征检查表（bodily distress syndrome，BDS）、怀特利指数（Whitely index，WI）、简要疾病感知问卷（the brief illness perception questionnaire，BIPQ）等[2]。其中，PHQ-15 使用最为广泛（表 5-1）。PHQ-15 是一个评估和监测躯体症状的重要工具，可以有效地评估个体的躯体化程度，以确定患者是否需要进一步心理健康评估和治疗。PHQ-15 包括 15 个项目，涵盖了从轻度到重度的各种躯体症状。

表 5-1　健康问卷躯体症状群量表　　　　　　　　单位：分

序号	症状	无	有点	大量
1	胃痛	0	1	2
2	背痛	0	1	2
3	上臂、下肢或关节（膝关节、髋关节等）疼痛	0	1	2
4	痛经或月经期间其他的问题（该题由女性回答）	0	1	2
5	头痛	0	1	2
6	胸痛	0	1	2
7	头晕	0	1	2
8	一阵阵虚弱感	0	1	2
9	感到心脏怦怦跳动或跳得很快	0	1	2
10	透不过气来	0	1	2
11	性生活中有疼痛或其他的问题	0	1	2
12	便秘、肠道不舒适、腹泻	0	1	2
13	恶心、排气或消化不良	0	1	2
14	感到疲劳或无精打采	0	1	2
15	睡眠有问题或烦恼	0	1	2
	合计			

PHQ-15 的评分规则：每项症状如果"根本没有"，得 0 分；如果"有些困扰"，得 1 分；如果"严重困扰"，得 2 分。将所有项目的分数相加即为总分，总分范围从 0 ～ 30 分。根据总分的不同，可以将患者的病情严重程度分为以下四个等级：5 分以下为躯体化程度轻微；5 ～ 9 分为躯体化程度轻；10 ～ 14 分为躯体化程度中等；15 分及以上为躯体化程度重。

除上述评分和分级外，还需要调查以下内容：

1. 过去半年内，您由于本次就诊的症状或疾病而到医院就诊的次数：_____次。

2. 过去半年内，由于本次就诊的症状或疾病对您造成的误工天数：_____天／月。

3. 目前的疾病对您生活、工作和社交造成的总体不良影响：

（没有影响为 0，极其严重影响为 10，请在相应数字上画 ✓）

生活：　0　1　2　3　4　5　6　7　8　9　10

工作：　0　1　2　3　4　5　6　7　8　9　10

社交：　0　1　2　3　4　5　6　7　8　9　10

（二）鉴别诊断

抑郁障碍和焦虑障碍的患者可出现躯体症状，而躯体痛苦障碍也常伴有抑郁和焦虑情绪。但抑郁障碍患者的症状以心境低落为主要临床表现，患者不否认自己的情绪症状，对躯体症状的求治心情也不像躯体痛苦障碍患者那样强烈和迫切；焦虑障碍患者的焦虑症状更为丰富，对躯体症状的焦虑和过度担心只是其众多焦虑症状的一部分。

参考文献

[1] 魏广和，李清贤，张金国. 胸痛鉴别诊断学 [M]. 北京：军事医学科学出版社，2009.

[2] 中国医师协会精神科医师分会躯体症状障碍研究组. 躯体痛苦障碍临床诊疗专家共识 [J]. 中国神经精神疾病杂志，2024, 50(2): 65-75.

（李　志）

微 信 扫 码

① 微信扫描本页二维码

② 添加出版社公众号

③ 点击获取您需要的资源或服务

第 2 篇
▼
胸痛心电解惑

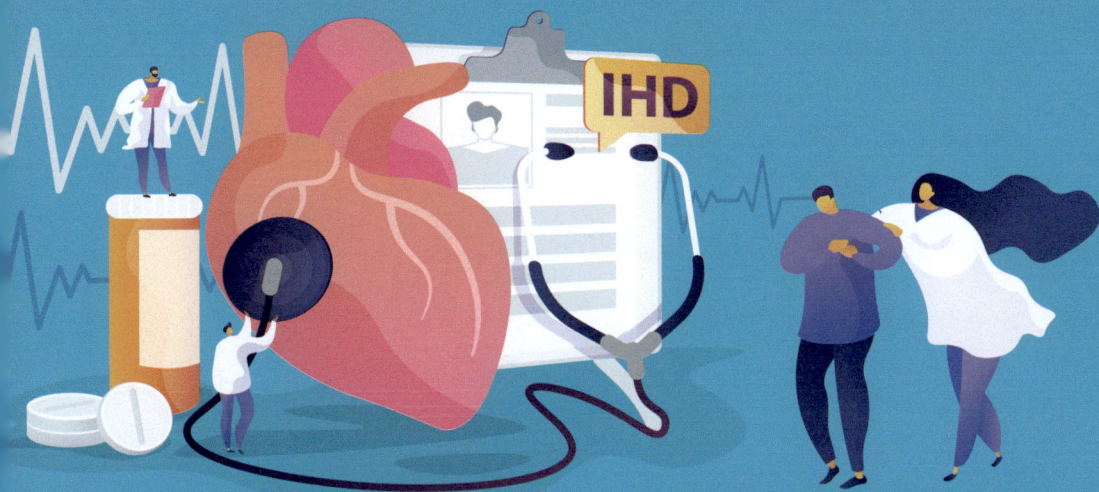

第 6 章 特殊类型的急性冠脉综合征

第 1 节 Wellens 综合征

一、Wellens 综合征的提出

1982 年，Wellens 等人在期刊 *Am Heart J* 上发表了一项原创性研究[1]，报道了一种代表前降支近段严重狭窄的临床综合征，当时该研究提出的诊断标准为：

1. 既往有胸痛病史，胸痛发作时心电图正常；

2. 心肌酶正常或轻度升高；

3. 胸前导联无病理性 Q 波或 R 波消失；

4. V_2 和 V_3 导联 ST 段在等电位线或轻度抬高（< 1mm）；

5. 在胸痛消失期间，V_2 和 V_3 导联（也可涉及其他胸前导联）的 T 波呈对称性倒置或正负双向改变。

这项研究一共纳入了 145 个不稳定型心绞痛的病例，其中 26 例（18%）满足上述诊断标准。在这 26 例患者中，有 16 例未及时进行血运重建。研究结果表明，这种患者如果未及时血运重建，75% 的患者（12/16）会在平均 8.5 天（最快 1 天，最慢 23 天）后发生急性广泛前壁心肌梗死。冠脉造影均显示前降支狭窄 ≥ 90%。因此，Wellens 综合征也称为前降支 T 波综合征。

Wellens 综合征被认为是急性广泛前壁心肌梗死的前兆，一旦 Wellens 综合征被确认，就应该进行紧急冠状动脉介入治疗。

二、Wellens 综合征的机制和分型

（一）发生机制

Wellens 综合征心电图特征性 T 波改变的具体机制尚不完全清楚，可能与下列因

素有关。

1. 前降支近段狭窄导致心肌缺血，再灌注后心肌复极异常。

2. 心肌细胞的顿抑和缺血再灌注。前降支近段完全或次全闭塞时引起严重心肌缺血和心绞痛。当前降支血流恢复时胸前导联上可见与复极异常相关的再灌注损伤，T波倒置或双相T波。顿抑心肌完全恢复后，T波恢复正常。

3. 不仅冠脉狭窄，任何原因所致的冠脉血流中断，包括痉挛，都可以引起特征性的T波改变。

（二）分型

根据心电图中胸前导联的T波改变形态不同，Wellens综合征被分为两个类型[2]：

Ⅰ型：胸前导联T波呈正负双向改变（图6-1），约占25%；

Ⅱ型：胸前导联T波对称性倒置（图6-2），约占75%。

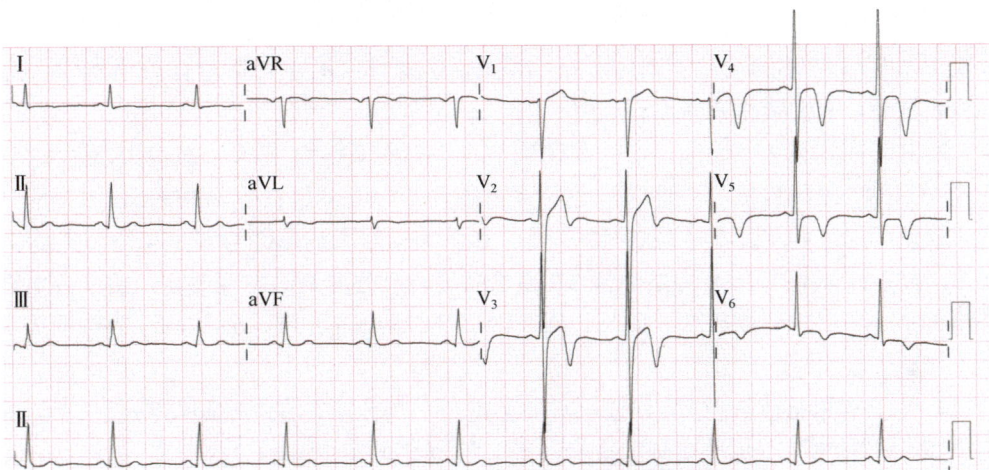

图6-1　Wellens综合征Ⅰ型的心电图表现
可见V₂～V₃导联的T波呈正负双向改变

三、Wellens综合征的再认识

在Wellens综合征的诊断标准中，有几个需要特别指出和强调的问题。

1. 患者虽然通常以胸痛为主要症状，但与典型心绞痛不同，典型心绞痛患者发作时常伴有心电图T波变化，疼痛缓解后，心电图对应的T波改变消失；而Wellens综合征患者心绞痛发作时，心电图无特征性T波变化，当胸痛缓解数小时或数天后（静息期），才出现心电图特征性T波改变。因此，Wellens综合征的心电图T波改变实际上是缺血后的改变，而不是缺血时的改变。

2. 虽然在Wellens等人的初始研究中纳入的是不稳定型心绞痛的患者，但在后来诊断标准的演化过程中也涵盖了肌钙蛋白轻度升高的患者。因此Wellens综合征实际

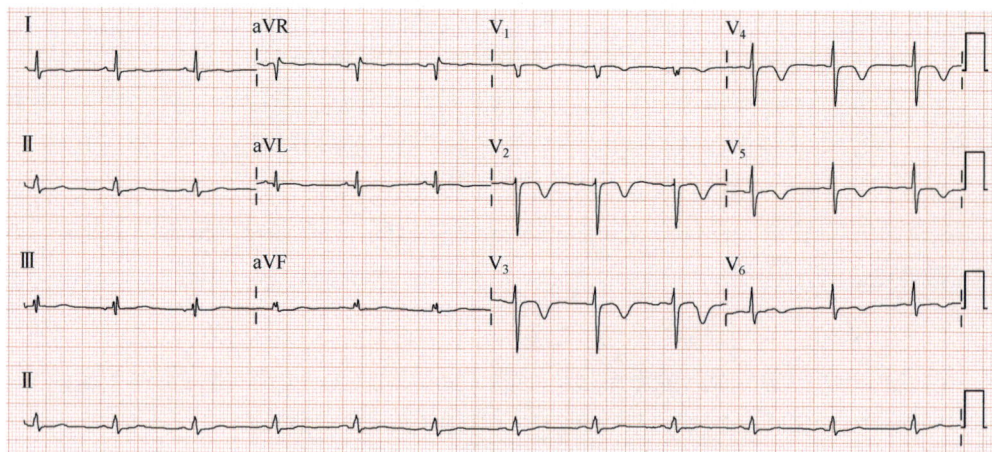

图 6-2　Wellens 综合征 Ⅱ 型的心电图表现

可见 $V_2 \sim V_5$ 导联 T 波对称性倒置

上属于非 ST 段抬高型急性冠脉综合征的范畴，但是临床治疗又等同于 ST 段抬高的急性心肌梗死，需要紧急 PCI 血运重建。

3. 其第 3 和第 4 条诊断标准，强调胸前导联无病理性 Q 波或 R 波消失以及 V_2 和 V_3 导联无 ST 段明显抬高。这种排他性诊断条件实际上也是在强调 Wellens 综合征是心肌缺血后的改变，而不是缺血时的改变。因为胸前导联病理性 Q 波、R 波消失及 V_2 和 V_3 导联 ST 段明显抬高均是急性 ST 段抬高型心肌梗死的心电图改变，这些心电图异常都是心肌缺血时的改变。此外，南非国旗征、Aslanger 征、de Winter 综合征等实际上都属于缺血时的改变。

4. 关于 Wellens 综合征的分型，实际上是一个伪命题。在 Wellens 等人 1982 年的研究中，他们并没有提出明确的分型，而是根据心电图 T 波的改变形态分成了两组。A 组是胸前导联 T 波正负双向改变，B 组是胸前导联 T 波对称性倒置。后来有文献将其归纳为 Ⅰ 型和 Ⅱ 型。再后来又有人将其归纳为 Ⅰ 型、Ⅱ 型和 Ⅲ 型，分别为 T 波双相型（Ⅰ 型）、T 波倒置型（Ⅱ 型）和 T 波动态改变型（Ⅲ 型）[3]。

所谓的 T 波动态改变是指以下几种情况：对称性 T 波倒置与双相型 T 波在同一患者的不同时间段出现；T 波形态随疼痛发作呈动态演变，如疼痛缓解时 T 波双相，疼痛发作 T 波倒置变浅，疼痛继续加重时，T 波逐渐直立，而在疼痛缓解后 T 波又变双向；此外，还可出现 T 波正负双向和直立交替出现。这些所谓的 T 波形态的动态改变，实际上反映的是同一病理改变的不同阶段而已。因此，Wellens 综合征到底有没有必要进行分型，值得商榷。

综上所述，Wellens 综合征患者最大的特点是疼痛的严重程度与心电图表现分离，患者胸痛剧烈时 T 波直立，甚至心电图近乎正常；患者胸痛缓解后，V_2 和 V_3 导联出现正负双相或倒置 T 波。这常成为门、急诊评估胸痛患者的陷阱，因此，胸痛缓解后的心电图复查极为重要。

四、知识点汇总

1.Wellens 综合征的诊断标准：①既往有胸痛病史，胸痛发作时心电图正常；②心肌酶正常或轻度升高；③胸前导联无病理性 Q 波或 R 波消失；④ V_2 和 V_3 导联 ST 段在等电位线或轻度抬高（< 1mm）；⑤在胸痛消失期间，V_2 和 V_3 导联（也可涉及其他胸前导联）的 T 波呈对称性倒置或正负双向。

2. Wellens 综合征的病变血管是前降支近段，它是急性广泛前壁心肌梗死的前兆，一旦 Wellens 综合征被确认，就应该进行紧急冠状动脉介入治疗。

3. Wellens 综合征心电图 T 波改变实际上是缺血后的改变，而不是缺血时的改变。

4. Wellens 综合征最大的特点是胸痛与心电图表现分离，患者胸痛剧烈时 T 波直立，甚至心电图近乎正常；而胸痛缓解后，V_2 和 V_3 导联出现正负双相或倒置 T 波。

参考文献

[1] de Zwaan C, Bär F W, Wellens H J. Characteristic electrocardiographic pattern indicating a critical stenosis high in left anterior descending coronary artery in patients admitted because of impending myocardial infarction[J]. Am Heart J, 1982, 103(4): 730-736.

[2] Rhinehardt J, Brady W J, Perron A D, Mattu A. Electrocardiographic manifestations of Wellens'syndrome[J]. Am J Emerg Med, 2002, 20: 638-643

[3] 罗丹，尹春娥，王福军 . Wellens T 波征的认识现况 [J]. 中国心脏起搏与心电生理杂志，2021, 5: 405-410.

（张川海，李　志）

第 2 节　de Winter 综合征

一、de Winter 综合征的提出

在上一节中提到的 Wellens 综合征，是一种代表前降支近段严重狭窄的临床综合征，是于 1982 年由 Wellens 等人首次提出的 [1]。2008 年，Wellens 和 de Winter 等人在 *NEJM* 上发表了一项研究，报道了另外一种代表前降支近段严重狭窄的临床综合征，被称为 de Winter 综合征。该研究通过回顾 1532 例前降支近段闭塞患者的心电图表现，发现其中 30 例并未出现典型 ST 段抬高型心肌梗死的超急性期心电图表现模式，而是主要表现为胸前导联 ST 段上斜型压低伴 T 波对称高尖。其诊断标准为（图 6-3）：

1. V_1 ～ V_6 导联 J 点压低 1 ～ 3mm，ST 段呈上斜型压低，T 波对称高尖；

2. 多数患者 aVR 导联 ST 段抬高 1 ～ 2mm；

3. 部分患者胸前导联 R 波增长不良；

4. QRS 波通常不宽或轻度增宽。

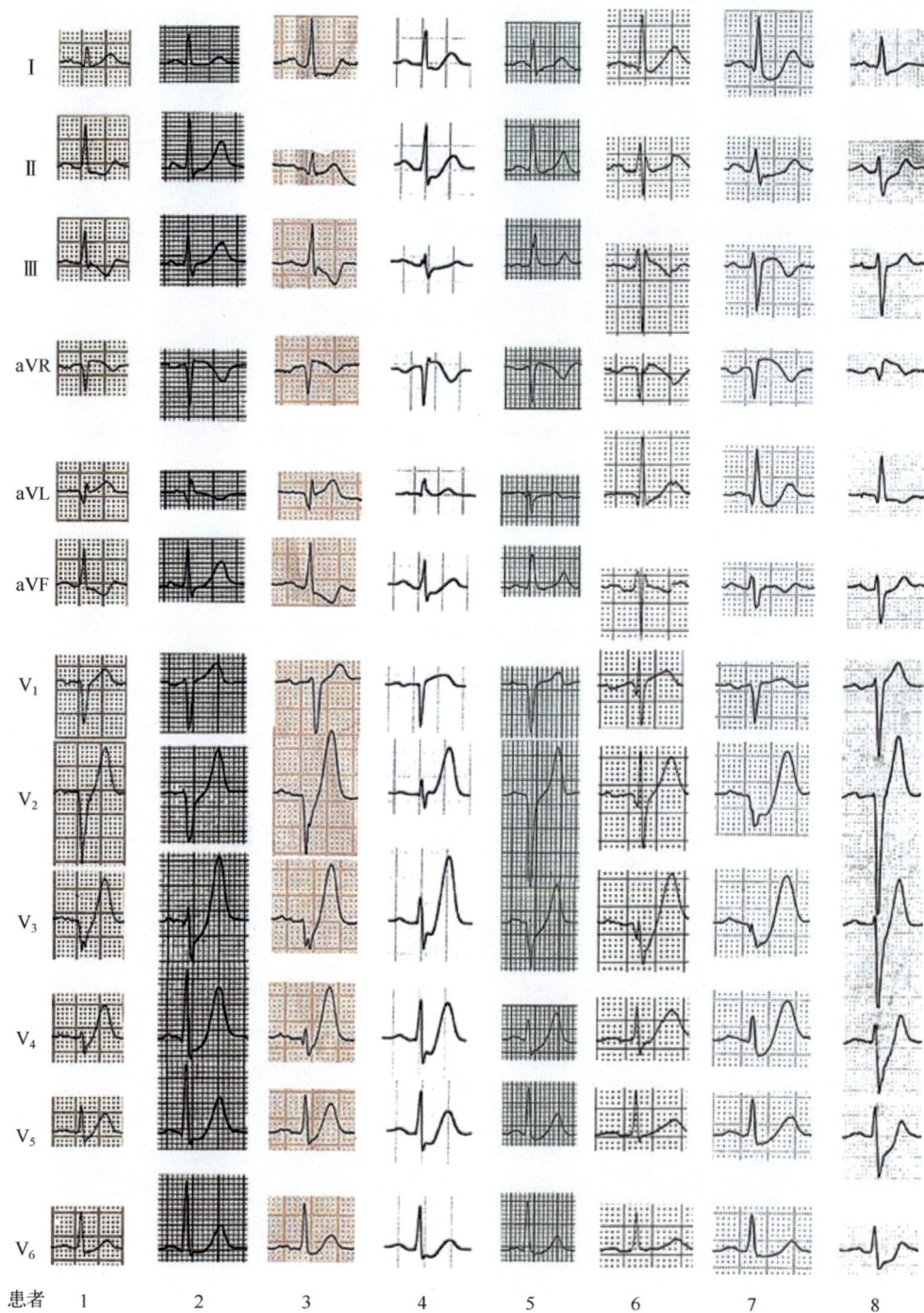

图 6-3　de Winter 综合征的心电图表现形式

de Winter 综合征最核心的 2 个心电图特点：胸前导联 ST 段上斜型压低伴 T 波对称高尖；aVR 导联 ST 段抬高。de Winter 综合征约占急性冠脉综合征患者的 2%。平均心电图记录时间为症状发作后 1.5h。急诊冠脉造影约 2/3 的患者为前降支单支病变。犯罪病变均在前降支近段，86% 患者术前前降支血流为 TIMI 0 ～ 1 级，急诊 PCI 术后该心电图现象消失。

二、de Winter 综合征的发生机制

de Winter 综合征 ST-T 改变的确切机制目前尚不完全明确，有学者推测 ST 段改变和 T 波高尖可能与心肌损伤时细胞膜内外钾离子水平变化、缺血心肌顿抑有关。此外，不仅冠脉狭窄，任何原因所致的冠脉血流中断，包括痉挛，都可以引起这种特征性的心电图改变。与 ST 段抬高型急性前壁心肌梗死患者相比，有此心电图表现的患者更年轻，多为男性及患有高胆固醇血症。

三、de Winter 综合征的再认识

在关于 de Winter 综合征的诊断标准和认知过程中，有几个需要特别指出和强调的问题：

1. 在 de Winter 等人的初始研究中指出，de Winter 综合征患者的心电图改变模式通常是固定的，但越来越多的后期研究已经表明 [2]，de Winter 综合征患者的心电图改变模式可以发生演变，比如进展为 ST 段抬高型心肌梗死的典型心电图改变模式，或者演变为 Wellens 综合征的心电图改变模式，也可以在症状缓解时恢复为正常心电图。

2. 其第 3 条诊断标准，强调胸前导联 R 波递增不良，说明 de Winter 综合征的 ST-T 改变是由心肌梗死导致。从诊断的角度讲，de Winter 综合征属于急性非 ST 段抬高型心肌梗死的范畴，但是临床治疗又等同于 ST 段抬高的急性心肌梗死，需要紧急 PCI 血运重建，但不主张溶栓治疗，因为溶栓治疗现阶段没有适应证。

3. 早期报道的 de Winter 综合征患者的罪犯血管全部为前降支近段病变，50% 的患者前降支回绕心尖供血下壁，67% 是孤立性的前降支病变，其他冠状动脉无明显病变。随着病例报道的不断增多 [3, 4]，发现这种心电图改变不仅仅见于前降支近段病变，而且可以见于左主干、对角支、回旋支，甚至右冠状动脉病变。

4. 关于 de Winter 综合征的诊断，主要根据心电图改变的形态学标准。虽然这种出现在胸前导联的 ST 段上斜型压低伴 T 波高尖对称的心电图形态学特征十分重要，但仍需结合有缺血性胸痛和（或）肌钙蛋白增高的临床证据。如冠状动脉造影证实前降支近段严重病变，即可明确诊断。

5. 关于 Wellens 综合征和 de Winter 综合征的新建议。尽管 Wellens 综合征属于缺血后改变，而 de Winter 综合征属于缺血时改变，但它们都代表着前降支近段严重病变，都

是急性广泛前壁心肌梗死发生的前兆。因此，笔者提议将 Wellens 综合征和 de Winter 综合征统一称为先兆性广泛前壁心肌梗死。这一概念的提出，将引起临床医生足够的关注，一旦发现这些心电图改变，立即启动血运重建治疗，从而降低患者的病死率和致残率。

四、知识点汇总

1. de Winter 综合征最核心的 2 个心电图诊断要点：胸前导联 ST 段上斜型压低伴 T 波对称高尖；aVR 导联 ST 段抬高。

2. de Winter 综合征通常意味着前降支近段严重狭窄甚至闭塞，偶尔可见于左主干、对角支、回旋支及右冠状动脉病变。

3. de Winter 综合征被认为是 ST 段抬高型心肌梗死的等危症，如果未及时血运重建，会进展为急性广泛前壁心肌梗死。因此需要紧急进行冠状动脉再灌注治疗，但不主张溶栓治疗。

4. de Winter 综合征的诊断，需结合有缺血性胸痛和（或）肌钙蛋白增高的证据。

5. de Winter 综合征和 Wellens 综合征都代表着前降支近段的严重病变，都是急性广泛前壁心肌梗死发生的前兆。因此，提议将二者统一称为先兆性广泛前壁心肌梗死。

参考文献

[1] De Winter R J, Verouden N J, Wellens H J, et al. A new ECG sign of proximal LAD occlusion[J]. N Engl J Med, 2008, 359 (19): 2071-2073.

[2] Fiol Sala M, Bayés de Luna A, Carrillo López A, et al. The "De Winter Pattern" Can Progress to ST-segment Elevation Acute Coronary Syndrome[J].Rev Esp Cardiol (Engl Ed), 2015, 68(11): 1042-1043.

[3] Goebel M, Bledsoe J, Orford J L, et al. A new ST-segment elevation myocardial infarction equivalent pattern? Prominent T wave and J-point depression in the precordial leads associated with ST-segment elevation in lead aVR[J]. Am J Emerg Med, 2014, 32(3): 287.e5-287.e8.

[4] Lam R P, Cheung A C, Wai A K, et al. The de Winter ECG pattern occurred after ST-segment elevation in a patient with chest pain[J].Intern Emerg Med, 2019, 14(5): 807-809.

（张川海，李　志）

第 3 节　Aslanger 征

一、Aslanger 征的提出

Aslanger 等人于 2020 年在 *Journal of Electrocardiology* 上发表了一项原创性研究，报道了一种代表急性下壁心肌梗死的新的心电图模式，这种心电图模式被命名为 Aslanger 征 [1]。其心电图诊断标准为（图 6-4）：

1. Ⅲ导联任何程度的 ST 段抬高，其余下壁导联（Ⅱ和 aVF）无 ST 段抬高；

2. $V_4 \sim V_6$ 导联任一导联出现 ST 段压低，T 波正向或终末部正向，V_2 导联无 ST 段压低；

3. V_1 导联 ST 段高于 V_2 导联。

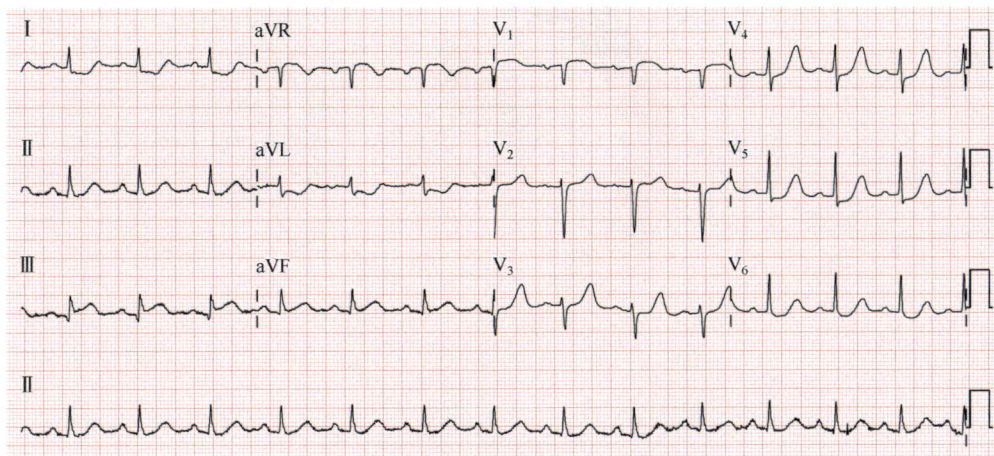

图 6-4　标准的 Aslanger 征心电图表现

Ⅲ导联 ST 段抬高，Ⅱ和 aVF 导联无 ST 段抬高；$V_4 \sim V_6$ 导联 ST 段压低，T 波正向，V_2 导联无 ST 段压低；
V_1 导联 ST 段高于 V_2 导联

急性 ST 段抬高型心肌梗死的诊断和定位必须满足解剖相邻的至少 2 个导联中出现 ST 段抬高，因此，从诊断的角度讲，Aslanger 征归属于急性非 ST 段抬高型心肌梗死。根据 Aslanger 等人的研究数据，在被诊断为急性非 ST 段抬高型心肌梗死的患者中，约 6.3% 的患者存在这种心电图模式，而且意味着患者发生了急性下壁心肌梗死。而在急性下壁心肌梗死的患者中，约有 13.3% 表现为该心电图模式。[1] 在 Aslanger 征的患者中，一般是右冠状动脉或回旋支急性闭塞，且常伴有至少 1 条非梗死相关动脉存在稳定且严重的狭窄，因此 Aslanger 征实际上反映的是多支病变。与其他急性非 ST 段抬高型心肌梗死患者相比，Aslanger 征患者往往表现为更大面积心肌梗死、更高的基线风险及更高的短期和远期死亡率。

二、Aslanger 征的发生机制

Aslanger 等人在他们的文章中还探讨了这种心电图模式的发生机制 [2, 3]，推测其与广泛的心内膜下心肌缺血有关（图 6-5）。广泛的心内膜下心肌缺血时，额面的 ST 损伤向量指向右上方，即 aVR 导联附近（蓝色箭头），而急性下壁心肌梗死会导致透壁性心肌缺血，其 ST 损伤向量指向右下方，即Ⅲ导联附近（黄色箭头），二者的向量综合后指向右侧（红色箭头），几乎与 aVF 导联成直角，投影到Ⅰ、Ⅱ导联的负向和Ⅲ导联的正向，因此引起Ⅲ导联 ST 段抬高，Ⅰ和Ⅱ导联 ST 段压低，aVF 导联的 ST 段呈等电位线。

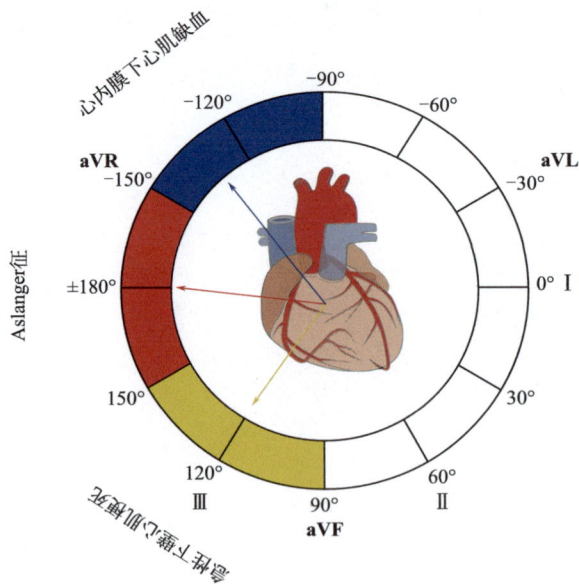

图 6-5　Aslanger 征的 ST 损伤向量示意

三、Aslanger 征的再认识

通过上面的 ST 损伤向量示意图我们还可以发现，ST 损伤综合向量同时也会投影到 aVR 导联的正侧，因此也会引起 aVR 导联的 ST 段抬高。正是这种基于对 ST 损伤向量的分析，使得 Yildirim 等人对上述诊断标准产生了疑问，他们特意写信询问 Aslanger 教授，是否应将 aVR 导联的 ST 段抬高添加到上述诊断标准中。Aslanger 教授在给 Yildirim 的回信中提到，由于这种心电图模式描绘了一个向右的水平 ST 向量，因此它总是同时导致 III 和 aVR 导联中的 ST 段抬高。据此，在上述的诊断标准中，第一条诊断标准应调整为：III 和 aVR 导联任何程度的 ST 段抬高，其余下壁导联（II 和 aVF）无 ST 段抬高。此外，在水平面上，因 ST 损伤向量背离侧胸部（$V_4 \sim V_6$ 导联），从而使 $V_4 \sim V_6$ 导联出现 ST 段压低。

按照 Aslanger 征的第 2 条诊断标准"V_2 导联无 ST 段压低"，以及第 3 条诊断标准"V_1 导联 ST 段高于 V_2 导联"，我们可以推测：Aslanger 征的 V_1 导联的 ST 段也是抬高的。至此，我们总结出来在典型的 Aslanger 征中，会同时出现 III、aVR 和 V_1 导联的 ST 段抬高。

在笔者的临床工作中，遇到过多个类似的病例。这些病例经冠脉造影和超声心动图检查均证实为急性下壁心肌梗死，但是他们的心电图改变与 Aslanger 征诊断标准并不是完全吻合，其中有半数患者出现了 V_2 导联 ST 段压低，而且不一定都会出现 V_1 导联 ST 段抬高。因此我们建议进一步修订 Aslanger 征的诊断标准，不再强调"V_2 导联无 ST 段压低"，也不用强调"V_1 导联 ST 段抬高"。

通过上述分析，我们建议 Aslanger 征的诊断标准修改如下：

1. Ⅲ和 aVR 导联任何程度的 ST 段抬高，Ⅱ和 aVF 导联无 ST 段抬高；

2. $V_4 \sim V_6$ 导联任一导联出现 ST 段压低，T 波正向或终末部正向；

3. V_1 导联 ST 段高于 V_2 导联。

任何一种新的心电图模式的提出，都有其研究的局限性，因此随着更多相关病例的报道，这种心电图模式的诊断标准有可能需要进一步调整和修正。

四、知识点汇总

1. Aslanger 征诊断标准：①Ⅲ和 aVR 导联任何程度的 ST 段抬高，Ⅱ和 aVF 导联无 ST 段抬高；② $V_4 \sim V_6$ 导联任一导联出现 ST 段压低，T 波正向或终末部正向；③ V_1 导联 ST 段高于 V_2 导联。

2. Aslanger 征是急性下壁心肌梗死的可靠征象，提示右冠状动脉或回旋支闭塞。有 13.3% 的急性下壁心肌梗死患者会出现这种心电图模式。在被诊断为非 ST 段抬高型心肌梗死的患者中，约 6.3% 的患者存在这种心电图模式。

3. Aslanger 征实际上反映的是多支病变。与其他非 ST 段抬高型心肌梗死患者相比，Aslanger 征患者往往表现为更大面积心肌梗死、更高的基线风险及更高的短期和远期死亡率。

4. 从诊断的角度讲，Aslanger 征归属于非 ST 段抬高型心肌梗死，但是在临床处理上应视为 ST 段抬高型心肌梗死，尽快进行 PCI 再灌注治疗，不宜溶栓治疗。当冠脉造影显示多支病变，无法识别罪犯血管时，出现 Aslanger 征提示应优先开通供应下壁的冠状动脉。

五、典型案例

【病情简介】

患者，女性，53 岁。

主诉：活动时胸闷、气短 3 天。

现病史：3 天前活动时出现胸闷、气短，无胸痛及肩背部放射痛，不伴大汗，口服单硝酸异山梨酯片后几分钟可以缓解。之后上述症状反复发作，多与活动有关，未系统诊治。12h 前无明显诱因上述症状再次发作，伴有恶心，但无呕吐，疼痛持续不能缓解，为求诊治急来本院。

既往史：高血压病史 1 年，最高达 210/100mmHg，口服硝苯地平缓释片降压治疗，血压控制在 140/90mmHg 左右。糖尿病病史 1 年，使用胰岛素控制血糖，自述血糖控制正常。否认脑血管病病史，否认肾病病史，否认吸烟、饮酒史。

查体：T 36.4℃，P 99 次/分，R 18 次/分，BP 182/102mmHg。神志清楚，言语

流利，查体合作，双肺呼吸音清，双肺未闻及干湿啰音，心率 99 次 / 分。心律齐，各瓣膜听诊区未闻及病理性杂音，无心包摩擦音。腹部平坦，无压痛、反跳痛，腹肌柔软。双下肢无水肿。

【辅助检查】

1. 实验室检查　急诊查肌钙蛋白 I 3.1ng/mL（正常值＜ 0.023ng/mL）。CK-MB 212ng/mL（正常值＜ 7.2ng/mL）。NT-proBNP 293ng/L（正常值＜ 900ng/L）。血常规：白细胞 $13.18×10^9$/L［正常值为（3.5 ～ 9.5）$×10^9$/L］。D- 二聚体 0.477mg/L（正常值＜ 0.500mg/L）。

2. 急诊心电图（图 6-6）　窦性心律，心率 94 次 / 分，Ⅲ 和 aVR 导联 ST 段抬高，Ⅱ 和 aVF 导联无 ST 段抬高；V_2 ～ V_6 导联 ST 段压低，T 波正向；V_1 导联 ST 段高于 V_2 导联。符合 Aslanger征诊断标准。

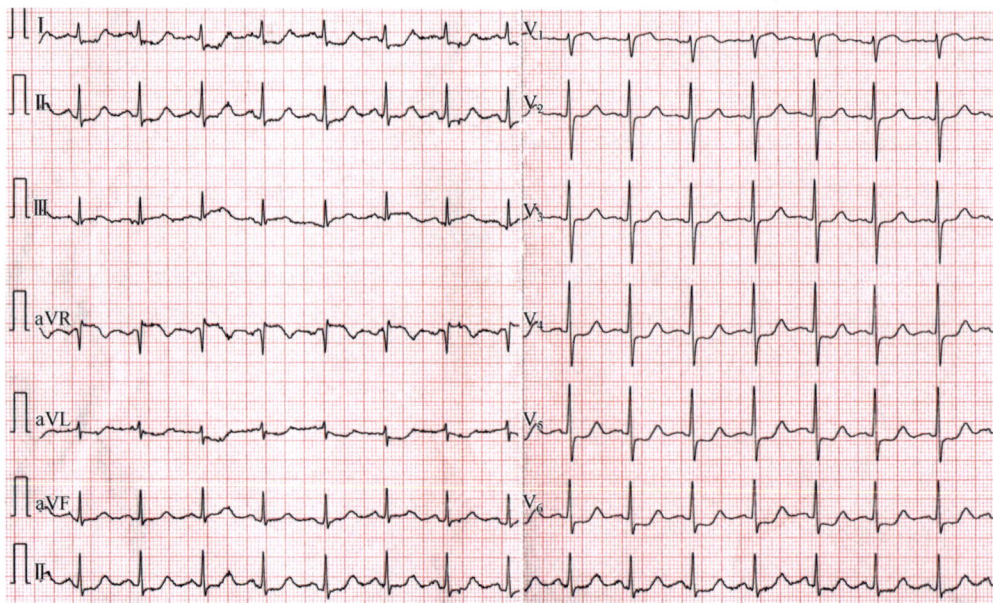

图 6-6　急诊心电图

患者办理入院后，病房心电监护仪示频发室性早搏，复查心电图（图 6-7）：窦性心律，心率 95 次 / 分，室性早搏二联律，频发室性早搏；Ⅲ 和 aVR 导联 ST 段抬高（Ⅲ 导联 ST 段抬高比急诊心电图更明显），Ⅱ 和 aVF 导联无 ST 段抬高；V_5 ～ V_6 导联 ST 段压低，T 波正向；V_1 导联 ST 段高于 V_2 导联。此时的心电图改变仍然符合 Aslanger 征。

【诊断思路】

患者反复胸闷，心电图改变符合 Aslanger 征诊断标准，肌钙蛋白升高，这些临床表现和辅助检查结果符合急性非 ST 段抬高型心肌梗死的诊断标准。

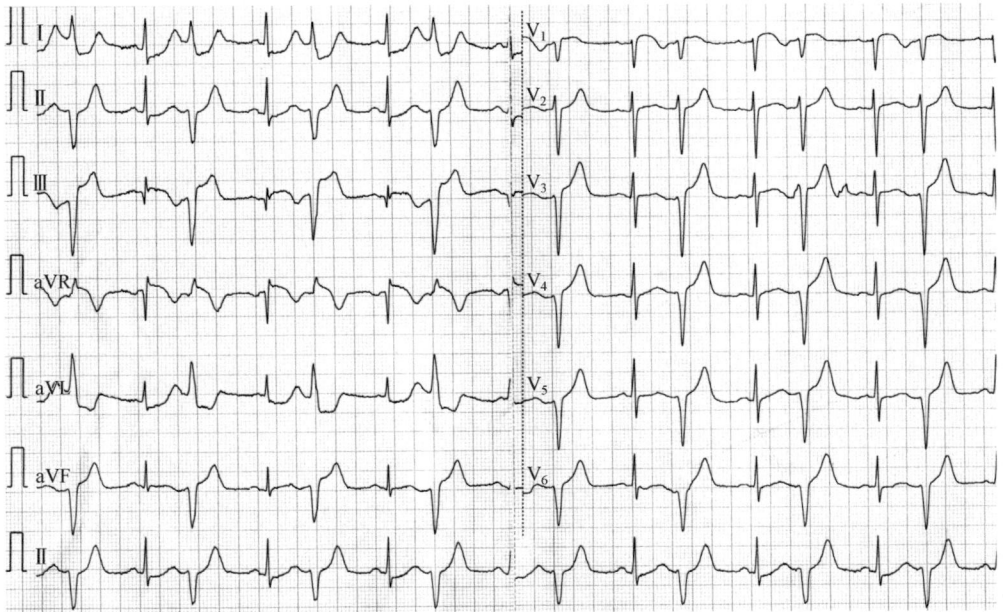

图 6-7 入院后病房心电图

【诊断经过】

给予急诊冠脉造影检查（图 6-8）：患者冠状动脉细小且病变弥漫，图 6-8（a）白色箭头所示为左主干末段 60% 狭窄，图 6-8（a）黄色箭头所示为前降支近段 50% 狭窄，图 6-8（a）红色箭头所示为回旋支远端 70% 狭窄，右冠状动脉细小，图 6-8（b）白色箭头所示为右冠状动脉近中段 100% 闭塞。患者为左主干病变及三支病变，且右冠状动脉细小，不适合植入支架，因此建议择期行冠状动脉搭桥手术。

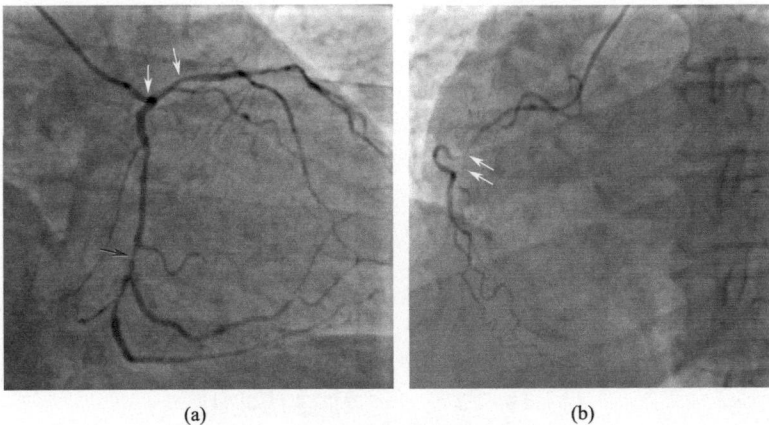

(a)   (b)

图 6-8 冠状动脉造影的影像

术后复查心电图（图 6-9）：窦性心律，心率 91 次 / 分，与急诊心电图比较，可以发现Ⅲ导联出现 Q 波及 T 波倒置，这也进一步说明了患者是急性下壁心肌梗死。

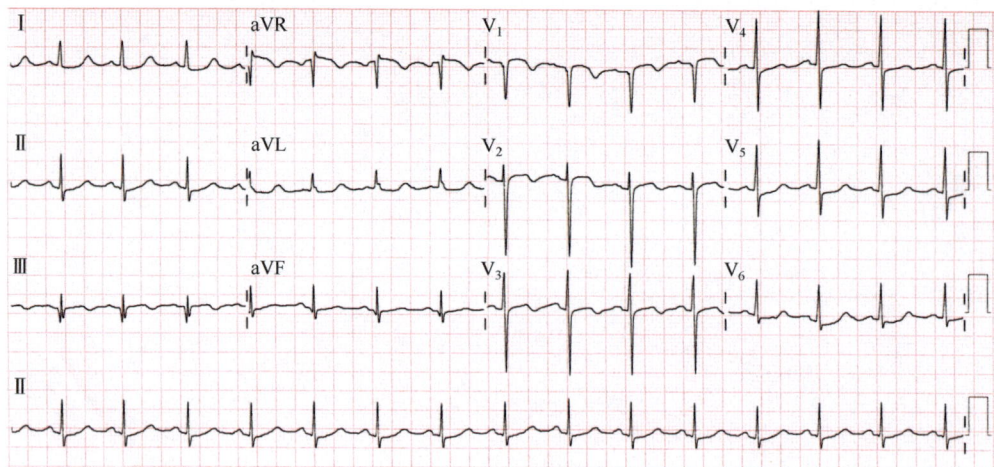

图 6-9　术后心电图

【患者转归】

给予抗血小板、抗凝、调脂、降压、控制血糖等对症治疗，经过 5 天治疗后，患者出院，到上级医院做冠状动脉旁路移植手术治疗。

【病例点评】

这是笔者于 2022 年在期刊 *JAMA Intern Med*（当时影响因子为 21.87）上发表的一篇有关 Aslanger 征的病例报告[4]，在这篇病例报告中，分析了 Aslanger 征心电图改变的可能机制。笔者推荐的 Aslanger 征诊断标准是：Ⅲ 和 aVR 导联任何程度的 ST 段抬高，Ⅱ 和 aVF 导联无 ST 段抬高；$V_4 \sim V_6$ 导联任一导联出现 ST 段压低，T 波正向或终末部正向；V_1 导联 ST 段高于 V_2 导联。

参考文献

[1] Aslanger E, Yıldırımtürk Ö, Şimşek B, et al. A new electrocardiographic pattern indicating inferior myocardial infarction[J]. J Electrocardiol, 2020, 61: 41-46.

[2] Yildirim Ö T, Çanakçı M E. The new ECG pattern for inferior myocardial infarction[J]. J Electrocardiol, 2020, 63: 64.

[3] Aslanger E K, Smith S W. Response to: "A new electrocardiographic pattern indicating inferior myocardial infarction"[J]. J Electrocardiol, 2020, 73: 148-149.

[4] Zhang CH, Xu Z. Where Is the Culprit Lesion in the New Electrocardiogram Pattern?[J] JAMA Intern Med, 2022, 182(9): 1010.

（张川海，李　志）

第 4 节　南非国旗征

左心室高侧壁心肌的供血血管有前降支的第一对角支、中间支和左旋支的第一钝圆支。单纯性 / 孤立性高侧壁心肌梗死的心电图有两种表现模式。

第一种模式是：只有Ⅰ和aVL两个导联ST段抬高，Ⅲ导联ST段对应性压低。罪犯血管可以是单纯的第一对角支闭塞（50%）、前降支加第一对角支的闭塞（20%），或回旋支第一钝圆支闭塞（10%）等。

第二种模式是：Ⅰ、aVL和V₂导联ST段抬高，Ⅲ导联ST段对应性压低。这是一种特殊的心肌梗死图形，不相邻的心电图导联ST段抬高，即高侧壁Ⅰ、aVL导联和前壁V₂导联。这种模式代表前壁中部梗死，相当于高侧壁合并局限前壁心肌梗死。心电图导联的不相邻，并不代表真实心肌解剖的不相邻，高侧壁和前壁心肌是相邻的，这种高侧壁心肌梗死的罪犯血管多为前降支的第1对角支，后来这种心电图模式被称为南非国旗征。

一、南非国旗征的提出

1994年，Sclarovsky等在 *Int J Cardiol* 杂志上发表了一篇有关急性心肌梗死心电图改变模式的文章，在文中他描述了由第一对角支闭塞引起的一种特殊的心电图改变模式[1]。其心电图有3个主要特征（图6-10）：

1. 非连续导联的ST段抬高：Ⅰ、aVL和V₂导联的ST段抬高；

2. Ⅲ和aVF导联对应性ST段压低和T波倒置；

3. V₄、V₅导联ST段压低和T波直立，V₃导联ST段压低或呈等电位线。

在471例急性前壁心肌梗死患者中，其中8例有这种心电图改变（占比1.7%）。超声心动图显示孤立性前壁中部梗死（isolated mid-anterior myocardial infarction），即左心室的基底/中前段梗死，无室间隔或心尖部梗死。其中，7名患者的冠脉造影均显示第一对角支闭塞。

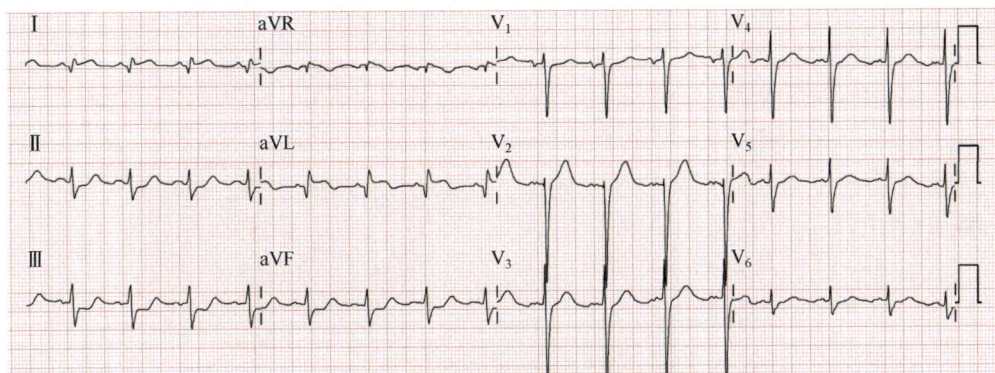

图 6-10　南非国旗征的心电图改变
可见Ⅰ、aVL、V₂导联ST段抬高，Ⅲ和aVF导联ST段压低，V₃～V₆导联ST段压低和T波直立

2016年，为了方便临床医生更好地记忆和辨别这种心电图模式，Littmann教授针对这种心电图模式提出了南非国旗征的概念（图6-11）[2]。大多数心电图机以3行×4列格式显示12导联心电图，在这种导联排布方式时，上述心电图模式中缺血的导联的排

列方式与南非国旗的图案正好吻合。南非国旗上有一个绿色的中间区域，形成一个水平的"Y"。Ⅰ和Ⅲ导联占据 Y 的上肢和下肢，aVL 导联占据 Y 的交叉点，V₂ 导联占据 Y 的水平肢。利用图形的方法来记忆心电图模式，可以让临床医生最大限度地避免第一对角支闭塞的漏诊。

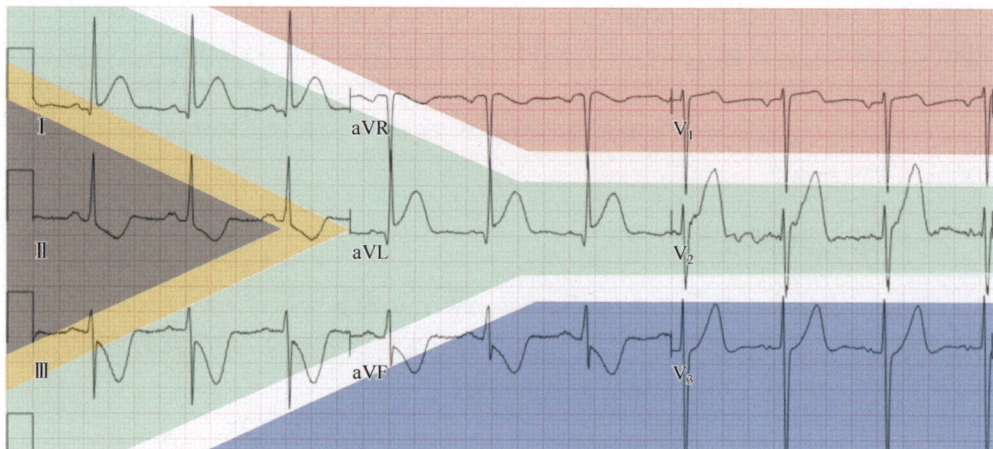

图 6-11　南非国旗征心电图示意

二、南非国旗征的发生机制

Littmann 教授从额面 ST 损伤向量的角度解释了南非国旗征的图案[2]。第一对角支是前降支的一个重要分支，走行于左心室前侧壁表面，供应左心室基底/中前段心肌。在第一对角支闭塞引起的心肌梗死中，ST 损伤向量指向左上方（图6-12）。因此，ST 损伤向量指向Ⅰ和 aVL 导联，而背离Ⅲ和 aVF 导联，因此在Ⅰ和 aVL 导联 ST 段抬高，而在Ⅲ和 aVF 导联 ST 段对应性压低。V₂ 导联位于胸骨左缘第四肋间，恰巧也位于心脏的左上方，与 ST 损伤向量的方向相同，因此 V₂ 导联也出现 ST 段抬高。需要强调的是，尽管Ⅰ、aVL、V₂ 导联在心电图上不相邻，但高侧壁和前壁在解剖上是相邻的。因此，这种心电图表现模式属于 ST 段抬高型心肌梗死。

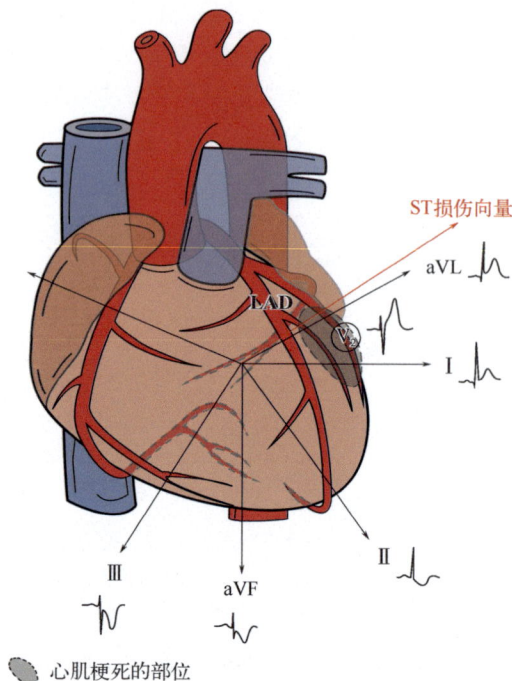

图 6-12　南非国旗征 ST 损伤向量示意图
LAD—左前降支

222

三、南非国旗征的再认识

2021 年，Littmann 教授通过回顾大量相关文献发现 [3]：在常用的 3 行 ×4 列排布的心电图中，中间的两列偶尔表现出惊人的相似性，即 V_1、V_2 和 V_3 导联可以分别模拟肢体导联 aVR、aVL 和 aVF 的波形，这种情况在南非国旗征心电图中同样可见（图 6-13）：V_1 和 aVR、V_2 和 aVL、V_3 和 aVF 导联的波形相似，它们的 ST 段偏移方向相同。此外，在这份心电图中还有一个奇怪的现象：V_2 导联跳出了正常的 ST 段进展。

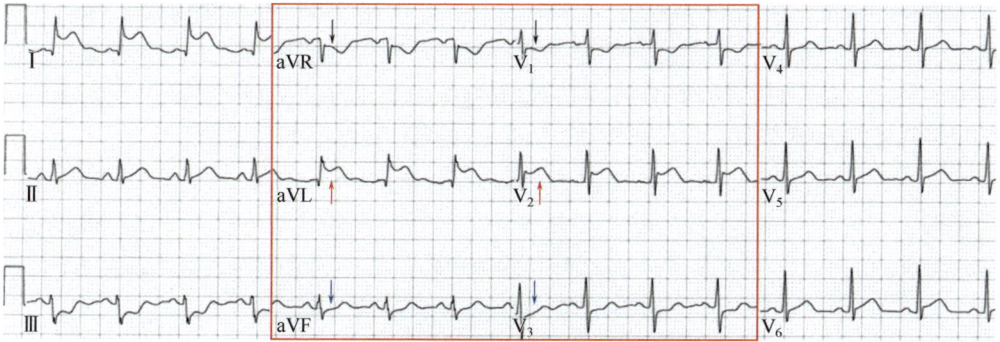

图 6-13　南非国旗征心电图（3 行 ×4 列排布）

V_1、V_2 和 V_3 导联是公认的解剖相邻导联，正常情况下它们的波形改变应该具有连贯性和递变性，但该图中的 V_2 导联 ST 段抬高，而 V_1 和 V_3 导联却表现为 ST 段压低，也就是说 V_2 导联跳出了正常的 ST 段进展。

为了解释这种特殊的心电图现象，Littmann 教授提出了一个新概念：V_1、V_2、V_3 既是水平面导联，也是额面导联（图 6-14）。这是因为胸前导联并不是完全和心脏在一个水平面上，尤其是 V_1、V_2 和 V_3 导联，它们分别位于心脏中心的右上方、左上方和左下方，这使得 V_1、V_2 和 V_3 导联也能够记录到额面向量的改变。根据 Littmann 教授提出的心电图新概念，V_1 导联可以模仿 aVR 导联，V_2 导联可以模仿 aVL 导联，V_3 导联可以模仿 aVF 导联的波形。

Littmann 心电图新概念阐明了 aVR 与 V_1、aVL 与 V_2、aVF 与 V_3 之间的强相关性，即它们在一定程度上其实也是解剖相邻的导联。这一概念的提出，使得我们可以将 aVR 和 V_1、aVL 和 V_2，以及 aVF 和 V_3 视为"兄弟"导联，

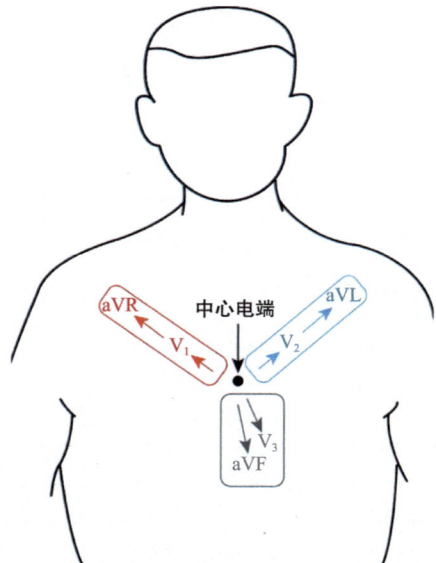

图 6-14　aVR 与 V_1、aVL 与 V_2、aVF 与 V_3 导联之间的空间关系

这有助于进一步理解南非国旗征中，V_2 和 aVL 导联波形相似（同时出现 ST 段抬高），V_1 和 aVR 以及 V_3 和 aVF 导联的波形相似（同时出现 ST 段压低）。

总之，基于 aVR 与 V_1、aVL 与 V_2、aVF 与 V_3 导联之间的相似性，它们同样应该被视为解剖相邻导联，Littmann 心电图新概念为我们从另外一个维度解释了南非国旗征的本质所在。

四、南非国旗征的临床意义

第一对角支急性闭塞导致急性心肌梗死时，心电图改变往往相对轻微，ST 段不抬高或轻微抬高，临床上易漏诊。南非国旗征是第一对角支闭塞所致高侧壁心肌梗死的心电图表现，这一概念被提出后，在一定程度上提高了高侧壁心肌梗死的识别率，可使更多心电图改变不十分明显的高侧壁心肌梗死得到及时诊断与治疗。

高侧壁心肌梗死因 ST 段不抬高或轻微抬高，通常不能及早诊断。若此时心电图中Ⅲ和 aVF 导联中的 ST 段压低，则很容易被误诊为下壁缺血。然而，此时Ⅲ和 aVF 导联的 ST 段压低不是原发性缺血，而是高侧壁心肌梗死的镜像性改变，即使 ST 段抬高幅度相当轻微，也应该考虑为 ST 段抬高型心肌梗死。

五、知识点汇总

1.南非国旗征的主要特征是：Ⅰ、aVL 和 V_2 导联同时出现 ST 段抬高，而Ⅲ导联出现 ST 段压低。

2. 南非国旗征是前降支的第一对角支急性闭塞的可靠指征。这一概念被提出后，使更多心电图改变不十分明显的高侧壁心肌梗死得到及时诊断与治疗。

3. 根据 Littmann 心电图新概念：胸前导联 V_1、V_2、V_3 既是水平面导联，也是额面导联。

4. 根据 Littmann 心电图新概念：V_1 可以模仿 aVR，V_2 可以模仿 aVL，V_3 可以模仿 aVF 导联的波形。因此，aVR 和 V_1、aVL 和 V_2，以及 aVF 和 V_3 可以被视为"兄弟"导联，而且它们也应该被视为解剖相邻导联。

参考文献

[1] Sclarovsky S, Birnbaum Y, Solodky A, et al. Isolated mid-anterior myocardial infarction: a special electrocardiographic sub-type of acute myocardial infarction consisting of ST -elevation in nonconsecutive leads and two different morphologic types of ST-depression[J]. Int J Cardio, 1994, 46: 37-47.

[2] Littmann L.South African flag sign: a teaching tool for easier ECG recognition of high lateral infarct[J]. Am J Emerg Med, 2016, 34:107-109.

[3] Littmann L. A new electrocardiographic concept: V_1-V_2-V_3 are not only horizontal, but also frontal plane leads[J]. J Electrocardiol, 2021, 66: 62-68.

（张川海，耿兆红）

第 7 章 左主干闭塞的心电图表现

冠状动脉左主干闭塞是一种少见的冠状动脉病变类型，是急性冠状动脉综合征中最为危急的情况。在冠状动脉造影的患者中，左主干明显狭窄（狭窄＞50%）的发生率为 4%～10%，左主干完全闭塞的发生率为 0.04%～0.42%[1]。

左主干血流供应了约 75% 的左心室心肌，一旦发生闭塞，无论次全闭塞还是完全闭塞，都会严重影响左心室收缩功能，迅速出现严重血流动力学异常、心源性休克或恶性心律失常，多数患者在入院前死亡。对于比较幸运的及时到达医院的患者，其病死率也是极高的。由于多数左主干闭塞的患者院前即因病情快速恶化而死亡，相应左主干闭塞的心电图表现难以获得。近年来，得益于经皮冠状动脉介入治疗（PCI）等救治技术的进步，越来越多的患者得到了救治，此类患者的心电图特点也逐渐得以总结。熟知左主干闭塞的心电图特点，有助于其早期识别和早期治疗，提高左主干闭塞患者存活率。

一、心电向量与心电图波形的关系

左主干闭塞的心电图表现模式具有多样性，为了便于理解，需要结合心电向量进行讲解。心电图波形的形成实际上是心电向量在不同的平面（额面和横面）及不同的角度（心电图不同的导联）投影的结果。对于某个特定的向量，不同的导联会与之有不同的夹角，因此在不同导联会记录到大小（振幅）、方向（向上、向下或者等电位线）不同的心电图波形。这些心电图波形形成的规律如下：

1. 如果向量的方向与某导联轴的夹角正好为 90°，则该向量在该导联上描记为等电位线。

2. 如果向量的方向与某导联轴的夹角＜90°，则在该导联上描记出向上的波；如果向量正好指向某导联（与导联轴夹角为 0°），则在该导联上描记出正向最大的波。

3. 如果向量的方向与某导联轴的夹角＞90°，则在该导联上描记出向下的波；如果向量正好背离某导联（与导联轴夹角为 180°），则在该导联上描记出负向最大的波。

二、右束支传导阻滞和左前分支传导阻滞的心电图改变

希氏束的远端、右束支和左前分支由前降支的间隔支供血，而左后分支由前降支的间隔支和右冠状动脉同时供血。因此，当左主干闭塞时可以导致右束支传导阻滞和左前分支传导阻滞。而由于右冠状动脉供血的存在，所以不会出现左后分支阻滞。

（一）右束支传导阻滞

1.右束支传导阻滞时心电图改变的原理　右束支传导阻滞时（图 7-1），激动只能通过左束支下传心室，由于间隔支是由左束支分出的，所以室间隔除极不受影响，室间隔除极方向指向 V_1、V_2 导联，因此在 V_1、V_2 导联形成 r 波，背离 I、aVL、V_5 和 V_6 导联，因此在这些导联形成 q 波。

室间隔除极后，继而左心室开始除极，因为没有右心室除极向量与之相互抵消，其除极向量相对增大，除极方向指向左后上方，背离 V_1、V_2 导联，形成 S 波，指向 I、aVL、V_5 和 V_6 导联，因此在这些导联形成 R 波。

左心室除极结束后，激动通过心肌细胞之间的缓慢播散而使右心室开始除极，除极时间延长，除极方向指向右前下方，指向 V_1、V_2 导联，形成 R′ 波，背离 I、aVL、V_5 和 V_6 导联，因此在这些导联形成 S 波。

此外，由于除极顺序的改变，复极过程也发生了变化，即继发性 ST-T 改变。

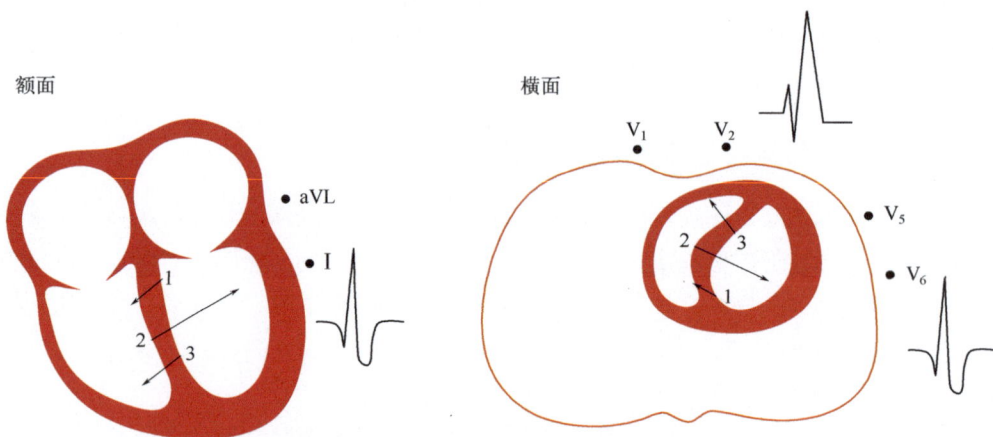

图 7-1　右束支传导阻滞的示意
1 代表室间隔除极的向量；2 代表左室壁除极的向量；3 代表右室壁除极的向量

2.右束支传导阻滞的心电图诊断标准（图 7-2）

（1）QRS 时限 ≥ 0.12s。

（2）V_1 或 V_2 导联呈 rsR′ 型（M 型）或宽大而有切迹的 R 波；左心导联 S 波增宽，S 波宽度 ≥ 0.04s。

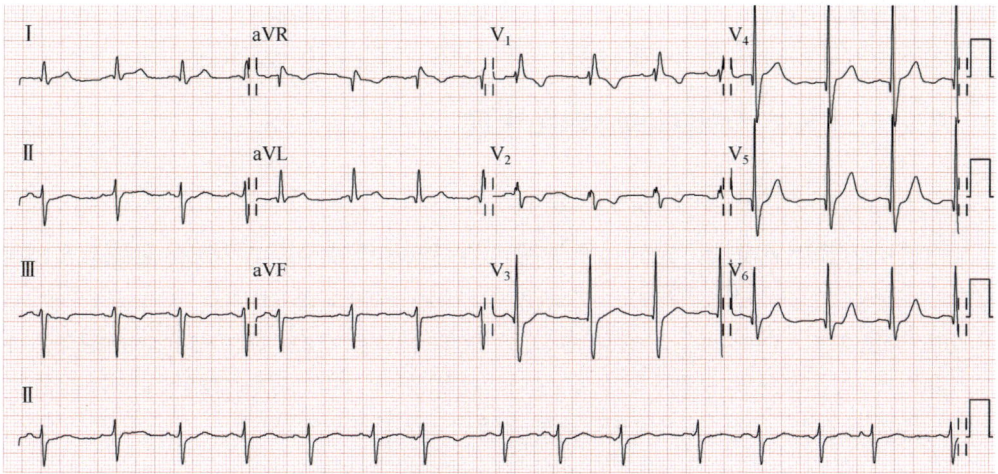

图 7-2 右束支传导阻滞的心电图

（3）继发性 ST-T 改变：右心导联（V_1、V_2）可有 ST 段轻度下移，通常 T 波倒置；左心导联可有 ST 段轻度上移，通常 T 波直立。

如图所示，QRS 时限为 0.12s，V_1 导联呈 rsR′ 型（M 型），左心导联 S 波增宽，S 波宽度 > 0.04s；V_1 和 V_2 导联 T 波倒置，左心导联 T 波直立。符合右束支传导阻滞的诊断标准。此外，该心电图同时合并了左前分支传导阻滞：电轴左偏，约为 −60°，下壁导联呈 rS 型，且 SⅢ > SⅡ；Ⅰ、aVL 导联呈 qR 型，RaVL > R Ⅰ。

（二）左前分支传导阻滞

1. 左前分支传导阻滞时心电图改变的原理（图 7-3）

左前分支传导阻滞时，由于间隔支未发生阻滞，故室间隔除极的方向正常。在额面上，室间隔除极方向指向Ⅱ、Ⅲ、aVF 导联，形成 r 波；背离Ⅰ和 aVL 导联，形成 q 波；

继而激动经右束支及左后分支传至心室，并通过两个分支之间吻合的末梢纤维使左心室前上壁除极，其向量指向左前上方，指向Ⅰ和 aVL 导联（且与 aVL 导联的夹角更小，因此 RaVL > R Ⅰ），所以 QRS 主波向上；背离Ⅱ、Ⅲ、aVF 导联（且与Ⅲ导联的夹角最大，因此 SⅢ > SⅡ），所以这些导联的 QRS 主波向下。当Ⅰ导联主波向上，aVF 导联主波向下时，额面电轴左偏。

由于激动基本上是沿传导系统传布，所以 QRS 时限正常或仅轻度延长。

2. 左前分支传导阻滞的心电图诊断标准

（1）电轴左偏在 −30°～ −90°，达到 −45°时

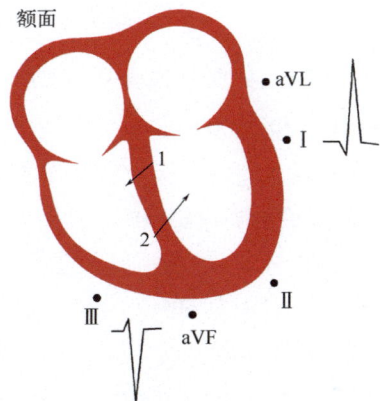

图 7-3 左前分支传导阻滞的示意
1 代表室间隔除极的向量；2 代表左右室壁
除极的向量

有较肯定的诊断价值。

（2）下壁导联呈 rS 型，SⅢ＞SⅡ；Ⅰ、aVL 导联呈 qR 型，RaVL＞RⅠ。

三、左主干次全闭塞的心电图表现

（一）左主干次全闭塞的 ST 损伤向量

由于心内膜耗氧量大，对缺血最敏感，当冠状动脉狭窄后心内膜是最先累及的部位。左主干供血范围大，当左主干次全闭塞（相当于 99% 狭窄）时，整个左心室心内膜面临严重缺血。在额面上，ST 损伤向量的方向将会背离左心室心尖部，指向右上方，即指向 aVR 导联的方向［图 7-4（a）］；在横面上，ST 损伤向量的方向将会背离大部分的胸前导联，但和 V₁ 导联的夹角往往≤ 90°［图 7-4（b）］。

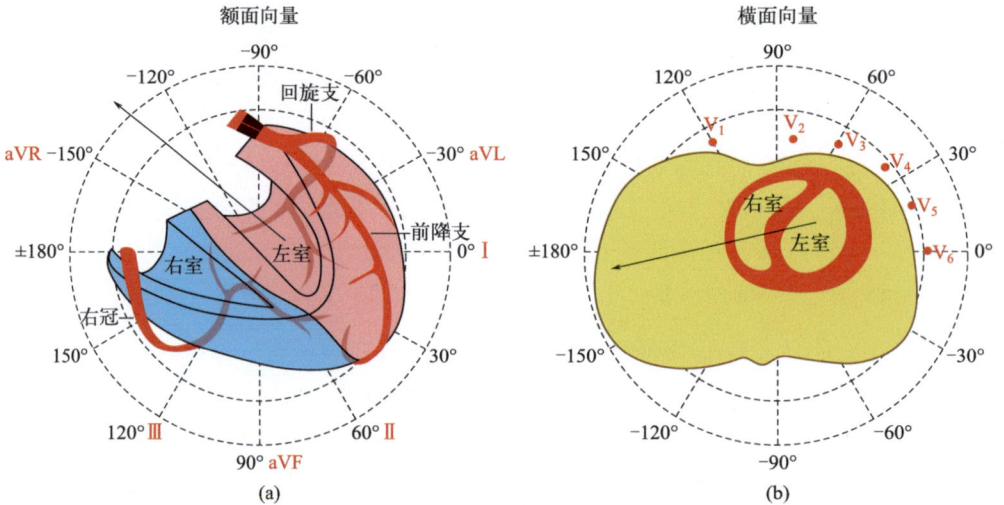

图 7-4　左主干次全闭塞的 ST 损伤向量

（二）左主干次全闭塞的心电图多样性表现 [2]

1. aVR 和 V1 导联 ST 段抬高　左主干次全闭塞时，由于额面 ST 损伤向量指向 aVR 导联的方向，因此在 aVR 导联表现为 ST 段抬高（图 7-5）；而横面 ST 损伤向量和 V₁ 导联的夹角≤ 90°，因此 V₁ 导联 ST 段抬高或者位于等电位线。

aVR 导联 ST 段抬高往往提示左主干病变或三支病变，预后不良。在左主干次全闭塞的患者中有 50%～60% 的患者存在 V₁ 导联 ST 段抬高，且 aVR 导联 ST 段抬高大于 V₁ 导联。

2. 广泛的 ST 段压低　左主干次全闭塞时，由于额面 ST 损伤向量的方向背离心尖部而指向 aVR 导联，因此除了 aVR 导联外，其他的几个额面导联出现 ST 段压低；由于横面 ST 损伤向量的方向将会背离大部分的胸前导联，因此大部分的胸前导联出现

ST 压低。即表现为广泛的 ST 段压低，包括 Ⅱ、Ⅲ、aVF、Ⅰ、aVL、V₅、V₆，甚至 V₂～V₄导联（图 7-5）。

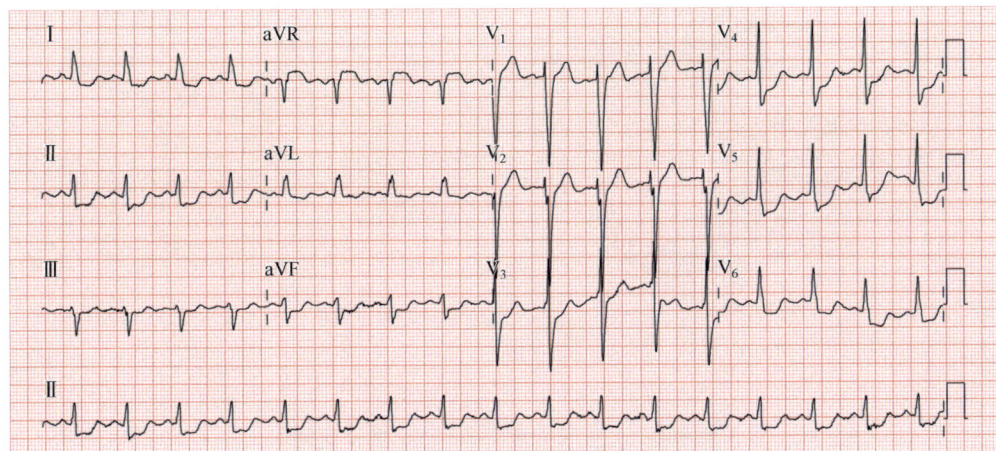

图 7-5　左主干次全闭塞的心电图表现

可见 aVR 导联 ST 段抬高，Ⅱ、Ⅲ、aVF、Ⅰ、aVL、$V_2 \sim V_6$ 导联 ST 段压低

需要特别指出的是，上述心电图表现不仅见于左主干次全闭塞的患者，还可以见于三支病变的患者，或者等同于左主干病变（即前降支和回旋支同时病变）的患者，在罕见情况下甚至可以见于左主干完全闭塞的患者。但是，无论患者到底是哪种情况，只要心电图出现上述改变，均提示患者病情危急。

四、左主干完全闭塞的心电图表现

（一）左主干完全闭塞的 ST 损伤向量

左主干完全闭塞的心电图模式多种多样，其原因也是多方面的，包括：是否合并其他冠状动脉的严重病变，是否为右冠状动脉优势或伴有侧支循环，冠状动脉解剖的个体差异，心电图采集的时间，以及先前存在的心电图混杂因素，如束支传导阻滞等。上述因素均会干扰左主干完全闭塞时 ST 损伤向量的方向，从而使左主干完全闭塞的心电图表现模式不固定。

笔者统计分析了 30 例左主干急性完全闭塞患者的心电图，统计结果表明，当左主干完全闭塞时，额面 ST 损伤向量的方向分布在 $-30°$ 到 $-100°$ 的范围内，以 $-60°$ 左右最多见 [图 7-6（a）]；横面 ST 损伤向量的方向分布范围多变，以 $30°$ 左右最多见 [图 7-6（b）]。

（二）左主干完全闭塞的心电图多样性表现

因为左主干完全闭塞的 ST 损伤向量的方向不固定，因此心电图表现模式也具有多样性。2022 年，笔者团队根据大量的历史文献并结合自己临床中遇到的相关病例，

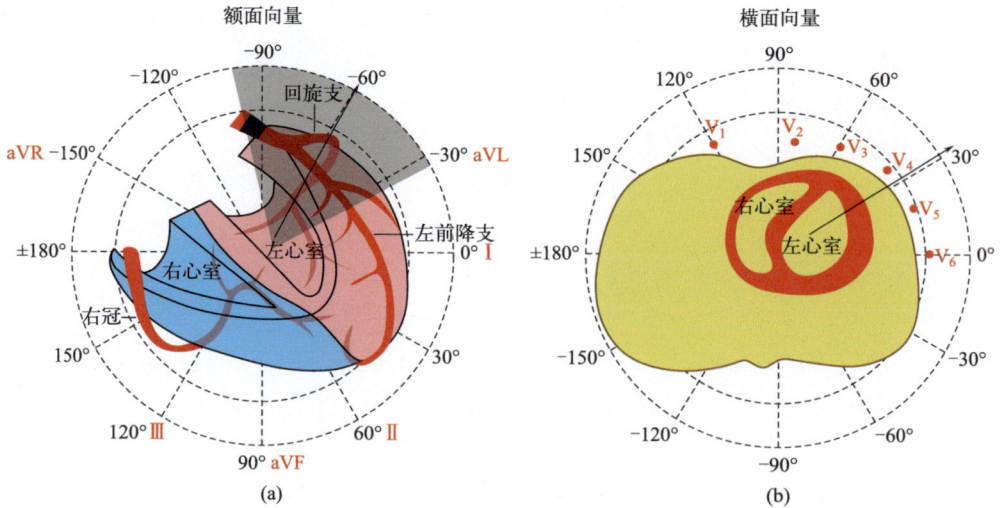

图 7-6　左主干完全闭塞的 ST 损伤向量

总结并提出了以下几种左主干完全闭塞的心电图表现模式[3]，并将其发表在期刊 *JAMA Intern Med*（当时影响因子 44.4）上。在文章中我们还分析了这些心电图改变模式的可能机制。

1. 典型的 ST 段抬高型心肌梗死模式　左主干完全闭塞时，额面 ST 损伤向量的方向分布在 −30°到 −100°的范围内，和 aVL 导联的夹角小于 90°，因此 aVL 导联必然出现 ST 段抬高，而 I 导联大部分患者表现为 ST 段抬高；额面 ST 损伤向量的方向分布在 −30°到 −100°的范围内时，和 II、III、aVF 导联的夹角一定会大于 90°，因此在这些导联一定会出现 ST 段压低（实际上是高侧壁和前壁 ST 段抬高导致的对应性 ST 段压低），而 III 导联压低幅度最大，因为它和 ST 损伤向量的夹角最大。左主干完全闭塞时，横面 ST 损伤向量的方向分布范围多变，以 30°左右最多见，因此 V_1 导联的 ST 段往往位于等电位线或者仅有轻微抬高，而其他的胸前导联是否出现 ST 段抬高，则与 ST 损伤向量的具体方向有关，不同的患者 ST 段抬高的范围和幅度也不相同。

典型的 ST 段抬高型心肌梗死表现模式（图 7-7）包括：

（1）绝大多数患者 I 和 aVL 导联 ST 段抬高；

（2）胸前导联 ST 段抬高，但是不同患者的 ST 段抬高的胸前导联数量可能不同，而且 ST 段抬高通常从 V_2 导联开始，V_1 导联通常不抬高或者仅轻微抬高。这种心电图改变与单纯的前降支近段闭塞不同，单纯的前降支近段闭塞时 V_1 导联会出现 ST 段抬高。造成这种心电图改变差异的原因是左主干完全闭塞时，相当于前降支和回旋支同时闭塞，回旋支闭塞会导致后壁心肌缺血，即 $V_7 \sim V_9$ 导联 ST 段抬高，而 $V_1 \sim V_3$ 导联对应性 ST 段压低，从而抵消了前降支闭塞引起的 V_1 导联 ST 段抬高。因此，如果 V_1 导联 ST 段抬高，则支持单纯的前降支近段闭塞，而 V_1 导联 ST 段抬高的缺失，则支持左主干急性完全闭塞。

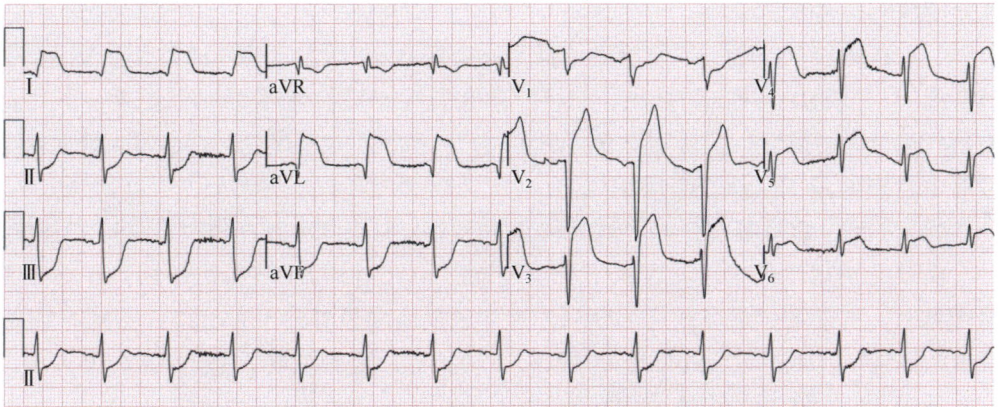

图 7-7　左主干完全闭塞时典型的 ST 段抬高型心肌梗死模式

I 和 aVL 导联 ST 段抬高；胸前导联 ST 段抬高，ST 段抬高从 V_2 导联开始，V_1 导联 ST 段不抬高

2. ST 段抬高型心肌梗死伴右束支传导阻滞 + 左前分支传导阻滞模式（图 7-8），这种心电图模式表现为：

（1）上述典型的 ST 段抬高型心肌梗死模式：I 和 aVL 导联 ST 段抬高；胸前导联 ST 段抬高，但是不同患者的 ST 段抬高的胸前导联数量可能不同，而且 ST 段抬高通常从 V_2 导联开始，V_1 导联通常不抬高或者仅轻微抬高。

（2）右束支传导阻滞 + 左前分支传导阻滞：在一项包括 25 例左主干急性完全闭塞的研究中，80% 的患者有左前分支传导阻滞，52% 的患者有右束支传导阻滞，因此这种心电图模式很常见 [4]。

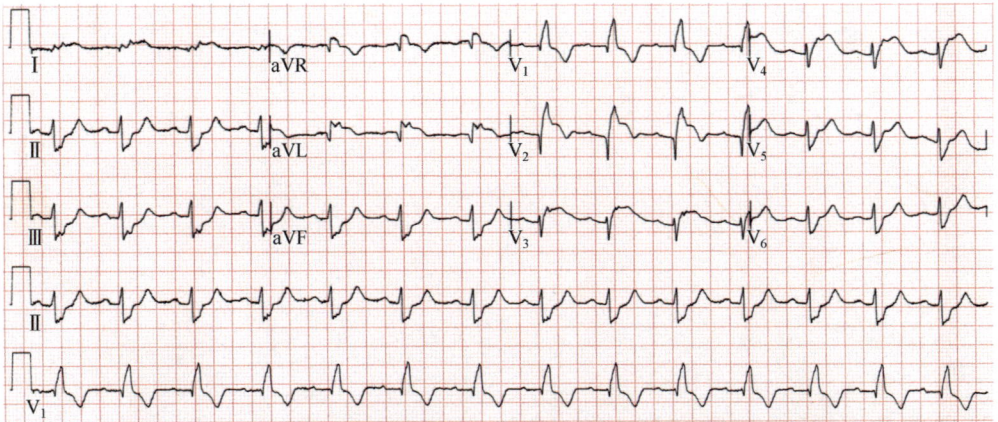

图 7-8　左主干完全闭塞时合并右束支及左前分支传导阻滞心电图

I 和 aVL 导联 ST 段抬高；$V_2 \sim V_4$ 导联 ST 段抬高，V_1 导联 ST 段不抬高。右束支传导阻滞：QRS 时限 > 0.12s，V_1 导联 R 波有切迹，V_5 和 V_6 导联 S 波增宽，S 波宽度 > 0.04s；V_1 和 V_2 导联 T 波倒置，左心导联 T 波直立。左前分支传导阻滞：电轴左偏，约为 −60°，下壁导联呈 rS 型，且 $S_{III} > S_{II}$；I、aVL 导联呈 qR 型，$R_{aVL} > R_I$

3. 非 ST 段抬高型心肌梗死模式　这种心电图模式实际上就是前面提到的左主干

次全闭塞的心电图表现。

（1）aVR 和 V_1 导联 ST 段抬高，而且 aVR 导联 ST 段抬高幅度通常大于 V_1 导联。aVR 及 V_1 导联 ST 段抬高的可能原因是：aVR 及 V_1 导联对应室间隔基底部，其由左右冠状动脉同时供血，轻易不会发生缺血，而在严重左主干病变时则会发生缺血，导致心电图 aVR 及 V_1 导联 ST 段抬高。

（2）广泛的 ST 段压低：除了 aVR 和 V_1 导联外，其余的大部分导联出现 ST 段压低。

需要特别指出的是，与左主干次全闭塞时 aVR 导联 ST 段抬高不同，左主干完全闭塞时，回旋支供血范围全部缺血，产生的损伤向量导致了 I、aVL 及 V_5、V_6 导联 ST 段抬高，而削减了 aVR 及 V_1 导联 ST 段抬高，因而左主干完全闭塞时常表现为 aVR 及 V_1 导联 ST 段抬高或轻微抬高。

对于 ST 段抬高型心肌梗死的诊断和定位，指南要求必须在解剖相邻的至少 2 个导联出现 ST 段抬高。由于 aVR 和 V_1 通常被认为不是解剖相邻导联，因此该心电图模式属于非 ST 段抬高型心肌梗死模式。值得注意的是，这种心电图模式也可发生在左主干次全闭塞的患者中。

4. aVL 和 aVR 导联同时出现 ST 段抬高（图 7-9）　当左主干完全闭塞时，额面 ST 损伤向量的方向分布在 $-30°$ 到 $-100°$ 的范围内。其中，当 ST 损伤向量的方向分布在 $-60°$ 到 $-100°$ 时，其与 aVL 和 aVR 导联的夹角都会小于 $90°$，因此这两个导联都会出现 ST 段抬高。此时不管胸前导联是否伴有 ST 段抬高，都要考虑到左主干完全闭塞的可能性。

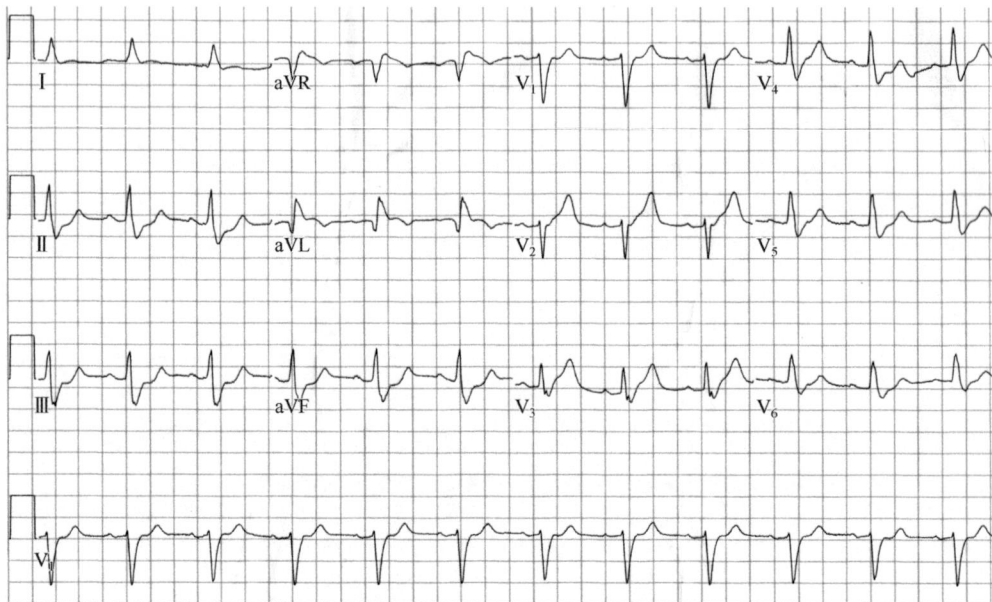

图 7-9　左主干完全闭塞时 aVL 和 aVR 导联 ST 同时段抬高

图 7-9 为经冠状动脉造影证实为左主干急性闭塞患者的心电图，aVL 和 aVR 导联同时出现 ST 段抬高，然而胸前导联却没有 ST 段抬高。

总之，对于胸痛伴有低血压、心源性休克及心搏骤停的患者，如有上述心电图表现模式，需考虑左主干次全闭塞或者完全闭塞，积极行 PCI 或冠状动脉旁路移植术。

参考文献

[1] Hirano T, Tsuchiya K, Nishigaki K, et al. Clinical features of emergency electrocardiography in patients with acute myocardial infarction caused by left main trunk obstruction[J]. Circ J, 2006, 70(5): 525-529.

[2] 何金山，李学斌，郭继鸿 . 左主干闭塞的心电图表现 [J]. 中华心血管病杂志，2019, 47(9): 756-758.

[3] Li Y, Zhu H, Zhai G. Coronary Artery Lesions at the Same Site Presenting with Different Electrocardiogram Patterns[J]. JAMA Intern Med, 2022, 182(7): 768-769.

[4] Kurisu S, Inoue I, Kawagoe T, et al. Electrocardiographic features in patients with acute myocardial infarction associated with left main coronary artery occlusion[J]. Heart, 2004, 90 (9): 1059-1060.

（张川海，耿兆红）

第 8 章 左束支传导阻滞时急性心肌梗死的诊断

一、概述

急性心肌梗死合并左束支传导阻滞是临床心电图诊断的难点，急性心肌梗死合并左束支传导阻滞可以是急性心肌梗死发生后导致了左束支传导阻滞，或者在原有左束支传导阻滞的基础上发生了急性心肌梗死。急性心肌梗死时左束支传导阻滞的发生率为 0.9% ～ 5.7%，二者同时存在时住院死亡率高达 25.0% ～ 71.4%。急性心肌梗死合并新发左束支传导阻滞的患者不仅死亡率高，而且易并发心力衰竭、心源性休克、恶性室性心律失常[1]。因此，对于急性心肌梗死合并左束支传导阻滞的患者，及时准确诊断出急性心肌梗死并开通罪犯血管，对改善预后、降低死亡率至关重要。

左束支传导阻滞发生时，心室激动顺序发生改变，心室除极和复极的向量也会随之改变，因此心电图波形也变得异常。对于存在左束支传导阻滞的患者，如果发生了急性心肌梗死，左束支传导阻滞的存在则有可能干扰急性心肌梗死的诊断，这是因为二者均改变 QRS 波的初始向量和 ST-T 向量，因此，二者并存时不能用常规的急性心肌梗死的心电图诊断标准做出急性心肌梗死的诊断。

新出现的左束支传导阻滞与新出现的 ST-T 改变通常被认为是新发生的心肌缺血表现，但在临床实践中，很难界定左束支传导阻滞是否为新出现的。为了解决这个诊断难题，已经提出了几种心电图标准和征象来辨别左束支传导阻滞时是否存在急性心肌梗死：

1. Sgarbossa 诊断标准；

2. Smith 诊断标准（改良的 Sgarbossa 诊断标准）；

3. 巴塞罗那诊断标准。

笔者于 2022 年在期刊 *JAMA Intern Med* 上发表了一篇与上述三种诊断标准相关的病例报告[2]，在这篇病例报告中，详细讲解了这三种诊断标准的异同及其诊断的敏感性、特异性。

二、左束支传导阻滞的心电图诊断标准

（一）左束支传导阻滞心电图改变的原理

左束支传导阻滞时，激动只能通过右束支下传到心室，由于间隔支是由左束支分出，所以室间隔不能正常除极，而是通过右束支使室间隔下部与右心室壁同时除极，它们除极的综合向量指向左前下方（图 8-1），因此 I、aVL、V_5 和 V_6 导联不再出现室间隔 q 波，而是形成 R 波的起始部分，在 V_1、V_2 导联形成 r 波（个别患者甚至无 r 波）。继而激动通过心肌细胞之间的缓慢播散而使室间隔中上部与左心室壁开始除极，除极时间延长，除极的综合向量指向左后上方，背离 V_1、V_2 导联，形成深 S 波，指向 I、aVL、V_5 和 V_6 导联，形成 R 波的主体部分。除极速度的减慢，导致 R 波宽钝且有切迹。由于除极顺序的改变，复极过程也发生了变化，即继发性 ST-T 改变。

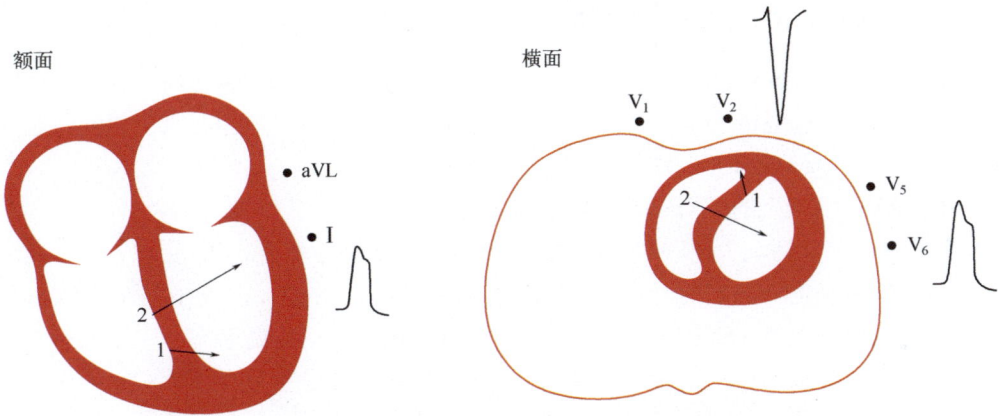

图 8-1　左束支传导阻滞时心电向量与心电图波形形成的示意
1 代表室间隔下部与右心室壁除极的向量；2 代表室间隔中上部与左心室壁除极的向量

（二）完全性左束支传导阻滞的心电图表现（图 8-2）

1. QRS 时限 ≥ 0.12s。

2. 右心导联（$V_1 \sim V_3$）呈 rS 型或 QS 型；左心导联（I、aVL、V_5 和 V_6）室间隔 q 波消失，呈粗钝的 R 型，其波顶平坦且伴有明显切迹。

3. 心电轴可有不同程度的左偏。

4. 继发性 ST-T 改变：右心导联 ST 段上移，T 波直立；左心导联 ST 段下移，T 波倒置。

该心电图电轴左偏，QRS 时限 > 0.12s，$V_1 \sim V_3$ 导联呈 rS 型，且 ST 段上移，T 波直立；I、aVL、V_5 和 V_6 导联无 q 波，呈粗钝的 R 型，其波顶平坦且伴有切迹，ST 段下移，T 波倒置，符合完全性左束支传导阻滞的所有诊断标准。

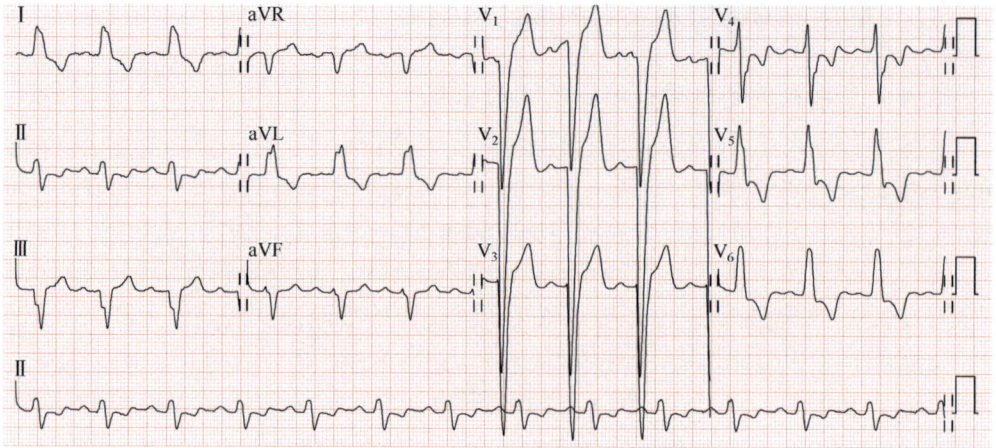

图 8-2 完全性左束支传导阻滞的心电图

三、Sgarbossa 诊断标准

1996 年，Sgarbossa 等基于 GUSTO-1 研究 [3]，通过分析 131 例急性心肌梗死合并左束支传导阻滞患者的心电图特征，提出了左束支传导阻滞时急性心肌梗死的心电图诊断标准——Sgarbossa 积分法：

1. QRS 主波向上的任何一个导联，ST 段抬高≥ 1mm，积 5 分 [图 8-3（a）]；

2. $V_1 \sim V_3$ 任何一个导联 ST 段压低≥ 1mm，积 2 分 [图 8-3（b）]；

3. QRS 主波向下的任何一个导联，ST 段反向抬高≥ 5mm，积 3 分 [图 8-3（c）]。

如总积分＞ 3 分，则诊断为左束支传导阻滞合并急性心肌梗死。

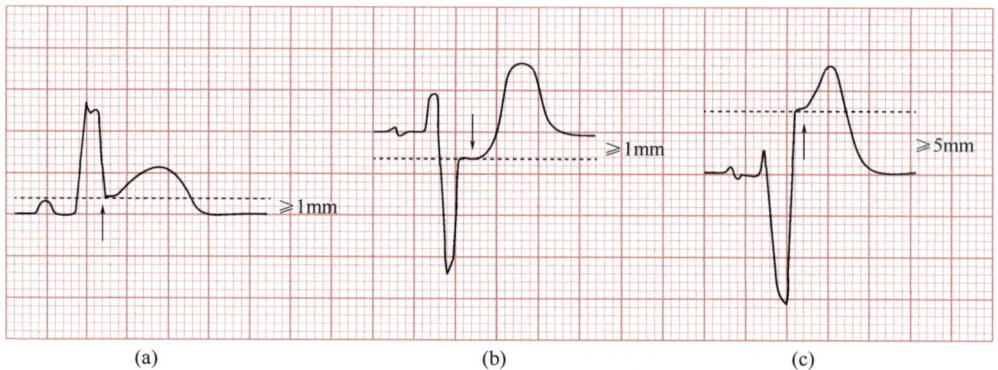

图 8-3 Sgarbossa 积分法示意

随后的多项研究表明，该诊断标准的特异性较高，但敏感性较低。诊断标准中第 1 条的敏感性为 73%，第 2 条的敏感性为 25%，第 3 条的敏感性为 31%。而前两项诊断左束支传导阻滞合并急性心肌梗死的特异性均达到了 90%。

此外，应用 Sgarbossa 标准诊断左束支传导阻滞合并下、侧、后壁急性心肌梗死的敏感性及特异性较高，而对前壁（包括前间壁）急性心肌梗死诊断的敏感性不高，主要与该标准的第 3 条有关。该标准未考虑 ST 段偏移幅度与 QRS 主波幅度的相关性，即复极电压与除极电压的大小成正比（QRS 主波振幅越大，ST 段偏移幅度也会相应增大），而是简单地采取了固定值作为诊断标准。左束支传导阻滞发生急性心肌梗死时，只有 31% 的患者心电图 ST 段反向偏移 ≥ 5mm。因此，如果 ST 段抬高要达到 5mm 以上才能确诊急性心肌梗死，则会带来很大的漏诊风险。

Sgarbossa 诊断标准缺乏说服力还有另外一个原因，由于该研究是在 1996 年开展，当时对急性心肌梗死的诊断存在局限性，主要依据 CK-MB 诊断急性心肌梗死，而不是冠脉造影的金标准，因此 Sgarbossa 诊断标准的平均敏感性仅 31%。

四、Smith 诊断标准

Smith 诊断标准，又称为改良的 Sgarbossa 诊断标准。针对 Sgarbossa 诊断标准第 3 条的缺陷，Smith 等进行了修订和改良[4]，研究共入组 45 例左束支传导阻滞合并急性心肌梗死患者，对照组 249 例，以冠脉造影及 PCI 作为急性心肌梗死的诊断标准。

新的标准主要基于电生理学上复极电压与除极电压成正比，并体现了心电图动态演变在急性心肌梗死诊断中的重要性。该方法使左束支传导阻滞时急性心肌梗死诊断的敏感性提高到 80%，特异性达到 99%。从而使左束支传导阻滞合并急性前壁、前间壁心肌梗死有了更准确的心电图诊断标准，为及早再灌注治疗提供了更准确的依据。

Smith 等将 Sgarbossa 诊断标准中的第 3 条，即"ST 段反向抬高 ≥ 5mm"修改为 ST 段的反向偏移幅度与 S 波或 R 波的比值[4]：

1. 以 R 波为主波的导联，ST 段向下偏移幅度 /R 波幅度（ST/R）≥ 30% 为阳性 [图 8-4（a）]；

2. 以 S 波为主波的导联，ST 段向上偏移幅度 /S 波幅度（ST/S）≥ 25% 为阳性 [图 8-4（b）]。

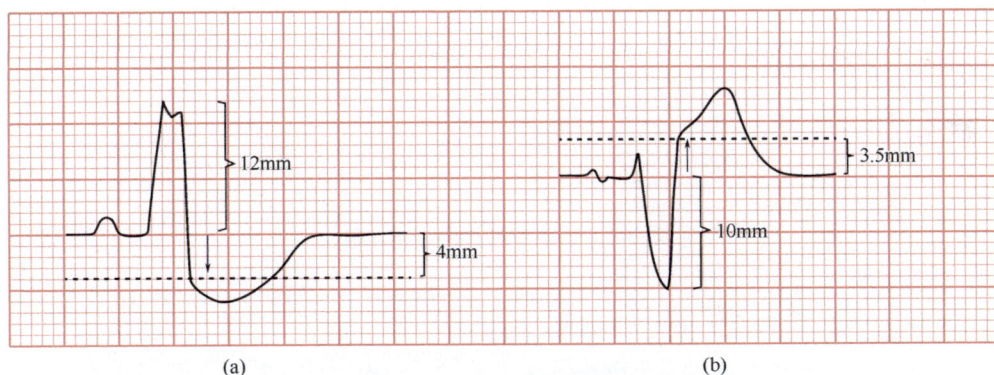

图 8-4 Smith 诊断标准示意

（a）以 R 波为主的导联，其 ST 段 J 点处压低 4mm，QRS 的 R 波振幅为 12mm，ST/R 值为 33%；
（b）以 S 波为主的导联，其 ST 段 J 点处抬高 3.5mm，QRS 的 S 波振幅为 10mm，ST/R 值为 35%

因此，Smith 诊断标准的全部诊断条件如下：

1. QRS 主波向上的任何一个导联，ST 段抬高 ≥ 1mm，积 5 分；

2. $V_1 \sim V_3$ 任何一个导联 ST 段压低 ≥ 1mm，积 2 分；

3. 以 R 波为主波的导联，ST/R ≥ 30% 为阳性；以 S 波为主波的导联，ST/S ≥ 25% 为阳性。满足任何一条，积 3 分。

如总积分 > 3 分，则诊断为左束支传导阻滞合并急性心肌梗死。

五、巴塞罗那诊断标准

由于 Sgarbossa 和 Smith 标准诊断左束支传导阻滞合并急性心肌梗死的特异性高，而敏感性为仅 80%，Di Maco 于 2020 年提出了巴塞罗那诊断标准 [5]。该标准主要基于两项研究：

一项为 2009 ~ 2016 年进行的推导性队列研究，入组 61 例左束支传导阻滞疑似合并急性心肌梗死患者（后经冠脉造影及 PCI 证实），另一组 102 例为排除急性心肌梗死的对照组；另一项为 2015 ~ 2018 年进行的验证性队列研究，入组 40 例左束支传导阻滞疑似合并急性心肌梗死患者（后经冠脉造影及 PCI 确诊）；再选取 214 例无急性心肌梗死的左束支传导阻滞患者纳入对照组。经过巴塞罗那诊断标准的推导及验证两项研究，最终确定该诊断标准。

巴塞罗那诊断标准相对于 Sgarbossa 和 Smith 诊断标准更为简单，只包括以下 2 条：

1. 任何一个导联的 ST 段与 QRS 主波同向偏移 ≥ 1mm［图 8-5（a）］；

2. 在任何一个 QRS 主波（R 或 S 波）振幅 ≤ 6mm 的导联中，ST 段与 QRS 波反向偏移 ≥ 1mm［图 8-5（b）］。

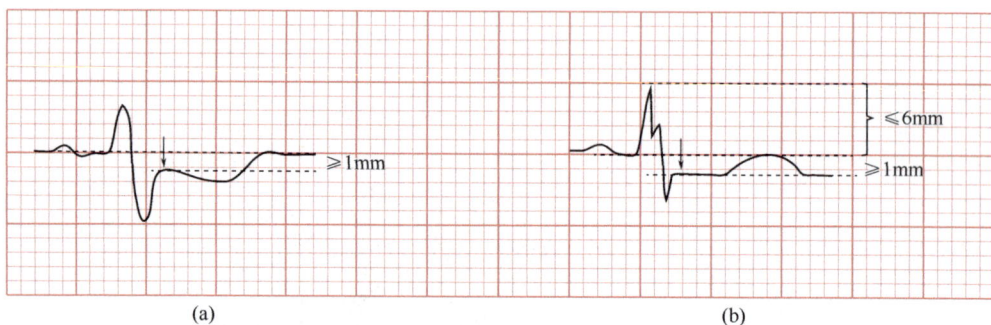

图 8-5　巴塞罗那诊断标准示意

只要符合上述任一项即可诊断左束支传导阻滞合并急性心肌梗死。诊断的敏感性达 93% ~ 95%，特异性达 89% ~ 94%。

总之，对于左束支传导阻滞的患者，尽管可以使用上述诊断标准来判断是否存在急性心肌梗死，但是需要指出的是，不同的诊断标准，其敏感性和特异性不相同。即便是对于同一个患者的同一张心电图，不同的诊断标准可能会得出不同的结论，因此，我们强调在临床实践中做出任何诊断时，必须要结合临床，如果患者有胸痛、肌钙蛋白升高及 ST-T 动态演变，则更加有助于急性心肌梗死的诊断。

六、典型案例

【病情简介】

患者，男性，73 岁。

主诉：胸痛 3h。

现病史：患者 3h 前无明显诱因出现心前区疼痛，呈压榨样，疼痛与呼吸无关，无肩背部放射痛，无恶心、呕吐，胸痛持续不缓解，就诊于社区医院，考虑为"急性心肌梗死"，为求进一步诊治急来本院。急诊心电图（图 8-6）：窦性心律，心率 63 次 / 分，完全性左束支传导阻滞，Ⅰ、Ⅱ、aVL、aVF、$V_4 \sim V_6$ 导联 ST 段压低。急诊以"急性冠脉综合征"收入住院。

ST 段偏移≥1mm
偏移方向与 QRS 主波方向相反
且 QRS 的主波 R 波振幅≤6mm

ST/S=4mm/20mm=20%

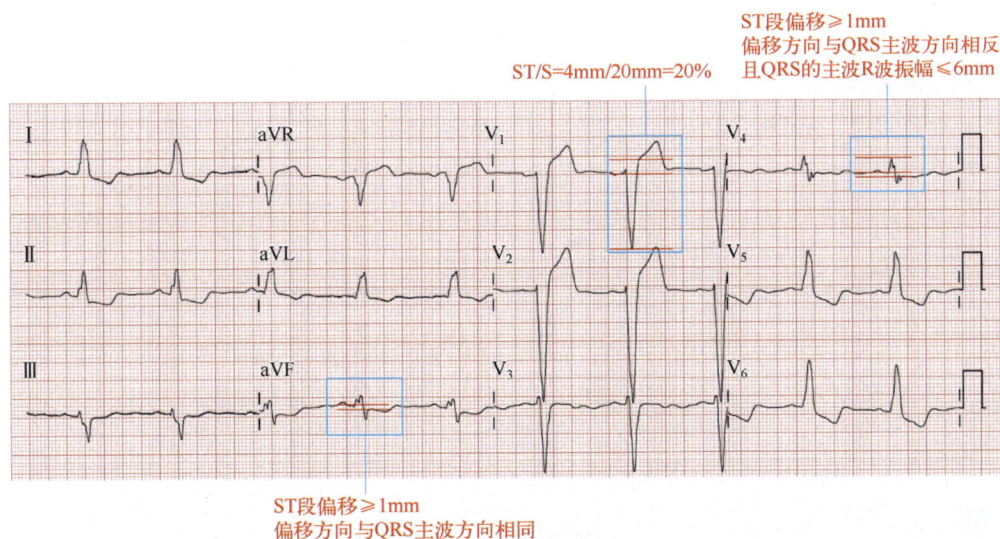

ST 段偏移≥1mm
偏移方向与 QRS 主波方向相同

图 8-6　急诊心电图

既往史：患者无高血压、糖尿病、肾病等慢性疾病史；无急性感染病史；无吸烟、酗酒、吸毒史。

查体：T 36.6℃，P 63 次 / 分，R 20 次 / 分，BP 157/93mmHg。神志清楚，言语流利，查体合作。双肺呼吸音清，未闻及干湿啰音，心率 63 次 / 分。心律齐，各瓣膜听诊区未闻及病理性杂音，无心包摩擦音。腹部平坦，无压痛、反跳痛，腹肌柔软。双下肢无水肿。

【辅助检查】

1. 实验室检查　超敏肌钙蛋白 I 0.1394ng/mL（正常值为 0 ～ 0.0342ng/mL），BNP 213.60pg/mL（正常值为 0 ～ 0.0342pg/mL）。

2. 入院心电图（图 8-7） 窦性心律，心率 66 次 / 分，完全性左束支传导阻滞，Ⅰ、Ⅱ、aVL、aVF、$V_4 \sim V_6$ 导联 ST 段压低。与急诊心电图对比，$V_2 \sim V_4$ 导联出现了明显的 T 波倒置。

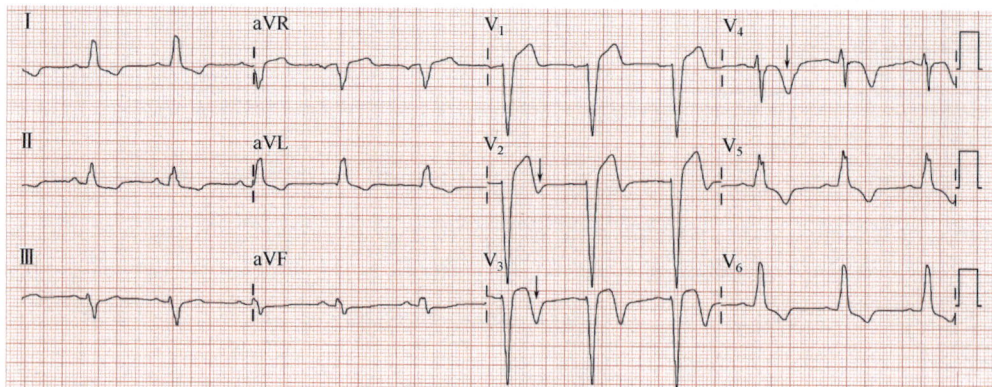

图 8-7　入院心电图

【诊断经过】

患者急性胸痛合并肌钙蛋白升高，急诊心电图存在左束支传导阻滞，对急性心肌梗死的判断造成干扰。但是入院后复查心电图发现 $V_2 \sim V_4$ 导联出现了明显的 T 波倒置，这种前壁导联的心电图波形演变过程高度提示急性前壁心肌梗死。给予安排急诊冠脉造影检查（图 8-8）：图 8-8（a）箭头所示为前降支近段 100% 完全闭塞；图 8-8（b）箭头所示为于病变部位植入支架一枚，术后前降支血流恢复正常；图 8-8（c）箭头所示为植入支架部位。

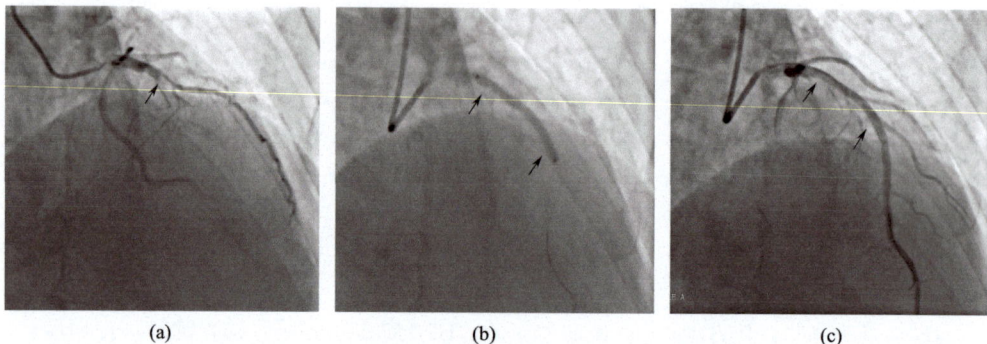

(a)　　　　　　　　　　　(b)　　　　　　　　　　　(c)

图 8-8　前降支近段闭塞及 PCI 术后的影像

术后患者胸痛缓解，第 2 天复查超敏肌钙蛋白 I ＞ 50ng/mL（正常值为 0 ～ 0.0342ng/mL），完善超声心动图检查：左心室心肌节段性运动异常，左心室心尖部圆隆，左心室整体收缩功能减低，左心室射血分数为 40%。

【患者转归】

经过 6 天的抗血小板、抗凝、调脂治疗，患者顺利出院。

【病例点评】

该患者急性胸痛合并左束支传导阻滞，根据 Smith 标准，以 S 波为主的导联，ST 段抬高幅度除以 S 波幅度（ST/S）≥ 25% 为阳性。该患者急诊心电图以 S 波为主的导联中，V_1 导联的 ST/S 最大，为 20%，因此不满足 Smith 标准。

根据巴塞罗那标准的第 1 条，任何一个导联的 ST 段与 QRS 主波同向偏移≥ 1mm，则提示患者为急性心肌梗死。该患者的急诊心电图 aVF 导联 ST 段压低超过 1mm，且 ST 段的偏移方向（向下）与 QRS 主波方向（向下）相同，因此符合该条诊断标准。根据巴塞罗那标准的第 2 条，在任何一个 QRS 主波（R 或 S 波）振幅≤ 6mm 的导联，ST 段与 QRS 波反向偏移≥ 1mm，则提示患者为急性心肌梗死。该患者的急诊心电图 V_4 导联 ST 段压低超过 1mm，ST 段的偏移方向（向下）与 QRS 主波 R 波方向（向上）相反，且 R 波的振幅＜ 6mm，因此符合该条诊断标准。

该患者在不同的心电图诊断体系中出现了不同的诊断结论，因此对于胸痛伴有左束支传导阻滞的患者，不能仅仅依靠心电图的改变进行诊断，还需要结合症状、病史、体征及其他检查结果进行综合判断。

参考文献

[1] 时向民. 左束支传导阻滞时急性心肌梗死的诊断 [J]. 实用心电学杂志，2021, 30(3): 169-175.

[2] Zhang C H, Li T T, Chen X. Acute Myocardial Infarction or Not?[J]. JAMA Intern Med, 2022, 182(6): 668-669.

[3] Sgarbossa E B, Pinski S L, Barbagelata A, et al. Electrocardiographic diagnosis of evolving acute myocardial infarction in the presence of left bundle-branch block.GUSTO-1 (Global Utilization of Streptokinase and Tissue Plasminogen Activator for Occluded Coronary Arteries) Investigators[J]. N Engl J Med, 1996, 334(8):481-487.

[4] Smith S W, Dodd K W, Henry T D, et al. Diagnosis of ST-elevation myocardial infarction in the presence of left bundle branch block with the ST-elevation to S-wave ratio in a modified Sgarbossa rule[J]. Ann Emerg Med, 2012, 60(6): 766-776.

[5] Di Marco A, Rodriguez M, Cinca J, et al. New electrocardiographic algorithm for the diagnosis of acute myocardial infarction in patients with left bundle branch block[J]. J Am Heart Assoc, 2020, 9(14): e015573.

（张川海）

第 9 章 秒杀急性肺栓塞：从心电图开始

一、概述

关于对急性肺栓塞患者心电图改变的早期认知中，主流的观点是心电图改变对于诊断急性肺栓塞价值不大。这些认知是建立在关于急性肺栓塞心电图改变的一些早期研究基础之上，例如 Stein 等人于 1975 年发表在期刊 *Progress in Cardiovascular Diseases* 上的一篇观察急性肺栓塞心电图改变的文章[1]。该文章研究了 90 名急性肺栓塞患者的心电图改变，所有患者既往无心脏或肺部疾病。研究结论为急性肺栓塞可以导致 16 种心电图改变：房早、室早、一度房室传导阻滞、肺性 P 波、电轴右偏、电轴左偏、顺钟向转位、RBBB、右心室肥大、$S_IS_{II}S_{III}$、$S_IQ_{III}T_{III}$、假性心肌梗死、低电压、ST 段压低、ST 段抬高、T 波倒置。

该研究的另外一组统计结果表明：13% 的患者表现为正常心电图，42% 的患者出现非特异性 T 波倒置，26% 的患者出现非特异性 ST 段压低，16% 的患者出现非特异性 ST 段抬高[1]。研究者认为，急性肺栓塞的心电图改变都是非特异性的。正是基于早期这样的研究结果，长期以来学术界一直认为心电图诊断急性肺栓塞缺乏特异性，因此诊断价值不大。

笔者通过全面系统地复习相关文献，并结合本院的 300 例急性肺栓塞患者的心电图改变，充分发掘了心电图在急性肺栓塞中的诊断价值。笔者将急性肺栓塞的心电图改变归纳为以下 7 种类型，这 7 种类型的心电图改变可囊括 60% ～ 70% 的急性肺栓塞患者。

1. ST 段抬高；

2. ST 段压低；

3. III 和 V_1 导联同时 T 波倒置；

4. V_1 导联 QR 征；

5. 右束支传导阻滞；

6. Brugada 拟表型；

7. $S_IQ_{III}T_{III}$。

掌握了急性肺栓塞的上述 7 种心电图改变模式，再结合患者的症状、体征，便能达到事半功倍的诊断效果。

二、急性肺栓塞心电图改变出现的导联

（一）正常人的右心室解剖位置及观察右心室电活动的导联（图 9-1）

右心室在额面上位于心脏的右下方，在横面上位于心脏的右前方。因此，下壁导联（Ⅲ和 aVF）和右心室面导联（$V_1 \sim V_3$）可以记录到右心室的电活动。

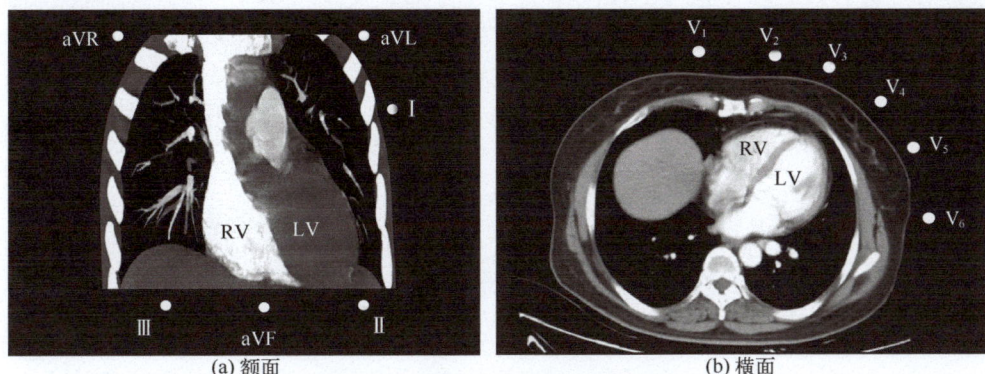

图 9-1　正常人的右心室解剖位置
（a）可见在额面上右心室位于心脏的右下方；（b）可见在横面上右心室位于心脏的右前方。因此，下壁导联和右心室面导联可以记录到右心室的电活动。RV：右心室；LV：左心室

（二）肺栓塞时右心室解剖位置及右心室电活动的导联

急性肺栓塞时，肺动脉压力增高，导致右心室扩大和受损。右心室扩大后其解剖位置会相应发生改变，右心室电活动异常的导联也会相应改变。

对于正常人，在额面上Ⅲ和 aVF 导联可以观察记录到右心室的电活动；而在急性肺栓塞时，由于右心室扩大（图 9-2），Ⅲ和 aVF 导联，甚至Ⅱ导联，也能记录到右心室的电活动。而且根据三个下壁导联的分布位置可知，急性肺栓塞导致的右心室电活动异常在Ⅲ导联应该最明显（因为Ⅲ导联正好面向右心室），在 aVF 导联次之，在Ⅱ导联最不明显。

对于正常人，在横面上 $V_1 \sim V_2$ 导联可以观察记录右心室的电活动；而在急性肺栓塞时，由于右心室扩大且心脏发生顺钟向转位（图 9-2），$V_1 \sim V_3$ 导联，甚至 $V_4 \sim V_5$ 导联也可能记录到右心室的电活动。而且根据胸前导联的分布位置可知，急性肺栓塞导致的右心室电活动异常在 V_1 和 V_2 导联应该比 $V_3 \sim V_5$ 导联明显，因为 V_1 和 V_2 导联正好面向右心室。

综上所述，急性肺栓塞的心电图改变可以出现在下壁导联，且改变幅度Ⅲ＞ aVF ＞Ⅱ；也可以出现在胸前导联的 $V_1 \sim V_3$，甚至 V_4 和 V_5 导联，且改变幅度 V_1 和 V_2

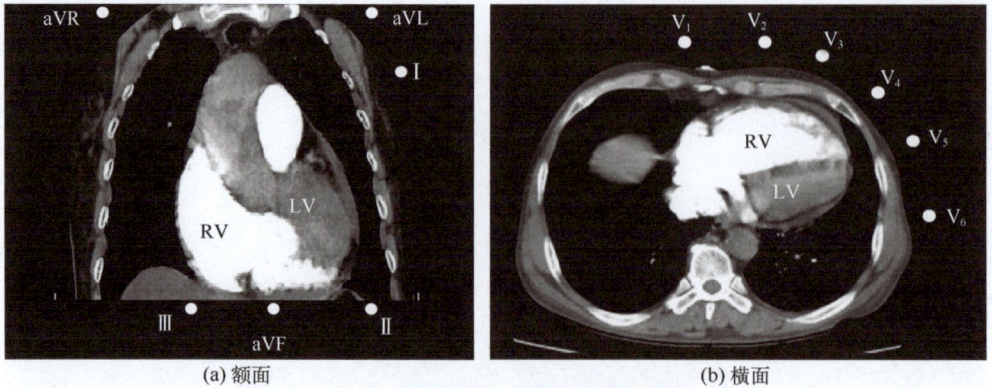

(a) 额面   (b) 横面

图 9-2　急性肺栓塞时右心室解剖位置

急性肺栓塞患者肺动脉增强 CT 的额面和横面影像。与正常人相比（图 9-1），可见在额面上由于右心室扩大使 Ⅱ 导联也可以记录到右心室的电活动，在横面上由于右心室扩大及顺钟向转位，使 $V_4 \sim V_5$ 导联也可能记录到右心室的电活动。RV：右心室；LV：左心室

大于 $V_3 \sim V_5$。因此，探讨急性肺栓塞患者心电图的改变，主要关注以上导联。

三、急性肺栓塞心电图改变的机制

急性肺栓塞的心电图改变类型大致可以概括为 7 种，这 7 种类型的心电图改变可能的发生机制如下：

（一）ST-T 改变的机制

心电图 ST-T 改变包括 ST 段抬高、ST 段压低、T 波倒置。急性肺栓塞时心电图可以出现 ST-T 改变，其可能的机制是：肺动脉被血栓堵塞时，右心室后负荷增加，导致右心室扩张，再加上体内儿茶酚胺、组胺、内皮素增高，左心室射血量减少，导致心肌缺血、损伤甚至梗死，在心电图上则可表现为 ST 段抬高、ST 段压低、T 波倒置。

（二）V_1 导联 QR 征出现的机制

对于正常人，心室除极是从室间隔开始的，在横面上室间隔除极的向量方向指向右前方（图 9-3），因此在 V_1、V_2 导联形成向上的波形，即 r 波。肺动脉堵塞时，右心室扩张会导致心脏顺钟向转位，室间隔除极方向随之转位，与 V_1、V_2 甚至 V_3 导联轴的夹角 > 90°，从而导致 $V_1 \sim V_3$ 导联 r 波递增不良，甚至是 r 波消失，因此 V_1 导联出现 QR 波。

（三）右束支传导阻滞的发生机制

右束支沿室间隔右侧的心内膜下走行，它细而长，且血供单一，所以易受损，因此临床上右束支传导阻滞远比左束支传导阻滞多见。当肺动脉堵塞时，右心室扩大，右束支被牵拉，传导功能受损，出现右束支传导阻滞。

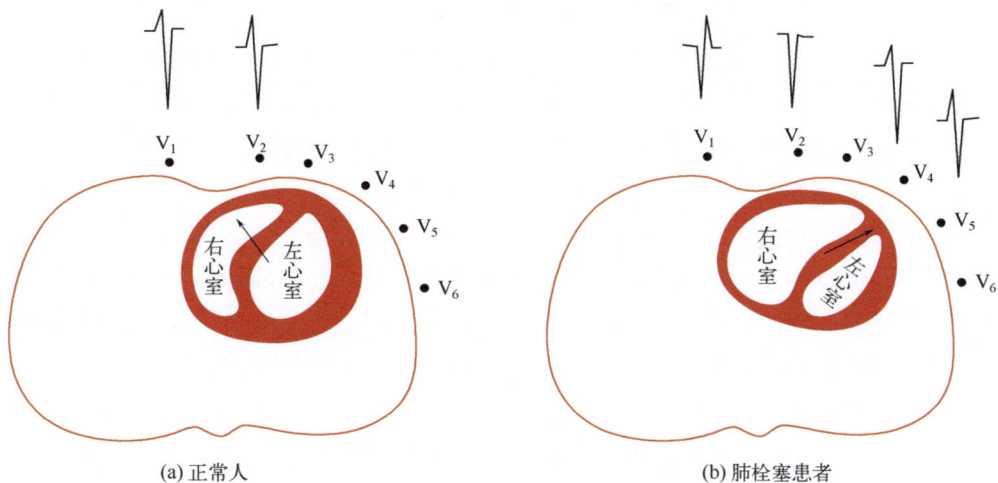

(a) 正常人　　　　　　　　　　　　(b) 肺栓塞患者

图 9-3　急性肺栓塞时 V_1 导联 QR 征的机制

（四）Brugada 拟表型的发生机制

Brugada 拟表型是指心电图上 V_1 和 V_2 导联的 QRS 波形类似 Brugada 波，但这种心电图改变不代表真正的 Brugada 综合征，而是继发于其他的情况。笔者回顾了既往肺栓塞表现为 Brugada 拟表型的几乎所有的病例报告，发现这些文献中报告的 V_1 和 V_2 导联的 Brugada 波的波形可以分为两个类型。

一种类型是与右束支传导阻滞时的 V_1 和 V_2 导联的 QRS 波形类似，这种类型的 Brugada 波发生的机制笔者推测如下：急性肺栓塞时，如果右心室显著扩大合并右束支受损，除极时间明显延长，导致 V_1 ～ V_3 导联 R 波增宽，出现类似 Brugada 波的波形。

另一种类型是 V_1 和 V_2 导联的 QRS 波形酷似真正的 Brugada 综合征波形，其发生机制可能是透壁心肌缺血导致，主要原因是右心室严重扩张。

（五）$S_I Q_{III} T_{III}$ 改变的机制

急性肺栓塞时，右心室心肌缺血缺氧，导致 III 导联出现 Q 波及 T 波倒置（$Q_{III}T_{III}$）。此外，右心室明显扩大，导致右心室除极时间延长，在心室除极末期背离 I 导联的向量增加，因此 S 波加深（S_I），这些心电图改变综合在一起即为 $S_I Q_{III} T_{III}$。

四、不同类型的心电图模式和诊断价值

（一）ST 段抬高

2018 年，Villablanca 等人做了一项关于急性肺栓塞 ST 段抬高病例的汇总研究[2]。该研究回顾了 2018 年之前文献中报道的所有急性肺栓塞导致 ST 段抬高的病例，得出以下结论：ST 段抬高一般只在发病的极早期出现，极少见于肺栓塞，常表现为 ST 段一过性抬高并伴有心率加快，预示着病情危重。

文章还统计了肺栓塞时 ST 段抬高的导联分布情况：最常见于前间壁导联，各个导联的比例分别是 V_3（74%）、V_2（71%）、V_1（62%）、V_4（47%）；其次为下壁导联，各个导联的比例分别是 aVF（21%）、Ⅲ（18%）、Ⅱ（12%）；再次为 aVR 导联（18%）；而很少见于高侧壁导联，占比为 Ⅰ（3%）、aVL（0%）。

因此，当前间壁导联（$V_1 \sim V_3/V_4$）出现 ST 段抬高时，不一定是急性前间壁心肌梗死，如果同时合并心率加快且 ST 段抬高的幅度在 V_1/V_2 导联大于 V_3/V_4 导联，需考虑急性肺栓塞的可能性；当心电图下壁导联出现 ST 段抬高时，不一定是急性下壁心肌梗死，在合并心率加快时，需考虑急性肺栓塞。

患者，女性，76 岁，因子宫内膜癌住院接受化疗。入院时心电图正常。住院期间突发呼吸急促，血压 83/52mmHg，患者失去意识，复苏 30min 后意识恢复。复查心电图如图 9-4 所示：窦性心动过速，Ⅱ、Ⅲ和 aVF 导联 ST 段抬高，符合急性下壁心肌梗死的诊断标准，最终诊断为急性肺栓塞。

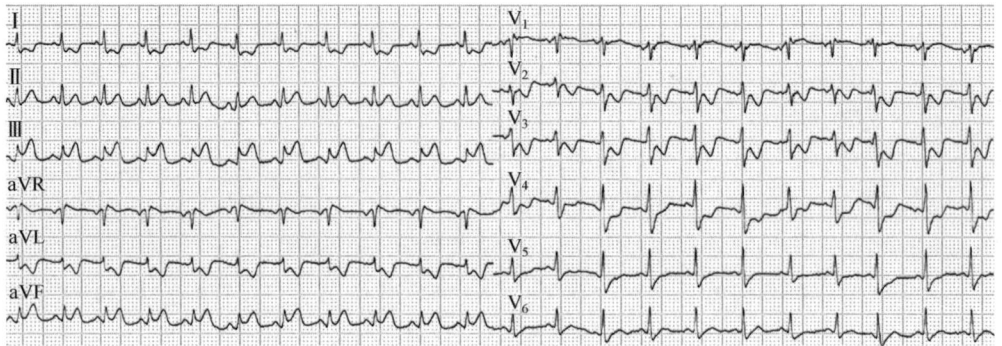

图 9-4　急性肺栓塞患者心电图下壁导联 ST 段抬高

（二）ST 段压低

ST 段压低在肺栓塞中很常见，多为轻度压低，往往伴随着心率加快和 T 波倒置。因此，当胸闷气短的患者出现 ST 段压低、肌钙蛋白轻中度升高时，虽然满足了诊断急性非 ST 段抬高型心肌梗死的标准，但是在做出诊断前，一定要考虑到急性肺栓塞的可能。笔者曾经遇到过一个以反复晕厥为首发表现的肺栓塞患者，在本院就诊之前，患者先后于两家医院就诊，未能明确诊断。入本院后凭借对其心电图改变的判断，笔者直接锁定急性肺栓塞，并完善肺动脉增强 CT，确诊为急性肺栓塞。

65 岁女性患者，反复晕厥 1 天，共晕厥 6 次。心电图（图 9-5）：窦性心律，心率 92 次/分，aVR 导联 ST 段抬高，$V_2 \sim V_6$ 导联 ST 段压低，Ⅲ和 $V_1 \sim V_2$ 导联 T 波倒置，$S_I Q_{III} T_{III}$。肌钙蛋白 I 0.25ng/mL，符合急性非 ST 段抬高型心肌梗死的诊断标准，但最后确诊为肺栓塞。

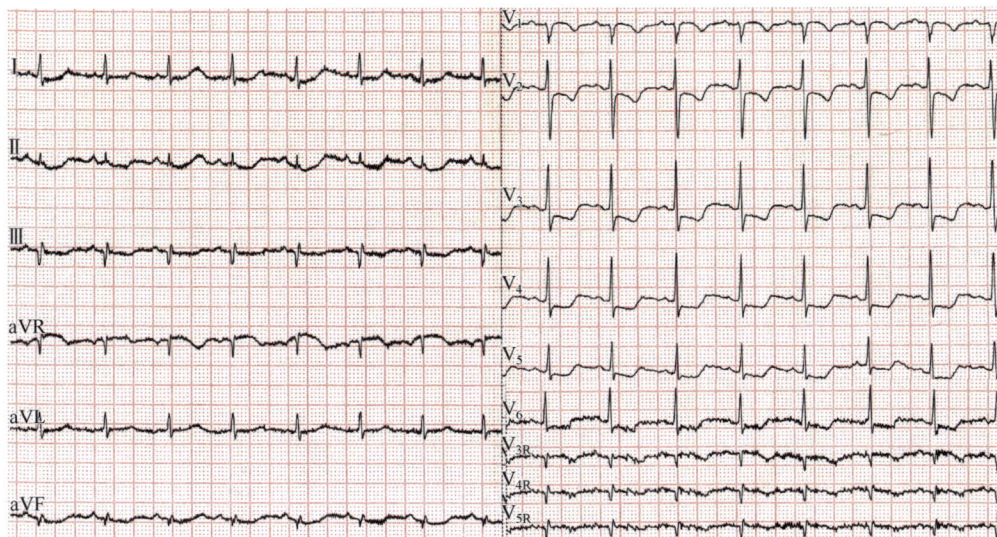

图 9-5　急性肺栓塞患者心电图下壁导联 ST 段抬高

（三）Ⅲ和 V_1 导联 T 波对称性倒置

2012 年，Kosuge 等人研究了急性冠脉综合征、急性肺栓塞和应激性心肌病三种疾病的心电图特征[3]。该论文研究了 300 例胸痛、胸闷、气短患者的入院心电图，其中 198 例为前降支病变引起的急性冠脉综合征，81 例为急性肺栓塞，21 例为心尖型应激性心肌病。文章汇总了 T 波倒置在上述三种疾病中的鉴别诊断价值。研究发现：

1. 在前降支病变中，T 波倒置最常见于 aVL 和 V_3 导联；

2. 在急性肺栓塞中，T 波倒置最常见于Ⅲ和 V_1 ～ V_2 导联；

3. 在心尖型应激性心肌病中，aVR 导联均为 T 波直立，而 T 波倒置最常见于Ⅱ和 V_2 ～ V_6 导联。

文章最后得出结论：在前降支病变导致的急性冠脉综合征、急性肺栓塞和心尖型应激性心肌病三种疾病中，Ⅲ和 V_1 导联同时出现 T 波倒置诊断急性肺栓塞的敏感性是 90%，特异性是 97%。因此，在临床工作中，一旦遇到胸痛、胸闷、气短的患者，且其心电图表现为Ⅲ和 V_1 导联同时 T 波倒置，应该优先考虑到急性肺栓塞。笔者于 2022 年在期刊 *BMJ*（当时影响因子为 93.3）上发表了一篇急性肺栓塞的病例报告[4]，在文章中强调了 T 波倒置心电图模式对于诊断急性肺栓塞的价值，并讲解了心电图改变的发生机制。

50 岁女性患者，胸腔镜左上肺叶癌症切除术后第 3 天突然出现胸闷、呼吸短促。心电图（图 9-6）：窦性心律，Ⅲ和 V_1 导联 T 波倒置，QT 间期延长，最终确诊为急性肺栓塞。

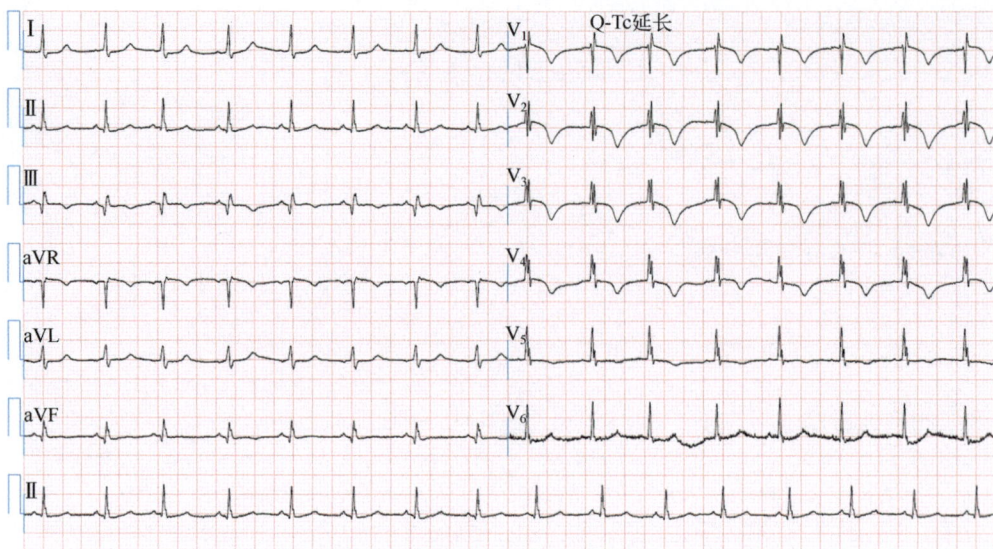

图 9-6 急性肺栓塞患者心电图 III 和 V_1 导联 T 波倒置

（四）$S_IQ_{III}T_{III}$

$S_IQ_{III}T_{III}$ 是急性肺栓塞最经典的心电图改变，其诊断急性肺栓塞的特异性接近100%，但是敏感性较低，只有 25% ～ 30%。2015 年，Shopp 等人系统回顾和荟萃分析了 10 项研究，共纳入 3007 名急性肺栓塞患者，研究肺栓塞的心电图改变与心源性休克和死亡之间的关系 [5]。结论是 $S_IQ_{III}T_{III}$ 诊断肺栓塞的敏感性为 24%，特异性为100%；$S_IQ_{III}T_{III}$ 与心源性休克和死亡风险增加有关。

73 岁女性患者，胸闷、气短为主诉入院，心电图（图 9-7）：窦性心动过速，$S_IQ_{III}T_{III}$ 改变，III 和 V_1 导联 T 波倒置，I、aVL、V_5、V_6 导联 ST 段压低，最终确诊为急性肺栓塞。

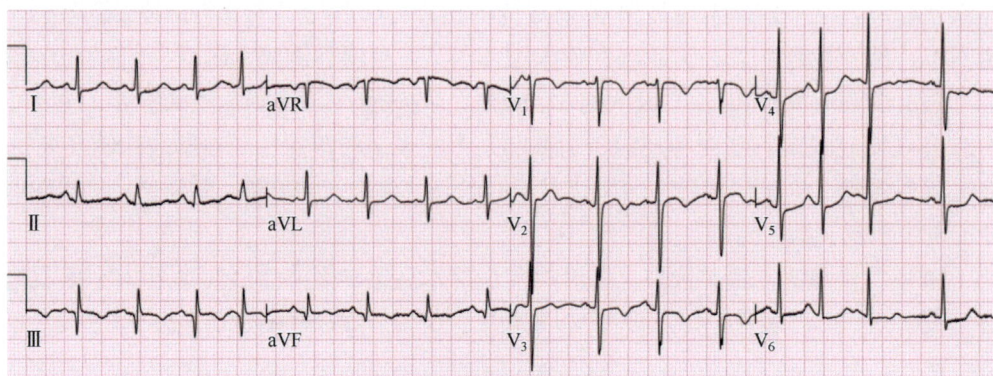

图 9-7 急性肺栓塞患者心电图 $S_IQ_{III}T_{III}$ 改变

（五）V_1 导联 QR 征

2003 年，Kucher 等人的研究共纳入 75 例肺栓塞患者，结果表明 V_1 导联的 QR 征和 V_1 导联的 ST 段抬高 ≥ 1mm 在肺栓塞患者中较常见 [6]。在 15.9% 的高危肺栓塞患者的心电图中，V_1 导联存在 QR 征，而且 QR 征的存在与死亡率明显相关。V_1 导联 QR 征是右心室压力负荷增加及重度肺动脉高压的标志，预测右心室功能不全的敏感性和特异性分别为 31% 和 97%，是不良临床结局的独立预测因子。

对于胸痛、胸闷、气短的患者，如果心电图 V_1 导联出现 QR 征，且同时合并心率加快，需考虑急性肺栓塞的可能性。

65 岁女性患者，晕厥、心悸、气短为主诉入院，心电图（图 9-8）：窦性心动过速，心率 114 次 / 分，V_1 导联出现 QR 征，$S_IQ_{III}T_{III}$ 改变，III 和 V_1 导联 T 波倒置，最终确诊为急性肺栓塞。

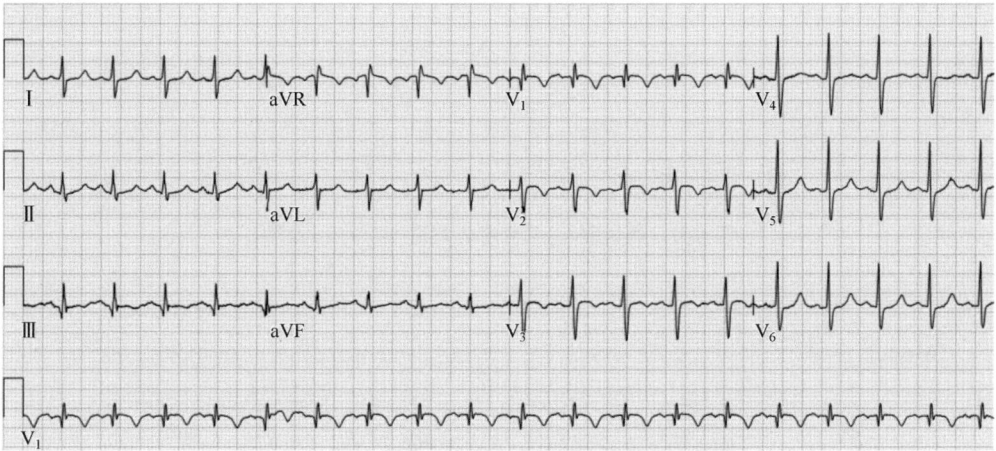

图 9-8　急性肺栓塞患者心电图 $S_IQ_{III}T_{III}$ 改变

（六）右束支传导阻滞

2001 年，Petrov 统计了 50 例死于肺栓塞的患者的病历资料。其中，20 例为主干栓塞，16 例出现了右束支传导阻滞（80%），100% 合并窦性心动过速 [7]。因此，文章提出右束支传导阻滞是肺动脉主干和主要分支血栓栓塞的特征性心电图改变。

需要注意的是，右束支传导阻滞时本身就会存在 V_1 导联 T 波倒置，因此在这种情况下，如果同时出现 III 和 V_1 导联 T 波倒置，诊断急性肺栓塞的特异性会明显下降。

肺栓塞引起的右束支传导阻滞具有可逆性，只要还没有恢复正常形态，就说明右心室负荷还很大，所以理论上讲心率也应该很快。因此，右束支传导阻滞若同时合并心率快，诊断肺栓塞的准确性则会更高一些。

67 岁女性患者，心悸 7 天，加重伴气短 2 天。心电图（图 9-9）：窦性心动过速，心率 102 次 / 分，右束支传导阻滞，Ⅲ和 $V_1 \sim V_3$ 导联 T 波倒置。肌钙蛋白 I：0.18ng/mL（正常上限 0.015），符合急性非 ST 段抬高型心肌梗死的诊断标准，但最后确诊为急性肺栓塞。

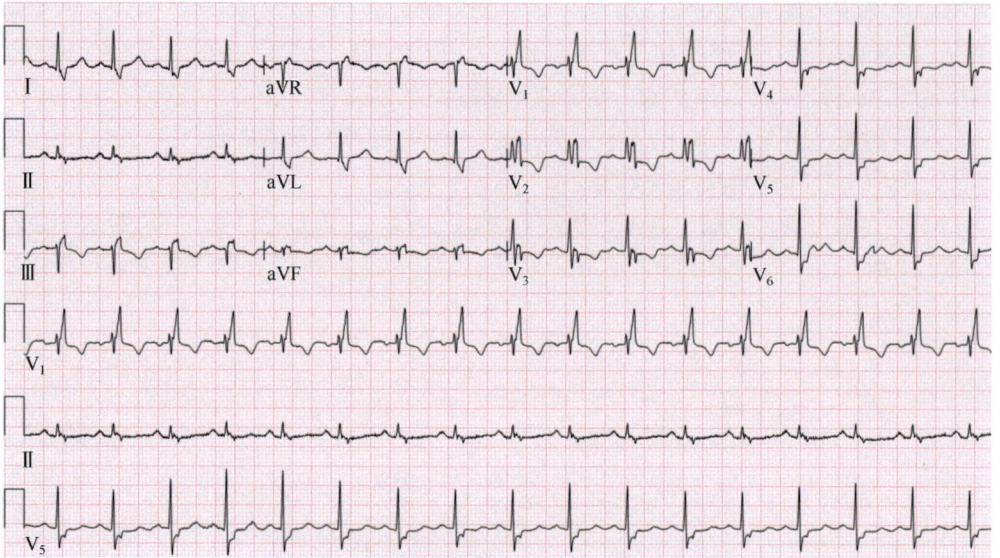

图 9-9　急性肺栓塞患者心电图 $S_1Q_{Ⅲ}T_{Ⅲ}$ 改变

（七）Brugada 拟表型

Brugada 拟表型罕见于肺栓塞，一旦出现这种心电图模式，说明患者病情极其危重，九死一生。但是如果得以及时诊断和治疗，这种心电图模式很快就会消失。笔者亲自诊断过一例急性肺栓塞急诊心电图表现为 Brugada 拟表型的患者（图 9-10），得益于及时的诊断和溶栓治疗，其心电图 Brugada 波（实为右束支传导阻滞）消失（图 9-11），患者症状缓解，最终得以存活。

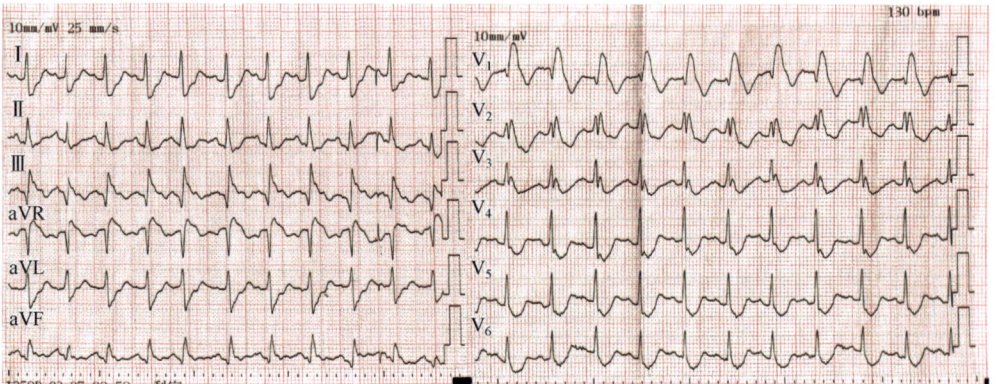

图 9-10　急性肺栓塞患者心电图类似 Brugada 波

63岁女性患者，突发晕厥30min来院就诊，急诊心电图（图9-10）：窦性心动过速，心率130次/分，V_1导联波形类似Brugada波，$S_IQ_{III}T_{III}$，III和V_1导联同时T波倒置，确诊为急性肺栓塞，给予瑞替普酶溶栓治疗。

与图9-10来自于同一患者，是患者溶栓治疗后的心电图（图9-11）：窦性心动过速，心率112次/分，Brugada波（实为右束支传导阻滞）消失；此外心电图尚有其他肺栓塞的心电图改变：$S_IQ_{III}T_{III}$，III和V_1导联同时T波倒置。

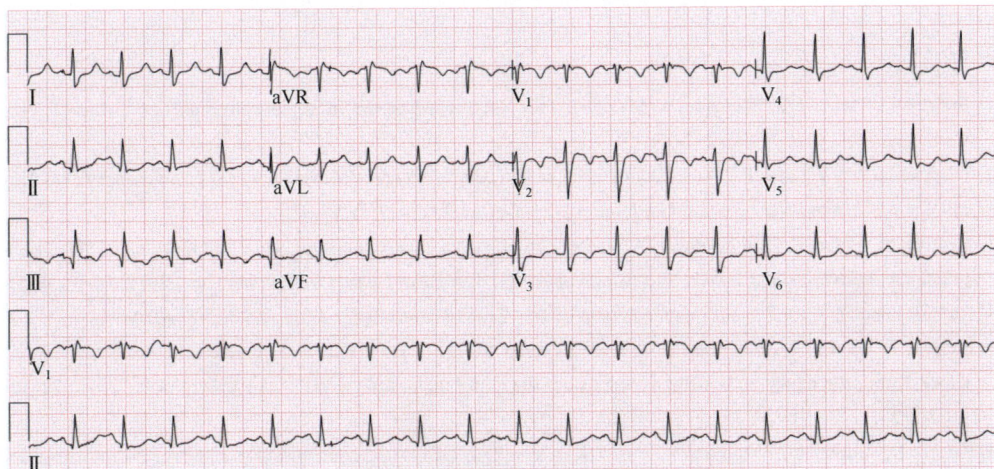

图9-11 急性肺栓塞患者溶栓后Brugada波消失

需要强调的是，上述提及的7种心电图表现模式，实际上不仅见于急性肺栓塞的患者，这些心电图改变实际上是由肺动脉高压导致，因此其他能够导致肺动脉高压的疾病也可以出现类似的心电图模式。

五、总结

尽管我们总结分析了7种肺栓塞的心电图改变模式，但是需要强调的是，其实心率增快（≥90次/分）才是急性肺栓塞最常见的心电图表现，只是因为其没有诊断的特异性，所以不能单独归类为肺栓塞的一个心电图表现模式。但是在急性肺栓塞的诊断技巧中，笔者推荐把7种心电图改变模式与心率增快结合起来分析。对于胸痛、胸闷、气短的患者，当出现以下7种心电图改变且心率增快时，诊断肺栓塞的准确性更高：

1. ST段抬高 很少见，一般只出现在肺栓塞的极早期，最常见于前间壁或者下壁导联。

2. ST段压低 有时类似左主干次全闭塞的心电图改变，常合并III和V_1导联T波倒置。

3. III和V1导联T波倒置 是敏感而特异的心电图改变，常与肺栓塞其他心电图改变模式一起出现。

4. V_1 导联 QR 征　是急性肺栓塞相对特异的心电图改变，往往预示着病情危重。

5. 右束支传导阻滞　也可见于正常人，因此需要合并其他几种心电图改变时才有诊断价值。

6. Brugada 拟表型　是肺栓塞最罕见、致死率最高的心电图改变类型，基本上九死一生。

7. $S_I Q_{III} T_{III}$　是肺栓塞最经典、最特异的心电图改变，但敏感性较差。

参考文献

[1] Stein P D, Dalen J E, McIntyre K M, et al. The electrocardiogram in acute pulmonary embolism[J].Prog Cardiovasc Dis, 1975, 17(4): 247-57.

[2] Villablanca P A, Vlismas P P, Aleksandrovich T, et al. Case report and systematic review of pulmonary embolism mimicking ST-elevation myocardial infarction[J]. Vascular, 2019, 27(1): 90-97.

[3] Kosuge M, Ebina T, Hibi K, et al. Differences in negative T waves among acute coronary syndrome, acute pulmonary embolism, and Takotsubo cardiomyopathy[J]. Eur Heart J Acute Cardiovasc Care, 2012, 1(4): 349-57.

[4] An Z Y, Peng D, Shi Y J, et al. Dyspnoea with diffuse T wave inversion[J]. BMJ, 2022, 378: e070894.

[5] Shopp J D, Stewart L K, Emmett T W, et al. Findings from 12-lead electrocardiography that predict circulatory shock from pulmonary embolism: systematic review and meta-analysis[J]. Acad Emerg Med, 2015, 22(10): 1127-1137.

[6] Kucher N, Walpoth N, Wustmann K, et al. QR in V_1——an ECG sign associated with right ventricular strain and adverse clinical outcome in pulmonary embolism[J].Eur Heart J, 2003, 24(12): 1113-1119.

[7] Petrov D B. Appearance of right bundle branch block in electrocardiograms of patients with pulmonary embolism as a marker for obstruction of the main pulmonary trunk[J]. J Electrocardiol, 2001, 34(3): 185-188.

（张川海）

第 10 章　主动脉夹层和壁间血肿的心电图 "72 变"

一、概述

在急性主动脉综合征的三种疾病中，主动脉壁溃疡是一种局限性病变，因此通常不会引起心电图的改变，而 Stanford A 型主动脉夹层和壁间血肿可以导致冠状动脉供血受阻，从而出现各种心电图异常。而且主动脉夹层和主动脉壁内血肿导致的心电图改变是变化多端、超乎想象的。2016 年，Pourafkari 等人在期刊 *Am J Emerg Med* 上发表了一项研究 [1]，他们统计了 186 例急性主动脉夹层患者的心电图资料，异常心电图占比高达 90.2%。其中包括 T 波倒置、ST 段压低、病理性 Q 波、ST 段抬高、QRS 时限＞120ms、左束支传导阻滞、右束支传导阻滞、不完全性右束支传导阻滞、左心室高电压、右心室高电压、肢体导联低电压、胸前导联低电压、R 波增长不良。

笔者于 2022 年在期刊 *BMJ*（当时影响因子为 93.3）上发表了一篇关于主动脉夹层导致急性心肌梗死的病例报告 [2]，在文章的修稿过程中，一位审稿专家特意问了这样一个问题：根据心电图改变到底能不能诊断主动脉夹层？这个问题也是笔者在很多次学术交流会议上被问到的一个问题。因此，本章将全面系统地讲解主动脉夹层和主动脉壁内血肿的心电图改变以及相关机制。

二、主动脉夹层和壁间血肿造成的心肌缺血类型

在主动脉夹层或者壁间血肿时，通过不同的机制可以导致心肌缺血，根据心肌缺血是否可逆，可以分为两个类型：

1. 不可逆型　在主动脉夹层撕裂的内膜彻底堵塞冠脉开口，或者主动脉壁间血肿压迫冠脉开口时，造成的心肌缺血是不可逆的。

2. 可逆型　在主动脉夹层撕裂的内膜漂浮物阻塞冠脉开口时，部分患者随着病情缓解，内膜漂浮物位置发生改变，此时冠脉供血可以重新开放；或者主动脉夹层和壁间血肿引起的剧烈疼痛诱发冠脉痉挛时，心肌缺血也是可逆的。可逆型的心电图异常可在短时间内明显好转。

三、主动脉夹层和血肿的各种心电图改变及机制

1. 心肌缺血的心电图改变　Stanford B 型主动脉夹层和壁间血肿不可能累及冠状动脉供血，因此往往表现为大致正常的心电图。Stanford A 型主动脉夹层和壁间血肿可以累及位于升主动脉根部的冠状动脉，导致冠状动脉供血受阻，根据其对冠脉供血的影响程度，心电图可出现心肌缺血、损伤甚至梗死的相应表现，即 T 波倒置、ST 段抬高或压低、病理性 Q 波等。

2. 冠脉痉挛的心电图改变　急性主动脉综合征的剧烈疼痛可以诱发冠脉痉挛，使心电图出现 ST 段抬高或者压低，痉挛好转后心电图则可恢复正常。

3. 急性心包炎、心脏压塞的心电图改变　Stanford A 型主动脉夹层或者壁间血肿向主动脉根部进展时，可以造成血液向心包内渗漏，少量渗漏时可以出现心包炎的心电图改变，而严重渗漏时造成大量心包积血甚至出现心脏压塞的心电图改变：心率增快、肢体导联电压降低、电交替。

4. 急性肺栓塞的心电图改变　夹层、血肿较大时可压迫肺动脉，导致肺动脉高压，出现和肺栓塞类似的心电图改变。

5. 应激性心肌病的心电图改变　夹层的疼痛可以刺激交感神经兴奋，使患者儿茶酚胺类物质分泌，导致应激性心肌病。

6. 心律失常

（1）快速型心律失常　冠脉供血受阻时，严重的心肌缺血可以出现早搏、室速、室颤等。此外，大量心包积液或者肺动脉明显受压时，可以出现窦性心动过速。

（2）缓慢型心律失常　常见于右冠脉受累，影响窦房结或者房室结功能时可以出现缓慢型心律失常。此外，内膜撕裂牵拉颈动脉窦或主动脉弓压力感受器，反射性地使心率减慢，也可以导致窦性心动过缓。

7. QRS 波振幅高低变化　一种可能的机制是患者由于剧烈疼痛，呼吸运动幅度增大，出现 QRS 波振幅随着呼吸运动而导致节律性高低改变。另外一种可能性是，升主动脉内膜撕裂后，主动脉发生扭曲、扩张，随着心脏的收缩和舒张，会带动心脏抖动，冠脉造影时这种现象称为"死亡芭蕾"，在心电图上则可以出现 QRS 波振幅高低变化。

四、不同类型的心电图改变示例

（一）主动脉夹层导致左冠供血受阻病例

35 岁，男性患者，突发胸痛，随之腰腹部疼痛 1h，入院心电图（图 10-1）：窦性心动过缓，心率 57 次/分，Ⅰ、aVL、$V_1 \sim V_6$ 导联 T 波正负双向或倒置。D- 二聚体 2.97mg/L（正常范围 0 ~ 0.55mg/L）。

患者的疼痛特征具有转移性，属于诊断主动脉夹层的核心特征，立即行主动脉增强 CT 检查，证实为 Stanford A 型主动脉夹层（图 10-2）。

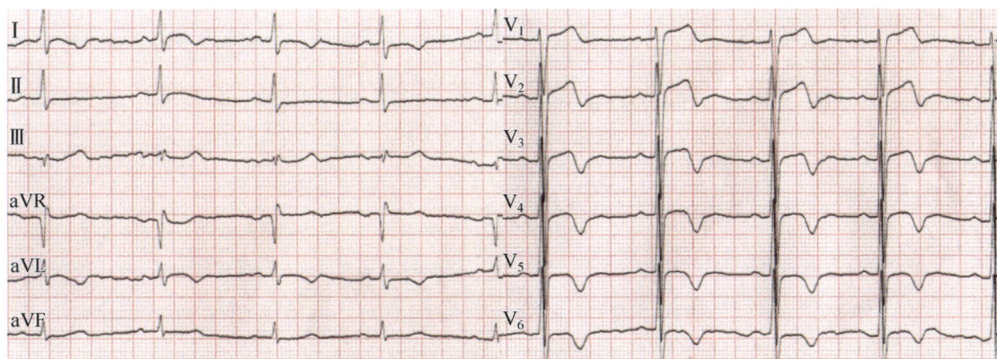

图 10-1　入院心电图

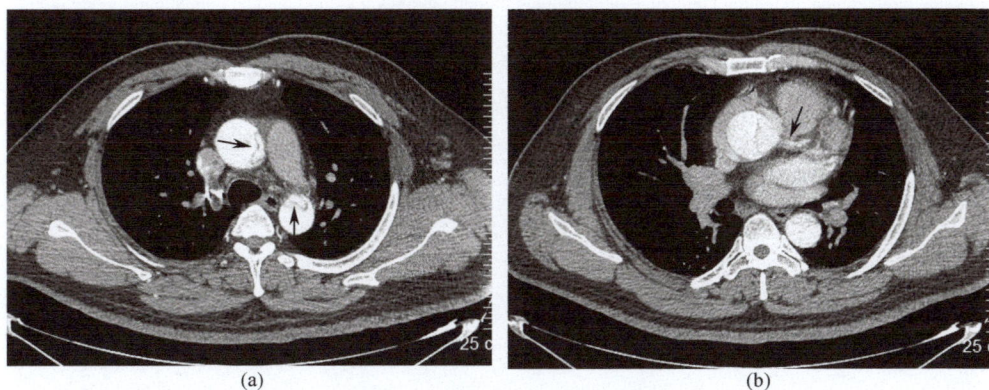

(a)　　　　　　　　　　　　　(b)

图 10-2　主动脉增强 CT 影像

（a）中箭头所示为升主动脉和降主动脉内撕裂的内膜影；（b）中箭头所示为左主干从主动脉的假腔发出，其供血受阻

患者做完检查后，复查心电图（图 10-3）：窦性心律，心率 75 次 / 分，Ⅰ、aVL、$V_2 \sim V_6$ 导联 T 波正负双向或倒置。患者入院时心率是慢的，只有 57 次 / 分，复查心电图时心率是 75 次 / 分，即患者出现了一过性窦性心动过缓，其最可能的原因就是内膜撕裂牵拉颈动脉窦或主动脉弓压力感受器，反射性地使心率一过性减慢。

（二）主动脉夹层导致右冠供血受阻病例

患者，女性，64 岁。突发胸痛入院，急诊心电图（图 10-4）：Ⅱ、Ⅲ、aVF、$V_6 \sim V_9$、$V_{3R} \sim V_{5R}$ 导联 ST 段抬高。D- 二聚体 23.87mg/L（正常范围 0 ～ 0.30mg/L）。

急诊冠脉造影未找到右冠状动脉和左主干开口，说明患者为主动脉夹层，冠脉造影导管恰好进入了主动脉的假腔内，因此不管怎么旋转和提拉造影导管，都无法进入冠状动脉的开口。立即完善主动脉增强 CT 检查，提示为 Stanford A 型主动脉夹层。

（三）主动脉夹层导致心包轻度受累病例

患者，男性，60 岁。胸闷 1 天，伴一过性失明，失明 3h 后恢复正常。急诊心电图（图 10-5）：aVR 导联 PR 段向上偏移伴 ST 段压低。Ⅰ、Ⅱ、Ⅲ、aVF、$V_2 \sim V_6$

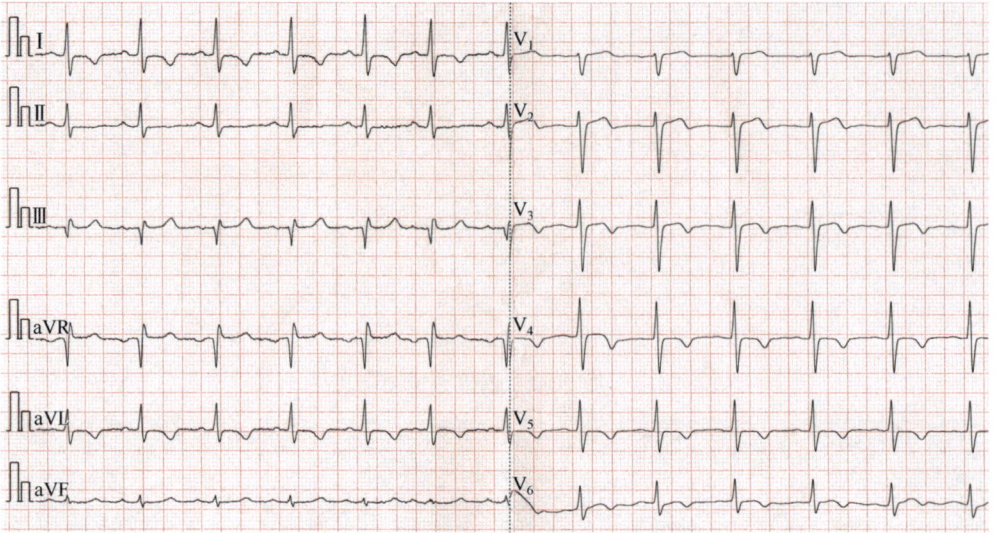

图 10-3　复查心电图

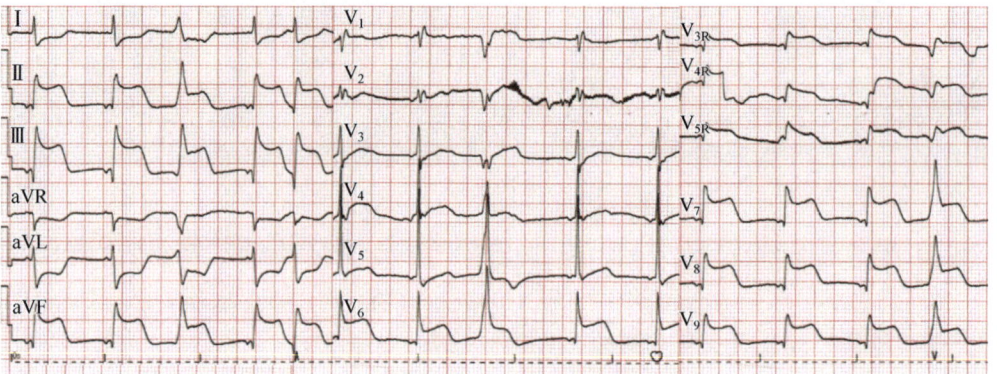

图 10-4　急诊心电图

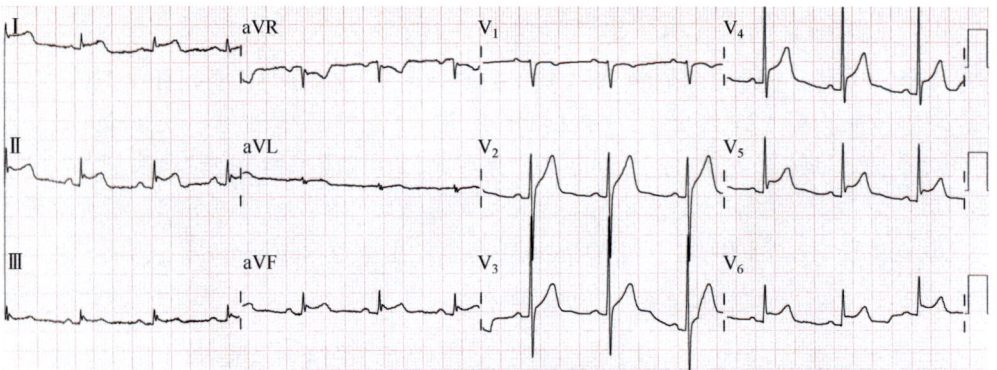

图 10-5　急诊心电图

导联 PR 段向下偏移伴 ST 段弓背向下抬高。这些心电图改变符合急性心包炎的心电图改变。

急性心包炎不会导致患者一过性失明，此外，患者 D- 二聚体 3.24mg/L（正常范围 0 ～ 0.30mg/L），因此考虑主动脉综合征。完善主动脉增强 CT 检查：Stanford A型主动脉夹层，且未累及降主动脉［图 10-6（a）］。心包与心室壁贴合紧密，无明显的心包积液［图 10-6（b）］，推测其心电图呈急性心包炎的改变为心包轻度受累导致。

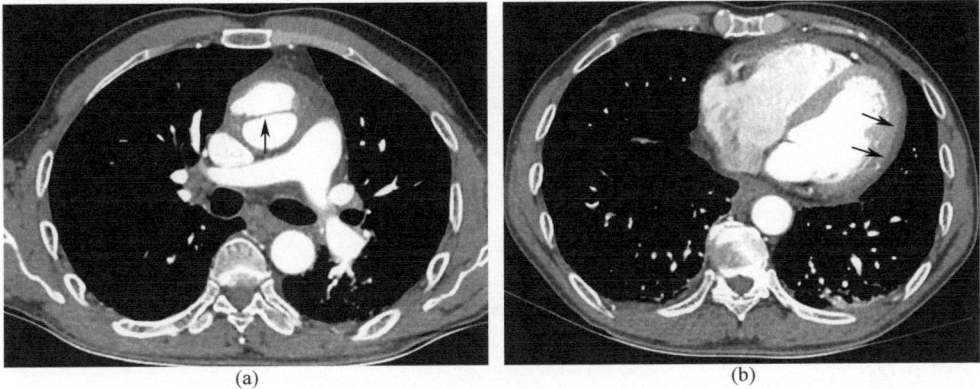

图 10-6　主动脉增强 CT 影像
（a）中箭头所示为升主动脉内撕裂的内膜影，降主动脉正常；（b）中可见心包与心室壁贴合紧密，
无明显的心包积液

（四）主动脉夹层导致心包积血病例

患者，男性，66 岁。胸痛伴右侧肢体活动障碍 5h 入院。患者于 5h 前活动时突然出现心前区疼痛，无放射痛，伴胸闷、气短，伴大汗、乏力，伴头晕，伴恶心、呕吐，呕吐物为胃内容物。随即出现右侧肢体活动障碍，无意识不清、视物旋转。患者高血压病史 10 年，脑出血病史 1 年；吸烟、饮酒 30 余年。查体：T 36.5℃，P 94 次 / 分，R 18 次 / 分，BP 160/100mmHg。神志清楚，颈静脉充盈，颈动脉搏动正常。双肺呼吸音清，无干湿啰音，心率 94 次 / 分，律齐，心音低钝，无心包摩擦音。腹部平坦，无压痛及反跳痛，双下肢无水肿。肌钙蛋白 I 6.628ng/mL（正常值＜ 0.0342ng/mL）。D- 二聚体 4.07mg/L（正常值为 0 ～ 0.243mg/L）。入院心电图（图 10-7）：窦性心律，心率 91 次 / 分，肢体导联电压低，Ⅰ、aVL、V_4 ～ V_6 导联 T 波低平。

住院期间胸痛加重，复查心电图（图 10-8）：窦性心动过速，心率 100 次 / 分，肢体导联电压低，Ⅱ、Ⅲ、aVF 导联 ST 段抬高。

该患者胸痛伴右侧肢体活动障碍是主动脉夹层的核心特征之一，且 D- 二聚体明显升高。尽管患者完全满足急性下壁心肌梗死的诊断标准，但是极度可疑主动脉夹层。因此，完善主动脉增强 CT，提示为 A 型主动脉壁间血肿、心包积血（图 10-9）。

患者心电图下壁导联 ST 段抬高，说明血肿压迫右冠，患者心率快、心音低钝、

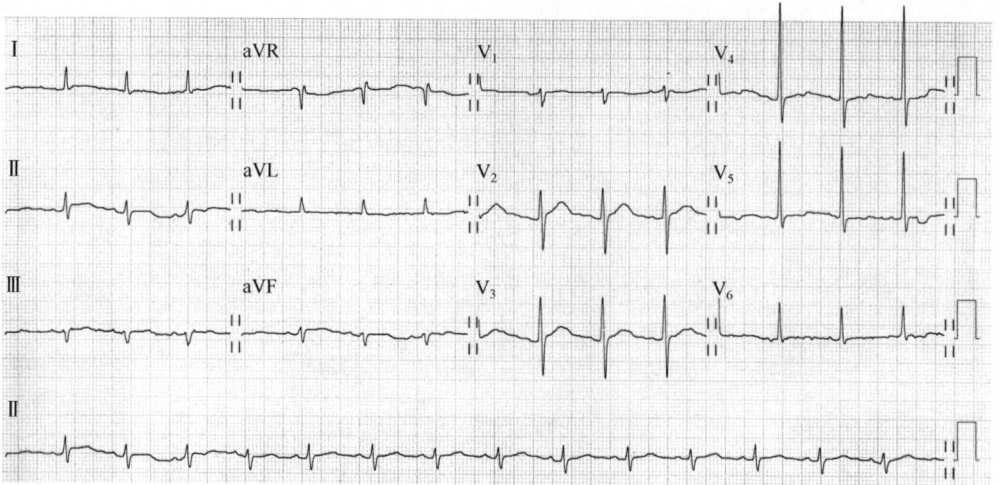

图 10-7　入院心电图

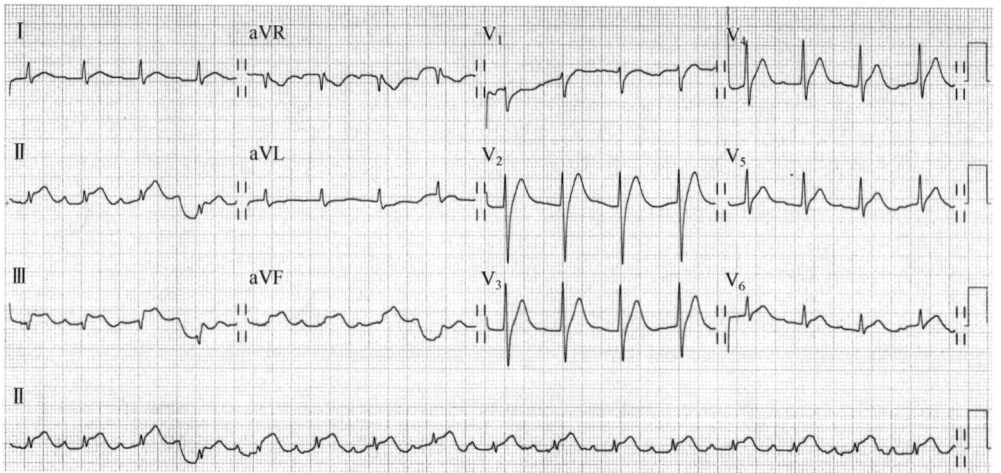

图 10-8　胸痛发作时复查心电图

肢体导联电压低，为心包积血所致。

（五）肺动脉受压病例

患者，女性，71 岁。胸痛伴晕厥 4h 入院。入院心电图（图 10-10）：窦性心动过速，心率 120 次 / 分，$S_I Q_{III} T_{III}$，右束支传导阻滞，III 和 V_1 导联同时 T 波倒置，符合急性肺栓塞的心电图特点。

患者肌钙蛋白 I 0.2451ng/mL（正常值 < 0.0156ng/mL）；D- 二聚体 24.55mg/L（正常值为 0 ～ 0.5mg/L）；动脉血气分析提示氧饱和度为 97.3%。完善主动脉增强 CT 检查（图 10-11）：A 型主动脉夹层，升主动脉显著扩张。因此推测其心电图出现急性肺栓塞的改变是因为肺动脉受压变细造成了肺动脉高压。

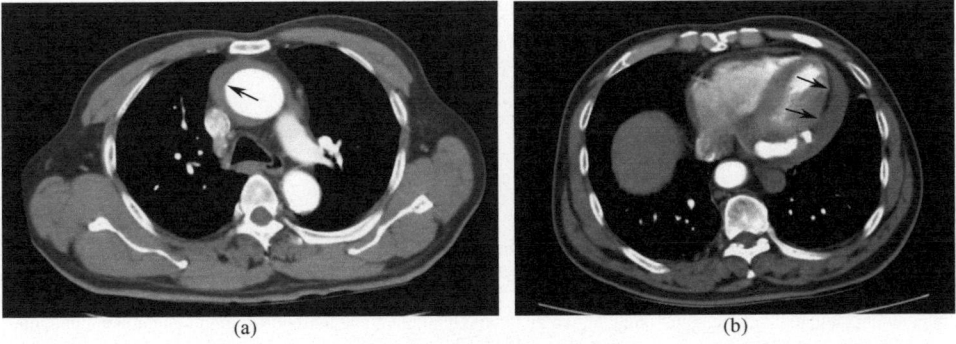

图 10-9　主动脉增强 CT 影像

（a）中可见升主动脉分成真假两个腔（箭头所示为真假腔分界线），真腔内因为有造影剂充盈呈高密度影，假腔内因无造影剂（壁间血肿内膜没有破口，因此造影剂无法进入假腔）而呈低密度月牙状影，且假腔在右侧，因此容易导致右冠缺血；（b）中可见心包积液（箭头所示）

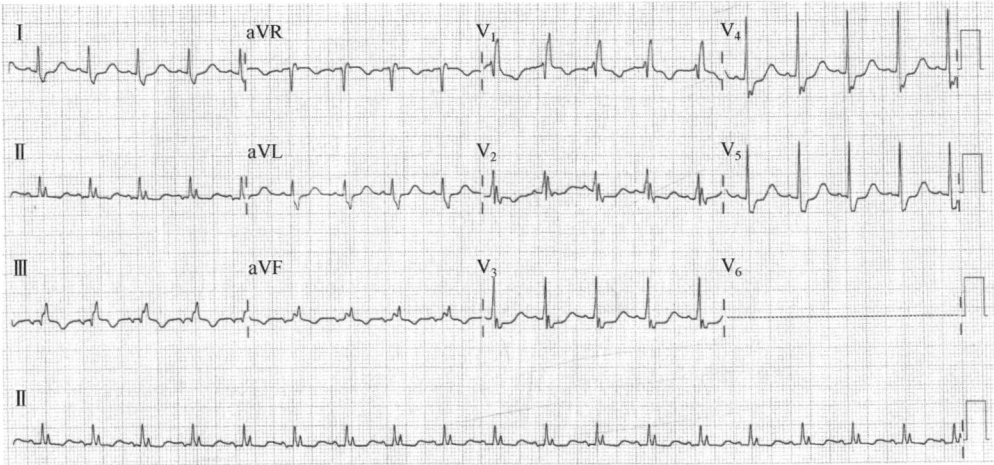

图 10-10　入院心电图

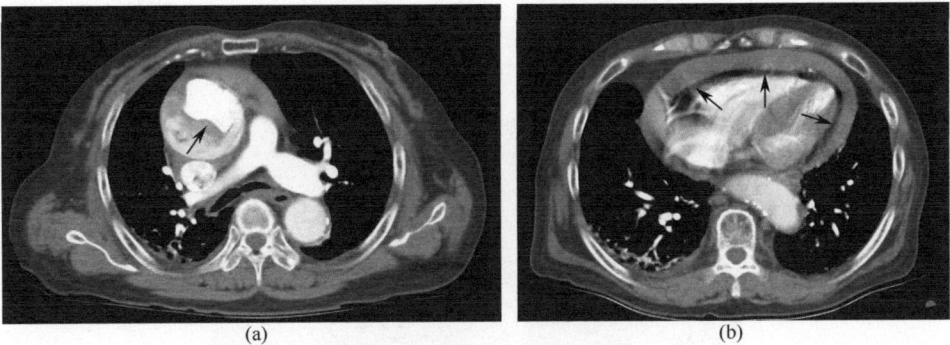

图 10-11　主动脉增强 CT 影像

（a）中可见显著扩张的升主动脉分成真假两个腔（箭头所示为真假腔分界线）；
（b）中可见心包积液（箭头所示）

（六）主动脉夹层导致应激性心肌病

患者，男性，36岁。胸痛6h入院，既往高血压病史，未口服降压药治疗。入院心电图（图10-12）：窦性心律，心率78次/分，aVR导联T波直立，其余导联T波倒置。

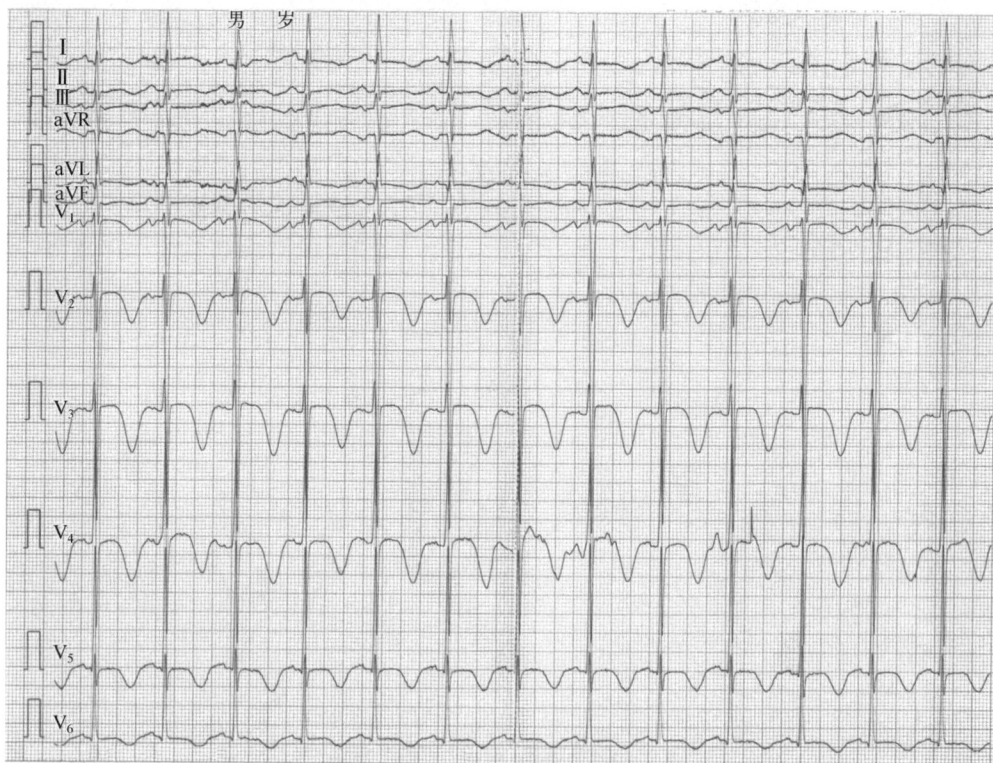

图10-12 入院时心电图

急诊冠脉造影未见异常，因此可以排除冠心病。D-二聚体2.34mg/L（正常值为0～0.5mg/L）。完善主动脉增强CT检查（图10-13）：A型主动脉夹层，升主动脉和降主动脉均可见内膜影及真假腔。

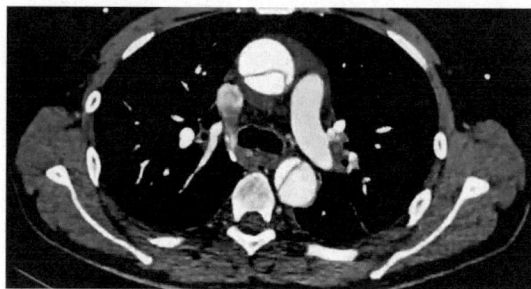

图10-13 主动脉增强CT影像

患者超声心动图提示左心室心尖部球囊样改变，因此推测其心电图改变是因为主动脉夹层诱发了应激性心肌病。

（七）QRS波振幅高低变化病例

1. 56岁的女性患者因胸痛入院。急诊心电图（图10-14）：窦性心动过速，心率为106次/分，V_1导联的QRS波振幅随着呼吸运动而出现节律性高低改变。这种心电图改变更常见于左侧气胸的患者，但是患者最终诊断为主动脉夹层。

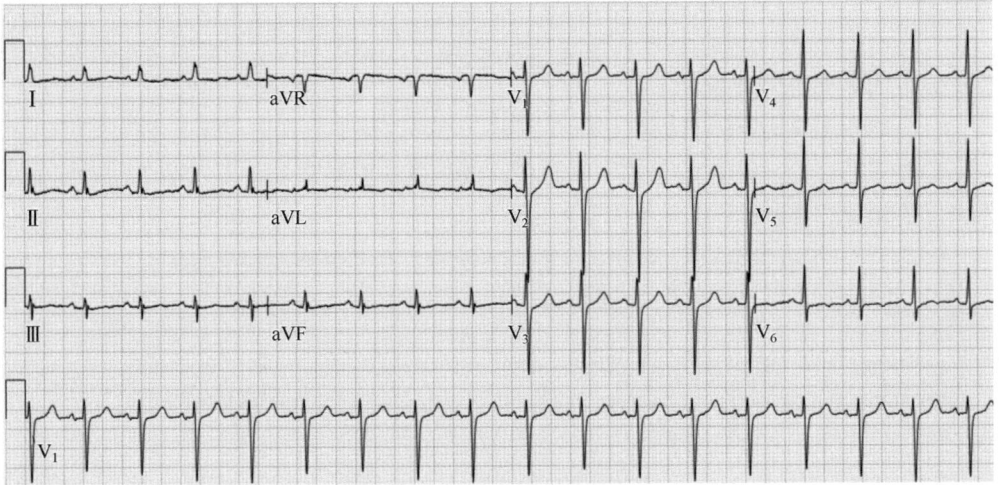

图 10-14　急诊心电图（一）

2. 50岁的男性患者因胸痛入院。急诊心电图（图10-15）：窦性心动过缓，心率为58次/分，V_1导联的QRS波振幅随高低不同，与呼吸运动没有明确的关系。患者最终诊断为主动脉夹层。

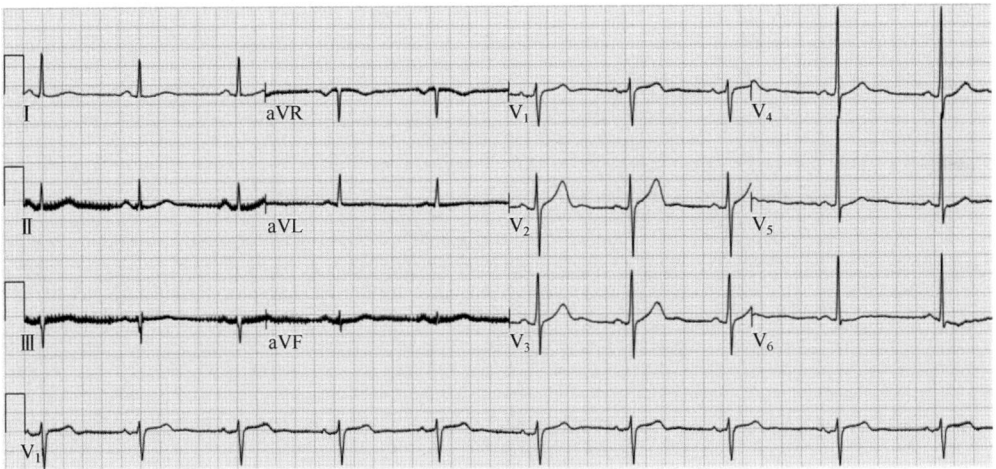

图 10-15　急诊心电图（二）

五、心电图的"秒杀"作用

心电图能"秒杀"主动脉夹层吗？如果只给出一份心电图，不提供任何其他相关信息，心电图无法"秒杀"主动脉夹层。但在一些特殊情况下，我们应该想到主动脉夹层的可能性：

1. 急性胸痛的患者，心电图正常或者大致正常时，要想到主动脉夹层。

2. 心电图异常在短时间内明显好转，但是胸痛却没有明显缓解者，要想到主动脉夹层。

3. 当心电图表现为心率增快和肢体导联电压明显降低，同时合并 ST 段抬高时，要想到主动脉夹层的可能。

4. 心电图表现为下壁右心室心肌梗死时，如果血压很高，要想到主动脉夹层。

5. 对于窦性心动过缓的急性胸痛患者，要想到主动脉夹层；对于窦性心动过速的患者，要想到急性肺栓塞。

6. 对于 QRS 波振幅高低变化的急性胸痛患者，要想到主动脉夹层。

参考文献

[1] Pourafkari L, Tajlil A, Ghaffari S, et al. Electrocardiography changes in acute aortic dissection-association with troponin leak, coronary anatomy, and prognosis[J]. Am J Emerg Med, 2016, 34(8): 1431-1436.

[2] Zhang C H, Wang H, Xu Z. A young man with sudden onset persistent chest pain[J]. BMJ, 2022, 7: 378: e070515.

（张川海）

第 11 章　动脉搏动导致的心电图伪差

心电图伪差是指非心脏电活动引起的心电图改变，伪差可以掩盖正常的心电图波形，影响心电图诊断，因此临床医生应该熟知并能够排除各种心电图伪差。伪差的产生有多种原因：操作、病情、仪器、环境（体内、体外）等。采集心电图时，如果夹在某个肢体的电极片正好位于动脉搏动之上，则在心电图中会同时记录到心脏的电活动和动脉搏动导致的电活动异常，从而产生动脉搏动伪差。由单一肢体动脉搏动（是指左臂、右臂、左腿中的一个动脉搏动）造成的伪差有时候酷似心肌缺血的心电图表现，容易误诊为急性冠脉综合征。

在正常情况下，肢体的动脉（上肢的桡动脉或者下肢的胫后动脉）走行较深，肢体动脉搏动不易导致心电图伪差。但是在一些特殊情况下，肢体动脉表浅时，则可以导致伪差的出现。比较常见的情况包括：血液透析的患者（动静脉瘘）、桡动脉走行异常的患者（反关脉），以及胫后动脉走行表浅的患者。

一、常规十二导联的形成和计算公式

常规十二导联体系包括六个肢体导联和六个胸前导联，前者又可分为两组，即三个标准肢体导联和三个加压单极肢体导联。

（一）标准肢体导联

标准肢体导联是双极肢体导联，"双极"是指一个肢体接正极，另一个肢体接负极，因此它们反映两个肢体之间的电位差。标准肢体导联包括以下三个导联，其正负极连接方法分别为（图 11-1）：

Ⅰ导联：左上肢接正极，右上肢接负极，所以Ⅰ导联代表的是左臂和右臂之间的电压差。计算公式为 $I = E_L - E_R$。

Ⅱ导联：左下肢接正极，右上肢接负极，所以Ⅱ导联代表的是左腿和右臂之间的电压差。计算公式为 $II = E_F - E_R$。

Ⅲ导联：左下肢接正极，左上肢接负极，所以Ⅲ导联代表的是左腿和左臂之间的电压差。计算公式为 $III = E_F - E_L$。

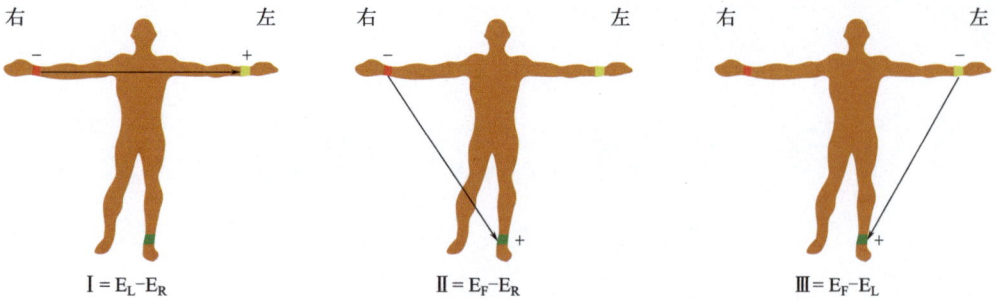

$$I = E_L - E_R$$

$$II = E_F - E_R$$

$$III = E_F - E_L$$

图 11-1　标准肢体导联的正负极连接方式及计算公式

E_R—右臂连接处的电位；E_L—左臂连接处的电位；E_F—左腿连接处的电位

（二）加压单极肢体导联

所谓"单极"，是因为它们没有单独的负极，而是将两上肢及左下肢接到一起后与心电图机的负极相连，其电位恰好为零，称为中心电端。单极导联反映的是体表某一点的电位变化。当将中心电端与心电图机负极相连，两上肢及左下肢分别与心电图机正极相连时，就会得到三个单极导联，它们分别是：单极右上肢导联、单极左上肢导联、单极左下肢导联。但由于此种连接方法描记的心电图波形振幅较小，不方便观察，于是后来尝试在记录某一肢体导联时，将该肢体与中心电端的连线断开，这样可在波形不变的情况下使振幅增加 50%，这种改进之后的导联由于波形的振幅增加了，所以称为"加压"单极肢体导联。它们的正负极连接方法分别为（图 11-2）：

aVR 导联：右上肢接正极，左上肢和左下肢相连后接负极；计算公式为 aVR= $E_R - \dfrac{1}{2}$（$E_L + E_F$）。

aVL 导联：左上肢接正极，右上肢和左下肢相连后接负极；计算公式为 aVL= $E_L - \dfrac{1}{2}$（$E_R + E_F$）。

aVF 导联：左下肢接正极，右上肢和左上肢相连后接负极；计算公式为 aVF= $E_F - \dfrac{1}{2}$（$E_R + E_L$）。

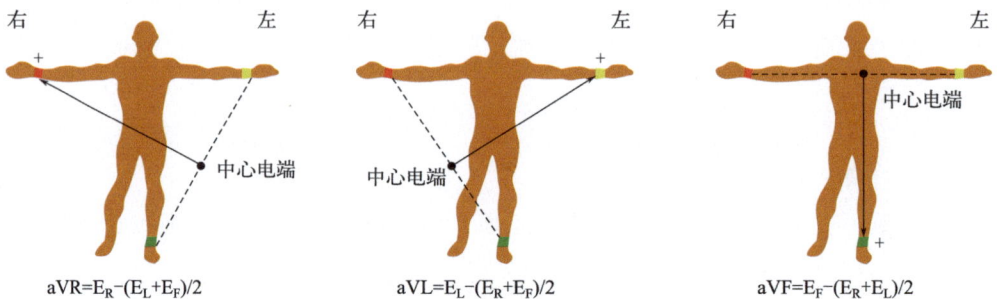

$$aVR = E_R - (E_L + E_F)/2$$

$$aVL = E_L - (E_R + E_F)/2$$

$$aVF = E_F - (E_R + E_L)/2$$

图 11-2　加压单极肢体导联的电极连接方式和计算公式

E_R—右臂连接处的电位；E_L—左臂连接处的电位；E_F—左腿连接处的电位

（三）胸前导联

胸前导联是指将正电极连接在胸部的不同部位所形成的导联，而负极连接的是中心电端，因此胸导联实际上也是一种单极导联（图 11-3）。胸前导联包括 $V_1 \sim V_6$ 六个导联，它们的计算公式是 $V_N=EV_N-\frac{1}{3}(E_R+E_L+E_F)$。

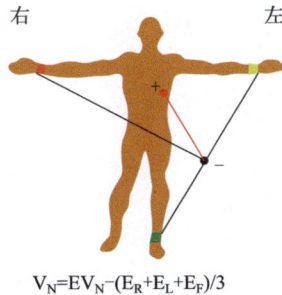

$$V_N=EV_N-(E_R+E_L+E_F)/3$$

图 11-3　胸导联的电极连接方式及计算公式

E_R—右臂连接处的电位；E_L—左臂连接处的电位；E_F—左腿连接处的电位；V_N—任何一个胸前导联；EV_N—任何心前区连接处的电位

二、单一肢体动脉搏动伪差的特征

单一肢体动脉搏动引起的心电图伪差在出现的时相、导联分布和振幅等方面是有自身独特规律的。2023 年，笔者在期刊 *Circulation*（当时影响因子为 39.9）上发表了一篇病例报告 [1]，在文章中详细解读了动脉搏动干扰造成的心电图伪差的特征，并分析了心电图改变的原理和机制。

（一）伪差出现的时相

肢体动脉搏动是由心脏收缩产生的。因此，动脉搏动引起的心电图伪差与心律同步，即伪差与 QRS 波群的比例为 1∶1（图 11-4）。由于 QRS 波群出现在心脏收缩开始时，随后动脉搏动才会导致伪差出现，因此这些伪差总是出现在 QRS 波群之后（复极阶段），并且与 QRS 波群有固定的耦合间期。伪差出现的早晚（耦合间期的长短）取决于罪犯电极离心脏的距离，桡动脉搏动造成的伪差比胫后动脉更早出现。因此桡动脉搏动伪差往往导致 ST 段和 T 波改变，而胫后动脉搏动伪差往往导致 T 波和 U 波改变。这些心电图伪差如果正好发生在胸痛、胸闷的患者身上，则容易被误诊为急性冠脉综合征。

（二）伪差出现的导联

1. 三个标准肢体导联　Ⅰ导联代表的是左臂和右臂之间的电压差；Ⅱ导联代表的是左腿和右臂之间的电压差；Ⅲ导联代表的是左腿和左臂之间的电压差。当左臂、右臂、左腿中的一个肢体动脉搏动造成伪差时，三个标准肢体导联中会有两个导联记录

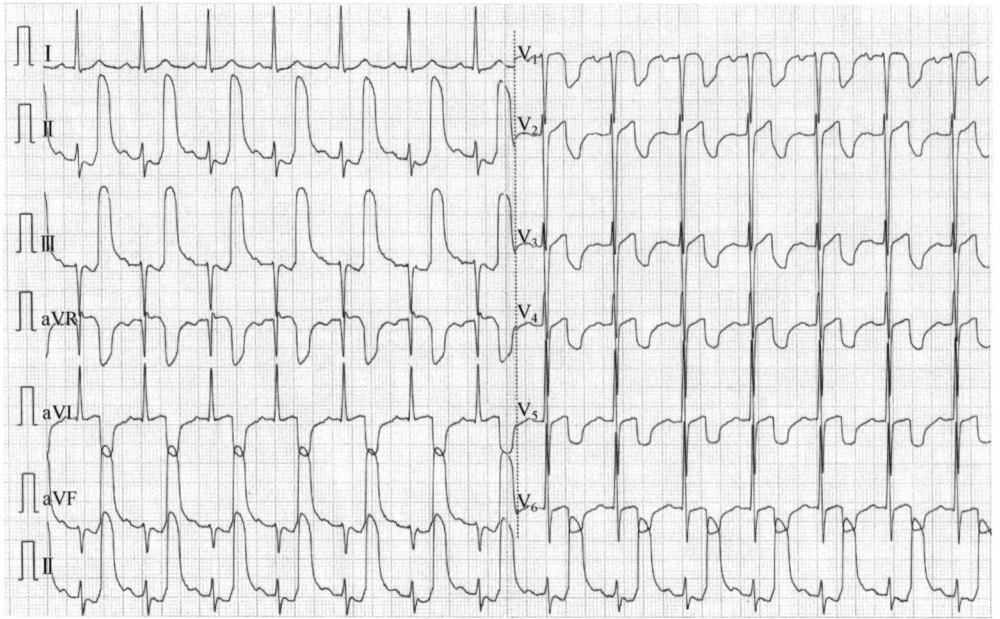

图 11-4　左腿动脉搏动伪差的心电图 1

一名左腿胫后动脉走行表浅患者的心电图，由于采集心电图时左腿电极恰巧夹在了胫后动脉上，因此心电图记录到了左腿胫后动脉造成的伪差。可见除了 I 导联外，其他的 11 个导联均记录到了形态怪异的 T 波，这种 T 波改变容易被初级医师误诊为 ST 段抬高或者压低。事实上，这些怪异的波形是胫后动脉搏动造成的伪差。仔细分析这些伪差可知，伪差与 QRS 波群的比例为 1：1 出现，而且这些伪差总是出现在心室肌复极阶段，与其前面的 QRS 波群有固定的耦合间期

到伪差，而有一个导联没有记录到伪差，也就是说有一个导联心电图是正常的。例如，如果左臂电极受到动脉搏动影响，唯一正常的肢体导联是 II 导联（因为 II 导联记录的是左腿和右臂之间的电压差）。类似地，如果右臂电极受到影响，唯一正常的肢体导联是 III 导联。如果左腿电极受到影响，唯一正常的肢体导联将是 I 导联。

2. 三个加压单极肢体导联　由计算公式 [aVR=$E_R-\frac{1}{2}$（E_L+E_F）; aVL=$E_L-\frac{1}{2}$（E_R+E_F）; aVF=$E_F-\frac{1}{2}$（E_R+E_L）] 可知，单一肢体动脉搏动造成的伪差也会影响加压单极肢体导联，因为这三个导联的计算公式中均包括来自左臂、右臂和左腿的电位，因此只要左臂、右臂、左腿中的其中一个电极夹在了肢体动脉上，动脉搏动的干扰就会被记录到这三个导联的心电图上。

3. 六个胸前导联　由计算公式 [V_N=$EV_N-\frac{1}{3}$（E_R+E_L+E_F）] 可知，单一肢体动脉搏动造成的伪差也会影响六个胸前导联，因为这些导联的计算公式中均包括来自左臂、右臂和左腿的电位，因此只要左臂、右臂、左腿中的其中一个电极夹在了肢体动脉上，动脉搏动的干扰就会被记录到这六个胸前导联的心电图上。

通过上述分析可知，当单个肢体动脉搏动造成心电图伪差时，只有 1 个标准肢体

导联不会受到影响（Ⅰ、Ⅱ、Ⅲ导联中的 1 个心电图是正常的）。这是识别来源于单个肢体的动脉搏动引起的心电图伪差的最重要和最简单的方法。

图 11-4 的 12 个导联中，只有Ⅰ导联心电图正常，其他的 11 个导联均记录到了伪差，因此根据上述规律可以推测其动脉搏动伪差来源于左腿。

（三）伪差的振幅

根据上面的计算公式，还可以推导出每个导联伪差振幅的变化。伪差的振幅在不同的导联计算公式中表现为不同的系数：1（最大振幅）、1/2 或 1/3。在图 11-4 中，伪差来源于左腿，因此Ⅰ导联不会出现伪差。最大振幅的伪差将出现在Ⅱ、Ⅲ和 aVF 导联（在这几个导联的计算公式中系数都是 1）中；导联 aVR 和 aVL 中的伪差振幅将为下壁导联振幅的二分之一（在这两个导联的计算公式中系数都是 1/2）；六个胸前导联中的伪差振幅为下壁导联振幅的三分之一（在六个胸前导联的计算公式中系数都是 1/3）。同理，也可以推导出来源于左臂或者右臂的动脉搏动伪差在 12 导联心电图中的大小。

三、肢体动脉搏动伪差的形态

由肢体动脉搏动导致的心电图伪差，在不同患者或者同一患者可以具有完全不同的形态（图 11-5）。笔者推测，这些不同形态的、各种各样奇怪的 ST-T 改变，是由肢体电极与动脉接触的面积、角度以及动脉搏动本身的强度不同导致的（图 11-6）。

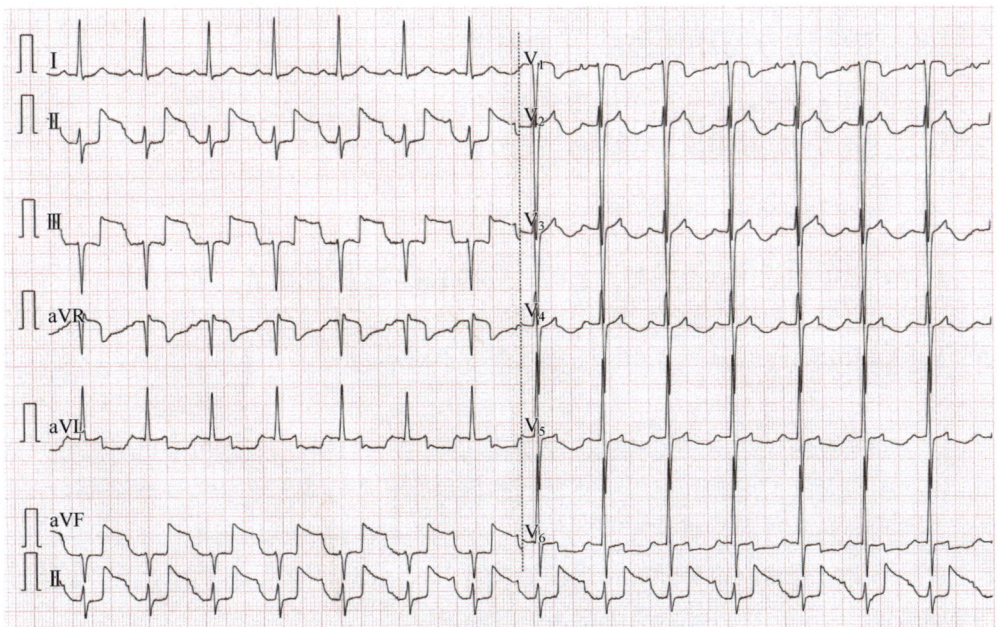

图 11-5　左腿动脉搏动伪差的心电图 2

与图 11-4 为同一患者心电图，是在采集完图 11-4 后的几分钟内复查的心电图。可见除了Ⅰ导联外，其他的 11 个导联均记录到了形态怪异的 T 波，但是 T 波的形态与图 11-4 中明显不同

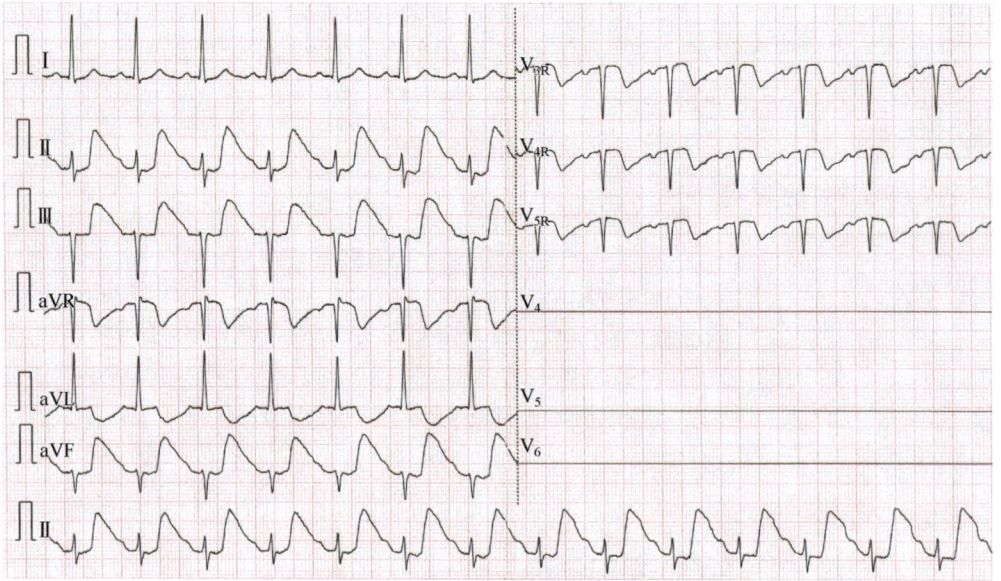

图 11-6　左腿动脉搏动伪差的心电图 3

与图 11-4 和图 11-5 为同一患者心电图，是在采集完图 11-5 后立即采集的心电图。可见除了 Ⅰ 导联外，其他的 11 个导联均记录到了形态怪异的 T 波，但是 T 波的形态与图 11-4 和图 11-5 中均明显不同。因此笔者推测，这些不同形态的 T 波改变，是由肢体电极与动脉接触的面积、角度以及动脉搏动本身的强度不同导致的

四、肢体动脉搏动伪差的解决方法

将夹在患者肢体动脉上的电极移到心脏近心端，避开动脉搏动的部位并再次采集心电图，这些心电图伪差将会完全消失（图 11-7）。

五、诊断要点

当单个肢体动脉搏动是伪差来源时，只有 1 个导联（Ⅰ 或 Ⅱ 或 Ⅲ 导联）不会受到影响。如果左腿电极受到影响，唯一正常的肢体导联是 Ⅰ 导联。如果左臂电极受到影响，唯一正常的肢体导联是 Ⅱ 导联。如果右臂电极受到影响，唯一正常的肢体导联是 Ⅲ 导联。

纠正心电图伪差时，需要将上述规律反向使用：如果唯一正常的肢体导联是 Ⅰ 导联，则伪差来源于左腿。如果唯一正常的肢体导联是 Ⅱ 导联，则伪差来源于左臂。如果唯一正常的肢体导联是 Ⅲ 导联，则伪差来源于右臂。将夹在患者相关肢体动脉上的电极移到心脏近心端，避开动脉搏动的部位并再次采集心电图，这些心电图伪差将会完全消失。

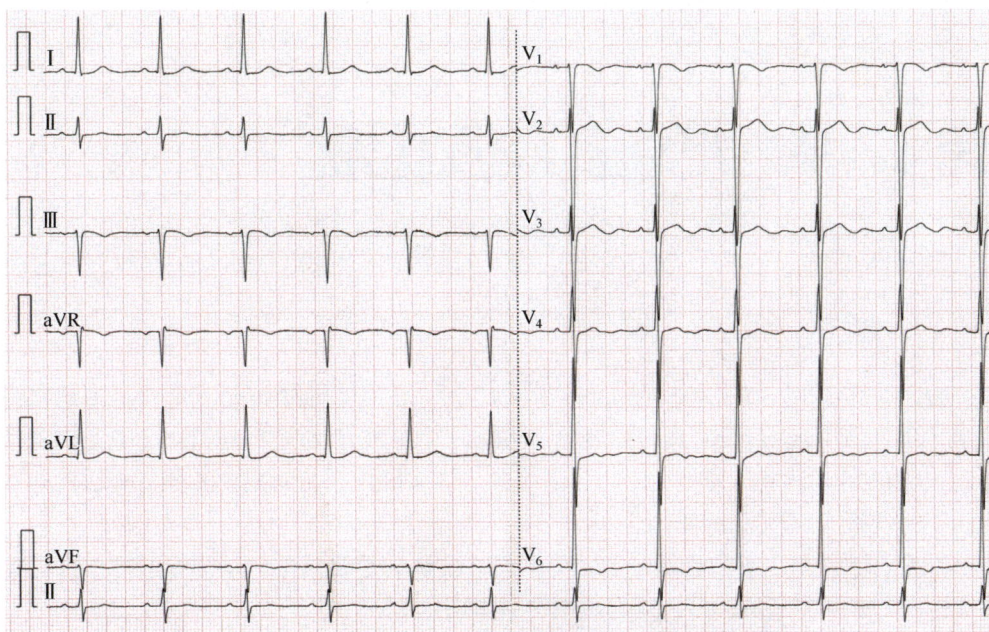

图 11-7 将罪犯电极向近心端移动后获得的心电图

与前 3 张心电图来源于同一患者，是将罪犯电极向近心端移动后获得的心电图。
可见之前心电图中形态怪异的 T 波完全消失

参考文献

[1] Duan H, Zhang C H. A series of abnormal ECGs: Are they benign or sinister?[J]. Circulation, 2023, 147(18): 1407-1410.

（张川海）

第 12 章　心脏 T 波记忆

一、概述

心脏 T 波记忆（T wave memory），又称心脏记忆（cardiac memory），由阿根廷的电生理学家 Rosenbaum 于 1982 年首次提出[1]。T 波记忆主要表现为心电图的多个导联 T 波倒置，它是一种常见的心电图现象，许多临床医生对此并不熟悉，因此非常容易将其误诊为急性冠脉综合征。

T 波记忆的发生率约为 5% ~ 15%，通常被认为是良性的，不需要特殊治疗，但如果伴有 QT 间期延长，可诱发尖端扭转型室速。

Rosenbaum 教授给患者行右心室心尖部起搏后发现了这种特殊而有趣的心电图现象（图 12-1）：患者起搏前的心电图无缺血性 T 波改变，起搏后出现了广泛性 T 波倒置。进一步观察发现：在起搏时 QRS 主波向下的导联，起搏后 T 波是倒置的（红色箭头所示），而起搏时 QRS 主波向上的导联，起搏后 T 波则是直立的（蓝色箭头所示）。

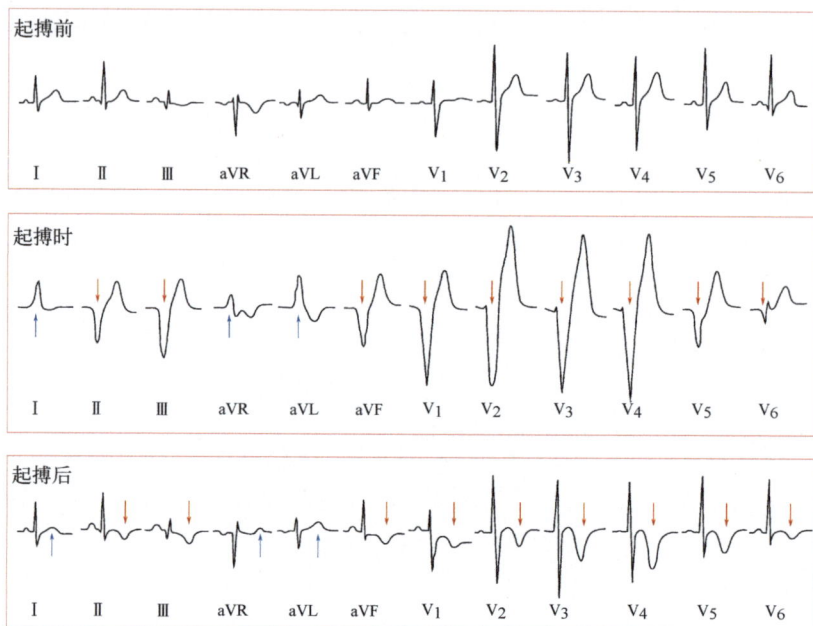

图 12-1　Rosenbaum 教授发现的 T 波记忆心电图表现

再细心观察还可以发现，起搏后 T 波倒置的深度和起搏时 QRS 主波的振幅是成正比的。也就是说，T 波好像是"记住了"先前右心室起搏时异常心室激动的 QRS 波的向量（方向和大小），这种现象称为 T 波记忆。换句话说，当之前宽 QRS 波群转变为窄 QRS 波群时，窄 QRS 波群时的 T 波方向跟踪先前宽 QRS 主波的方向。

二、T 波记忆的常见诱发因素和发生机制

（一）T 波记忆的常见诱发因素

T 波记忆常发生于右心室起搏、间歇性左束支传导阻滞（图 12-2）、阵发性心室预激（图 12-3）、阵发性室速（图 12-4）、钠通道阻滞剂导致的宽 QRS 波心动过速之后。

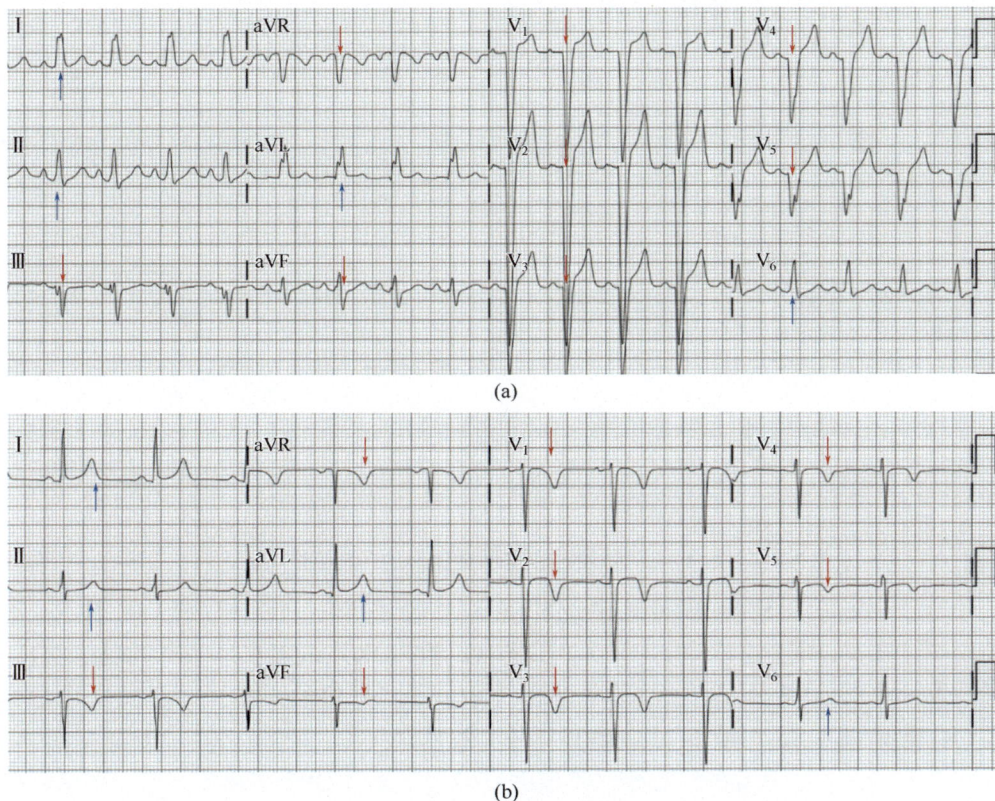

(a)

(b)

图 12-2　间歇性左束支传导阻滞诱发的 T 波记忆

患者，33 岁，男性，因胸痛和心悸入院。入院时心电图 [图 12-2（a）] 显示：窦性心动过速，心率 103 次 / 分，左束支传导阻滞，Ⅰ、Ⅱ、aVL 和 V₆ 导联 QRS 主波向上（蓝色箭头所示），Ⅲ、aVR、aVF 及 V₁~V₅ 导联 QRS 主波向下（红色箭头所示）。患者症状缓解后复查心电图 [图 12-2（b）] 显示：左束支传导阻滞已经消失，在原来 QRS 主波向上的导联（Ⅰ、Ⅱ、aVL 和 V₆）T 波直立（蓝色箭头所示），在原来 QRS

271

主波向下的导联（Ⅲ、aVR、aVF 及 V₁ ~ V₅）T 波倒置（红色箭头所示），且 T 波的振幅与左束支传导阻滞时 QRS 波的振幅成正比。

图 12-3（a）显示窦性心动过速，可见心室预激波，Ⅰ、aVL 和 aVR 导联 QRS 主波向下（红色箭头所示），其余导联 QRS 主波向上（蓝色箭头所示）。图 12-3（b）显示心室预激波消失，在原来 QRS 主波向下的导联 T 波倒置（红色箭头所示），在原来 QRS 主波向上的导联 T 波直立（蓝色箭头所示）。无心室预激时 T 波的方向与心室预激时 QRS 主波的方向一致，故称为 T 波记忆。

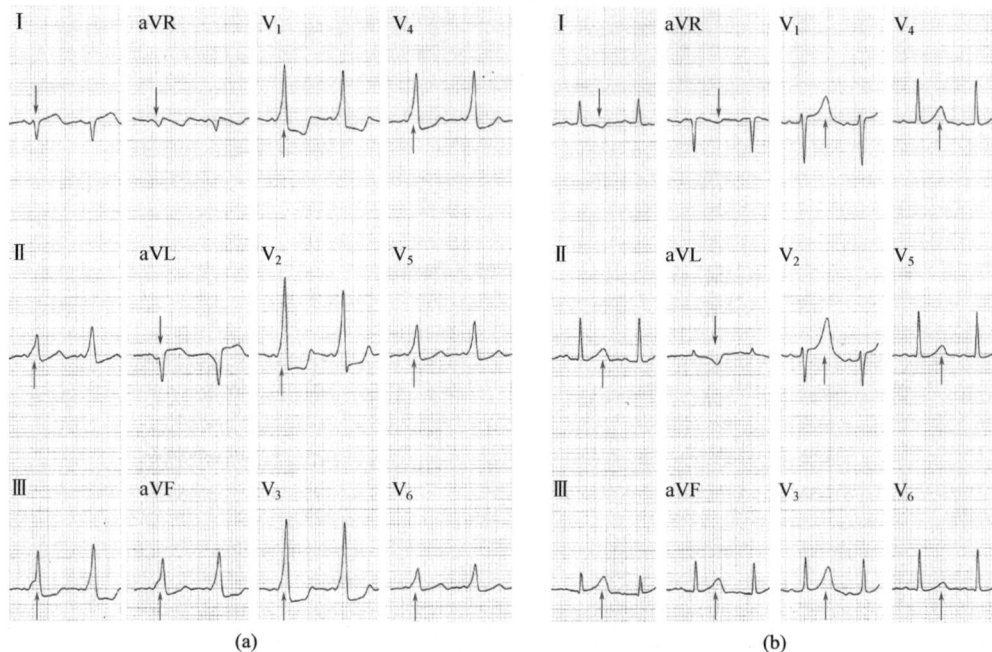

(a)　　　　　　　　　　　　　　(b)

图 12-3　阵发性心室预激诱发的 T 波记忆

患者，女性，33 岁，因阵发性心悸入院。心悸发作时心电图 12-4（a）显示：室性心动过速，心率 180 次 / 分，Ⅰ、aVL 和 V₆ 导联 QRS 主波向上（蓝色箭头所示），Ⅱ、Ⅲ、aVR、aVF 及 V₁ ~ V₅ 导联 QRS 主波向下（红色箭头所示）。恢复窦性心律后的心电图 12-4（b）显示：Ⅰ、aVL 导联 T 波直立，Ⅱ、Ⅲ、aVR、aVF 及 V₁ ~ V₆ 导联 T 波倒置。该患者窦性心律时 T 波的方向与室速时 QRS 主波的方向一致（只有 V₆ 导联不符合规律），故为 T 波记忆。

（二）T 波记忆的发生机制

T 波记忆的发生机制尚不清楚，可能有以下因素：

1. 心室肌细胞受牵拉导致血管紧张素 Ⅱ 释放增加。

2. 血管紧张素 Ⅱ 通过瞬间外向钾通道（I_{to}）调节钾离子外流。

3. 心室复极离散度增加。

272

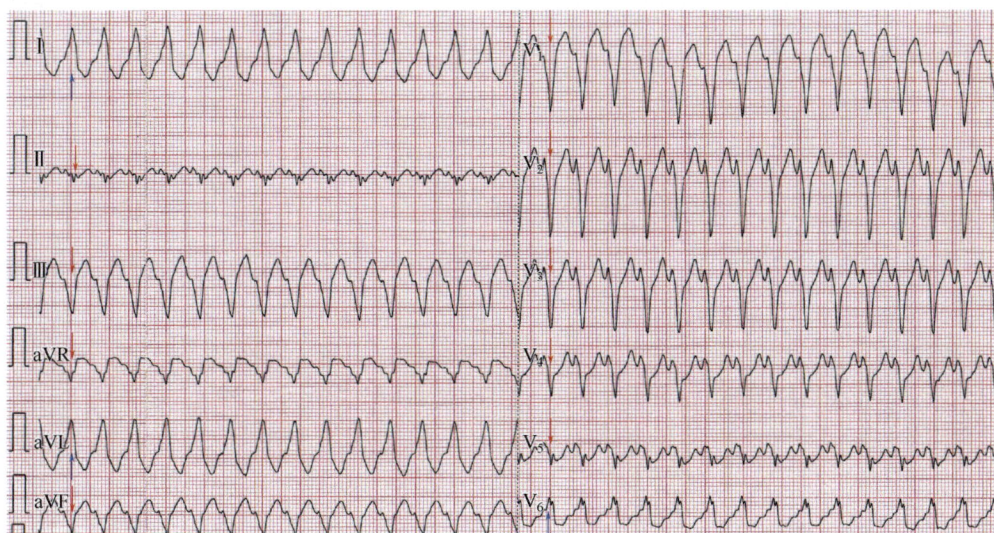

(a)

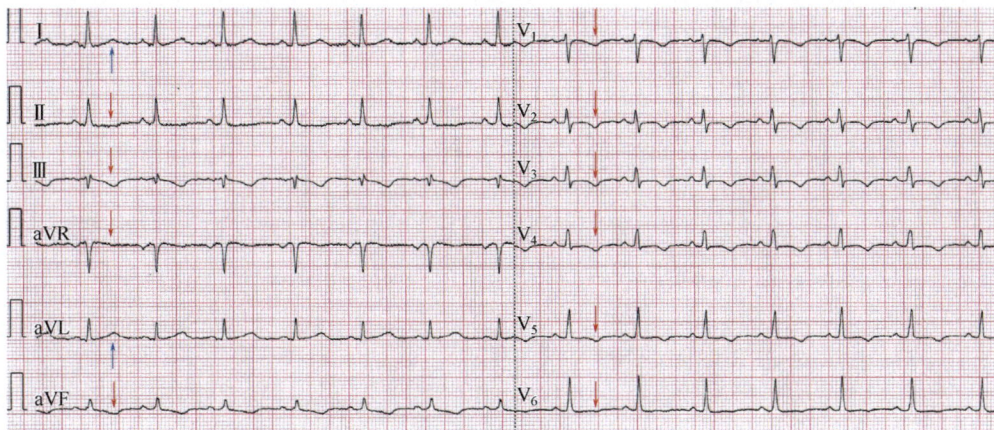

(b)

图 12-4　阵发性室速诱发的 T 波记忆

三、T 波记忆的特点

Rosenbaum 在他发表的文章中提出了 T 波记忆的一些特点，笔者结合这些特点以及对既往相关文献的阅读，汇总出 T 波记忆的特点如下。

1. 发生 T 波记忆时，窦性激动的 T 波向量记住了之前异常 QRS 波向量的方向和大小。T 波倒置是 T 波记忆的主要特征之一，T 波倒置的深度与心室异常激动时的 QRS 波振幅有关。

2. 异常激动持续的时间越长，T 波记忆的振幅越大。

3. T 波完全正常化后，再发生心室除极顺序异常时，T 波改变会发生得更迅速、更显著。

4. T 波记忆可分为短期记忆和长期记忆。

（1）短期 T 波记忆　起搏时间在 15min 至 2h，记忆的持续时间常在数分钟至数小时。

（2）长期 T 波记忆　起搏时间在 2 ～ 3 周，记忆的持续时间常在数周至数月。

5. T 波记忆不一定出现在所有的心电图导联中。

四、T 波记忆与缺血性 T 波的鉴别

T 波倒置是 T 波记忆主要的心电图特征。临床上，能够引起 T 波倒置的疾病包括急性冠脉综合征、应激性心肌病、急性肺栓塞、心尖部肥厚型心肌病等，其中最常见的是急性冠脉综合征。因此，T 波记忆需要与缺血性 T 波进行鉴别。

如果能够获得异常心室激动发生时和终止后的两份心电图，通过两张心电图的对比即可轻松做出诊断。但是在大部分情况下，难以同时获得异常心室激动发生时和终止后的两份心电图，因此鉴别诊断相对困难。已经有相关研究总结出来不同情形诱发的 T 波记忆与缺血性 T 波的鉴别诊断方案。

（一）右心室心尖部起搏所致 T 波记忆与缺血性 T 波鉴别

1. 鉴别诊断的电生理基础

（1）心室除极阶段（QRS 波）　右心室心尖部起搏时，先兴奋右心室心肌，除极顺序自心尖部开始，向左心室扩散，这种除极顺序的改变可以呈现出左束支传导阻滞的心电图图形。

在额面上，心室除极向量从右下到左上，指向 I、aVL 导联，背离Ⅲ和 aVF 导联。因此，I、aVL 导联的 QRS 波多表现为 R 型（QRS 主波向上），而Ⅲ和 aVF 导联表现为 QS 型（QRS 主波向下）。在横面上，心室除极向量从左前到右后，背离胸前导联，故 V_1 ～ V_6 导联的 QRS 波为 QS 型（QRS 主波向下）。

（2）心室复极阶段（T 波）　T 波记忆发生时，T 波向量与起搏时的 QRS 主波向量方向相同。在额面上，I、aVL 导联 T 波直立，而Ⅲ和 aVF 导联 T 波倒置；在横面上，V_1 ～ V_6 导联 T 波倒置。由此可知，右心室心尖部起搏所致的 T 波记忆是下壁和前壁导联同时出现 T 波倒置。因此，当遇到下壁和前壁导联同时 T 波倒置的心电图时，不要直接诊断为急性冠脉综合征，应考虑到 T 波记忆的可能性。

2. 鉴别诊断标准　Shvilkin 等人[2] 通过对比 47 例前壁和下壁同时缺血性 T 波倒置的患者和 13 例右心室起搏器术后出现 T 波记忆患者心电向量的区别，发现在 T 波记忆组 T 波向量主要分布在 0°～ −90°，即指向 I、aVL 导联，故 T 波在 I、aVL 导联为直立。缺血性 T 波组的 T 波向量大多不在 0°～ −90°这个范围，因此 T 波在 I、aVL 导联多为倒置。他们通过统计学分析得出结论：心电图下壁和前壁 T 波倒置时，同时满足以下三项指标则提示右心室心尖部起搏所致 T 波记忆，其诊断的敏感性为 92%，特异性为 100%。

（1）aVL 导联 T 波直立；

（2）I 导联 T 波直立或位于等电位线；

（3）胸前导联 T 波最大倒置幅度大于 III 导联 T 波倒置幅度。

由于右心室心尖部起搏时，会呈现出左束支传导阻滞的图形。因此，上述诊断标准同样适用于左束支传导阻滞诱发的 T 波记忆与缺血性 T 波的鉴别诊断。

（二）右心室间隔起搏所致 T 波记忆与缺血性 T 波的鉴别

Suran 等人的研究结果表明 [3]：心电图前壁导联 T 波倒置而无下壁导联 T 波倒置时，满足以下任何一项均提示右心室间隔起搏所致 T 波记忆，敏感性和特异性均为 91% 和 92%。

1. aVF 导联 T 波直立，且 T 波振幅大于等于胸前导联中最大的倒置 T 波振幅的绝对值；

2. aVF 和 V_5 导联 T 波直立，I 导联 T 波直立或位于等电位线。

（三）特发性左心室心动过速所致 T 波记忆与缺血性 T 波的鉴别

Nakagawa 等人 [4] 研究纳入了 64 名患者，其中 16 例为特发性左心室心动过速，48 例为急性冠脉综合征患者。文章发现满足以下标准时，对诊断 T 波记忆的敏感性和特异性分别为 100% 和 96%。

1. aVL 导联 T 波直立；

2. II 导联 T 波倒置或等电位线；

3. $V_4 \sim V_6$ 导联 T 波倒置；

4. QTc < 430ms。

五、要点汇总

1. T 波记忆通常被认为是良性的，不需要任何特殊治疗。

2. T 波记忆常见于右心室搏器、左束支传导阻滞、室速和预激综合征这几种能够导致异常心室激动的情况，T 波方向与异常心室激动的 QRS 主波方向相同。

3. 鉴别 T 波记忆和心肌缺血最简单的方法是对比异常心室激动发生时和终止后的两份心电图。

4. 心电图下壁 + 前壁 T 波倒置时，要与右心室心尖部起搏和左束支传导阻滞诱发的 T 波记忆鉴别，同时满足以下 3 条即为 T 波记忆：① aVL 导联 T 波直立；② I 导联 T 波直立或位于等电位线；③胸前导联 T 波最大倒置幅度大于 III 导联 T 波倒置幅度。

5. 心电图前壁 T 波倒置 + 下壁 T 波直立时，要与右心室间隔部起搏诱发的 T 波记忆鉴别，只要满足以下之一，即为 T 波记忆：① aVF 导联 T 波直立，且 T 波振幅大于等于胸前导联中最大的倒置 T 波振幅的绝对值；② aVF 和 V_5 导联 T 波直立，I 导联 T 波直立或位于等电位线。

总之，T 波记忆是一种未被临床医生充分认识的临床现象。临床医生认识到这种情况很重要，因为它可能有助于减少不必要的入院、心脏检查和心导管术，特别是在出现晕厥、先兆症状或心悸的患者中。如果单纯依靠心电图难以进行鉴别，可以结合其他辅助检查进行鉴别，必要时进行冠状动脉增强 CT 检查或者冠状动脉造影检查。

六、典型案例

【病情简介】

40 岁，男性。患者于 1h 前与人争吵后突然出现心悸和胸闷，无胸痛和气短，无头晕和晕厥，50min 后症状自行缓解，由 120 送往急诊室。患者就诊时已经无症状，急诊科做心电图（图 12-5）：窦性心律，心率 74 次 / 分，$S_IQ_{III}T_{III}$，aVR 导联 T 波直立，Ⅱ、Ⅲ、aVF、V_1 ~ V_6 导联 T 波倒置。急诊科考虑为"急性心肌梗死"，给予阿司匹林和氯吡格雷各 300mg 嚼服后收入住院。

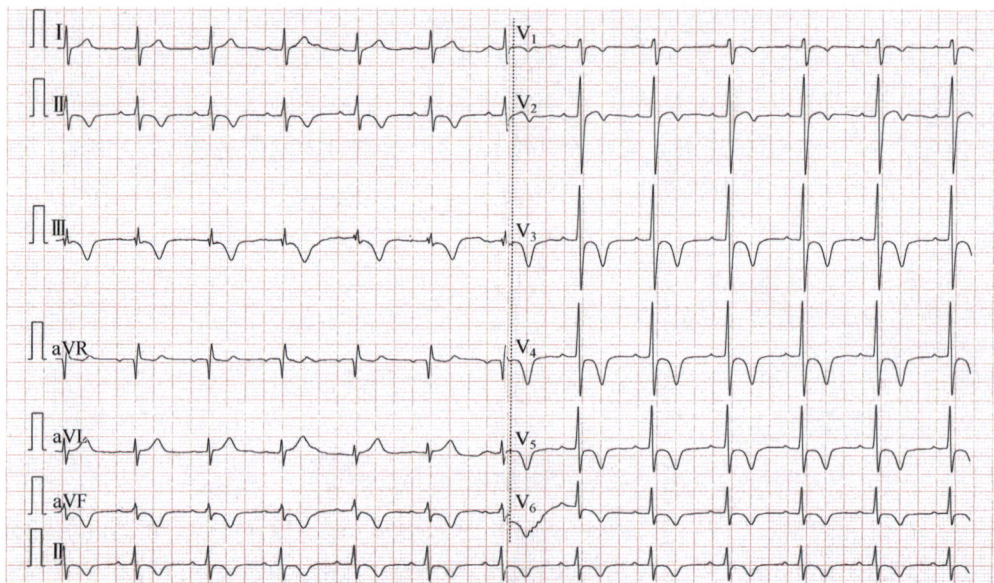

图 12-5　急诊心电图

既往史：高血压病史 2 年，最高达 150/90mmHg，未予系统诊治；否认冠心病和糖尿病病史。吸烟 20 年，每日 20 支左右。否认饮酒史。

查体：T 36.2℃，P 74 次 / 分，R 17 次 /分，BP 160/92mmHg。神志清楚，言语流利，查体合作，颈静脉充盈正常，颈动脉搏动正常。双肺呼吸音清，未闻及干湿啰音，心率 74 次 / 分。心律齐，各瓣膜听诊区未闻及病理性杂音，无心包摩擦音。腹部平坦，无压痛、反跳痛，腹肌柔软。双下肢无水肿。

【辅助检查】

超敏肌钙蛋白 I、BNP、血常规和 D- 二聚体均正常。

【诊断经过】

患者心悸、胸闷 1h 入院，D- 二聚体为阴性，因此可以排除急性肺栓塞。患者初次检测肌钙蛋白 I 正常，建议 6 ~ 8h 后复查。患者心电图 aVR 导联 T 波直立，Ⅱ、Ⅲ、

aVF、$V_1 \sim V_6$ 导联 T 波倒置。根据心电图改变需要考虑的常见疾病包括急性前壁心肌缺血/梗死和心尖型应激性心肌病，在少见情况下 T 波记忆也可以导致多导联 T 波倒置。

值班医生认为患者是急性心肌梗死，行急诊冠状动脉造影检查未见明显异常，左心室造影检查也未见异常。因此，可以排除心尖型应激性心肌病和急性前壁心肌缺血/梗死。患者全导联 T 波倒置的原因真的是 T 波记忆吗？

患者的症状在住院第 3 天复发，复查心电图（图 12-6）显示：规则性心动过速，心率 104 次/分，QRS 时限为 160ms，右束支传导阻滞，左前束支传导阻滞，电轴左偏。仔细观察 II 导联，可见房室分离（黑色箭头所示为 P 波），因此，该心电图为左后分支室性心动过速。

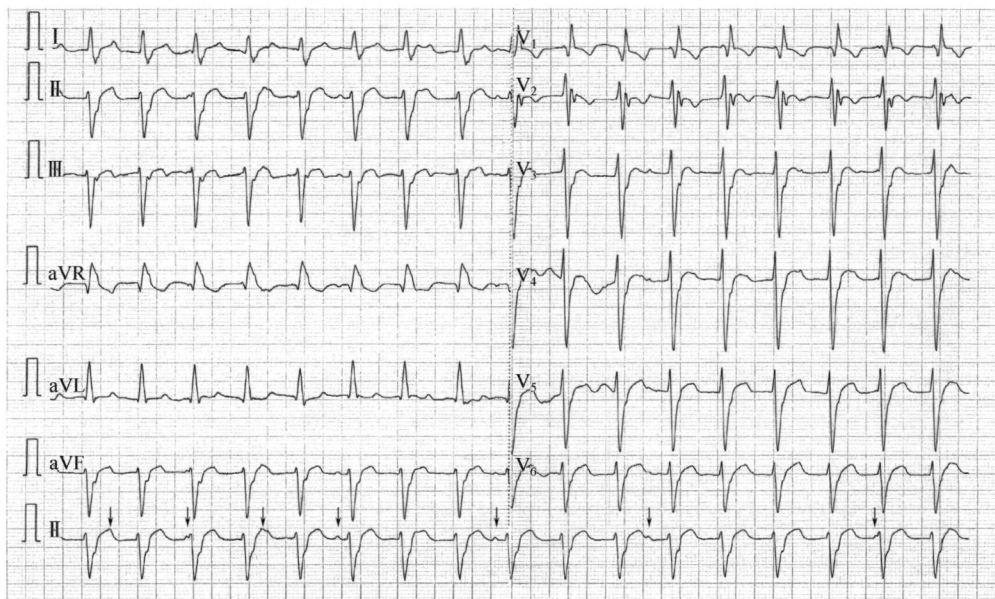

图 12-6　心动过速发作时心电图

比较心动过速发作前后的两份心电图（图 12-7）可发现：当心动过速的 QRS 波

心动过速时心电图

心动过速终止后心电图

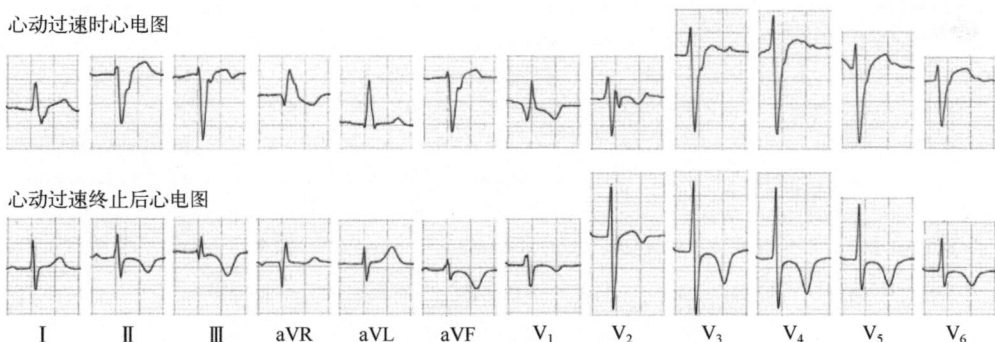

| I | II | III | aVR | aVL | aVF | V_1 | V_2 | V_3 | V_4 | V_5 | V_6 |

图 12-7　心动过速发作时和发作后的心电图对比

群转变为窦性 QRS 波群时，窦性 QRS 波群 T 波的方向与心动过速时 QRS 主波的方向相同。因此，该患者的全导联 T 波倒置归因于阵发性室性心动过速导致的 T 波记忆。

【患者转归】

患者接受了射频消融术，术后未给予其他药物处置，第 10 天时复查心电图（图 12-8）：窦性心动过缓，心率 57 次 / 分，除Ⅲ导联外，T 波倒置已经恢复正常。

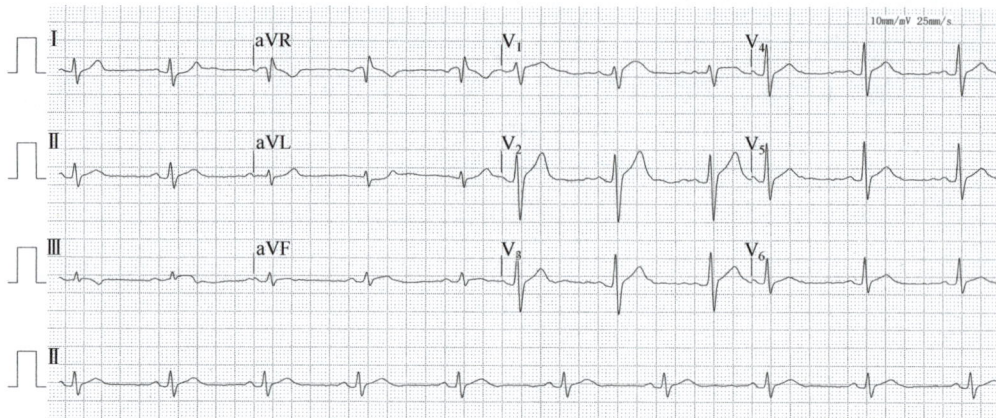

图 12-8　第 10 天复查的心电图

【病例点评】

这是 2021 年笔者在期刊 *JAMA Internal Medicine*（当时影响因子为 21.8）上发表的一篇病例报告[5]。该患者入院时心电图多个导联 T 波倒置，结合患者的症状，非常容易误诊为心肌缺血，而实际上是由阵发性室性心动过速导致的 T 波记忆。此外，患者入院心电图具有 $S_ⅠQ_ⅢT_Ⅲ$ 改变，但是其心率不快，D- 二聚体正常，因此可以排除急性肺栓塞。

参考文献

[1] Rosenbaum M B, Blanco H H, Elizari M V, et al. Electrotonic modulation of the T wave and cardiac memory[J]. Am J Cardiol, 1982, 50(2): 213-222.

[2] Shvilkin A, Ho K K L, Rosen M R, et al. T-vector direction differentiates postpacing from ischemic T-wave inversion in precordial leads[J]. Circulation, 2005, 111(8): 969-974.

[3] Suran M C B, Margulescu A D, Bruja R, et al. Surface ECG criteria can discriminate post-septal pacing cardiac memory from ischemic T wave inversions[J]. J Electrocardiol, 2020, 58: 10-17.

[4] Nakagawa T, Yagi T, Ishida A, et al. Differences between cardiac memory T wave changes after idiopathic left ventricular tachycardia and ischemic T wave inversion induced by acute coronary syndrome[J]. J Electrocardiol, 2016, 49(4): 596-602.

[5] Chen W, Zhang C H, Yan W.An Underrecognized Cause of Diffuse T-Wave Inversion[J].JAMA Intern Med, 2021, 181(12):1654-1655.

（张川海）

第13章 全导联 T 波倒置

T 波代表心室快速复极时的电位变化。正常人的 T 波综合向量是指向左心室心尖部而背离 aVR 导联的，因此在 aVR 导联形成倒置的 T 波，而在其他大部分导联形成直立的 T 波。全导联 T 波倒置则恰恰相反，是指 aVR 导联 T 波直立，其余的大部分导联 T 波倒置。由于左心室心尖部位于心脏的左下方，因此当心尖部出现病变或者病变累及心尖部时，会导致 T 波综合向量指向右上方（aVR 导联），在这种情况下就会出现全导联 T 波倒置。因此，能够导致全导联 T 波倒置的疾病大都是心尖部病变或者至少是累及心尖部的疾病。

前面章节已经讲过，心电向量与心电图波形之间存在一定的关系。对于某个特定的向量，不同的导联会与之有不同的夹角，因此在不同导联会记录到大小（振幅）、方向（向上、向下，或者沿等电位线）不同的心电图波形。心电向量与心电图波形之间的具体关系如下：

1. 如果向量的方向与某导联轴的夹角正好为 90°，则该向量在该导联上描记为等电位线；

2. 如果向量的方向与某导联轴的夹角 < 90°，则在该导联描记出向上的波；如果向量正好指向某导联（与导联轴夹角为 0°），则在该导联上描记出正向最大的波；

3. 如果向量的方向与某导联轴的夹角 > 90°，则在该导联描记出向下的波；如果向量正好背离某导联（与导联轴夹角为 180°），则在该导联上描记出负向最大的波。

从向量的角度分析，如果 aVR 导联的 T 波直立，说明 T 波综合向量指向 aVR 导联，与 aVR 导联的夹角 < 90°。当 T 波的综合向量指向 aVR 导联时，就一定会背离其余大部分导联，因为这些导联大都分布在 aVR 导联的反方向，因此 T 波综合向量与其余大部分导联的夹角 > 90°，在这些导联形成倒置的 T 波。

全导联 T 波倒置可见于以下几种临床情况：急性前壁心肌缺血 / 梗死后的改变，其中包括一部分 Wellens 综合征的患者；个别高危急性肺栓塞的患者也可以出现全导联 T 波倒置；心尖型应激性心肌病（包括嗜铬细胞瘤和急性脑血管病诱发的应激性心肌病）的患者都会出现全导联 T 波倒置；心尖部肥厚型心肌病的大部分患者都会出现全导联 T 波倒置；部分 T 波记忆的患者可以出现全导联 T 波倒置。

一、急性前壁心肌缺血／梗死后的改变

（一）前降支的解剖变异

大部分患者的前降支只给前壁和部分室间隔供血，而不给下壁心肌供血，这种前降支为非包绕型前降支［图 13-1（a）］。有一小部分患者的前降支比较长，可以包绕心尖部后支配下壁心肌供血，为包绕型前降支［图 13-1（b）］。

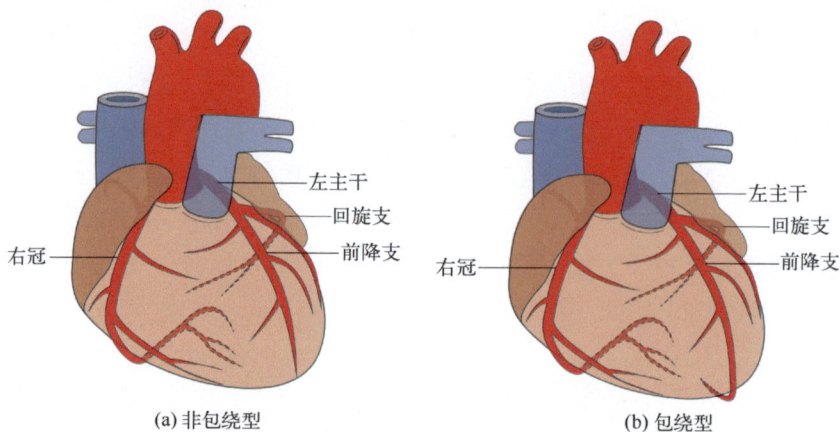

(a) 非包绕型　　　　　　　　　　　　　　(b) 包绕型

图 13-1　非包绕型和包绕型前降支示意

（二）包绕型前降支中远段狭窄的心电图表现

并不是所有的急性前壁心肌缺血／梗死后的患者都会出现全导联 T 波倒置，只有当前降支为包绕型且病变部位在前降支中段以远时，才会出现全导联 T 波倒置。这是因为包绕型前降支同时给前壁和下壁心肌供血，当前降支中远段病变时，在额面上，T 波向量指向右上方（图 13-2），与 aVR 导联的夹角 < 90°，因此 aVR 导联 T 波直立，与其他额面导联的夹角 > 90°，因此其他导联的 T 波倒置。

（三）前壁心肌缺血导致全导联 T 波倒置的案例

女性，67 岁，胸痛反复发作 3 个月，加重 3 天。心电图（图 13-3）：窦性心律，心率 67 次／分，aVR 导联 T 波直立，其余多数导联 T 波倒置，符合全导联 T 波倒置的特点，也符合 Wellens 综合征的心电图特点。

患者超敏肌钙蛋白 I 为 0.59ng/mL（正常值为 0 ～ 0.0156ng/mL）。超声心动图：左心室壁心肌运动不协调，左心室射血分数为 59%。

完善冠状动脉造影检查（图 13-4）：左主干正常，图 13-4（a）箭头所示为前降支中段（第一对角支发出后）90% 狭窄，回旋支和右冠状动脉大致正常。图 13-4（b）箭头所示为于前降支中段病变处植入一枚支架，术后复查造影显示前降支中段病变处血流恢复正常，图 13-4（c）箭头所示为支架植入部位。术后患者病情好转。

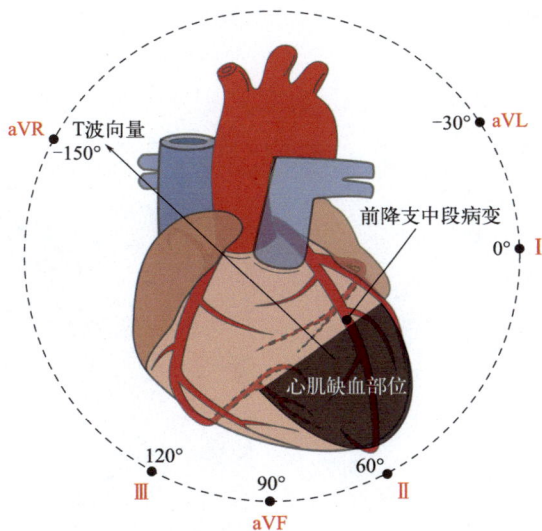

图 13-2　包绕型前降支中段病变时 T 波综合向量与各导联的关系

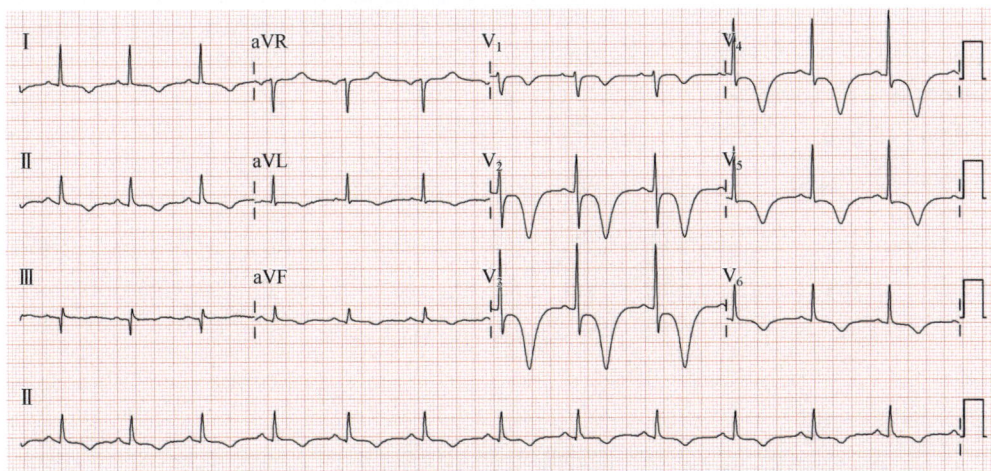

图 13-3　入院心电图

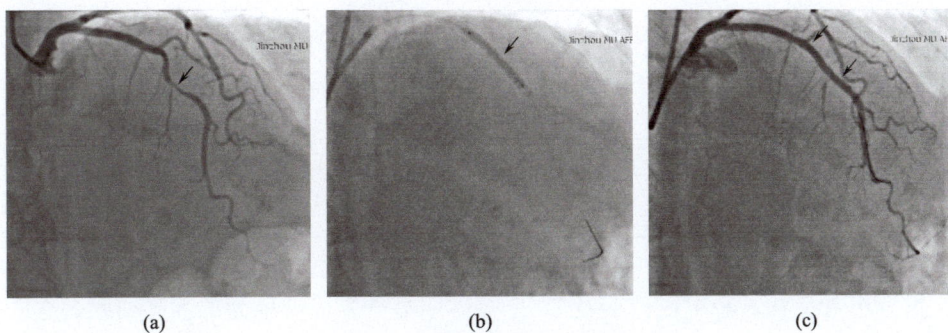

图 13-4　冠脉造影及 PCI 术影像

二、急性肺栓塞

（一）急性肺栓塞心电图改变出现的导联

正常人的右心室在额面上位于心脏的右下方，在横面上位于心脏的右前方。因此，下壁导联（Ⅲ和aVF）和右心室面导联（$V_1 \sim V_3$）可以记录到右心室的电活动。急性肺栓塞时，右心室扩大和顺钟向转位，观察右心室电活动的导联也会发生改变（图13-5）：由于右心室扩大，Ⅲ和aVF导联，甚至Ⅱ导联，也能记录到右心室的电活动。由于右心室扩大且心脏发生顺钟向转位，$V_1 \sim V_3$导联，甚至$V_4 \sim V_5$导联也可能记录到右心室的电活动。在罕见情况下，由于右心室扩大和心脏顺钟向转位，使T波综合向量指向aVR导联，因此aVR导联的T波直立，而其他的大部分导联则T波倒置，即全导联T波倒置。

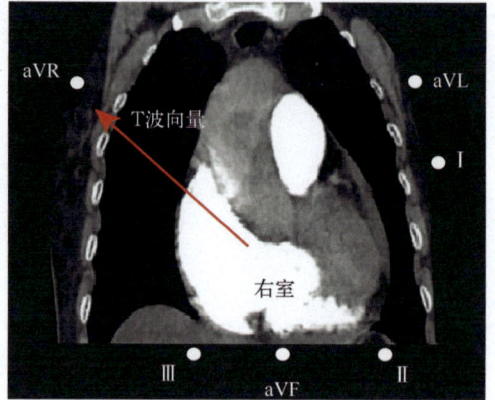

图13-5　急性肺栓塞导致全导联T波倒置的示意

（二）急性肺栓塞导致全导联T波倒置的案例

76岁，女性。呼吸困难伴头晕2天。入院心电图（图13-6）：窦性心律，心率98次/分，$S_1Q_{Ⅲ}T_{Ⅲ}$，aVR导联T波直立，Ⅱ、Ⅲ、aVF、$V_1 \sim V_6$导联T波倒置。超敏肌钙蛋白I 0.09ng/mL（正常值＜0.0156ng/mL），D-二聚体3.28mg/L。

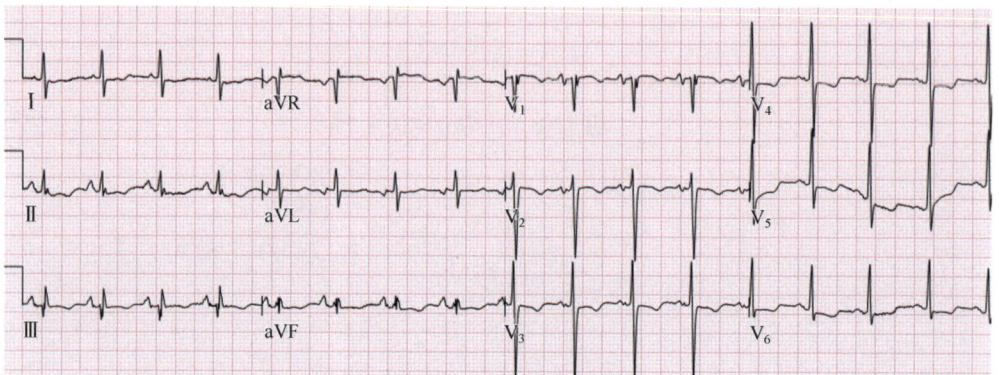

图13-6　入院心电图

根据患者症状、心电图改变及D-二聚体明显升高，考虑为急性肺栓塞，立即完善肺动脉增强CT检查（图13-7）：双肺动脉主干及分支血栓栓塞（箭头所示）。

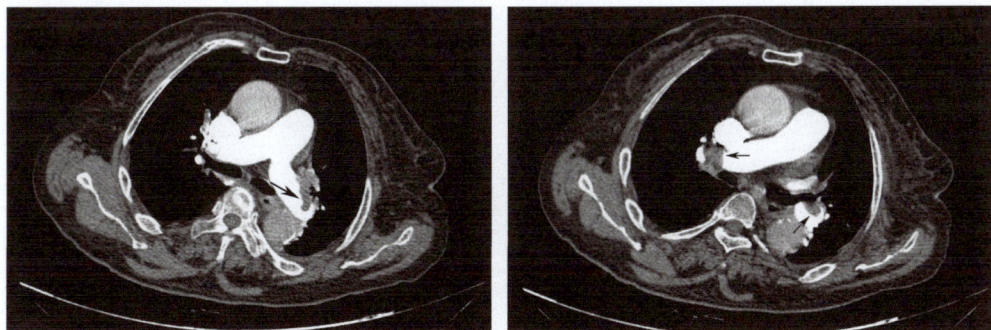

图 13-7　肺动脉增强 CT 影像

明确诊断后给予吸氧、绝对卧床及肝素抗凝等对症治疗。第 2 天复查心电图（图 13-8）：窦性心律，心率 71 次 / 分，$S_I Q_{III} T_{III}$，aVR 导联 T 波直立，I、II、III、aVF、$V_1 \sim V_6$ 导联 T 波倒置，符合全导联 T 波倒置的标准。

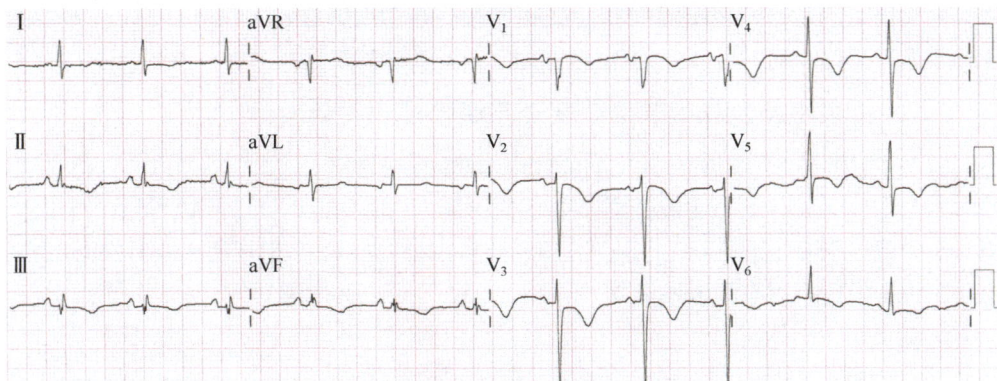

图 13-8　第 2 天心电图

三、心尖型应激性心肌病

（一）心尖型应激性心肌病的 T 波综合向量和心电图改变

根据发病时左心室的受累部位和程度，应激性心肌病可分为心尖型、基底型、中心室型和局限型 4 个类型。其中心尖型应激性心肌病主要受累部位是左心室心尖部，主要表现是左心室心尖部在收缩期呈球形扩张，其心电图异常的主要机制是心尖部和心室中部的心肌水肿，主要表现为 ST 段抬高和（或）T 波倒置[1]。

由于心尖型应激性心肌病的主要受累部位是左心室心尖部，而左心室心尖部位于心脏的左下方，当左心室心尖部心肌水肿时反而会使 T 波综合向量指向右上方（图 13-9），即指向 aVR 导联。因此，心尖型应激性心肌病患者的 aVR 导联 T 波是直立的，而其他大部分导联也必然表现为 T 波倒置，因此属于全导联 T 波倒置的范畴。

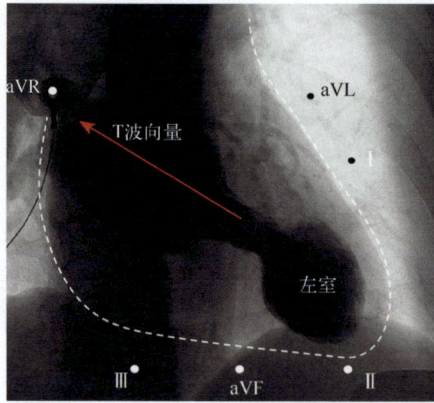

图 13-9　心尖型应激性心肌病的 T 波综合向量

左心室造影的影像，可见在心脏收缩期左心室心尖部呈球形改变，是典型的心尖型应激性心肌病的特征。
白色虚线代表的是心脏的轮廓，红色箭头代表 T 波的综合向量

　　需要指出的是，嗜铬细胞瘤和急性脑血管病在个别的患者中也可诱发心尖型应激性心肌病。因此，这两种疾病偶尔也可以出现全导联 T 波倒置的心电图改变。

（二）心尖型应激性心肌病导致全导联 T 波倒置的案例

　　67 岁，女性，上坟途中突发胸闷 4h。急诊心电图（图 13-10）：窦性心动过速，心率 105 次 / 分，aVR 导联 T 波直立，Ⅰ、Ⅱ、Ⅲ、aVL、aVF、$V_2 \sim V_6$ 导联 T 波倒置，符合全导联 T 波倒置的特征。超敏肌钙蛋白 I 0.9457ng/mL（正常值 < 0.0156ng/mL）。BNP 279ng/L（正常值 < 100ng/L）。血常规正常。D- 二聚体正常。

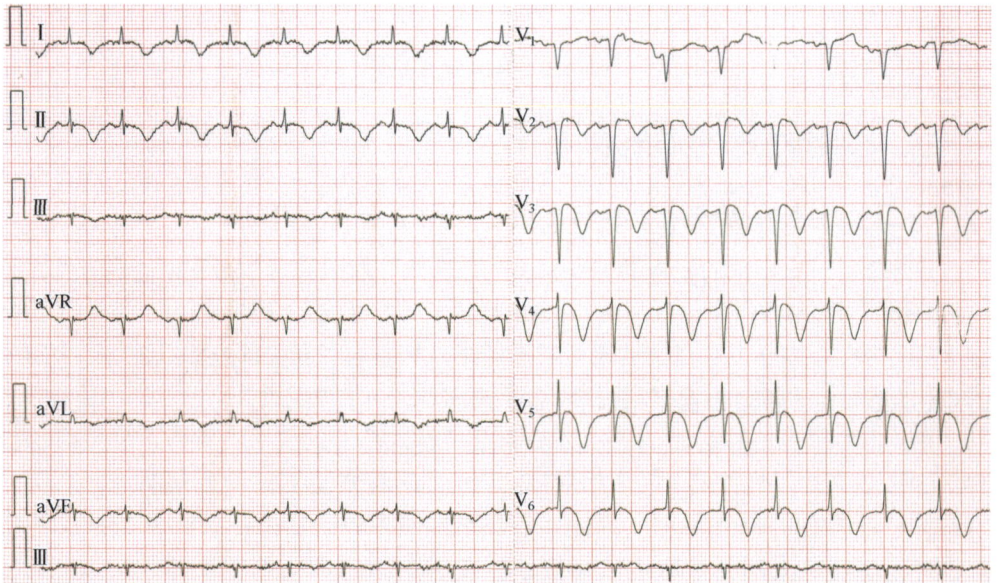

图 13-10　急诊心电图

超声心动图：室间隔、左心室壁心肌中间段、心尖段运动减弱；左心室心尖部略圆隆；左心室壁心肌均匀性轻度增厚；左心室整体收缩功能和舒张功能减低；左心室射血分数为39%。患者的症状、病史、心电图改变及超声心动图改变均提示心尖部应激性心肌病，向患者和家属交代病情，拒绝冠脉造影及左心室造影，选择冠状动脉增强CT检查。

冠状动脉增强CT结果（图13-11）：图13-11（a）和图13-11（b）显示左主干、前降支、回旋支和右冠状动脉未见明显狭窄。图13-11（c）显示左心室舒张期形态大致正常，图13-11（d）显示左心室收缩期心尖部呈球形改变。患者最终诊断为心尖型应激性心肌病。

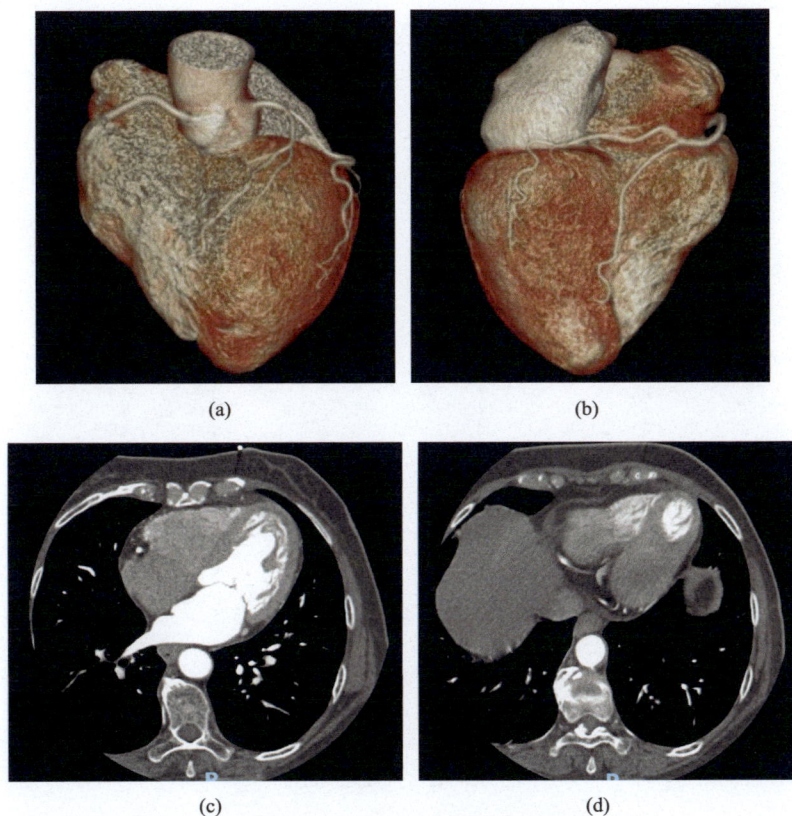

(a)　　　　　　　　　　　(b)

(c)　　　　　　　　　　　(d)

图 13-11　冠状动脉增强 CT 影像

四、心尖部肥厚型心肌病

（一）心尖部肥厚型心肌病的心电图改变

左心室舒张末期心尖部厚度＞15mm 即为心尖部肥厚型心肌病。左心室心尖部在心脏的左下方，心尖部肥厚时会导致 T 波综合向量指向右上方的 aVR 导联，因此心电图的 aVR 导联出现 T 波直立，而其他导联出现 T 波倒置，即全导联 T 波倒置。

除了全导联 T 波倒置外，心尖部肥厚型心肌病还有其他的心电图表现。在发病早期 QRS 波电压增高，以 $V_3 \sim V_5$ 导联最明显；在发病中晚期出现心肌纤维化，此时 QRS 波电压开始逐渐降低。在出现 T 波倒置的导联常合并 ST 段上凸型压低；合并心尖部室壁瘤时，反而出现 ST 段上凸型抬高伴 T 波非对称性倒置，以 $V_3 \sim V_5$ 导联明显。此外，部分患者还可出现心律失常，以房颤较常见，心尖部室壁瘤还可导致室性心律失常。

（二）心尖部肥厚型心肌病导致全导联 T 波倒置的案例

51 岁，男性，心前区不适 1 天。入院心电图（图 13-12）：窦性心律，心率 66 次 / 分，aVR 导联 T 波直立，Ⅰ、Ⅱ、Ⅲ、aVL、aVF、$V_3 \sim V_6$ 导联 T 波倒置，符合全导联 T 波倒置的特征。此外，QRS 波电压增高，以 $V_3 \sim V_5$ 导联最明显，在 T 波倒置的导联合并 ST 段压低。

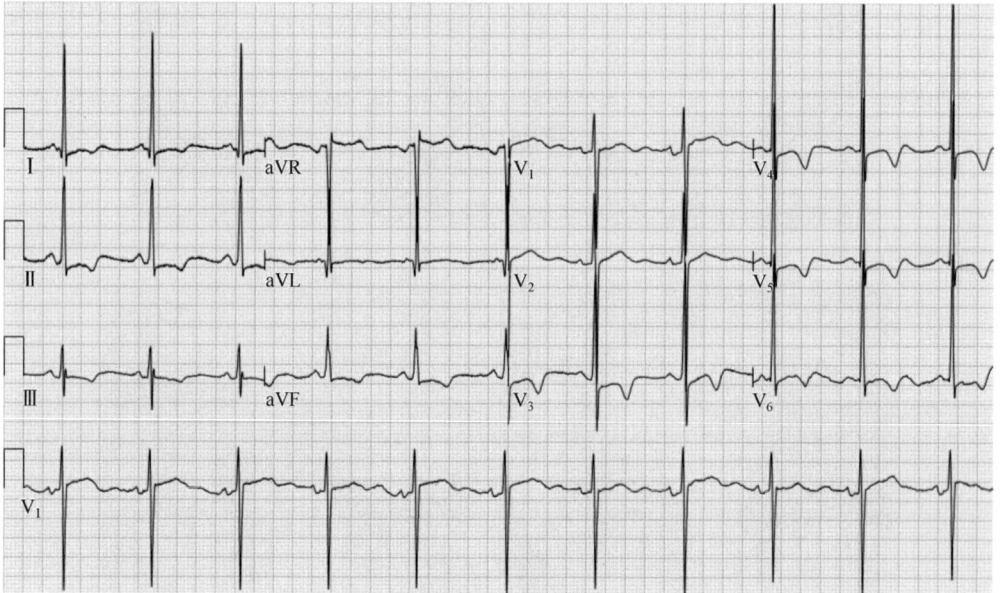

图 13-12 入院心电图

超声心动图：室间隔、左心室壁心肌非均匀性增厚，室间隔中部厚约 22mm，左心室侧壁厚约 12mm，左心室后壁厚约 11 ～ 12mm，左心室心尖部厚约 22mm；左心室整体收缩功能未见明显减低，左心室射血分数为 56%。诊断为肥厚型心肌病（室间隔和心尖部混合型）。

冠状动脉造影结果：左主干、前降支、回旋支和右冠状动脉未见明显狭窄。左心室造影结果（图 13-13）：图 13-13（a）可见左心室舒张期呈黑桃尖样改变，图 13-13（b）所见左心室收缩功能正常，符合心尖部肥厚型心肌病的特征。

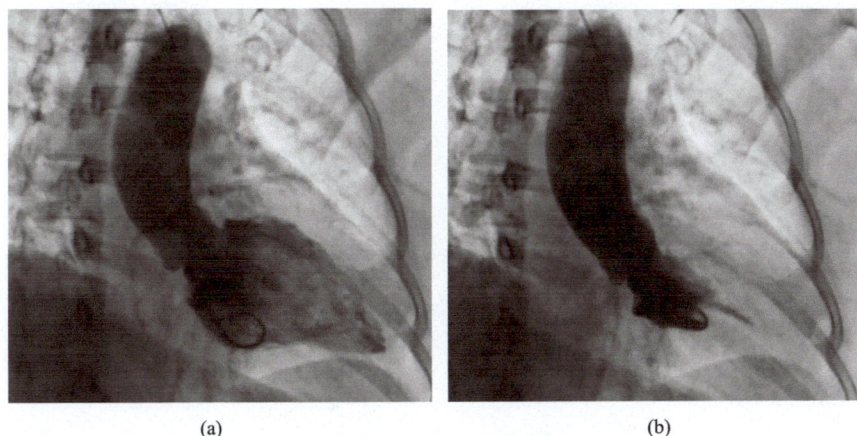

(a)   (b)

图 13-13　左心室造影影像

五、T 波记忆

（一）T 波记忆导致全导联 T 波倒置

T 波记忆常发生于右心室起搏、间歇性左束支传导阻滞、阵发性心室预激、阵发性室速、钠通道阻滞剂导致的宽 QRS 波心动过速之后。T 波记忆主要表现为心电图的多个导联 T 波倒置，它是一种常见的心电图现象[2]。T 波记忆在大部分情况下不会导致全导联 T 波倒置，如右心室起搏、间歇性左束支传导阻滞、阵发性心室预激、钠通道阻滞剂导致的宽 QRS 波心动过速之后，这些情况通常不会对左心室心尖部的复极产生明显的影响，因此通常不会导致全导联 T 波倒置。阵发性室速也只有在少数情况下才会导致全导联 T 波倒置，如起源于左心室心尖部或者左后分支室性心动过速。起源于这两个部位的室性心动过速会干扰左心室心尖部的心肌复极，导致 T 波向量背离左心室心尖部而指向 aVR 导联，从而导致全导联 T 波倒置。

（二）左心室心尖部室性逸搏心律导致全导联 T 波倒置的案例

61 岁，男性。胸痛 1h 入院。患者于 1h 前无明显诱因出现胸痛，位于剑突下，症状持续 20 ～ 30min 左右，120 急救人员做心电图（图 13-14）显示：加速性室性逸搏心律，心率 80 次 / 分。立即送入本院进一步诊治。

入院后复查心电图（图 13-15）：窦性心律，心率 65 次 / 分，Ⅲ 导联 T 波倒置。

结合患者的胸痛症状和心电图改变，考虑可能是回旋支病变，给予急诊冠状动脉造影检查：左主干正常，前降支大致正常，回旋支近段 90% 狭窄，右冠状动脉大致正常。于回旋支近段病变处植入一枚支架，术后复查造影回旋支病变处血流恢复正常。

术后复查心电图（图 13-16）：窦性心动过缓，心率 43 次 / 分，aVR 导联 T 波直立，Ⅱ、Ⅲ、aVF、V_2 ～ V_6 导联 T 波倒置，符合全导联 T 波倒置的特征。与室性逸搏心

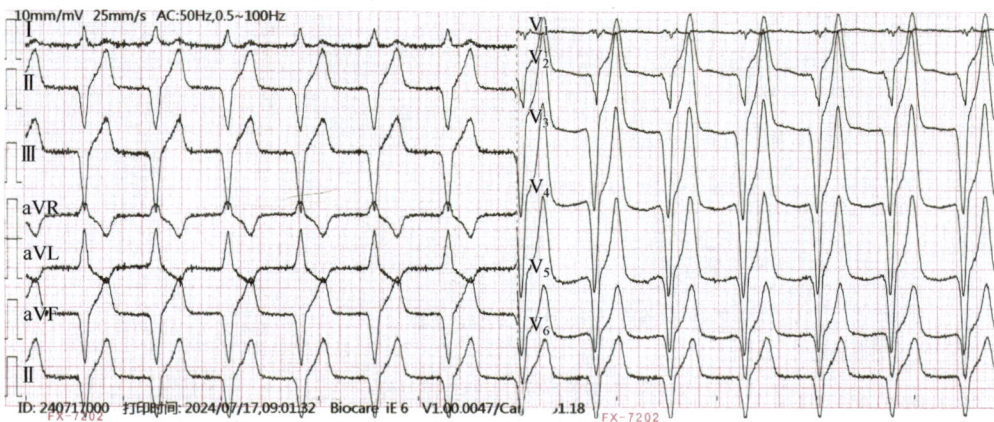

图 13-14　120 心电图

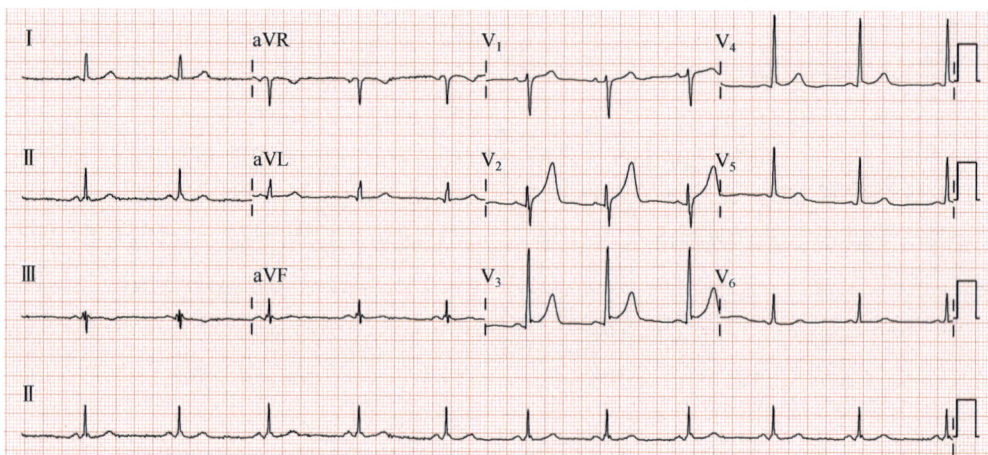

图 13-15　入院心电图

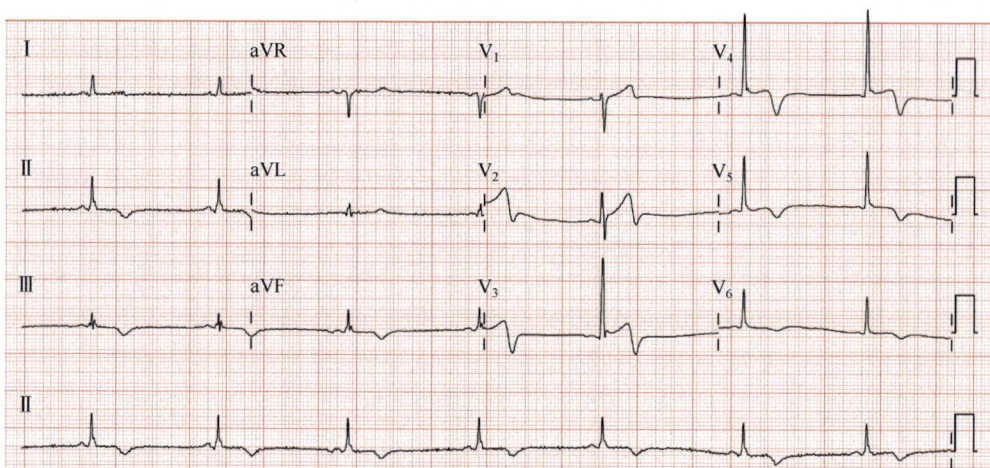

图 13-16　术后心电图

律发作时的心电图比较可发现，该心电图的 QRS 波群 T 波的方向与室性逸搏心律的 QRS 主波的方向相同。因此，该患者的全导联 T 波倒置归因于 T 波记忆，而不是发生了新的心肌缺血，没有必要复查冠状动脉造影。

患者发病第 8 天时复查心电图（图 13-17）：窦性心律，心率 60 次 / 分，除下壁导联外，其余导联的 T 波倒置已经恢复正常。

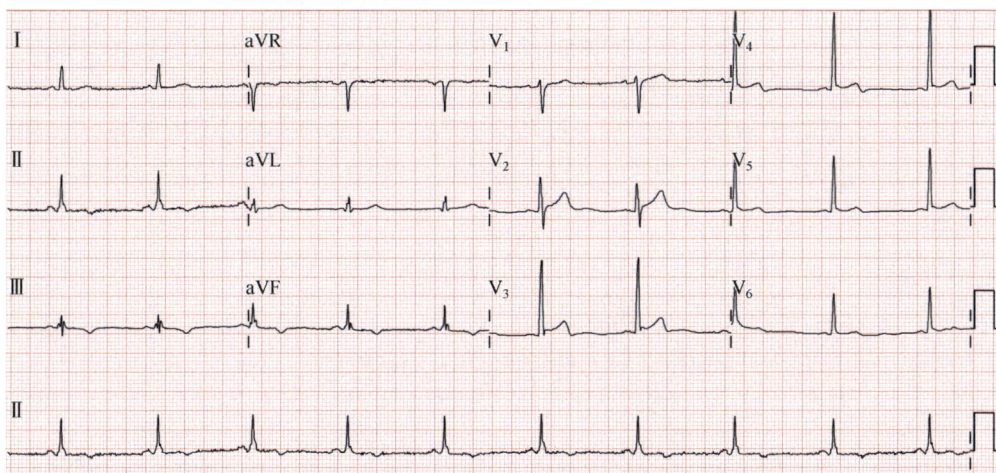

图 13-17　第 8 天复查的心电图

六、全导联 T 波倒置的鉴别诊断

在能够导致全导联 T 波倒置的上述五种临床情景中，心尖部肥厚型心肌病是较常见和容易识别的，因为除了全导联 T 波倒置这一特征外，心电图还同时具有 $V_3 \sim V_5$ 导联 QRS 波电压增高的特征；在 T 波倒置的导联常合并 ST 段上凸型压低，这些心电图特征同时存在时仅凭心电图即可做出正确诊断。当心尖部肥厚型心肌病合并室壁瘤时，除了 T 波倒置这一特征外，还会出现"前凸后翘"的 ST 段上凸型抬高伴 T 波倒置，以 $V_3 \sim V_5$ 导联明显，这些心电图特征同时出现时基本上可以确定诊断。但是需要指出的是，在罕见情况下，先天性心尖部室壁瘤也会具有类似形态的 ST-T 改变。

T 波记忆导致的全导联 T 波倒置罕见，只见于起源于左后分支或者左心室心尖部的室性心动过速。其诊断要点在于患者是否出现过阵发性心动过速，如果近期没有发生过心动过速，则可排除诊断。

急性前壁心肌缺血 / 梗死、急性肺栓塞、心尖型应激性心肌病（包括嗜铬细胞瘤和急性脑血管病诱发的应激性心肌病）这三种疾病的鉴别是临床工作中的重点。这三种疾病均是与急性胸痛相关的疾病，且都可以出现 ST 段抬高和 T 波倒置，肌钙蛋白均可以升高，因此非常容易混淆。但是三者出现全导联 T 波倒置的概率相差很大[3]：心尖型应激性心肌病的病变部位在左心室心尖部，因此 100% 会出现全导联 T 波倒置；

急性前壁心肌缺血 / 梗死通常要满足两个条件才会出现全导联 T 波倒置，一个条件是前降支通常为包绕型，另外一个条件是病变部位通常为前降支中段以远；急性肺栓塞极少出现全导联 T 波倒置。

通过上述分析可知，当心电图表现为全导联 T 波倒置时，结合 QRS 波高电压及 ST 段压低非常容易识别出心尖部肥厚型心肌病。排除心尖部肥厚型心肌病后，其他几种导致全导联 T 波倒置的情况，如果不提供任何其他诊断线索，只靠心电图是无法进一步鉴别的，但是从概率上讲最可能的是心尖型应激性心肌病，其次是包绕型前降支中段以远病变导致的急性冠脉综合征，最后才是急性肺栓塞及 T 波记忆。

总之，全导联 T 波倒置是临床上比较常见的情况，临床医生如果对这种心电图现象缺乏认知，非常容易凭主观感觉直接诊断为急性冠脉综合征，但其背后的病因其实有多种，需要注意鉴别。

参考文献

[1] Kosuge M, Kimura K. Electrocardiographic findings of Takotsubo cardiomyopathy as compared with those of anterior acute myocardial infarction[J]. J Electrocardiol, 2014, 47(5): 684-689.

[2] Rosenbaum M B, Blanco H H, Elizari M V, et al. Electrotonic modulation of the T wave and cardiac memory[J]. Am J Cardiol, 1982, 50(2): 213-222.

[3] Kosuge M, Ebina T, Hibi K, et al. Differences in negative T waves among acute coronary syndrome, acute pulmonary embolism, and Takotsubo cardiomyopathy[J]. Eur Heart J Acute Cardiovasc Care, 2012, 1(4): 349-357.

（张川海）

微 信 扫 码
① 微信扫描本页二维码
② 添加出版社公众号
③ 点击获取您需要的资源或服务

第 3 篇

▼

胸痛诊断思维

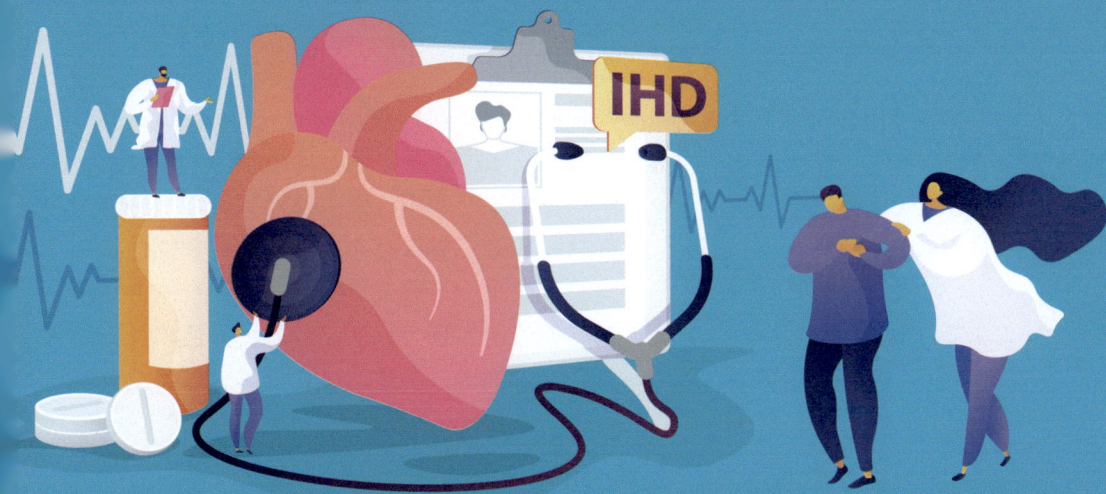

第14章 临床思维与临床推理

临床思维（clinical thinking）是指医生在诊断和处理患者时所使用的思维过程。临床思维是一种系统性、可预测性的思维过程，基于临床经验、科学和逻辑分析，力求确定准确、最佳的诊断和治疗方案。临床思维是医生实践所需的认知能力，包括计划性、反思性、抉择性和科学性的思考方式。

临床推理（clinical reasoning）在对相关疾病的每个症状、体征和每种辅助检查有深刻、充分认识的基础上，通过问诊、查体及辅助检查得到诊断疾病必要的信息，再通过正向推定、反向否定、耦合现象、矛盾现象等方法，得出正确诊断。

从上述基本概念可以看出，临床思维是非常抽象的概念，似乎是只可意会，不可言传。而临床推理是具体的、严谨的、可以被深刻领会并迅速应用的诊断方法。因此，在诊断和鉴别诊断过程中，笔者更加推崇的方法是临床推理，在本篇后续章节中，将通过具体的案例逐步讲解临床推理的内涵和过程。

一、诊断疾病的基本流程

在临床实践中，诊断和鉴别诊断疾病的三要素包括：症状＋病史、体征、辅助检查，这些信息都需要我们自己采集。通过问诊可以得知患者的症状和相关病史；通过查体可以发现患者的阳性及阴性体征；在问诊和查体后，根据患者的症状＋病史、体征、辅助检查进行诊断和鉴别诊断。

需要特别指出的是，并不是所有疾病的诊断都很困难、都必须要采集三要素。某些疾病仅通过问诊（症状＋病史）即可确诊；某些疾病仅通过查体（体征）即可确诊；某些疾病仅通过某项辅助检查即可确诊。但是对于大部分的患者，确定诊断仍然需要采集症状＋病史、体征、辅助检查三方面诊断要素，再通过临床推理最终才能明确诊断（图14-1）。

在临床实践中，医生通过问诊得知患者的症状和病史，如果有诊断某病的特异性症状和病史，则可以直接确诊。医生通过查体得知患者的体征，如果有诊断某病的特异性体征，则可以直接确诊。医生问诊和查体后如果没有发

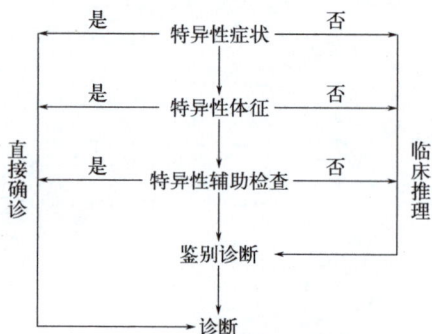

图 14-1 诊断疾病的流程

292

现特异性症状、病史和体征，则需要根据情况完善辅助检查。如果诊断某病的特异性辅助检查阳性，则可以直接确诊。如果患者既没有特异性症状、病史、体征，也没有特异性辅助检查，则需要进行临床推理进而明确诊断。

二、诊断疾病时常用的统计学指标

在统计学中，每种辅助检查均有两个特性，即敏感性和特异性，这两种特性分别与疾病诊断的漏诊率和误诊率相关。

1. 漏诊率　是指在患有某病的病例中，被诊断试验判断为阴性的比例（本来有某种病，却被判断为没有该疾病，即漏诊）。举例：在急性肺栓塞的患者中，D-二聚体97%呈阳性，如果根据D-二聚体阴性就排除肺栓塞，则漏诊率为3%（详见第3篇第15章 D-二聚体在胸痛疾病诊断中的价值）。

2. 误诊率　是指在无某病的病例中，被诊断试验判断为阳性的比例（本来无某种病，却被判断为有该种疾病，即误诊）。举例：

（1）肌钙蛋白升高可以见于十多种疾病，而急性心肌梗死的患者约占90%，因此如果认为肌钙蛋白升高就是急性心肌梗死，则误诊率为10%。

（2）在所有能引起心电图ST段抬高的病例中，急性ST段抬高型心肌梗死约占95%，因此如果认为ST段抬高就是急性心肌梗死，则误诊率为5%。

3. 敏感性　是指有某病的人中得出阳性检测的样本占总人数的比例；当敏感性足够高（100%）时，有某病的人检测结果应该都呈阳性，此时阴性结果就可以排除该疾病。

（1）敏感性越高，漏诊率就越低　当某个指标对于某个疾病的敏感性越高时，如果该指标为阴性，则可以越可靠地排除该疾病，此时的漏诊率就会很低，因此利用敏感性高的指标可以达到排除某病的目的。例如：在主动脉夹层的患者中，D-二聚体99%呈阳性（即D-二聚体在主动脉夹层中的敏感性为99%），如果根据D-二聚体阴性而排除主动脉夹层，则只有1%的漏诊风险。

（2）敏感性越低，漏诊率就越高　因此不能利用敏感性低的指标排除某种疾病。例如：在急性肺栓塞的患者中，只有约30%的患者心电图会出现$S_IQ_{III}T_{III}$（即$S_IQ_{III}T_{III}$在急性肺栓塞中的敏感性是30%），如果根据$S_IQ_{III}T_{III}$阴性就排除肺栓塞，则会有高达70%的漏诊风险。

4. 特异性　是指无某病的人中得出阴性检测的样本占总人数的比例。当特异性足够高（100%）时，无某病的人检测结果应该都是阴性的，而阳性结果则可100%确诊该疾病。

（1）特异性越高，误诊率就越低　当某个指标对于某个疾病的特异性越高时，如果指标为阳性时，则可以越可靠地诊断某疾病，此时的误诊率就会很低。因此利用特异性高的指标可以达到确诊某病的目的。例如：冠状动脉造影诊断冠心病的特异性接近 100%，因此只要冠脉造影阳性，就可以确诊冠心病，此时误诊率接近 0。

（2）特异性越低，误诊率就越高　因此不能利用特异性低的指标确诊某种疾病。例如：在所有 D- 二聚体显著升高的住院患者中，只有 31.5% 的患者是急性肺栓塞，因此，如果根据 D- 二聚体显著升高就诊断肺栓塞，则会造成高达 68.5% 的误诊率。

当某项辅助检查对于某病的敏感性和特异性都接近 100% 时，则可称为金标准。金标准是指当前公认的诊断某种疾病的最可靠方法，可正确区分"有病"或"无病"。例如：冠状动脉造影是诊断冠心病的金标准，其敏感性和特异性均接近 100%。

三、统计学指标在鉴别诊断中的价值

敏感性和漏诊率相关，利用敏感性高的指标可以达到排除某病的目的，而且敏感性越高、漏诊率越低。特异性与误诊率相关，利用特异性高的指标可以达到确诊某病的目的，而且特异性越高、误诊率越低。

对于某个疾病，当单个指标的敏感性和特异性都不够高时，可以通过综合多个指标，以达到提高诊断的敏感性和特异性的目的——患者满足的条目越多，确诊的可靠性越高；而患者满足的条目越少，排除诊断的可靠性越高。但是需要指出的是，即便完全满足了某一疾病的诊断标准，仍然是有误诊风险的。

四、统计学指标与临床推理的关系

前面已经讲到，在统计学中，每种辅助检查均有两个特性，即敏感性和特异性，这两种特性分别与疾病诊断的漏诊率和误诊率相关。事实上，症状、病史和体征也是有敏感性和特异性两个特性的，只是在统计学中通常不用敏感性和特异性来界定症状、病史和体征在鉴别诊断中的价值。也就是说，用于诊断疾病的任何一个指标（症状、病史、体征、辅助检查）都有两个基本特性，即敏感性和特异性。用敏感性高的指标可以排除某病，用特异性高的指标可以确诊某病。

1. 当某种疾病有特异性很高的诊断指标时，该指标阳性则可以确诊该病，笔者将这种诊断方法称为正向推定。

2. 当某种疾病有敏感性很高的诊断指标时，该指标阴性则可以排除该病，笔者将这种诊断方法称为反向否定。

关于高血压的诊断，要求非同日测量血压 3 次，如果平均值 ≥ 140/90mmHg，则可诊断高血压，如果血压不高就可排除高血压。

一个胸痛的患者，发病 8h 后查肌钙蛋白是正常的，因此可以推测患者不是急性心肌梗死。

3. 当某个疾病不存在敏感性和特异性很高的诊断指标时，为了提高诊断的敏感性和特异性，则需要参考多个指标综合判断（包括症状＋病史、体征、辅助检查）。笔者将这种诊断方法称为耦合现象，又分为正向耦合和反向耦合。通过利用耦合现象以

提高诊断的敏感性和特异性，降低漏诊率和误诊率。

（1）正向耦合　以类风湿关节炎的诊断标准为例，因为目前还没有发现诊断类风湿关节炎的单一的特异性指标，因此需要将7个指标结合起来组成一个诊断标准，符合7项条目中至少4项才可诊断为类风湿关节炎，也就是说符合的条目越多，诊断的准确性越高，这是典型的正向耦合诊断法。

（2）反向耦合　当一个疾病应该出现的临床表现都没有出现时，则可据此否定该病。仍以类风湿关节炎的诊断标准为例，患者符合的诊断条目越少，则越不可能是类风湿关节炎。

因此，从本质上讲，正向耦合与正向推定一样，反向耦合与反向否定一样，不同之处只是耦合现象借助的是多项诊断指标。

五、矛盾现象与临床推理的关系

矛盾现象是一种在诊断疾病时发现的一些反常情况。例如：

1.急性胸痛的患者，如合并肢体活动障碍，要考虑主动脉夹层。

解释：肢体活动障碍常见于脑血管疾病，但是脑血管疾病一般不会出现急性胸痛。胸痛和肢体活动障碍二者之间的矛盾现象，用脑血管病无法完全解释，但是主动脉夹层的患者既可以出现急性胸痛，又可以导致脑缺血的改变。

2.大量心包积液的患者，如果心率偏慢，要考虑到甲状腺功能减退。

解释：心脏压塞时理论上讲应该心率增快，如果心率不快，这种矛盾现象提示不能用单纯的心脏压塞来解释，而甲状腺功能减退既可以导致心率减慢，又可以导致心包积液。

矛盾现象的本质其实是要求在诊断疾病时尽量坚持一元论，用一种疾病去解释患者新发的所有症状、体征和辅助检查结果。但是必须强调的是，在临床工作中，并不能局限在一元论的框架内。有一部分患者是存在共病的，也就是说就诊时不只存在一种疾病，其临床表现也无法用一元论去解释。

综上所述，诊断疾病的根本方法和原理其实是一个统计学问题，在医生对相关疾病的症状、体征和辅助检查有充分、深刻认识的基础上，结合统计学原理，通过正向推定、反向否定、耦合现象、矛盾现象等方法得出正确诊断。

（张川海）

第 15 章　D- 二聚体在胸痛疾病诊断中的价值

　　急性致命性胸痛是指以胸背部疼痛或者胸闷、气短为主要表现，可随时危及患者生命的一组疾病，包括急性冠脉综合征、急性主动脉综合征、急性肺栓塞、张力性气胸和自发性食管破裂等。其中，急性冠脉综合征、急性主动脉综合征和急性肺栓塞这三种疾病容易混淆，造成漏诊和误诊。因为它们都可以表现为胸痛、胸闷，心电图都可以有心肌缺血的改变，且肌钙蛋白和 D- 二聚体都可以升高（除不稳定型心绞痛外）。而张力性气胸和自发性食管破裂的患者，虽然均有胸痛症状，但是心电图往往没有心肌缺血的改变，且肌钙蛋白和 D- 二聚体通常不会升高，因此不容易与上述三种疾病混淆。

　　本章主要讲解 D- 二聚体在急性冠脉综合征、急性主动脉综合征和急性肺栓塞三种致命性胸痛疾病中的鉴别诊断价值，三者的鉴别既是重点，又是难点！

一、D- 二聚体用于鉴别三种致命性胸痛疾病的理论基础

　　D- 二聚体是纤维蛋白在纤溶系统作用下产生的降解产物。因此，只要机体内有血栓形成及纤维溶解活动，D- 二聚体就可以升高。急性冠脉综合征中的 ST 段抬高型心肌梗死和急性主动脉综合征、急性肺栓塞这三类疾病都会有不同程度的血栓形成，因此，可以导致 D- 二聚体升高。但是 D- 二聚体在这三种致命性胸痛疾病中升高比例和幅度不同。

　　不同粗细和长短的血管内形成的血栓大小也不相同（图 15-1）。主动脉是人体内最粗、最长的血管，因此，主动脉夹层可以在血管的假腔内形成大量血栓。主动脉壁间血肿虽然也可以在假腔内形成大量血栓，但是因为其主动脉内膜没有破口，D- 二聚

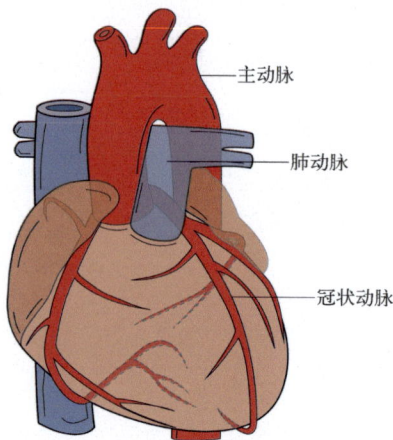

图 15-1　三种致命性胸痛疾病的血管大小的比较示意

可见主动脉和肺动脉非常粗大，而冠状动脉很细小

主动脉

肺动脉

冠状动脉

体释放到血液内受阻，因此其 D- 二聚体升高的比例和幅度较低。穿透性主动脉溃疡形成的血栓量较小，因此其 D- 二聚体升高的比例和幅度较低。急性肺动脉的血栓大部分来源于下肢静脉，下肢静脉也是人体中较粗较长的血管，同样可以形成大量血栓，因此其 D- 二聚体升高的比例和幅度与主动脉夹层类似。冠状动脉与主动脉及下肢静脉相比很细、很短，能够形成的血栓量很少，因此在急性冠脉综合征时 D- 二聚体升高的比例和幅度均较小。在临床工作中，通过巧妙利用不同疾病中 D- 二聚体升高的比例和幅度的差别，在特定的情况下，可以快速、有效地对这三种高危胸痛疾病进行鉴别诊断 [1]。

二、D- 二聚体在三种致命性胸痛疾病中的诊断价值

在临床实践中，不同医院采用的 D- 二聚体检测方法也不同，其常用的单位之间的换算关系是 $1\mu g/mL=1mg/L=1000\mu g/L$。

1. D- 二聚体在急性肺栓塞中的诊断价值　通过收集本院的 300 例急性肺栓塞患者的病例资料，并进行统计分析发现：急性肺栓塞时 D- 二聚体升高的范围 $\geq 0.5\mu g/mL$，大多为 $0.5 \sim 40\mu g/mL$，97% 的急性肺栓塞患者 D- 二聚体 $\geq 0.5\mu g/mL$。因此当胸痛、胸闷、气短的患者 D- 二聚体阴性，即 $< 0.5\mu g/mL$ 时，可以比较可靠地排除急性肺栓塞（有 3% 的漏诊风险）。此外，还要注意 2 个细节：

（1）急性肺栓塞时，D- 二聚体在发病后多久开始升高？一般发病后立即会升高，这是因为急性肺栓塞的血栓大部分来自静脉血栓，因此在肺栓塞发生之前 D- 二聚体应该已经升高了。

（2）D- 二聚体阴性的肺栓塞见于哪些情况？根据笔者的统计资料表明，肺栓塞时 D- 二聚体阴性往往见于两种情况：①栓塞面积小；②患者就诊较晚（发病超过 14 天）。

总之，D- 二聚体对急性肺栓塞的诊断，敏感性好，特异性差，没有确诊价值，但是如果检验结果为阴性（$< 0.5\mu g/mL$），则有很好的排除诊断价值。

需要注意的是，D- 二聚体诊断急性肺栓塞的准确性随着年龄增加而下降，在老年人群中采用年龄调整的界值，可改善 D- 二聚体诊断的准确性。欧洲心脏病学会指南提出依据年龄修订 D- 二聚体的诊断界值（年龄 $\times 10\mu g/L$），以提高其对 > 50 岁患者的诊断特异性。举例：当患者年龄为 51 岁时，D- 二聚体的诊断界值不再是 $0.5\mu g/mL$，而是 $51\times 10\mu g/L$，也就是 $0.51\mu g/mL$；当患者年龄为 65 岁时，D-二聚体的诊断界值是 $65\times 10\mu g/L$，也就是 $0.65\mu g/mL$。

2. D- 二聚体在急性主动脉综合征中的诊断价值　通过收集本院的 200 例急性主动脉综合征患者的病例资料，并进行统计分析发现：99% 的主动脉夹层患者 D- 二聚体 $\geq 0.5\mu g/mL$；而且一般在半小时后就会升高，升高幅度和范围与急性肺栓塞类似。因此，对于 D- 二聚体 $< 0.5\mu g/mL$ 的胸背部疼痛患者，基本上可以排除主动脉夹层（只有 1% 的漏诊风险）。

需要特别注意的是，我们的统计分析发现：只有约 2/3 的主动脉壁间血肿和穿透性主动脉溃疡的患者 D- 二聚体 ≥ 0.5μg/mL，而高达 1/3 的患者 D- 二聚体 < 0.5μg/mL。因此，对于 D- 二聚体 < 0.5μg/mL 的胸痛患者，虽然可以排除主动脉夹层，但是无法排除主动脉壁间血肿和主动脉溃疡。

3. D- 二聚体在急性冠脉综合征中的诊断价值　通过收集本院的 600 例急性主动脉综合征患者的病例资料，并进行统计分析得出以下结论：

（1）非 ST 段抬高型急性冠脉综合征（不稳定型心绞痛和急性非 ST 段抬高型心肌梗死）的患者，只有 1.5% 的患者 D- 二聚体 ≥ 0.5μg/mL，且升高幅度均 < 3μg/mL。之所以 D- 二聚体升高的比例和幅度都很低，是因为非 ST 段抬高型急性冠脉综合征的病变以斑块和狭窄为主，而不是以血栓为主。

（2）急性 ST 段抬高型心肌梗死为血栓性疾病，约 5% ～ 6% 的患者 D- 二聚体 ≥ 0.5μg/mL，只有一例超过 3μg/mL，没有超过 5μg/mL 的患者。

我们在临床实践中发现，对于 ST 段抬高型心肌梗死的患者，D- 二聚体偶尔也可超过 5μg/mL，这主要见于以下几种情况：抽血检验 D- 二聚体之前患者曾经接受心肺复苏、溶栓治疗，血栓自溶，或者合并其他导致二聚体升高的疾病。因此，如果能够除外这几种特殊情况，则对于急性胸痛且 D- 二聚体 > 5μg/mL 的患者，基本上可以排除急性冠脉综合征。

（3）其他常见的引起 D- 二聚体升高的因素：肿瘤、败血症（暴发性心肌炎）、创伤 / 手术、血栓性微血管病、充血性心力衰竭、自身免疫性疾病、房颤合并脑血栓等。

三、鉴别诊断要点汇总

在三种致命性胸痛疾病的鉴别诊断中，笔者推荐把心电图改变和 D- 二聚体结合起来使用。首先根据心电图 ST 段是否抬高将急性胸痛的患者分成两个类型：一类是 ST 段抬高型；另一类是非 ST 段抬高型，包括 ST 段压低、T 波低平 / 倒置、正常心电图等。然后再结合这些急性胸痛患者的 D- 二聚体结果进行综合判定。判定方法如下：

1. 对于 D- 二聚体阴性（≤ 0.5μg/mL）的急性胸痛患者，不管心电图表现如何，可以排除主动脉夹层（有 1% 的漏诊风险），也可以排除急性肺栓塞（有 3% 的漏诊风险），但是不能据此排除主动脉壁间血肿和溃疡。

2. 对于非 ST 段抬高型的急性胸痛患者，如果 D- 二聚体阳性，则不要轻易诊断为急性冠脉综合征（因为非 ST 段抬高型急性冠脉综合征中只有 1.5% 的患者 D- 二聚体阳性），一定要考虑到急性主动脉综合征和急性肺栓塞。

3. 对于非 ST 段抬高型的急性胸痛患者，如果 D- 二聚体 ≥ 3μg/mL，则可直接排除急性冠脉综合征（因为非 ST 段抬高型急性冠脉综合征不是血栓性病变，不足以使 D- 二聚体 ≥ 3μg/mL）。

4. 对于 ST 段抬高型的急性胸痛患者，如果 D- 二聚体≥ 5μg/mL，则可直接排除急性冠脉综合征（因为冠状动脉细小，形成的血栓不足以使 D- 二聚体≥ 5μg/mL）。

5. 对于 ST 段抬高型的急性胸痛患者，如果 D- 二聚体在 0.5 ～ 5μg/mL，则既有可能是急性 ST 段抬高型心肌梗死，也有可能是急性主动脉综合征或者急性肺栓塞，需要结合前面相关章节提出的诊断技巧和患者临床情况进一步鉴别。

此外，暴发性心肌炎是致命性胸痛中相对罕见的疾病，但是它同样导致 D- 二聚体升高，所以当心电图有明显缺血改变的同时有 D- 二聚体升高的患者，还要警惕暴发性心肌炎，详细询问是否有近期感冒病史。

四、应用场景介绍

（一）应用场景 1

43 岁，男性患者，胸痛伴气短 1h 入院。自诉胸痛程度在发作时即达到顶峰，呈压榨样疼痛，伴有背部疼痛、大汗。入院心电图（图 15-2）：窦性心律，心率 92 次 / 分，Ⅱ、Ⅲ、aVF、V$_6$ 导联 ST 段抬高， Ⅰ、aVL、V$_1$ ～ V$_4$ 导联 ST 段压低。患者 D- 二聚体阴性。

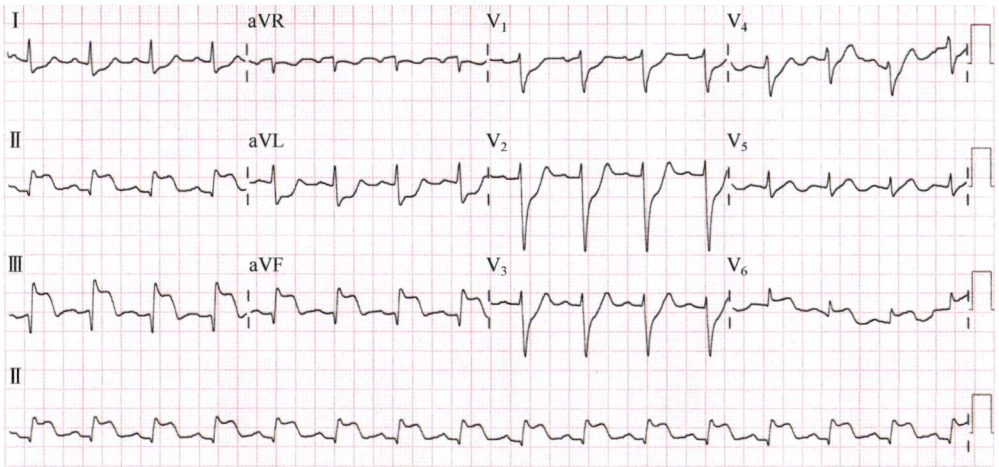

图 15-2　入院心电图

根据目前提供的信息，直接诊断为急性下壁、侧壁心肌梗死是没有问题的。但是这种心电图改变在罕见情况下，也有可能是主动脉夹层或者壁间血肿导致的冠状动脉闭塞所致，或者是急性肺栓塞导致的下壁导联 ST 段抬高。结合患者 D- 二聚体阴性，根据判断方法中第 1 条，基本上可以排除主动脉夹层和急性肺栓塞，但是却不能排除主动脉壁间血肿导致的冠状动脉闭塞。因此，这个病例按照惯性思维或按照常见病、多发病的诊断原则，通常来说可以直接诊断为急性下壁心肌梗死。但是如果按照正常的诊断思维分析，也有可能是主动脉壁间血肿导致的冠状动脉闭塞，只是这种概率极小。该患者冠脉造影结果（图 15-3）：图 15-3（a）箭头所示为回旋支次全闭塞，给予植入支架一枚，图 15-3（b）箭头所示为支架植入部位。术后患者病情好转出院。

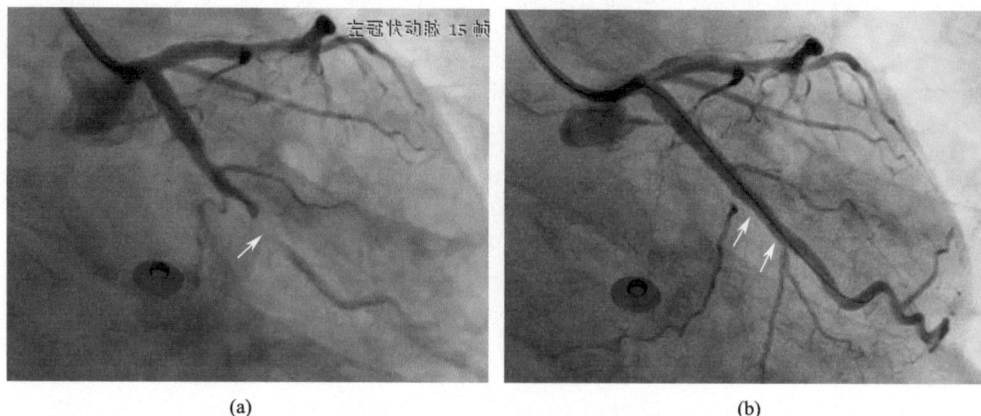

图 15-3　冠脉造影及术后影像

（二）应用场景 2

75 岁，男性患者，发作性胸痛 10 天入院。入院心电图（图 15-4）：窦性心律，心率 76 次 / 分，Ⅲ、aVF、$V_1 \sim V_4$ 导联 T 波倒置。D- 二聚体 0.65μg/mL。肌钙蛋白正常。

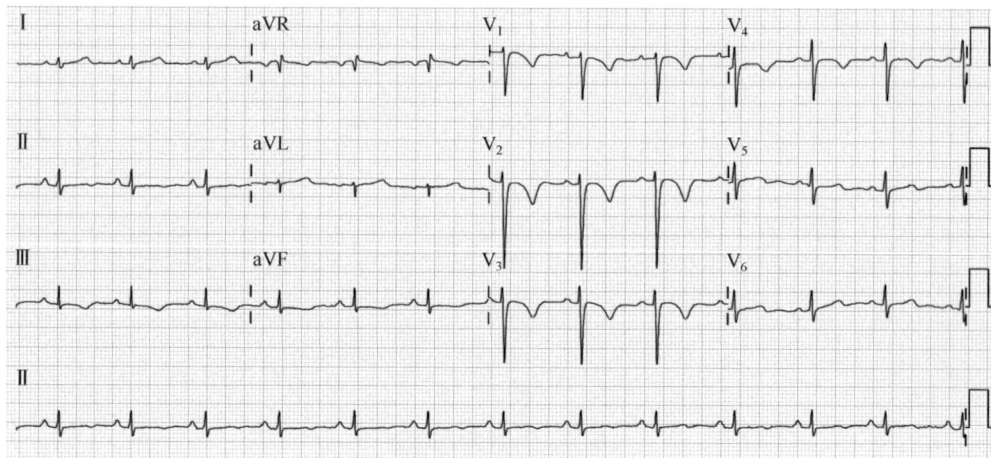

图 15-4　入院心电图

患者胸痛、心电图前壁和下壁导联 T 波倒置，肌钙蛋白正常，容易直接诊断为不稳定型心绞痛。根据判断方法中第 2 条，患者心电图改变属于非 ST 段抬高型，结合患者 D- 二聚体阳性，不要轻易诊断为急性冠脉综合征，而是要考虑到主动脉夹层和急性肺栓塞的可能性。此外，患者心电图有 $S_1T_{\text{Ⅲ}}$，Ⅲ和 V_1 导联同时 T 波倒置，这些属于肺栓塞的心电图特征。不太符合肺栓塞改变的是患者心电图显示的心率不快，这是因为患者发病 10 天才来就诊，机体已经适应了低氧的状态。如果患者发病当天来就诊，其心率应该是快的。假设患者来得更晚（超过 14 天），很可能 D- 二聚体也是阴性的。该患者经肺动脉增强 CT 证实是肺栓塞（图 15-5），给予抗凝治疗后好转出院。

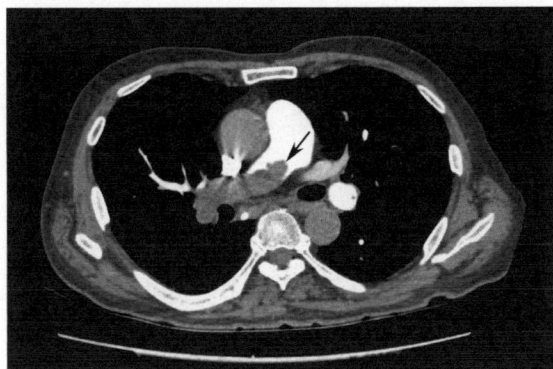

图 15-5　肺动脉增强 CT 影像
箭头所示为右侧肺动脉内血栓影

（三）应用场景 3

患者，女性，76 岁。突发胸闷、气短 2 天，伴左小腿肿胀疼痛。急诊心电图（图 15-6）：窦性心律，心率 96 次 / 分，$S_IQ_{III}T_{III}$，$V_4 \sim V_6$ 导联 ST 段压低，Ⅱ、Ⅲ、aVF、$V_1 \sim V_3$ 导联 T 波倒置。肌钙蛋白 I 0.09ng/mL（正常＜ 0.01ng/mL），D- 二聚体 3.28μg/mL。

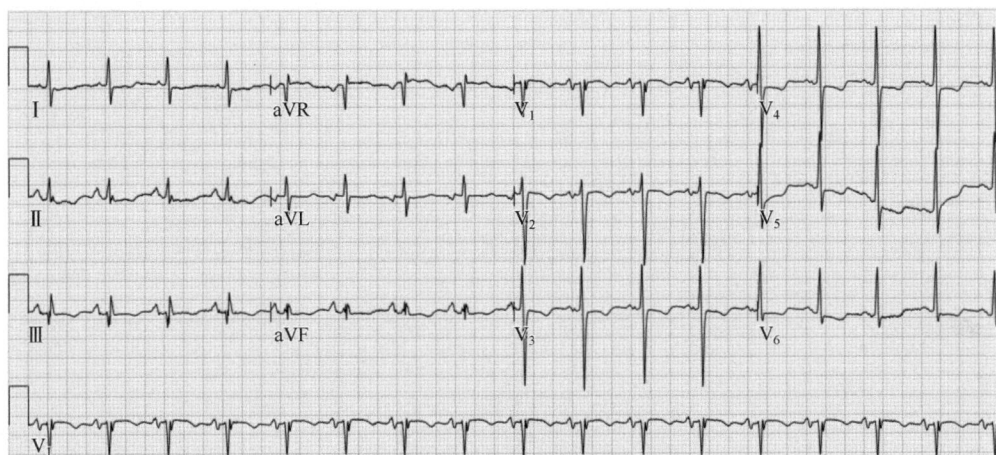

图 15-6　急诊心电图

患者胸闷气短，心电图既有 ST 段压低，又有 T 波倒置，肌钙蛋白升高，符合急性非 ST 段抬高型心肌梗死的诊断标准。但是根据判断方法中第 3 条，患者心电图改变属于非 ST 段抬高型，结合患者 D- 二聚体阳性≥ 3μg/mL，反而应该直接排除急性冠脉综合征。此外，患者心电图有 $S_IQ_{III}T_{III}$，Ⅲ和 V_1 导联同时 T 波倒置，且心率＞ 90 次 / 分，这些属于急性肺栓塞的心电图特征。该患者经肺动脉增强 CT 证实是肺栓塞（图 15-7），给予抗凝治疗后好转出院。

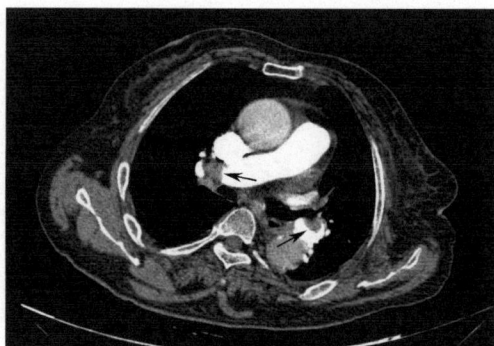

图 15-7　肺动脉增强 CT 影像
箭头所示为双侧肺动脉内血栓影

（四）应用场景 4

此病例来源于 2022 年笔者在期刊 *BMJ*（当时影响因子为 93.3）上发表的病例报告[2]。

38 岁，男性患者，突发胸骨后疼痛 6h 入院，心电图（图 15-8）：窦性心律，心率 84 次 / 分，V_1～V_6 导联病理性 Q 波和 ST 段抬高。急诊肌钙蛋白 I 20ng/mL（正常值＜ 0.03ng/mL），D- 二聚体 6.21μg/mL。

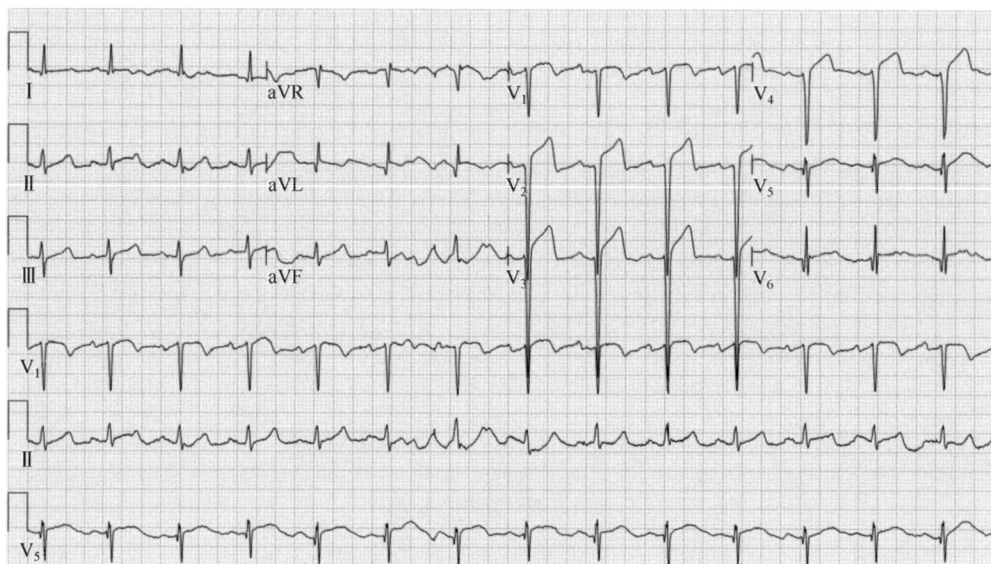

图 15-8　急诊心电图

患者胸痛 6h，心电图 ST 段抬高，肌钙蛋白升高，符合急性 ST 段抬高型心肌梗死的诊断标准。但是根据判断方法中第 4 条，患者心电图改变属于 ST 段抬高型，结合患者 D- 二聚体阳性（＞ 5μg/mL），反而应该直接排除急性冠脉综合征。完善主动脉增强 CT 检查（图 15-9）：A 型主动脉夹层，累及了左主干供血，因此心电图可以出现广泛前壁心肌梗死的表现。

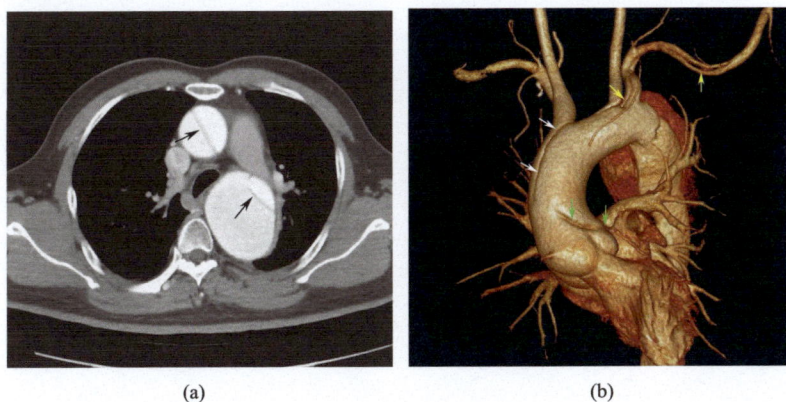

(a)   (b)

图 15-9 主动脉增强 CT 影像

（a）黑色箭头所示为升主动脉和降主动脉真假腔，其中降主动脉明显扩张。（b）为三维重建影像，绿色箭头所示为主动脉夹层撕裂至左主干，白色箭头所示为撕裂至头臂干，黄色箭头所示为撕裂至左侧锁骨下动脉

（五）应用场景 5

患者，45 岁，男性，突发意识不清 3h 入院，持续 10min 后恢复意识，诉胸背部疼痛，但无气短。入院心电图（图 15-10）：窦性心动过缓，心率 53 次 / 分，V_3、V_4 导联 T 波正负双向，V_5 导联 T 波倒置。肌钙蛋白 I 0.0541ng/mL（正常值＜ 0.0198ng/mL），

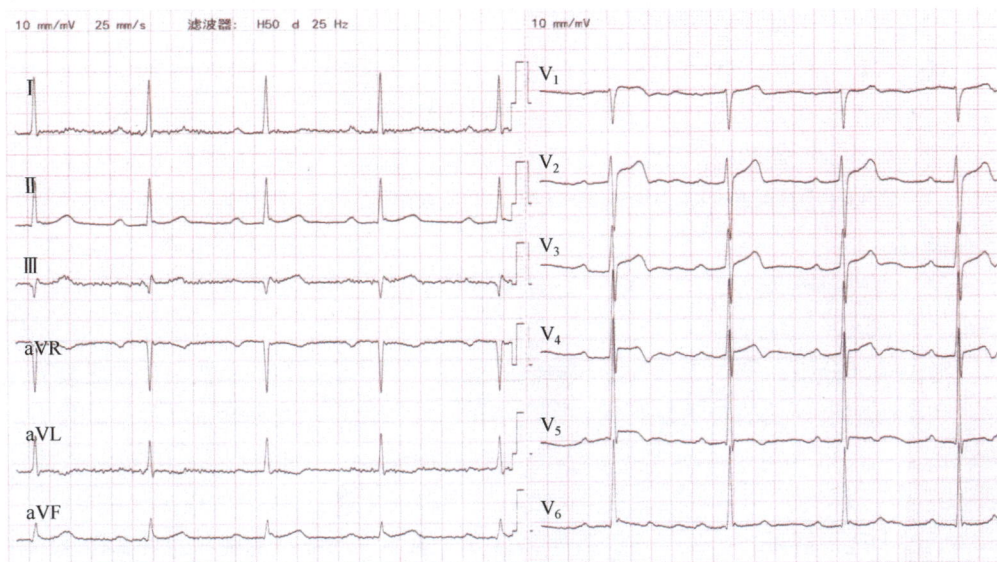

图 15-10 入院心电图

D- 二聚体 3.97μg/mL。氧饱和度 98%。

住院观察期间，患者胸痛加重，复查心电图（图 15-11）：窦性心律，心率 86 次 / 分，Ⅱ、Ⅲ、aVF 导联 ST 段抬高。

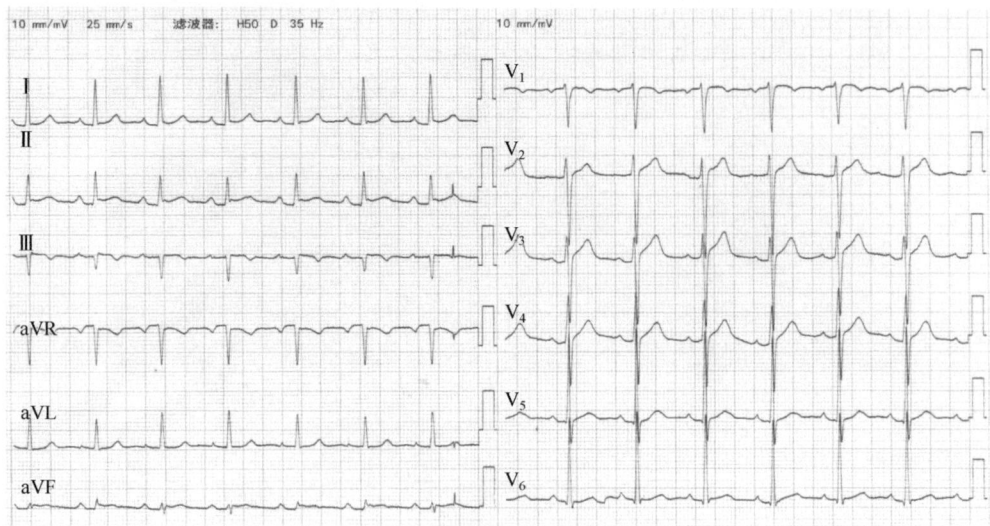

图 15-11　胸痛加重时复查心电图

患者意识不清入院，恢复意识后诉胸痛，心电图 ST 段抬高，肌钙蛋白升高，符合急性 ST 段抬高型心肌梗死的诊断标准。根据判断方法中第 5 条，患者心电图改变属于 ST 段抬高型，结合患者 D- 二聚体在 0.5 ～ 5μg/mL，因此既有可能是急性 ST 段抬高型心肌梗死，也有可能是急性主动脉综合征或者急性肺栓塞。而且这三种致命性胸痛疾病都可以出现意识不清。

通过仔细分析患者资料，患者是急性肺栓塞的可能性极小。原因如下：

（1）急性肺栓塞患者通常会有氧饱和度下降及气短的症状，该患者没有；

（2）急性肺栓塞的心电图通常显示心率偏快，该患者入院时心率只有 53 次 / 分；

（3）70% 的急性肺栓塞心电图具有相关七大特征性改变之中的一种或多种，而该患者没有；

（4）急性肺栓塞导致的下壁导联 ST 段抬高，Ⅲ 导联抬高程度应该大于 Ⅱ 导联，该患者 Ⅱ 导联＞Ⅲ 导联。

通过上述分析，基本上可以排除急性肺栓塞。到底是单纯的急性下壁心肌梗死还是由主动脉夹层导致的心肌梗死呢？完善超声心动图检查，发现升主动脉瓣环处有一隔膜回声，提示 A 型主动脉夹层。给予完善主动脉增强 CT 检查（图 15-12）：A 型主动脉夹层，累及了右冠状动脉供血，因此心电图出现下壁心肌梗死的表现。

通过上述讲解可知：关于急性冠脉综合征、急性主动脉综合征和急性肺栓塞的鉴别诊断，在特定情况下，D- 二聚体可以对确诊起到主要作用。

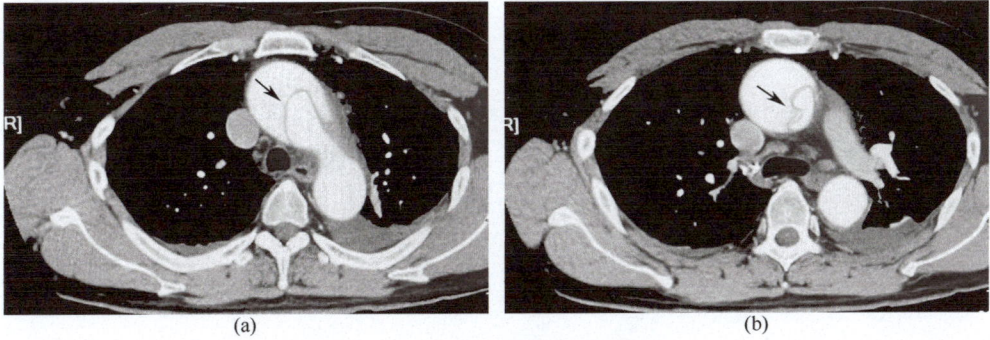

图 15-12　主动脉增强 CT 影像

（a）箭头所示为主动脉弓真假腔，反射性地使心率一过性减慢，这恰好可以解释患者入院时的心电图心率减慢。患者的意识不清可能与头臂干供血受阻和心率减慢、血压下降有关。（b）箭头所示为升主动脉真假腔，右冠状动脉起源于假腔，因此供血受阻时下壁导联 ST 段抬高

参考文献

[1] Sakamoto K, Yamamoto Y, Okamatsu H, et al. D-dimer is helpful for differentiating acute aortic dissection and acute pulmonary embolism from acute myocardial infarction.Hellenic J Cardiol, 2011, 52(2): 123-127.

[2] Zhang CH, Wang H, Xu Z. A young man with sudden onset persistent chest pain. BMJ, 2022, 7:378: e070515.

（张川海）

第 16 章 急性致命性胸痛疾病的诊断流程

急性致命性胸痛疾病包括：急性冠脉综合征、急性主动脉综合征、急性肺栓塞、张力性气胸和自发性食管破裂等。急性致命性胸痛的鉴别诊断是临床工作中的重点和难点，无论是漏诊、误诊还是延迟诊断，都有可能导致患者死亡这种恶性结局。

一、急性致命性胸痛疾病的临床特征

为了直观地展示急性致命性胸痛相关疾病的异同点，特将每种疾病的常见诱因、胸痛的特点及伴随症状、主要体征、主要危险因素汇总成表（表 16-1）。

表 16-1　急性致命性胸痛相关疾病的临床特征汇总

病种	常见诱因	胸痛的特点	伴随症状	主要体征	主要危险因素
不稳定型心绞痛	劳累、兴奋、饱餐后可诱发，休息或含服硝酸甘油可缓解	心前区、胸骨后、剑突下疼痛，可放射至肩背部、咽部、牙槽及左臂内侧，持续时间 < 20min	大汗、胸闷、心悸	面色苍白、血压增高、心率加快	年龄、高血压、高脂血症、糖尿病、吸烟
急性心肌梗死	劳累、兴奋、饱餐甚至休息时发病，休息或含服硝酸甘油后不能有效缓解	心前区、胸骨后、剑突下疼痛，可放射至肩背部、咽部、牙槽及左臂内侧，持续时间 > 20min	大汗、恶心、呕吐、气短、头晕、晕厥	心率增快/减慢、早期血压增高、晚期血压降低、合并心衰时有肺部湿啰音[①]	
主动脉夹层和壁间血肿	突然用力、情绪激动、体位改变等	持续性剧烈胸背腹腰部撕裂样、刀割样疼痛，镇痛药不能缓解	大汗、晕厥、恶心、呕吐、腹痛、腹泻	面色苍白但血压不低、左右侧血压/脉搏不对称、其他部位受累后的体征[②]	高血压
急性肺栓塞	长期卧床后突然下床活动	持续性胸痛、胸闷、气短，个别患者以晕厥为首发症状	心悸、咳嗽、咯血	呼吸频率增快、心率增快、颈静脉充盈怒张、肺动脉瓣区第二心音亢进	卧床史、久坐史

306

病种	常见诱因	胸痛的特点	伴随症状	主要体征	主要危险因素
张力性气胸	咳嗽、提重物、剧烈运动	患侧胸痛，胸痛持续时间短，随后出现进行性气短	胸闷、烦躁、发绀	心率加快、患侧呼吸音减弱、胸部隆起、叩诊鼓音、气管移向健侧	胸部受伤史
自发性食管破裂	呕吐	胸部或上腹部持续性撕裂样锐痛，可放射至肩背部	烦躁、吞咽困难、气短、口渴、发热	上腹肌紧张、压痛、反跳痛、颈部和胸部皮下气肿	暴饮暴食史

① 大面积急性心肌梗死可以导致左心衰竭，从而出现肺部湿啰音；急性心肌梗死还可以导致机械并发症，如二尖瓣脱垂、室间隔穿孔，这些机械并发症本身可以导致收缩期杂音，同时还会导致急性左心衰竭，从而出现肺部湿啰音。

② 主动脉夹层和壁间血肿可以导致多系统、多器官缺血受累，从而出现不同的临床表现，如果累及主动脉瓣，则可以闻及主动脉瓣关闭不全的舒张期杂音；如果累及脑供血血管，则可出现神经系统的临床表现，偏瘫、截瘫、四肢瘫、单一肢体乏力及活动障碍、尿失禁等。

在临床实践中，充分理解和掌握表 16-1 中总结的各个疾病的临床特征，有利于快速判别诊断方向，但是在大部分情况下仅仅根据这些临床特征是无法做出诊断的，需要结合一些辅助检查和评分系统综合判断，从而得出正确诊断。

二、急性致命性胸痛疾病的辅助检查特征

为了更直观地展示急性致命性胸痛相关疾病的辅助检查的异同点，特将每种疾病的辅助检查特点汇总成表（表 16-2）。

对于上述表格中的各种疾病，笔者在十余年的临床工作中，总结了一些行之有效的诊断要点、诊断方法与诊断技巧，再辅以一定的诊断流程，相信可以协助更多的医学同道快速、准确地进行鉴别诊断。

三、急性致命性胸痛疾病的诊断流程

对于急性冠脉综合征、主动脉夹层和壁间血肿、急性肺栓塞、张力性气胸和自发性食管破裂这些以急性胸痛为主的疾病，笔者认为诊断张力性气胸和自发性食管破裂最大的问题是认知不足和警惕性不够。为了尽量避免漏诊和误诊张力性气胸和自发性食管破裂这两种疾病，需要重塑问诊和查体流程。在问诊时，需要详细询问发病诱因，如发病时是否剧烈咳嗽、提重物、剧烈运动（张力性气胸的诱因），是否暴饮暴食和剧烈呕吐（自发性食管破裂的诱因），是否在发生胸痛后才出现进行性气喘和呼吸困难（两种疾病共同的特点）。如果具备这些发病特点，在查体时应该进行针对性检查。如果一侧胸部隆起、叩诊鼓音、呼吸音减弱则提示气胸；如果上腹肌紧张、压痛、反跳痛，颈部和胸部皮下气肿则提示食管破裂。此时，可以直接做胸部 CT 检查

表 16-2　急性致命性胸痛相关疾病的辅助检查汇总

病种	心电图	肌钙蛋白	D-二聚体	胸片/肺CT	增强CT/造影
急性冠脉综合征	①ST段压低/抬高 ②T波倒置 ③Wellens综合征 ④de Winter综合征 ⑤Aslanger征 ⑥南非国旗征 ⑦全导联T波倒置	①不稳定型心绞痛正常 ②急性心肌梗死升高	①非ST段抬高型心肌梗死(NSTEMI)1.5%阳性,且<3mg/L ②ST段抬高型心肌梗死(STEMI)5%~6%阳性,且<5mg/L	无诊断价值	冠脉增强CT和冠脉造影均有确诊价值
主动脉夹层和壁间血肿	①B型:心电图正常 ②A型:可心率减慢 ·ST段压低/抬高 ·T波倒置 ·急性心包炎样改变 ·心脏压塞样改变 ·全导联T波倒置	①B型正常 ②A型可正常或升高	①夹层99%阳性 ②壁间血肿2/3阳性	只有提示价值,无确诊价值	①增强CT有确诊价值 ②考虑主动脉夹层或壁间血肿时不宜行主动脉造影
急性肺栓塞	①心率>90次/分 ②ST段抬高/压低 ③Ⅲ和V_1导联T波倒置 ④$S_I Q_{III} T_{III}$ ⑤V_1导联QR征 ⑥右束支传导阻滞 ⑦Brugada拟表型	①可正常 ②可升高	97%阳性	无诊断价值	肺动脉增强CT和肺动脉造影均有确诊价值
张力性气胸	①左侧气胸 ·心率加快甚至窦速 ·V_1~V_3导联QRS波电压随呼吸发生波动 ·左胸导联QRS电压降低 ②右侧气胸 ·心率加快甚至窦速 ·V_1~V_2导联QRS波电压随呼吸发生波动 ·右胸导联QRS电压降低	正常	正常	有确诊价值	非必要的检查
自发性食管破裂	①大部分心电图正常 ②出现液气胸时可有上述张力性气胸的改变	正常	①早期正常 ②晚期合并感染时可阳性	①胸片可提示诊断 ②胸部CT有确诊价值	食管碘油造影有确诊价值

进一步确定诊断。此外，张力性气胸和自发性食管破裂这两种疾病的心电图往往没有明显的 ST-T 改变，肌钙蛋白通常不升高，因此不容易与急性冠脉综合征、主动脉夹层和壁间血肿、急性肺栓塞这三种疾病混淆。

对于急性胸痛的患者，如果通过问诊和查体没有发现张力性气胸和自发性食管破裂的相关线索，心电图无明显的 ST-T 改变，肌钙蛋白也无明显升高，接下来应该把主要精力放在急性冠脉综合征、急性主动脉综合征和急性肺栓塞这三组疾病的鉴别上。

（一）第 1 步——判断是否为急性主动脉综合征

急性主动脉综合征包括三种临床表型：主动脉夹层、主动脉壁间血肿和穿透性主动脉溃疡。在这三种临床表型中，病情最凶险、致死率最高的是主动脉夹层，其次是主动脉壁间血肿，而主动脉溃疡致死率较低。因此，第 1 步主要解决的问题是患者是否为主动脉夹层或主动脉壁间血肿。此外，主动脉夹层和壁间血肿的患者如果被误诊为急性心肌梗死，将会给予抗血小板及抗凝治疗，这些治疗措施会加重病情，而且会导致主动脉夹层和壁间血肿外科手术延迟，危及患者生命。因此，对于急性致命性胸痛的鉴别诊断，应确保避免将主动脉夹层和壁间血肿导致的心肌梗死误诊为单纯的冠心病心肌梗死。鉴别诊断的步骤和方法如下：

1. 根据 D- 二聚体阴性排除主动脉夹层　在统计学中，敏感性和漏诊率相关，利用敏感性高的指标可以达到排除某病的目的，而且敏感性越高、漏诊率越低。通过收集本院的 200 例急性主动脉综合征患者的病例资料，并进行统计分析发现：99% 的主动脉夹层患者 D- 二聚体为阳性（≥ 0.5μg/mL），也就是说敏感性为 99%。因此。对于 D- 二聚体阴性（< 0.5μg/mL）的胸背部疼痛患者，可以排除主动脉夹层（只有 1% 的漏诊风险）。

2. 根据主动脉夹层风险评分及 D- 二聚体阴性排除主动脉壁间血肿　因为只有 2/3 的主动脉壁间血肿患者的 D- 二聚体为阳性，因此，对于 D- 二聚体阴性的胸痛患者，无法排除主动脉壁间血肿。为了快速准确地排除主动脉壁间血肿，需要引入新的鉴别诊断体系。2018 年，意大利学者 Nazerian 等人在期刊 *Circulation* 上发表了一项原创性研究，该文章使用主动脉夹层风险评分（表 16-3）结合 D- 二聚体结果来评估胸痛患者是否为急性主动脉综合征[1]。

表 16-3 用于评估患者是急性主动脉综合征的概率。对于每个风险类别，如果存在一个或多个风险因素，则得 1 分。因此，主动脉夹层风险评分的总分可以从 0 ～ 3 不等。如果评分≤ 1 分，则急性主动脉综合征的可能性低；如果评分≥ 2 分，则急性主动脉综合征的可能性高。

文章共统计分析了 1850 例胸痛患者的相关病例资料，得出结论：当主动脉夹层风险评分≤ 1 分且 D- 二聚体阴性（< 0.5μg/mL）时，可以排除急性主动脉综合征，漏诊率仅为 0.3%。当主动脉夹层风险评分≥ 2 分时，应警惕急性主动脉综合征，必要

表 16-3　主动脉夹层风险评分

风险类别	危险因素	分数 / 分
诱发条件	马方综合征或其他结缔组织疾病	1
	主动脉疾病家族史	
	已知的主动脉瓣疾病	
	已知的胸主动脉瘤	
	近期主动脉内进行操作	
疼痛特点	突发性疼痛	1
	剧烈疼痛	
	撕裂痛	
异常体征	脉搏不对称或收缩压差大	1
	局灶性神经功能缺损	
	新发的舒张期杂音（主动脉瓣关闭不全）	
	休克状态或低血压	

时行主动脉增强 CT 检查或主动脉磁共振检查。

根据该文章的结论，对于 D- 二聚体阴性的急性胸痛患者，如果同时满足主动脉夹层风险评分≤ 1 分，不仅可以排除主动脉夹层，也可以排除主动脉壁间血肿，而且漏诊率只有 0.3%。

3. 根据核心特征诊断主动脉夹层和壁间血肿　当急性胸痛的患者具备主动脉夹层和壁间血肿的核心特征之一时，应立即进行主动脉增强 CT 或者磁共振检查。核心特征如下：

（1）胸痛、背痛、腹痛在用力时突然发作，疼痛部位发生转移者。

（2）突发胸痛、背痛，伴偏瘫、截瘫、单一肢体乏力及活动障碍者。

（3）彩超发现主动脉内膜影或真假腔。

（4）CT 平扫发现主动脉内膜影、主动脉内膜钙化斑内移。

（5）对于 D- 二聚体阳性的患者，如果 Geneva 评分（见表 3-2）结果认定肺栓塞的可能性小，则应该考虑是否为主动脉夹层或壁间血肿。可以分成两种情形：对于非 ST 段抬高型的急性胸痛患者，如果 D- 二聚体≥ 3μg/mL，则需要考虑主动脉夹层或壁间血肿；对于 ST 段抬高型的急性胸痛患者，如果 D- 二聚体≥ 5μg/mL，则应该考虑主动脉夹层或壁间血肿。

（6）对于主动脉夹层风险评分≥ 2 分时，即便是 D-二聚体阴性，也要警惕主动脉夹层或壁间血肿。

4. 根据可疑特征诊断主动脉夹层和壁间血肿

对于急性胸痛的患者，一旦出现以下特征，要考虑到主动脉夹层和壁间血肿的可能性，必要时完善主动脉增强 CT 检查。

（1）胸痛由坐位转变为卧位时，疼痛加重者。

（2）胸腹痛伴严重高血压者（注意假性低血压）。

（3）胸腹痛伴有休克征象，但血压不低者。

（4）胸痛伴主动脉瓣关闭不全杂音或主动脉及其大分支血管杂音者。

（5）胸痛伴四肢动脉搏动强弱不等或无脉征，两侧血压不一致者。

（6）胸痛但心电图大致正常者。

（7）D- 二聚体升高者（阴性具有排除价值）。

（8）胸腹痛伴多系统、多器官损害者。

（二）第 2 步——判断是否为急性肺栓塞

急性肺栓塞可以表现为胸痛、胸闷、气短，心电图可以表现为 ST 段抬高、压低及 T 波倒置，肌钙蛋白可以升高，因此容易被误诊为急性心肌梗死。由于急性肺栓塞和心肌梗死都是血栓性病变，都需要使用抗凝治疗，因此即便肺栓塞被误诊为急性心肌梗死，也不会像主动脉夹层和壁间血肿被误诊为急性心肌梗死那样危害大，所以笔者将急性肺栓塞放在诊断流程的第 2 步。

1. 根据 D- 二聚体阴性排除急性肺栓塞　通过收集本院的 300 例急性肺栓塞患者的病例资料，并进行统计分析发现：97% 的急性肺栓塞患者 D- 二聚体阳性（≥ 0.5μg/mL），因此当胸痛、胸闷、气短的患者 D- 二聚体阴性时，可以比较可靠地排除急性肺栓塞，仅有 3% 的漏诊风险。

2. 根据 Geneva 评分排除急性肺栓塞　如果 Geneva 评分结果提示急性肺栓塞的可能性小，则应该考虑排除肺栓塞。

3. 根据 D- 二聚体阳性和心电图特征诊断急性肺栓塞　急性肺栓塞大概有 7 种心电图改变模式，但不是每种心电图改变都有诊断肺栓塞的特异性，其中右束支传导阻滞、ST 段抬高、ST 段压低和 Brugada 拟表型这 4 种改变对于肺栓塞的诊断特异性低，其他 3 种心电图改变模式则有较高的特异性。

（1）Ⅲ和 V_1 导联同时 T 波倒置：是急性肺栓塞敏感而特异的心电图改变。

（2）V_1 导联 QR 征：是急性肺栓塞相对特异的心电图改变。

（3）$S_IQ_{III}T_{III}$：是肺栓塞最经典、最特异的心电图改变，但敏感性较差。

对于 D- 二聚体阳性的胸痛、胸闷、气短患者，如果出现上述 3 种心电图改变，应该考虑急性肺栓塞，完善肺动脉增强 CT 检查。

此外，对于没有上述 3 种心电图改变的 D- 二聚体阳性的患者，如果主动脉夹层风险评分结果认定急性主动脉综合征的可能性小，则应该考虑是否为急性肺栓塞。可以分成两种情形：对于非 ST 段抬高型的急性胸痛患者，如果 D- 二聚体≥ 3μg/mL，则需要考虑急性肺栓塞；对于 ST 段抬高型的急性胸痛患者，如果 D-二聚体≥ 5μg/mL，则应该考虑急性肺栓塞。

4. 根据 Geneva 评分诊断急性肺栓塞 如果 Geneva 评分结果提示急性肺栓塞的可能性大，则应该考虑完善肺动脉增强 CT 检查。

（三）第 3 步——判断是否为急性冠脉综合征

在急性冠脉综合征、急性主动脉综合征、急性肺栓塞这三种致命性胸痛疾病的鉴别诊断中，笔者推荐把心电图改变和 D- 二聚体结合起来使用。首先根据心电图 ST 段是否抬高将急性胸痛的患者分成两个类型：一个类型是 ST 段抬高型；另一个类型是非 ST 段抬高型，包括 ST 段压低、T 波低平 / 倒置、正常心电图等。然后再结合这些急性胸痛患者的 D- 二聚体结果进行综合判定。判定方法如下：

1. 对于 D- 二聚体阴性（≤ 0.5μg/mL）的急性胸痛患者，不管心电图表现如何，可以排除主动脉夹层（有 1% 的漏诊风险），也可以排除急性肺栓塞（有 3% 的漏诊风险），但是不能据此排除主动脉壁间血肿和溃疡。

2. 对于非 ST 段抬高型的急性胸痛患者，如果 D- 二聚体阳性，则不要轻易诊断为急性冠脉综合征（因为非 ST 段抬高型急性冠脉综合征中只有 1.5% 的患者 D- 二聚体阳性），一定要考虑急性主动脉综合征和急性肺栓塞。

3. 对于非 ST 段抬高型的急性胸痛患者，如果 D- 二聚体≥ 3μg/mL，则可直接排除急性冠脉综合征（因为非 ST 段抬高型急性冠脉综合征不是血栓性病变，不足以使 D- 二聚体≥ 3μg/mL）。

4. 对于 ST 段抬高型的急性胸痛患者，如果 D- 二聚体≥ 5μg/mL，则可直接排除急性冠脉综合征（因为冠状动脉细小，形成的血栓不足以使 D- 二聚体≥ 5μg/mL）。

5. 对于 ST 段抬高型的急性胸痛患者，如果 D- 二聚体在 0.5 ～ 5μg/mL，则既有可能是急性 ST 段抬高型心肌梗死，也有可能是急性主动脉综合征或者急性肺栓塞。需要结合前面提出的主动脉夹层 / 壁间血肿、急性肺栓塞的相关诊断技巧和患者临床情况进一步鉴别。

此外，暴发性心肌炎是胸痛疾病中相对罕见的情况，但是它同样导致 D- 二聚体升高，所以心电图有明显缺血改变，同时 D- 二聚体升高的患者，还要警惕暴发性心肌炎，详细询问是否有近期上呼吸道感染（感冒）病史。

根据上述诊断流程和诊断技巧，如果已经初步判断为急性冠脉综合征，则需要进行冠脉增强 CT 或者冠脉造影检查，对于检查结果阴性的患者，应常规进行左心室造影，以便明确是否为肥厚型心肌病或者应激性心肌病等。

总之，针对急性冠脉综合征、主动脉夹层 / 壁间血肿、急性肺栓塞这三种致命性胸痛疾病的诊断，是临床工作的重点和难点。因为三者有着共同的症状（胸痛）和共同的心电图改变（ST 段抬高、ST 段压低、T 波倒置），且均可以导致肌钙蛋白和 D- 二聚体升高，因此非常容易漏诊和误诊。而且一旦诊断错误，就可能危及患者生命。

笔者建议初入临床的医疗工作者按照诊断流程进行逐步判断（图 16-1），利用评分工具和相关诊断技巧进行鉴别诊断。经过数年的临床实践之后，将形成自己的诊断理念和诊断流程，也会自己总结出相关的诊断要点和诊断技巧。

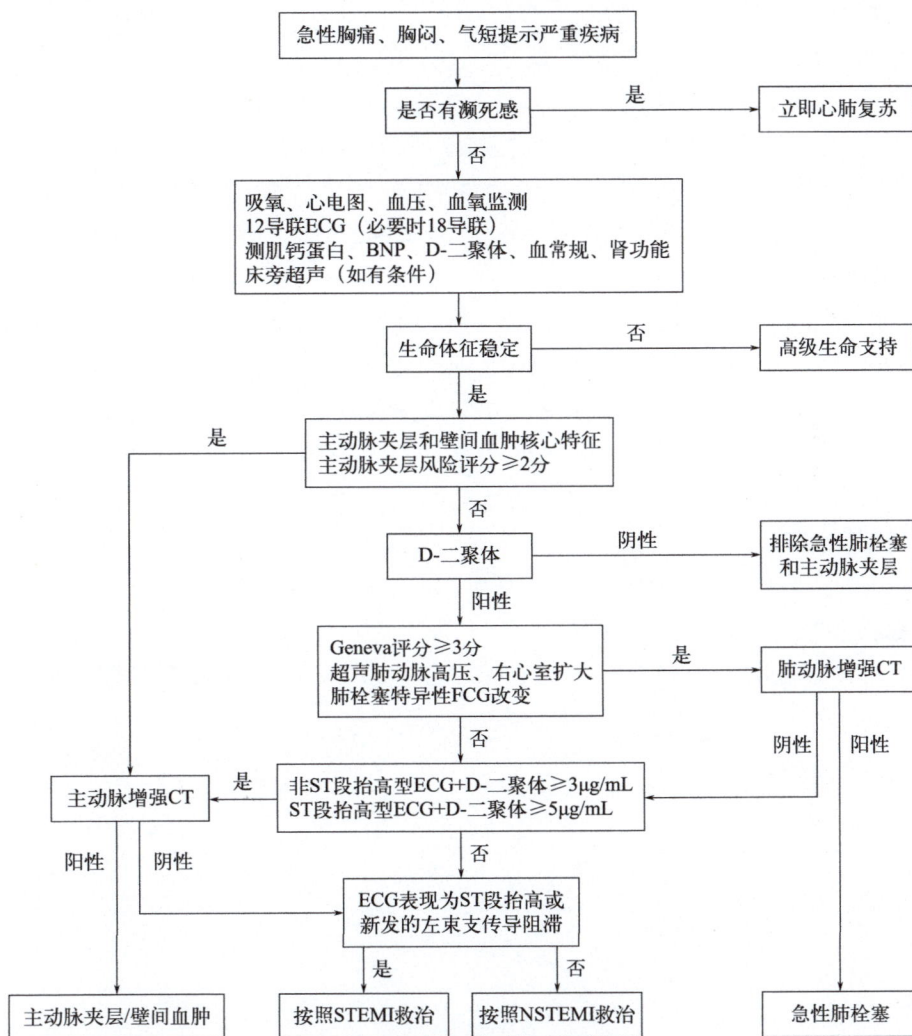

图 16-1　急性致命性胸痛诊断流程

肺栓塞特异性 ECG 改变是指在心率＞ 90 次 / 分的基础上，同时出现下列改变之一：① $S_1Q_{III}T_{III}$；②III 和 V_1 导联 T 波倒置；③ V_1 导联 QR 征。ECG：心电图；STEMI：ST 段抬高型心肌梗死；NSTEMI：非 ST 段抬高型心肌梗死

四、典型案例

为了更加清晰地展示出急性致命性胸痛鉴别诊断的具体过程及相关细节，接下来将通过 4 个典型案例进行演示说明。

典型案例 1 急性心肌梗死还是主动脉夹层／壁间血肿？

2021 年，笔者在期刊 *JAMA Internal Medicine*（当时影响因子 21.8）上发表了这篇病例报告[2]，该病例的诊断非常具有迷惑性，概要如下。

【症状和病史】

患者，男，65 岁。

主诉：胸背部疼痛 30min。

现病史：患者于 30min 前无明显诱因突然出现胸部和背部疼痛，伴大汗，无气短，症状持续不缓解，于当地县医院诊断为"急性心肌梗死"，给予阿司匹林肠溶片（拜阿司匹林）300mg 和硫酸氢氯吡格雷片（波立维）300mg 口服，为求进一步诊治转入本院。

【体格检查】

查体：T 36.5℃，P 65 次／分，R 20 次／分，BP 150/90mmHg（左上肢），157/91mmHg（右上肢），指脉氧饱和度 98%～100%。神志清楚，言语流利，痛苦面容。颈静脉充盈正常，颈动脉搏动正常。胸部查体未见明显异常，双肺呼吸音清，无干湿啰音，心率 65 次／分，律齐，心音正常，无杂音及额外心音，无心包摩擦音。腹部平坦，无压痛及反跳痛，双下肢无水肿，双足背动脉搏动可。

【辅助检查】

1. 实验室检查 急诊查肌钙蛋白 I 正常。D- 二聚体 6.4mg/L（正常值＜ 0.252mg/L）。血常规正常。

2. 急诊心电图（图 16-2） 窦性心律，心率 71 次／分，右束支传导阻滞伴左前

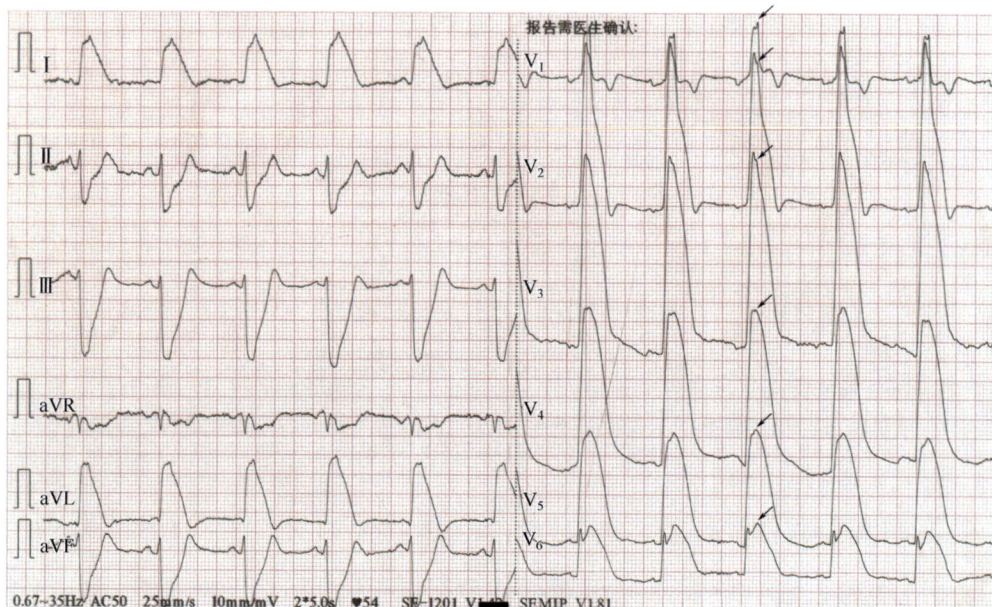

图 16-2 急诊心电图

分支传导阻滞，Ⅰ、aVL、$V_1 \sim V_6$ 导联 ST 段抬高，Ⅱ、Ⅲ、aVF 导联 ST 段压低。$V_1 \sim V_6$ 导联可见 J 点（箭头所示）及 J 波。

入院后复查的心电图（图 16-3）：窦性心动过缓，心率 45 次 / 分，右束支传导阻滞。

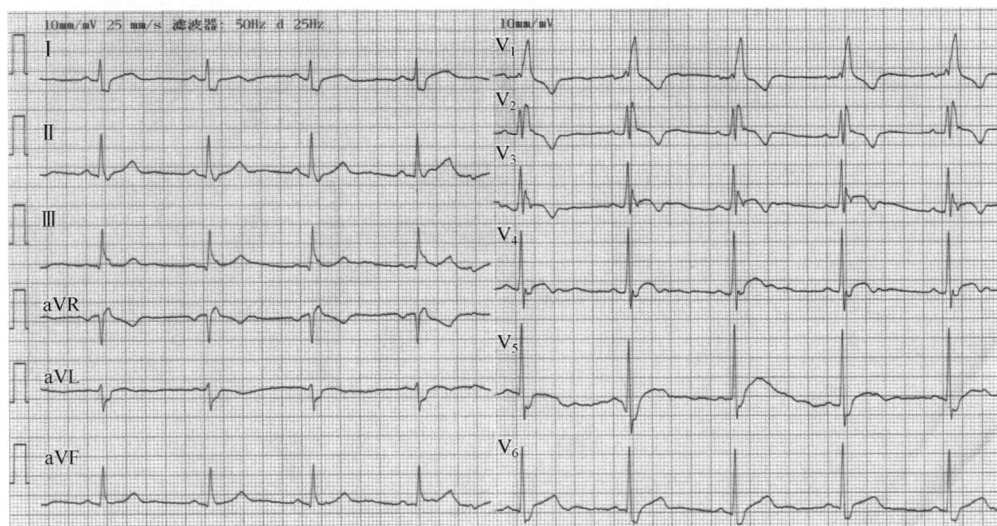

图 16-3　入院后复查的心电图

【诊断过程】

尽管患者心电图异常已经显著改善，但其胸痛未明显缓解。根据目前提供的资料，能否确定诊断方向？接下来应该怎么做？

患者以急性持续性胸痛入院，因此应该进行急性致命性胸痛相关疾病的鉴别诊断。

1. 是张力性气胸或是自发性食管破裂吗？

患者发病时无剧烈咳嗽、提重物、剧烈运动等张力性气胸的诱因，发生胸痛后无进行性气喘和呼吸困难，胸部查体未见异常，也无呼吸音减弱，因此不考虑气胸。

患者发病时无暴饮暴食和剧烈呕吐等自发性食管破裂的诱因，发生胸痛后无进行性气喘和呼吸困难，查体无上腹肌紧张、压痛、反跳痛，无颈部和胸部皮下气肿，因此不考虑食管破裂。

此外，张力性气胸和自发性食管破裂这两种疾病的心电图往往没有明显的 ST-T 改变，D- 二聚体通常不升高，而该患者心电图广泛性 ST 段抬高，且 D- 二聚体显著升高。因此该患者不管从发病诱因、症状及病史、体征，以及辅助检查上分析，都不可能是张力性气胸或自发性食管破裂。

2. 是急性肺栓塞吗？

急性肺栓塞是胸痛患者中 D- 二聚体升高最常见的原因，根据目前提供的资料，需要考虑肺栓塞吗？从症状上讲，该患者只有急性持续性胸痛，而无气短，指脉氧饱和度高达 98% ～ 100%，因此不大可能是肺栓塞。从体征上讲，该患者心率不快、颈静脉充盈正常、下肢无肿胀，因此不符合急性肺栓塞的表现。从辅助检查上讲，D-二聚体升高时应该常规将肺栓塞作为鉴别诊断之一，但是患者的心电图高侧壁和广泛前壁导联 ST 段抬高，而急性肺栓塞患者的 ST 段抬高通常出现在下壁导联或者前（间）壁导联。因此该患者不管从症状、体征还是心电图上分析，都不可能是急性肺栓塞。此外，该患者 Geneva 评分为 0 分，评分结果也提示急性肺栓塞的可能性很小。

3. 是急性心肌梗死还是主动脉夹层和壁间血肿？

患者急诊心电图广泛性 ST 段抬高合并右束支传导阻滞及左前分支传导阻滞，这种心电图改变与左主干急性完全闭塞的心电图特征一致，患者在入院后的心电图显示抬高的 ST 段基本恢复正常，这种心电图的演变过程通常会考虑两种情况，一个是冠状动脉痉挛，一个是冠脉内血栓形成后自发性再通。但是该患者心电图明显好转后胸痛却没有明显缓解，因此真凶未必是冠状动脉痉挛或冠脉内血栓形成后自发性再通导致的急性冠脉综合征，而是另有原因。

患者 D-二聚体高达 6.4mg/L，对于急性胸痛的患者如果 D-二聚体 ≥ 5mg/L，应该首先排除急性心肌梗死，应该引起对主动脉夹层和壁间血肿的警惕。

遗憾的是，当时接诊的医生未注意 D-二聚体检查结果，直接做了急诊冠脉造影检查（图 16-4）：左主干、前降支、回旋支、右冠状动脉大致正常。

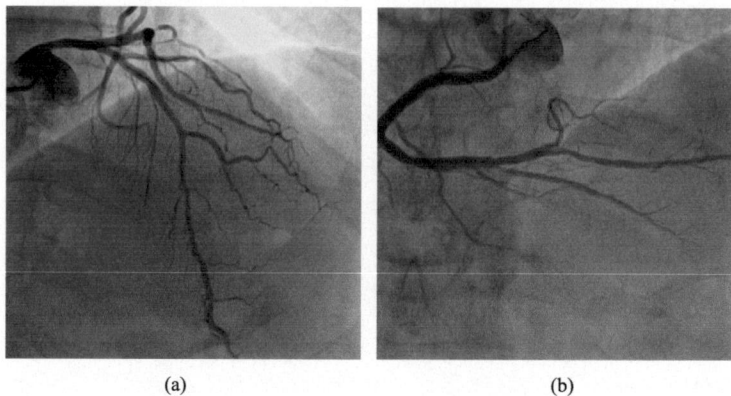

(a)　　　　　　　　　　　　　　　　(b)

图 16-4　冠脉造影的影像

术后立即安排主动脉增强 CT 检查（图 16-5）：Stanford B 型主动脉壁间血肿，图 16-5（a）箭头所示为累及主动脉弓，图 16-5（b）箭头所示为累及降主动脉。

【确定诊断】

患者最终诊断为 Stanford B 型主动脉壁间血肿，其心电图一过性 ST 段抬高考虑为壁间血肿的疼痛诱发了冠状动脉痉挛。

【患者转归】

停止使用抗栓药物，给予吗啡镇痛及替米沙坦和硝酸甘油控制血压等药物保守治疗。第 2 天复查肌钙蛋白 I 为 0.3850ng/mL（正常值 ＜ 0.0342ng/mL）。患者 14 天后顺利出院。

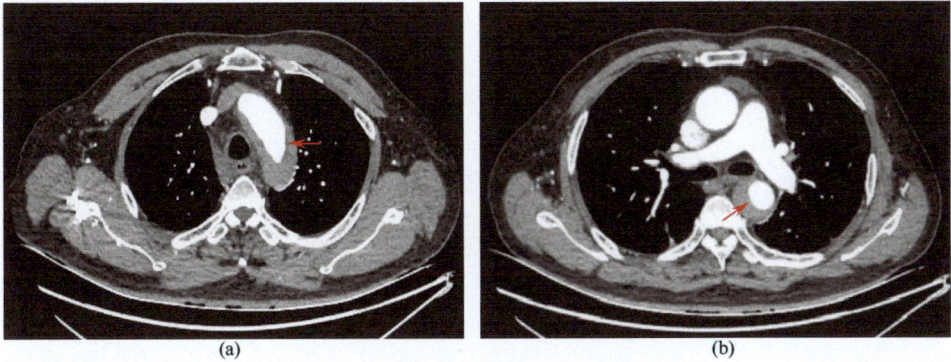

图 16-5　主动脉增强 CT 影像

【病例点评】

这是一个由 Stanford B 型主动脉壁间血肿导致冠状动脉痉挛的病例，因此其鉴别诊断相对困难。通过这个病例应该深刻地领会到：关于急性冠脉综合征、急性主动脉综合征和急性肺栓塞的鉴别诊断，在特定情况下，D- 二聚体可以起到决定性作用！

患者明确诊断为 Stanford B 型主动脉壁间血肿，也就是说血肿未累及升主动脉。那么，怎么解释患者"急性广泛前壁心肌梗死"的心电图改变呢？回顾一下主动脉夹层和壁间血肿导致冠状动脉缺血的知识点，其大致可以分为两种类型：一个是不可逆型，可见于内膜撕裂累及冠脉口部（右冠脉多见）、夹层压迫冠脉；一个是可逆型，可见于撕裂内膜漂浮物阻塞冠脉、夹层引发冠脉痉挛。该患者的一过性 ST 段抬高改变属于可逆型，机制应该是主动脉夹层和壁间血肿引发冠脉痉挛。

通过这个病例，可以总结出另外一个诊断主动脉夹层和壁间血肿的核心特征：抬高的 ST 段短时间内自行恢复正常，但是胸痛却没有缓解。之所以将其归纳为诊断主动脉夹层和壁间血肿的核心特征，是因为抬高的 ST 段短时间内自行恢复正常，最常见于变异型心绞痛，其机制是冠脉痉挛，但是变异型心绞痛的患者抬高的 ST 段短时间回落以后，胸痛的症状也会随之完全缓解；而主动脉夹层和壁间血肿也可以引起心电图一过性缺血的改变，但是疼痛却不能缓解，这是因为即便恢复了冠脉供血，主动脉夹层和壁间血肿本身导致的疼痛不会同时消失。因此，对于抬高的 ST 段短时间内自行恢复正常，但是胸痛却没有缓解者，尤其要考虑到主动脉夹层和壁间血肿。

典型案例 2　急性肺栓塞还是急性心肌梗死？

【症状和病史】

患者，女，66 岁

主诉：突发晕厥 12h，复发 5h。

现病史：患者于 12h 前排便时突然出现晕厥，20min 后意识恢复，诉胸闷、气短，伴大汗，无言语困难、肢体无力或失禁，未进行诊治。5h 前无明显诱因出现胸痛及肩背部放射痛，伴恶心、呕吐，呕吐物为胃内容物，症状持续不能缓解，为求诊治来我院。否认高血压和糖尿病病史。吸烟40年，每天20～40支，否认饮酒史。

【体格检查】

查体：T 36.3℃，P 104次/分，R 24次/分，BP 118/74mmHg，指脉氧饱和度90%。神志清楚，言语流利，痛苦面容。颈静脉怒张，颈动脉搏动正常。双肺呼吸音清，无干湿啰音，心率104次/分，律齐，心音正常，无杂音及额外心音，无心包摩擦音。腹部平坦，无压痛及反跳痛，双下肢无水肿。

【辅助检查】

1. 实验室检查　急诊查肌钙蛋白 I 0.1246ng/mL（正常值为0～0.0156ng/mL）。BNP 1331.90pg/mL（正常值为0.00～100.00pg/mL）。D-二聚体2.61mg/L（正常值<0.252mg/L）。血常规正常。

2. 急诊心电图（图16-6）　窦性心动过速，心率117次/分，$S_1Q_{III}T_{III}$，III和V_1～V_3导联的ST段抬高，V_1导联QR波，III和V_1导联T波倒置。

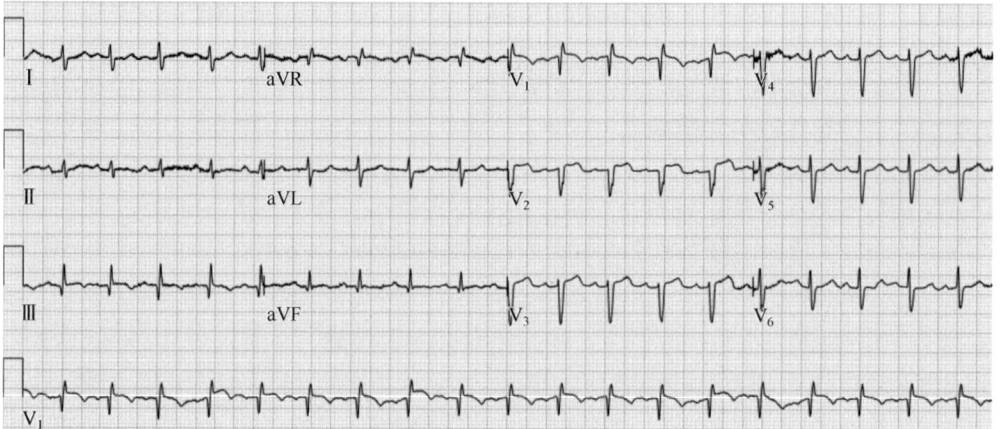

图16-6　急诊心电图

【诊断过程】

根据目前提供的资料，能否确定诊断方向？接下来应该怎么做？

患者的症状（上厕所时突然晕厥和气短）、体征（心动过速、呼吸频率增加和颈静脉怒张）、实验室检查（D-二聚体升高和氧饱和度降低）和心电图改变（$S_1Q_{III}T_{III}$、III和V_1～V_3导联的ST段抬高、V_1导联次 r 波、III和V_1导联T波倒置），均提示急性肺栓塞。Geneva评分为3分，提示肺栓塞的可能性大。

立即完善肺动脉增强CT检查（图16-7）：图16-7（a）白色箭头所示为左、右侧肺动脉内充盈缺损，实际上是血栓影；图16-7（b）、（c）、（d）分别是横断面、额面、矢状面的影像，均可观察到右心室明显扩张；图16-7（b）和图16-7（d）分别在横断面和矢状面观察到心脏顺钟向转位，右心室已经转位到了心脏的前方。

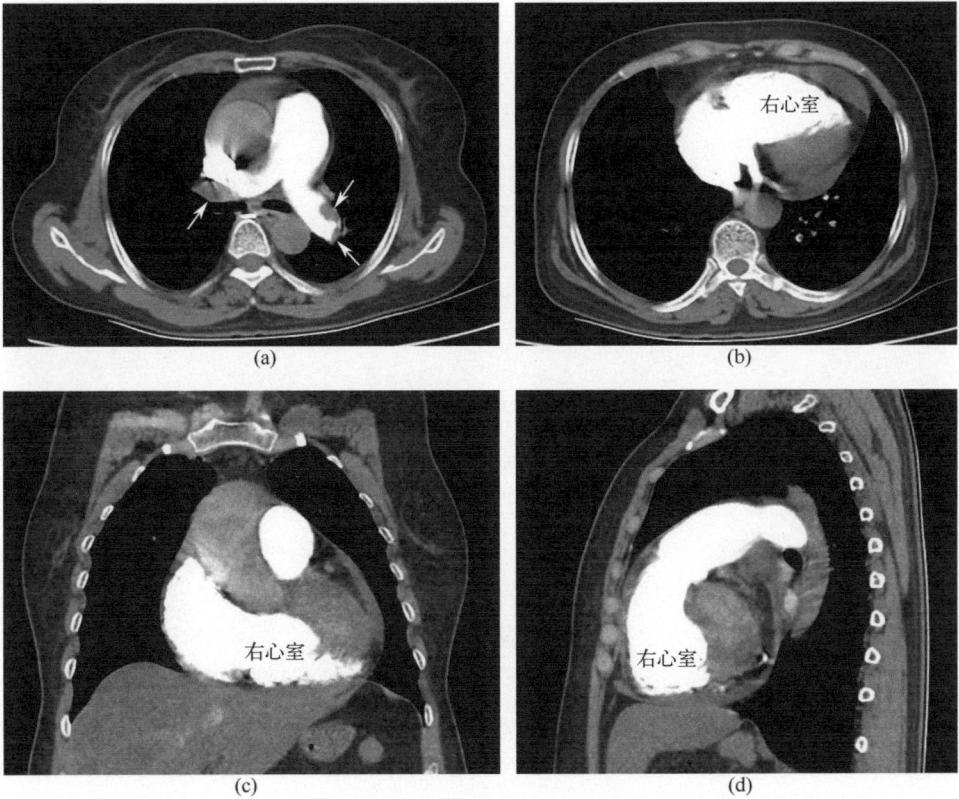

(a)　　　　　　　　　　　(b)

右心室

右心室　　　　　　　　　　　右心室

(c)　　　　　　　　　　　(d)

图 16-7　肺动脉增强 CT 影像

【确定诊断】

患者最终明确诊断为急性肺栓塞。

【患者转归】

患者接受了肝素和华法林抗凝治疗。住院第 7 天，复查心电图（图 16-8）：窦性心律，心率 78 次 / 分，Ⅲ、aVF 和 $V_1 \sim V_4$ 导联 T 波倒置。患者最终恢复良好，顺利出院。

【病例点评】

诊断疾病，无非是从症状及病史、体征、辅助检查这三个方面入手，该患者的发病过程、症状和体征其实是典型肺栓塞的表现。此外，患者 D- 二聚体升高，心电图窦性心动过速合并 $S_1Q_{Ⅲ}T_{Ⅲ}$、V_1 导联 QR 波、Ⅲ和 V_1 导联同时出现 T 波倒置，这些都是急性肺栓塞比较特异性的心电图改变。唯一令人迷惑的是Ⅲ和 $V_1 \sim V_3$ 导联的 ST 段抬高，对于初入临床的医生来说，可能会误诊为急性前间壁心肌梗死。急性肺栓塞通常会使右心室扩大受损，而右心室在心脏的右前下方，因此其导致 ST 段抬高时，通常会出现于分布在心脏右前下方的导联上，即下壁导联（Ⅱ、Ⅲ、aVF）、右心室面和前壁导联（$V_1 \sim V_3$ 甚至 V_4 和 V_5）。该患者的心电图是Ⅲ和 $V_1 \sim V_3$ 导联的 ST 段抬高，而且同时具备其他的急性肺栓塞的心电图改变模式，因此急性肺栓塞的可能性最大。

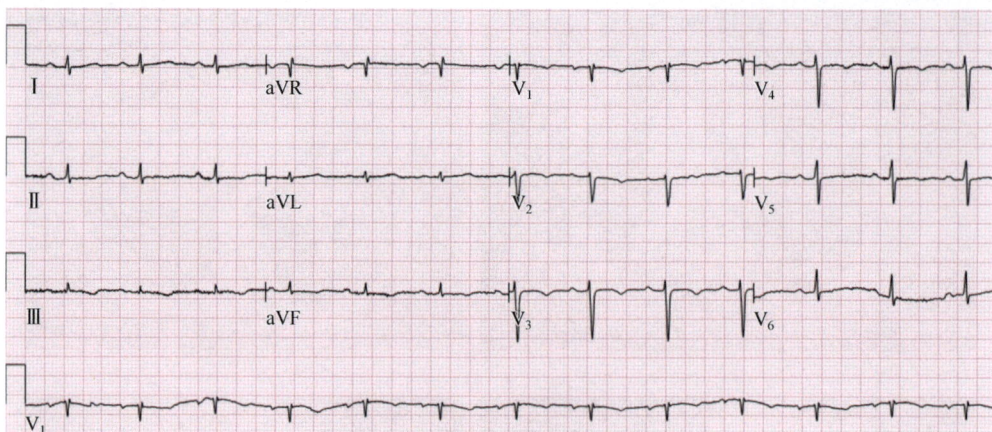

图 16-8 抗凝治疗后复查心电图

从另外一个角度分析，如果是下壁心肌梗死或者前间壁心肌梗死，通常不会导致心率明显增快，只有在出现机械并发症（室间隔穿孔、二尖瓣脱垂等）导致急性左心衰竭时，下壁心肌梗死和前间壁心肌梗死才会导致心率明显增快。该患者没有肺部湿啰音，听诊也没有收缩期杂音，因此没有室间隔穿孔或二尖瓣脱垂导致的急性左心衰竭，所以其心率增快无法用急性下壁心肌梗死和前间壁心肌梗死来解释，而急性肺栓塞却可以解释所有的心电图改变。

通过这个病例应该深刻地领会到心电图上出现下壁导联和前间壁导联 ST 段抬高时，不应该直接诊断为急性心肌梗死。如果患者的心电图心率明显增快，且合并存在急性肺栓塞其他的心电图改变模式时，应该考虑到急性肺栓塞的可能性。此时可以结合 D- 二聚体以及患者的症状、体征进一步辨别。

典型案例 3　急性心肌梗死、主动脉夹层和壁间血肿，还是应激性心肌病？

【症状和病史】

患者，男性，62 岁

主诉：胸痛 3h。

现病史：患者于 3h 前无明显诱因突然出现心前区疼痛，呈压榨样，伴肩背部放射痛、大汗、胸闷、气短，无恶心、呕吐，症状持续不缓解，于当地医院诊断为"急性心肌梗死"，给予拜阿司匹林 300mg 和波立维 300mg 嚼服，为求进一步诊治转入本院。既往高血压病史 7 年，血压最高 200/110mmHg，平时口服硝苯地平片控制血压，自述血压控制正常；否认糖尿病病史。否认吸烟、饮酒史。否认主动脉疾病家族史。无马方综合征或其他结缔组织疾病。

【体格检查】

查体：T 36.4℃，P 73 次 / 分，R 18 次 / 分，BP 114/70mmHg（右上肢）、112/68mmHg

（左上肢）。神志清楚，言语流利，自主体位。颈静脉充盈正常，颈动脉搏动正常。胸部查体未见异常，双肺呼吸音清，无干湿啰音，心率91次/分，律齐，心音正常，无杂音及额外心音，无心包摩擦音。腹部平坦，无压痛及反跳痛，双下肢无水肿。双上肢桡动脉搏动正常，双下肢足背动脉搏动正常。

【辅助检查】

1. 实验室检查　急诊查肌钙蛋白 I 0.1102ng/mL（正常值＜0.0342ng/mL）。BNP 正常。血常规：白细胞 9.86×10^9/L［正常值为（3.5～9.5）×10^9/L］。D-二聚体正常。

2. 急诊心电图（图 16-9）　窦性心律，心率71次/分，Ⅱ、Ⅲ、aVF、V$_1$～V$_6$ 导联 ST 段抬高，V$_{3R}$ 和 V$_{4R}$ 导联 ST 段抬高。

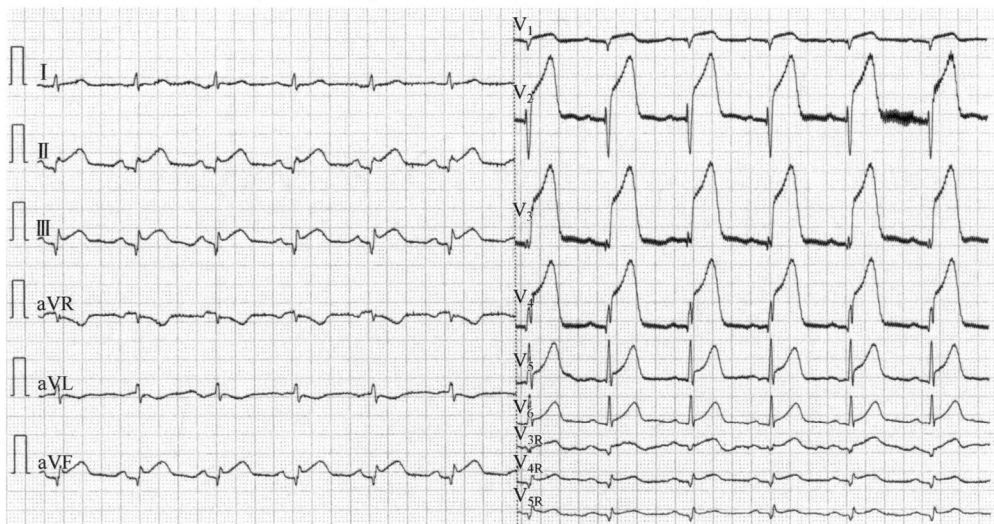

图 16-9　急诊心电图

【诊断过程】

根据目前提供的资料，能否确定诊断方向？接下来应该怎么做？患者以急性持续性胸痛入院，因此应该进行急性致命性胸痛相关疾病的鉴别诊断。

1. 是张力性气胸或是自发性食管破裂吗？

患者发病时无剧烈咳嗽、提重物、剧烈运动等张力性气胸的诱因，发生胸痛后无进行性气喘和呼吸困难，胸部查体未见异常，也无呼吸音减弱，因此不考虑气胸。

患者发病时无暴饮暴食和剧烈呕吐等自发性食管破裂的诱因，发生胸痛后无进行性气喘和呼吸困难，查体无上腹肌紧张、压痛、反跳痛，无颈部和胸部皮下气肿，因此不考虑食管破裂。

此外，张力性气胸和自发性食管破裂这两种疾病的心电图往往没有明显的 ST-T 改变，而该患者心电图广泛性 ST 段抬高，仅凭这种心电图异常就可排除这两种疾病。因此该患者不管从发病诱因、症状及病史、体征，以及辅助检查上分析，都不考虑张力性气胸或自发性食管破裂。

2. 是急性肺栓塞吗？

患者的 D- 二聚体正常，基本上就可以排除急性肺栓塞，但是仅凭此一点就排除急性肺栓塞会有 3% 的漏诊风险。患者的心电图广泛性 ST 段抬高，急性肺栓塞通常只能出现下壁导联或者前间壁导联 ST 段抬高，因此从心电图上也可以排除急性肺栓塞。此外，该患者 Geneva 评分为 0 分，根据评分结果也提示急性肺栓塞的可能性很小。因此，该患者不考虑急性肺栓塞。

3. 到底是急性心肌梗死还是主动脉夹层和壁间血肿？

患者的 D- 二聚体正常，基本上就可以排除主动脉夹层，但是仅凭此一点就排除主动脉夹层会有 1% 的漏诊风险。D- 二聚体正常无法排除主动脉壁间血肿，结合患者的主动脉夹层风险评分为 1 分，则可以排除主动脉壁间血肿。

4. 是心尖型应激性心肌病吗？

心尖型应激性心肌病的心电图改变主要包括两个阶段：一个是 ST 段抬高，另一个是 T 波倒置。在应激性心肌病的早期，ST 段抬高是最常见的心电图表现。

心尖型应激性心肌病 ST 段抬高的导联分布比急性前壁心肌梗死分布更加广泛，不仅前壁受累，下壁和侧壁均受累。而如果前降支闭塞同时导致前壁和下壁导联 ST 段抬高，其前降支必须是包绕型，同时给前壁和下壁心肌供血。包绕型前降支闭塞时，会导致左心室前壁及下壁同时发生缺血，ST 段向量指向左前下方，所以在前壁和下壁导联都出现 ST 段抬高。这种情况下，其心电图改变难以与应激性心肌病进行鉴别。此外，应激性心肌病很少出现 V_1 导联 ST 段抬高，其原因是 V_1 导联探查的是右心室前壁和室间隔基底部，而应激性心肌病主要为左心室心尖部受累，很少累及左心室基底部，所以 V_1 导联很少出现 ST 段抬高。

一般来说，当 aVR 导联 ST 段压低，其余大部分导联 ST 段抬高（V_1 导联 ST 段不抬高），且抬高程度 Ⅱ > Ⅲ 导联，这种心电图改变提示是心尖型应激性心肌病，而不是急性心肌梗死。但是该患者的 V_1 导联 ST 明显抬高，因此仅仅根据心电图改变不能确定是否为应激性心肌病。

关于急性心肌梗死和应激性心肌病的鉴别诊断，通常情况下需要做冠脉造影和左心室造影。如果造影发现前降支闭塞，则为急性心肌梗死；如果造影前降支无闭塞，那就进一步做左心室造影，根据左心室形态确定是否为应激性心肌病。

该患者急诊冠脉造影（图 16-10）结果：图 16-10（a）可见右冠状动脉大致正常，图 16-10（b）白色箭头所示为左主干大致正常及前降支中段 100% 闭塞，图 16-10（b）黑色箭头所示为回旋支近段 80% 狭窄，图 16-10（c）箭头所示为于前降支病变处球囊扩张，前降支病变处植入支架后复查造影血流恢复正常，图 16-10（d）白色箭头所示前降支远段绕过心尖部支配下壁血供。

术后患者胸痛好转，复查心电图（图 16-11）：窦性心律，心率 81 次 / 分，ST 段

322

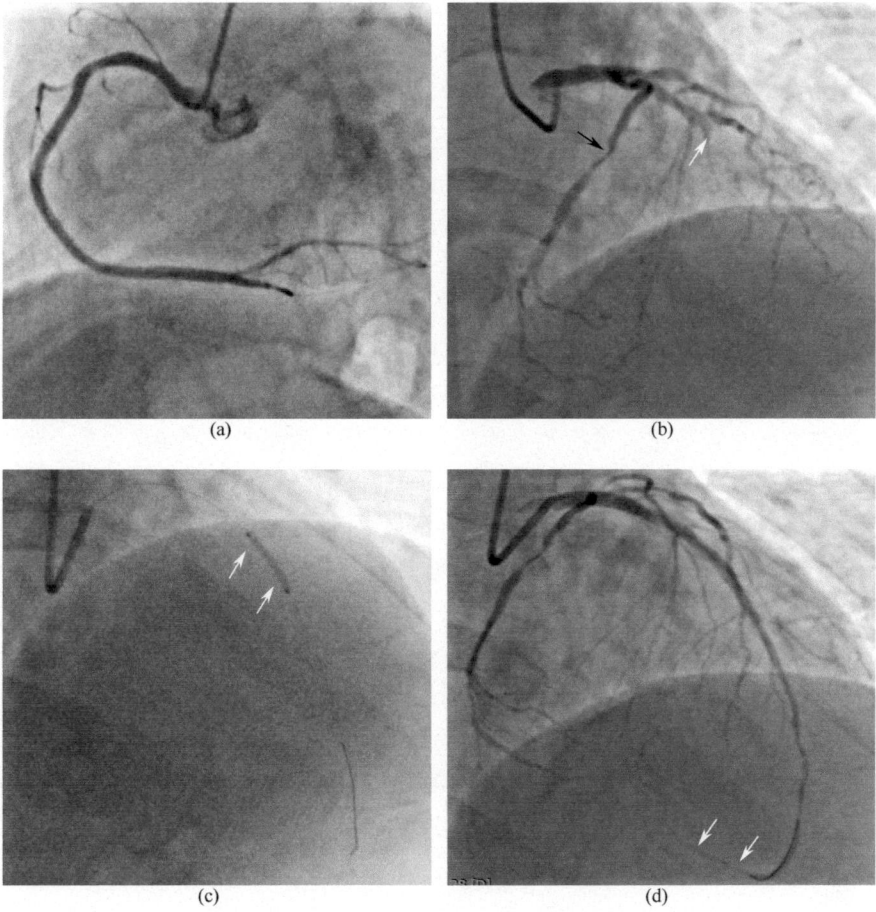

图 16-10　冠脉造影及 PCI 影像

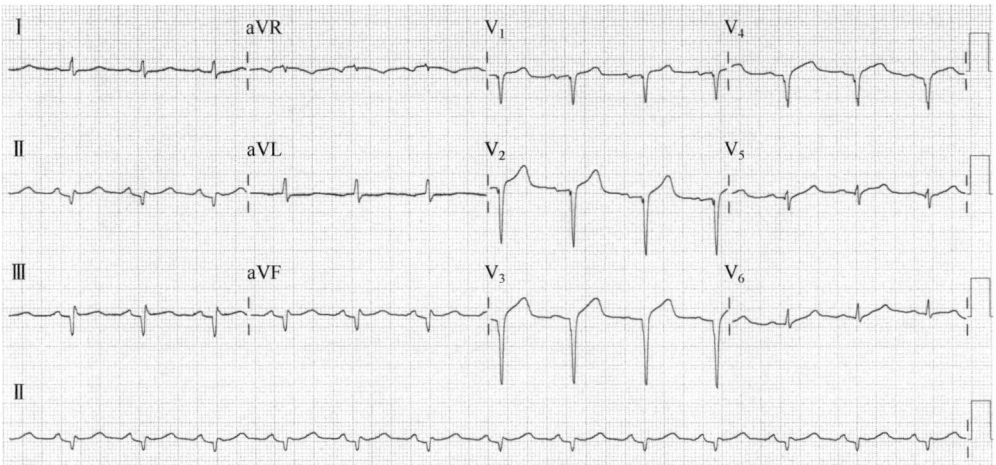

图 16-11　术后心电图

抬高的幅度明显回落，Ⅱ、Ⅲ、aVF、$V_1 \sim V_4$ 导联已进展出 Q 波。

【确定诊断】

患者最终诊断为急性广泛前壁及下壁心肌梗死。

【患者转归】

术后继续给予阿司匹林、氯吡格雷、低分子肝素抗栓治疗。术后第 3 天完善超声心动图检查：左心室心肌节段性运动异常，左心室心尖部扩张，左心室射血分数为50%。患者 7 天后顺利出院。

【病例点评】

这是一个由包绕型前降支闭塞导致广泛前壁及下壁心肌梗死的病例，能够同时导致广泛前壁和下壁心肌梗死的另外一种疾病是心尖型应激性心肌病。因此，当遇到这种心电图改变时，需要常规进行鉴别诊断。但是令人遗憾的是，如果只凭心电图进行鉴别，目前还未发现完美的鉴别诊断标准。一般来说，当 aVR 导联 ST 段压低，其余大部分导联 ST段抬高（V_1 导联 ST 段不抬高），且抬高程度Ⅱ＞Ⅲ导联，这种心电图改变提示是心尖型应激性心肌病。因此，观察 V_1 导联的 ST 段是否抬高具有一定的鉴别诊断价值。

在临床实践中，关于急性心肌梗死和应激性心肌病的鉴别诊断，不用纠结于心电图是否可以明确诊断方向，因为两种疾病的最终诊断需要做冠脉造影和左心室造影检查。如果造影发现前降支闭塞，则为急性心肌梗死；如果造影前降支无闭塞，那就进一步做左心室造影，如果左心室造影形态为心尖部球样改变，则为心尖型应激性心肌病。

参考文献

[1] Nazerian P, Mueller C, Soeiro AM, et al. Diagnostic Accuracy of the Aortic Dissection Detection Risk Score Plus D-Dimer for Acute Aortic Syndromes: The ADvISED Prospective Multicenter Study[J]. Circulation, 2018, 137(3): 250-258.

[2] Li T T, Zhang C H. A common electrocardiogram demonstrating an uncommon cause[J]. JAMA Intern Med, 2021, 181(10): 1388-1390.

（张川海，孔令梅）

第 4 篇
▼
胸痛思维训练

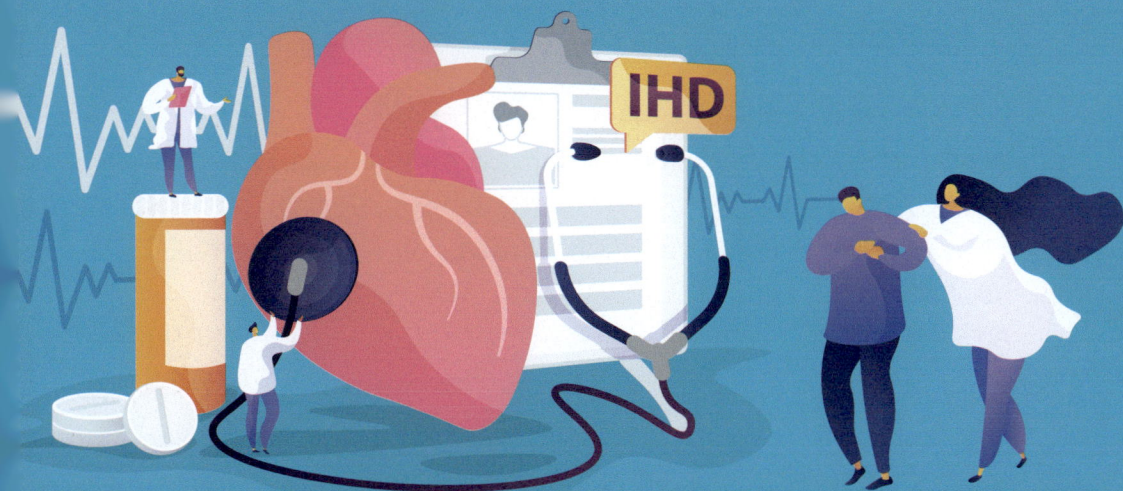

在第 1 篇中，已经对胸痛相关的疾病分别进行了介绍，并总结出了相关的诊断技巧和诊断要点。在第 2 篇中，以专题的形式对胸痛相关的心电图表现做了详尽的讲解。在第 3 篇中，对急性致命性胸痛的鉴别诊断以及诊断流程做了进一步探讨和归纳。此篇将借助一些病例，以情景再现的方式把诊断思路展示出来。

案例 1　胸痛伴晕厥，谁是幕后真凶？

一、病情简介

患者，男性，67 岁。

主诉：胸闷 1 天，晕厥 4h。

现病史：患者 1 天前无明显诱因出现胸闷，无胸痛及放射痛，伴头晕，无恶心、呕吐，未进行诊治。4h 前于家中无明显诱因突发意识不清，约 30min 后恢复意识，诉胸闷，伴大汗，症状持续不缓解，为求诊治急来本院。

既往史：否认高血压和糖尿病病史；脑血栓病史 10 年，未遗留肢体活动障碍；否认肾病病史。吸烟 40 余年，每日 20 支；机会饮酒史。

查体：T 36.0℃，P 30 次 / 分，R 18 次 / 分，BP 104/59mmHg。神志清楚，言语流利，查体合作，双肺呼吸音清，未闻及干湿啰音，心率 30 次 / 分。心律齐，各瓣膜听诊区未闻及病理性杂音，无心包摩擦音。腹部平坦，无压痛、反跳痛，腹肌柔软。双下肢无水肿。

诊断思路：目前已经知道患者的症状、病史、体征，但是因为这些信息均没有诊断某个疾病的特异性，因此需要进一步进行辅助检查来缩小鉴别诊断的范围。患者胸闷、晕厥、心率慢，对于胸闷的患者心电图、肌钙蛋白、D- 二聚体、血常规应作为常规检查；对于晕厥的患者，有可能需要进一步做头颅 CT 或者磁共振检查；对于心率慢的患者除了心电图外，有可能需要进一步做动态心电图甚至电生理检查。在上述所有的这些检查中，心电图和抽血检测（肌钙蛋白、D- 二聚体、血常规）是既方便又快捷的检查，因此为了迅速缩小鉴别诊断的范围，应尽快完善这几项检查。

二、辅助检查

（一）急诊心电图（图案例 1-1）

诊断思路：对于胸痛、胸闷的患者，胸痛中心要求接诊后 10min 内完善心电图检查，因此最先做完的检查是心电图。急诊心电图显示：窦性心动过缓，窦性停搏，心率 25 次 / 分，Ⅱ、Ⅲ和 aVF 导联 ST 段抬高，Ⅰ、aVL、$V_4 \sim V_6$ 导联 ST 段压低。目前已经知道患者的症状、病史、体征和心电图改变，有可能是哪些疾病呢？

1. 急性下壁心肌梗死　患者胸闷、晕厥、窦性心动过缓、下壁导联 ST 段抬高，从概率上讲，最可能是急性下壁 ST 段抬高型心肌梗死。患者心率减慢可能是因为右

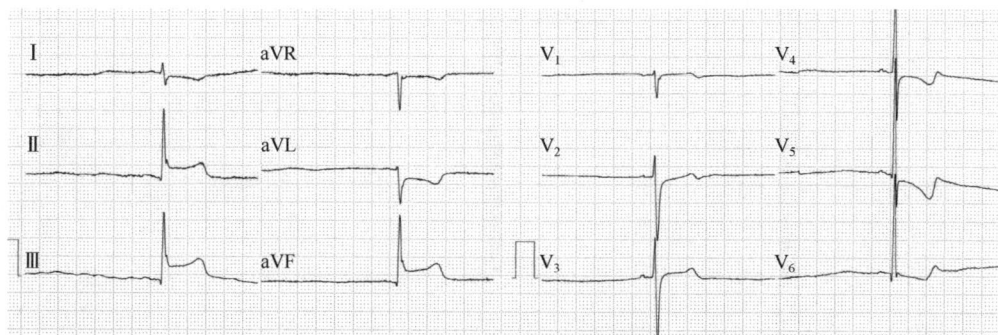

图案例 1-1　急诊心电图

冠状动脉闭塞影响了窦房结和房室结供血，心率减慢导致了患者晕厥。

2. 主动脉夹层和壁间血肿　主要表现为急性胸痛，如果撕裂的内膜一过性影响了颈动脉供血则可以导致患者晕厥，如果撕裂的内膜影响了右冠状动脉供血则可以导致 ST 段抬高，如果主动脉弓或者主动脉窦压力感受器受累可以导致心率减慢，因此单纯依据上述症状、病史、体征和心电图改变，无法排除主动脉夹层和壁间血肿。但是从概率上讲，主动脉夹层和壁间血肿的可能性很小。

3. 急性肺栓塞　可以表现为胸闷、晕厥，在罕见情况下可以导致下壁导联 ST 段抬高。据文献报道，急性肺栓塞罕见情况下也可以导致心率一过性减慢，这可能是由于肺栓塞时血栓的形成刺激了腺苷在短时间内大量释放 [1]。因此单纯依据上述症状、病史、体征和心电图改变，无法完全排除急性肺栓塞。但是从概率上讲，急性肺栓塞的可能性很小。

4. 急性脑血管病　虽然患者有晕厥的表现，但是不考虑脑血管病，因为脑血管病不会导致窦性心动过缓和下壁导联 ST 段抬高。只有在少见情况下，脑血管病诱发了应激性心肌病才会导致 ST 段抬高，但是 ST 段抬高的范围通常是广泛前壁加下壁导联。

（二）实验室检查

超敏肌钙蛋白 I＞50ng/mL（正常值＜0.0342ng/mL）。血常规和 D- 二聚体均正常。

诊断思路：目前已知的血液检查结果，根据现有的所有临床资料，需要考虑的疾病有哪些？

1. 急性心肌梗死　患者胸闷、窦性心动过缓、下壁导联 ST 段抬高、肌钙蛋白 I 升高，这些指标符合急性 ST 段抬高型心肌梗死的诊断标准。因此，如果从常见病和多发病的诊断原则来讲，直接诊断为急性下壁心肌梗死并无不妥。但是需要特别强调的是，能够导致胸痛、胸闷、ST 段抬高和肌钙蛋白升高的疾病并不一定都是急性 ST 段抬高型心肌梗死。

2. 主动脉夹层和壁间血肿　根据前面章节总结出来的诊断技巧，对于 D- 二聚体阴性的急性胸痛患者，不管其心电图表现如何，可以直接排除主动脉夹层（有 1% 的漏诊风险），但是不能据此排除主动脉壁间血肿。该患者 D- 二聚体阴性，因此可以排除主动脉夹层，而不能排除主动脉壁间血肿。

此时，可以通过主动脉夹层风险评分结合 D- 二聚体结果来评估患者是否为主动脉壁间血肿。在评分系统的三个项目中，该患者不具备诱发条件，疼痛特点也不符合，如果将晕厥用低血压来解释，患者具备一条异常体征，因此最多可以评为 1 分，患者是主动脉壁间血肿的可能性很小。

此外，也可以通过前面章节提炼出来的核心特征来评估患者是否为主动脉夹层和壁间血肿。一旦出现以下其中的任何一项核心特征，基本上可以确诊主动脉夹层和壁间血肿。

（1）胸痛、背痛、腹痛在用力时突然发作，疼痛部位发生转移者。

（2）突发胸痛、背痛，伴偏瘫、截瘫、单一肢体乏力及活动障碍者。

（3）D- 二聚体＞ 5.0mg/L 的急性胸背部疼痛患者。

（4）彩超发现主动脉内膜影或真假腔。

（5）CT 平扫发现主动脉内膜影、主动脉内膜钙化斑内移。

该患者不具备上述的核心特征，因此不再考虑主动脉夹层和壁间血肿。

3. 急性肺栓塞　尽管单纯依据患者的症状、病史、体征和心电图改变，无法完全排除急性肺栓塞。但是患者 D- 二聚体为阴性，此时可以排除急性肺栓塞，仅有 3% 的漏诊风险。此外，急性肺栓塞的患者虽然可以导致肌钙蛋白升高，但是一般为轻中度升高，此患者肌钙蛋白显著升高，这也是不支持肺栓塞的一个方面。

三、诊断经过

通过上述分析，该患者不再考虑主动脉夹层和壁间血肿、急性肺栓塞。初步诊断为急性下壁心肌梗死，准备安排急诊冠脉造影检查。在准备手术的过程中，患者突发意识丧失，呼之不应，复查心电图（图案例 1-2）：心律失常，室颤。

给予 150J 双向非同步电除颤 1 次，电除颤后患者意识恢复，心电图转变为窦性心律。立即行冠状动脉造影检查和 PCI 术（图案例 1-3）：图案例 1-3（a）箭头所示为前降支近段 60% 狭窄，图案例 1-3（b）箭头所示为回旋支近段 50% 狭窄，图案例 1-3（c）箭头所示为右冠状动脉近段 100% 闭塞。于右冠状动脉病变处植入支架一枚，图案例 1-3（d）箭头所示为支架植入部位。

术后患者症状缓解，复查心电图（图案例 1-4）：窦性心动过缓，心率 40 次 / 分，Ⅱ、Ⅲ和 aVF 导联 ST 段抬高伴 T 波倒置，$V_4 \sim V_6$ 导联 T 波倒置。

四、患者转归

患者术后第 3 天完善超声心动图检查：左心室心肌节段性运动异常，二尖瓣轻 - 中度反流，左心室射血分数为 59%。经过 7 天的治疗后患者顺利出院。

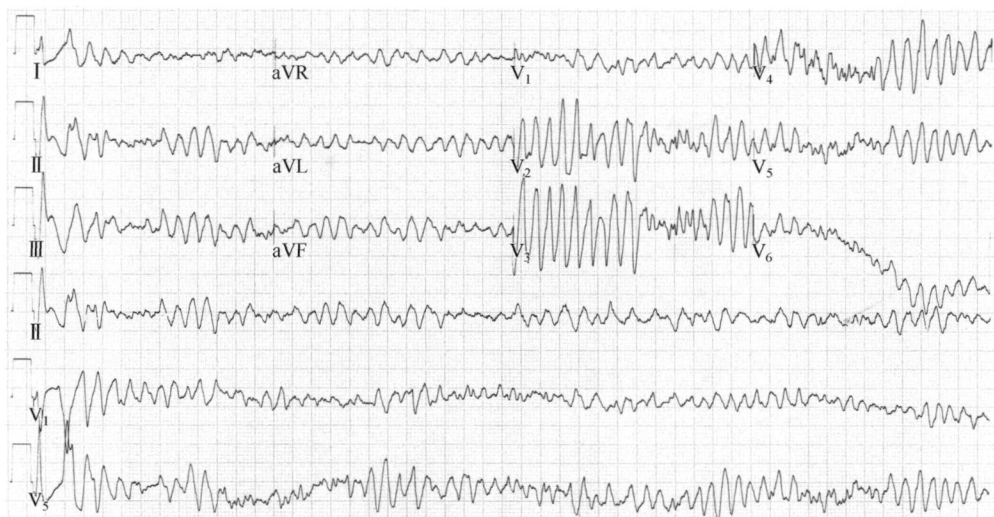

图案例 1-2　意识丧失时心电图

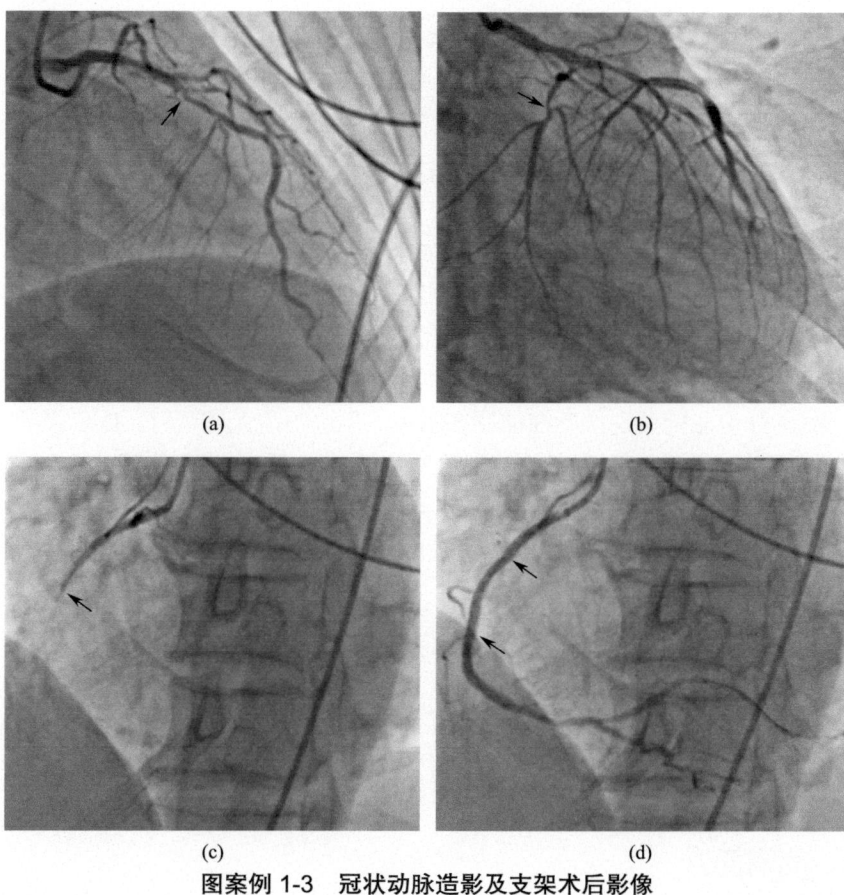

(a)　　　　　　　　　　　　　　(b)

(c)　　　　　　　　　　　　　　(d)

图案例 1-3　冠状动脉造影及支架术后影像

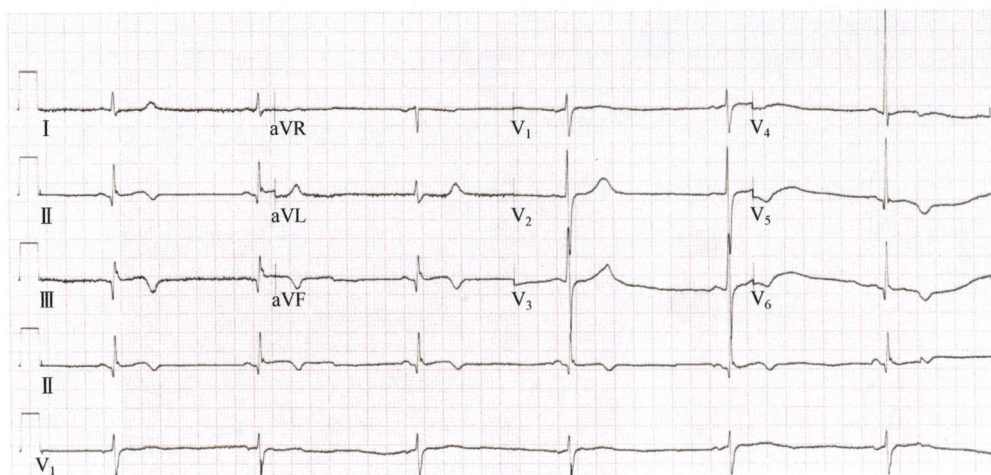

图案例 1-4　术后心电图

五、病例点评

这是一个非常典型的急性 ST 段抬高型心肌梗死的病例，在部分医生看来，这个病例无须鉴别诊断，通过症状（胸闷）和心电图改变（窦性心动过缓、下壁导联 ST 段抬高）可以直接诊断急性下壁心肌梗死。这样直接诊断的潜在理由是：急性肺栓塞、主动脉夹层和壁间血肿导致心电图 ST 段抬高的概率很小，因此可以不考虑。

笔者并不认同这样的诊断理念，通过这个病例，笔者提出自己的诊断理念：即便是发病率再低的疾病或者是临床上再罕见的情况，作为临床医生也不能"放而不管"甚至是"视而不见"，而是应该详细问诊和查体，综合分析患者的症状、体征和相关检查，结合自己的诊断经验，尽快做出正确诊断，尽可能避免漏诊和误诊。

在急性冠脉综合征、急性肺栓塞、急性主动脉综合征这三种致命性胸痛疾病中，在完善冠状动脉造影前鉴别诊断往往存在困难，但也不是无迹可寻。D- 二聚体可以解决特定情况下的一部分胸痛患者的鉴别诊断问题。如果 D- 二聚体无法判别，可通过使用急性肺栓塞和急性主动脉综合征的危险评分系统，再结合前面相关章节总结的诊断要点、诊断线索进一步鉴别，患者满足的诊断要点越多，则确诊的可能性越大。

参考文献

[1] Pelleg A, Schulman ES, Barnes PJ. Adenosine 5'-triphosphate's role in bradycardia and syncope associated with pulmonary embolism[J]. Respir Res, 2018, 19(1): 142.

（郑松青）

案例 2　心电图如何秒杀孤立性右心室心肌梗死?

一、病情简介

患者，男性，40 岁。

主诉：胸痛 1h。

现病史：患者 1h 前无明显诱因突然出现胸痛，无放射痛，不伴气短，无恶心、呕吐。症状持续不缓解，拨打 120 寻求救助，院前急救人员在救护车上立即给患者做心电图（图案例 2-1），并给予静脉泵入硝酸甘油治疗。

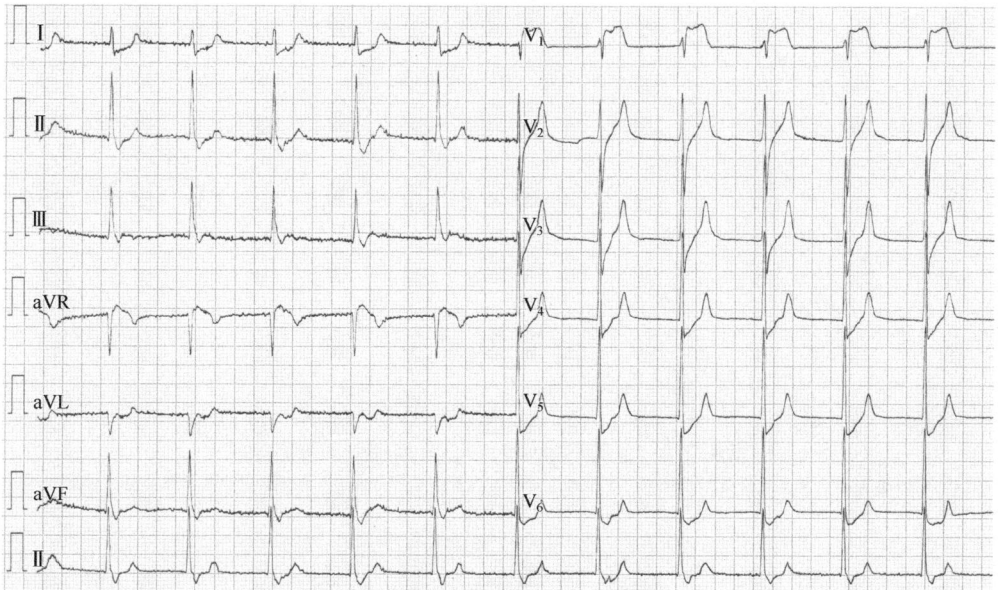

图案例 2-1 救护车上心电图

心电图显示加速型房室交界性心律，V_1 和 aVR 导联 ST 段抬高（$V_1 >$ aVR），Ⅰ、aVL 和 $V_3 \sim V_6$ 导联 ST 段压低，Ⅱ、Ⅲ、aVF 导联未见明显的 ST 段偏移

到达急诊室时，患者神志清楚，言语流利，查体合作，体温 36.4℃，心率 76 次/分，血压 90/56mmHg，不吸氧状态下的血氧饱和度为 97%。可见颈静脉怒张，双侧肺野清晰，无干湿啰音。心律齐，各瓣膜听诊区未闻及病理性杂音，无心包摩擦音。腹部平坦，无压痛、反跳痛，腹肌柔软。双下肢无水肿。

既往史：否认高血压、糖尿病、冠心病病史。否认吸烟、饮酒史。

在急诊科，立刻为患者加做了右心室和后壁导联心电图，结果如图案例 2-2 所示。同时完善肌钙蛋白 I 和 D- 二聚体检测。

诊断思路：目前已经知道患者的症状、病史、体征和心电图改变，其中 aVR、V_1、$V_{3R} \sim V_{5R}$ 导联 ST 段抬高，这些导联都是记录右心室电活动的导联，因此，初步考虑患者为右心室心肌梗死。需要特别强调的是，该患者的心电图具有一定的迷惑性，尤其是当只看见第一张心电图的时候，aVR 和 V_1 导联 ST 段抬高，其余大部分导联 ST 段压低，这种心电图改变模式非常容易被误诊为左主干病变或者是多支病变。此外，如果把注意力放在胸前导联上，其 ST 段斜向上型压低伴 T 波高尖，这种心电图模式非常容易被误诊为 de Winter 综合征。因此，对于胸痛的患者，不仅要常规做

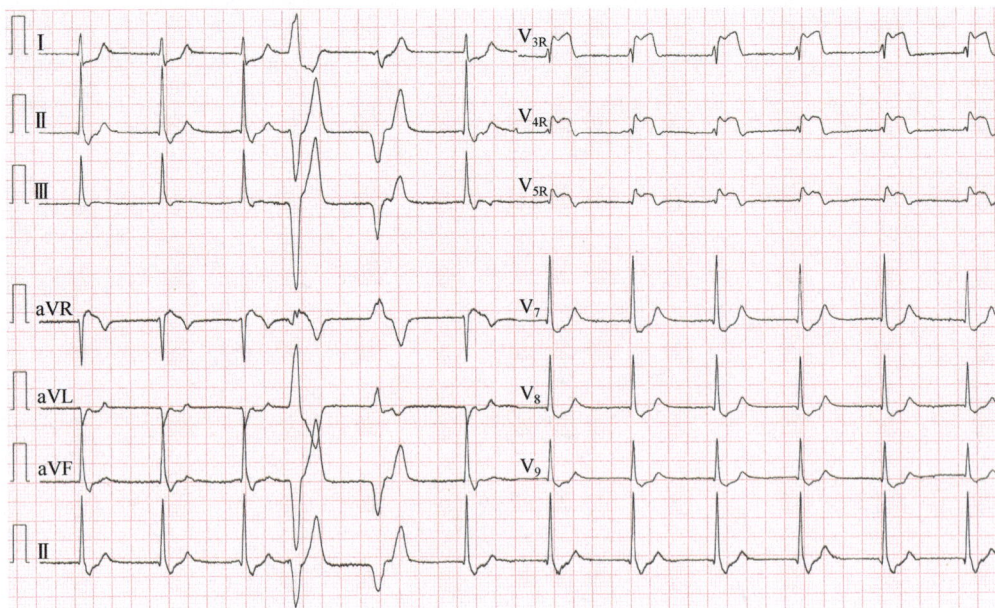

图案例 2-2　急诊科加做的右心室和后壁导联心电图

心电图显示 $V_{3R} \sim V_{5R}$ 导联 ST 段抬高，Ⅰ、aVL 和 $V_7 \sim V_9$ 导联 ST 段压低，第 4 和第 5 跳为室性期前收缩

12 导联心电图，还需要加做右心室和后壁导联心电图，从而获得更多的诊断信息。

根据目前提供的信息，需要考虑急性肺栓塞吗？在罕见情况下，急性肺栓塞确实可以导致右心室面导联 ST 段抬高，而且该患者有颈静脉怒张，因此确实需要与急性肺栓塞进行鉴别。该患者有两个地方不支持急性肺栓塞，一个是患者无气短，且在不吸氧状态下的血氧饱和度为 97%，另外一个是患者心率不快。在现有的证据条件下，患者是急性肺栓塞的概率很小，可以根据后续的 D- 二聚体结果进一步分析。

根据目前提供的信息，需要考虑主动脉夹层和壁间血肿吗？尽管主动脉夹层和壁间血肿在少见情况下可以累及右冠状动脉或者左冠状动脉，导致急性心肌梗死的心电图改变，但是需要强调的是，主动脉夹层和壁间血肿如果累及冠状动脉，造成的一定是冠状动脉近段闭塞。如果是右冠状动脉近段闭塞，一定会出现下壁导联的 ST 段抬高；而如果是左冠状动脉（左主干）近段闭塞，一定会导致广泛前壁导联 ST 段抬高。而该患者 ST 段抬高只局限于右心室面导联，因此笔者认为不用考虑主动脉夹层和壁间血肿。

通过上述分析，患者基本上可以确定是急性右心室心肌梗死，急性肺栓塞的可能性很小，而不用考虑主动脉夹层和壁间血肿。

二、辅助检查

急诊查超敏肌钙蛋白 I、血常规和 D- 二聚体均正常。

诊断思路：目前已知血液检查结果，根据现有的所有临床资料，需要考虑的疾病有哪些？

1. 急性右心室心肌梗死　患者胸痛、右心室导联 ST 段抬高、肌钙蛋白 I 正常（是因为该患者就诊较早，还没有到达肌钙蛋白升高的时间窗），这些指标符合急性 ST 段抬高型心肌梗死的诊断标准。因此，考虑为急性右心室心肌梗死。

2. 急性肺栓塞　患者 D- 二聚体为阴性，因此可以排除急性肺栓塞。

三、诊断经过

通过上述分析，该患者不考虑主动脉夹层和壁间血肿以及急性肺栓塞。初步诊断为急性右心室心肌梗死。急诊冠脉造影和 PCI 术（图案例 2-3）：前降支和回旋支无明显狭窄，图案例 2-3（a）箭头所示为右冠状动脉（非优势型）近段 100% 闭塞，于右冠状动脉近段病变处植入支架一枚，图案例 2-3（b）箭头所示为支架植入部位。术后患者症状缓解，心电图恢复正常。术后第 2 天做超声心动图显示严重的右心室壁运动减弱和右心室整体收缩功能障碍，左心收缩功能正常。

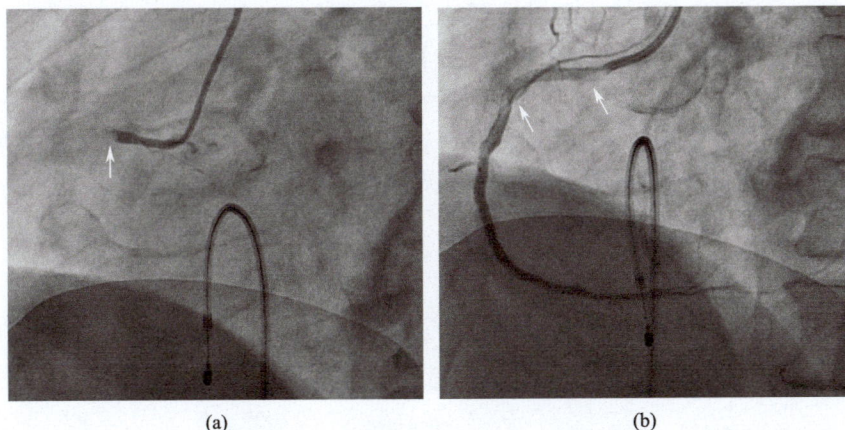

(a)　　　　　　　　　(b)

图案例 2-3　冠状动脉造影及支架术后影像

根据患者的症状（急性胸痛）、体征（颈静脉怒张），以及心电图、超声心动图和冠状动脉造影的结果，患者最终诊断为孤立性右心室心肌梗死。

四、患者转归

术后继续给予阿司匹林、氯吡格雷、阿托伐他汀钙治疗，同时给予 0.9% 氯化钠注射液补液治疗。经过 7 天的治疗后患者顺利出院。

五、病例点评

这是笔者于 2022 年在期刊 *JAMA Internal Medicine*（当时影响因子为 44.4）上发表的一篇病例报告[1]，该病例报告首次总结归纳出了孤立性右心室心肌梗死的两种心电图表现模式。

在心肌梗死的患者中，孤立性右心室心肌梗死发生率低于 3%，且诊断具有挑战性。孤立性右心室心肌梗死的最常见的罪犯病变是供应右心室游离壁的血管，包括非优势型右冠状动脉或右心室分支或边缘支。孤立性右心室心肌梗死的临床表现中，典型的三联征包括低血压、肺野清晰（无啰音）、颈静脉怒张。该患者同时具备这三种临床表现。心电图对诊断孤立性右心室心肌梗死具有重要作用，其主要有两种心电图模式。

（一）右胸导联 ST 段抬高

这种心电图模式包括 aVR 和 V_1 导联 ST 段抬高（$V_1 >$ aVR），Ⅲ 导联伴或不伴轻度 ST 段抬高，其他导联广泛性 ST 段压低。如果加做右胸导联，可以观察到 $V_{3R} \sim V_{5R}$ 导联 ST 段抬高。在解剖关系上，右心室位于心脏的右前方。当孤立性右心室心肌梗死发生时，横面（水平面）的 ST 向量指向右前方，导致右胸导联 ST 段抬高；而额面的 ST 向量则水平向右，与 Ⅲ 导联夹角小于 90°，与 Ⅱ 和 aVF 导联 ≥ 90°，因此Ⅲ 导联的 ST 段抬高，但 Ⅱ 和 aVF 导联不会出现 ST 段抬高。此外，由于 V_1 导联正好面向右心室，因此 V_1 导联的 ST 段抬高大于 aVR 导联。

这种心电图模式易与多支病变或左主干病变的心电图改变相混淆。8 个或 8 个以上的导联同时出现 ST 段压低 ≥ 1mm，加上 aVR 和（或）V_1 导联（aVR > V_1）ST 段抬高，提示多支病变或左主干病变。本例患者的心电图显示 aVR 导联 ST 段抬高小于V_1 导联，且仅 6 个导联发生 ST 段压低。因此，不符合多支病变或左主干病变的心电图表现。

（二）胸前导联 ST 段抬高

这种心电图模式包括从 V_1/V_2 到 V_4/V_5 的 ST 段抬高，抬高程度逐渐减小，没有明显的 Q 波，也没有下壁导联的对应性 ST 段压低。孤立性右心室心肌梗死导致右心室扩大时，会出现心脏顺钟向转位，导致前壁导联 ST 段抬高。因为 V_1 导联正好面向右心室，所以 V_1 导联的 ST 段抬高大于 V_2 和 V_3 导联。此外，当额面 ST 向量水平指向前方时，下壁导联不会出现 ST 段偏移，因此下壁导联无对应性 ST 段压低。这种心电图模式很容易被误诊为急性前间壁或前壁心肌梗死。鉴别孤立性右心室心肌梗死与前间壁或前壁心肌梗死，可以观察前壁导联 ST 段抬高的幅度从 V_1 到 V_5 是否递增或递减和（或）下壁导联是否存在对应性 ST 段压低。

临床医生鉴别右心室心肌梗死和左心室心肌梗死是非常必要的，因为右心室心肌梗死时，需要足够的前负荷来维持血压稳定，因此应避免使用血管扩张药。对于合并右心室功能衰竭的低血压患者，一线治疗是通过静脉补液来增加右心室前负荷。硝酸酯类和利尿药会降低右心室前负荷，可能会恶化这些患者的血流动力学状态。在本例患者中，急救人员错误地使用了硝酸甘油，导致血压骤降。应该尽量避免这种情况的发生。

参考文献

[1] Wang H, Dai X C, Zhang C H. Diagnostic traps-Noteworthy electrocardiogram patterns[J]. JAMA Intern Med, 2022, 182(7): 774-775.

（张川海，耿兆红）

案例 3　T 波电交替和巨 R 波的临床意义

一、病情简介

患者，男性，64 岁。

主诉：反复胸痛 1 天。

现病史：患者 1 天前无明显诱因出现胸痛，呈针扎样，无肩背部放射痛，伴大汗，无恶心、呕吐，自行服用硝酸甘油 10min 左右可以缓解。之后上述症状反复发作 6 次，持续时间 5 ～ 16min 不等，为求诊治急来医院。

既往史：高血压病史 6 年，血压最高达 170/80mmHg，每日口服 1 片硝苯地平控释片（拜新同），血压波动于 130 ～ 150/60 ～ 70mmHg。糖尿病病史 20 年，口服阿卡波糖（拜糖平）和二甲双胍（每日 3 次）控制血糖。吸烟 30 年，已经戒烟 10 年。机会饮酒史。

查体：T 36.2℃，P 45 次 / 分，R 18 次 / 分，BP 160/86mmHg。神志清楚，言语流利，查体合作，无颈静脉怒张，双肺呼吸音清，未闻及干湿啰音，心率 45 次 / 分。心律齐，各瓣膜听诊区未闻及病理性杂音，无心包摩擦音。腹部平坦，无压痛、反跳痛，腹肌柔软。双下肢无水肿。

诊断思路：目前已经知道患者的症状、病史、体征，根据这些信息需要考虑哪些疾病引起的胸痛？

患者 1 天内胸痛反复发作 6 次，含服硝酸甘油有效，每次发作持续时间 5 ～ 16min，这是典型的不稳定型心绞痛的症状，因此该患者最可能的诊断是不稳定型心绞痛，但是如果肌钙蛋白升高，则为急性非 ST 段抬高型心肌梗死。

根据这种胸痛的特征，可以直接排除主动脉夹层和壁间血肿。如果患者是主动脉夹层和壁间血肿，其疼痛应该是持续性的，服用硝酸甘油也是无效的。笔者在临床上偶尔遇到过胸痛反复发作的主动脉夹层和壁间血肿患者，但是其胸痛持续时间往往会更长（多数是以小时为单位），不会仅仅持续 5 ～ 16min。主动脉夹层和壁间血肿患者绝大部分胸痛是持续性的，不会反复发作，但是个别患者在病情进展过程中会有一过性好转，这是因为内膜停止了继续撕裂。当患者活动时血压升高会导致内膜继续撕裂，此时再次出现胸痛。

如果患者是急性肺栓塞，其疼痛可以是阵发性的，在休息状态时症状可以缓解，活动时症状再次发作，但是急性肺栓塞的患者服用硝酸甘油是无效的。此外，急性肺栓塞患者往往会合并不同程度的气短，而且心率应该偏快，该患者心率只有 45 次 / 分，因此，患者基本上不用考虑急性肺栓塞。后续可以通过心电图和 D- 二聚体进一步印证。

二、辅助检查

（一）入院心电图（图案例 3-1）

显示：窦性心动过缓，心率 45 次 / 分，Ⅰ、aVL 和 $V_1 \sim V_5$ 导联 T 波倒置，符合 Wellens 综合征的心电图改变。

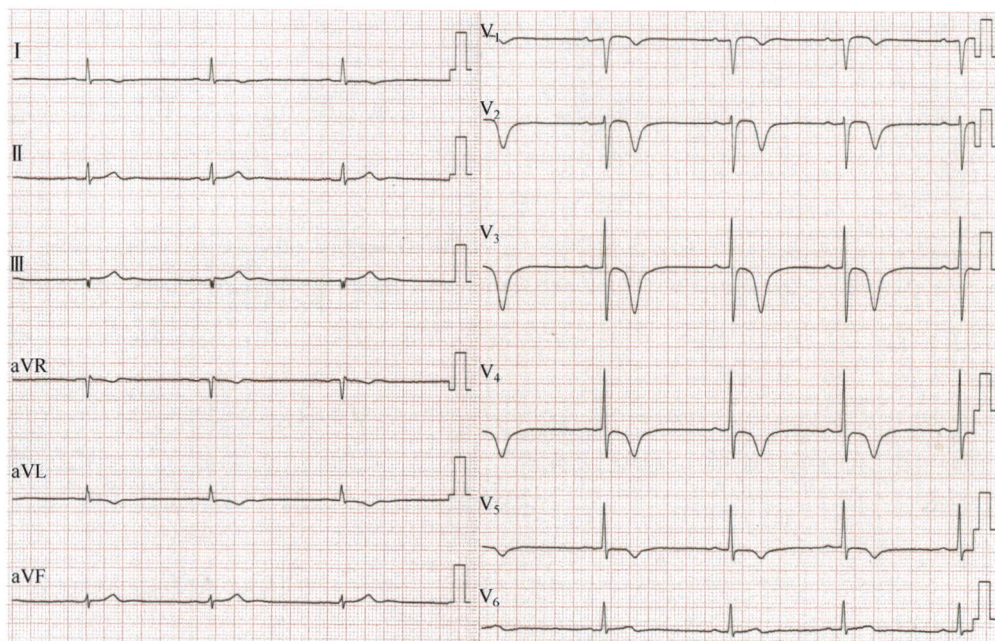

图案例 3-1　入院心电图

诊断思路：根据患者的症状、病史、体征和急诊心电图改变，初步诊断为急性冠脉综合征。需要结合肌钙蛋白是否升高来判定是不稳定型心绞痛还是非 ST 段抬高型心肌梗死。

（二）实验室检查

超敏肌钙蛋白 I、血常规、D- 二聚体、肾肝功能及钾钠氯均正常。

诊断思路：患者 D- 二聚体正常，可以排除急性肺栓塞。患者的肌钙蛋白 I 正常，因此诊断为不稳定型心绞痛，给予阿司匹林、替格瑞洛和阿托伐他汀钙治疗。

入院第 2 天患者胸痛再次发作，复查心电图（图案例 3-2）显示：窦性心律，心率 66 次 / 分，左前分支传导阻滞，$V_3 \sim V_6$ 导联可见 J 波（红色箭头所示），Ⅰ、aVL、$V_1 \sim V_6$ 导联 ST 段抬高，考虑巨 R 波综合征。此外，Ⅲ、aVL、aVF 和 $V_2 \sim V_5$ 导联的 T 波形态、振幅、极性出现逐搏交替性的变化（黑色箭头和蓝色箭头所示），考虑显性 T 波电交替。

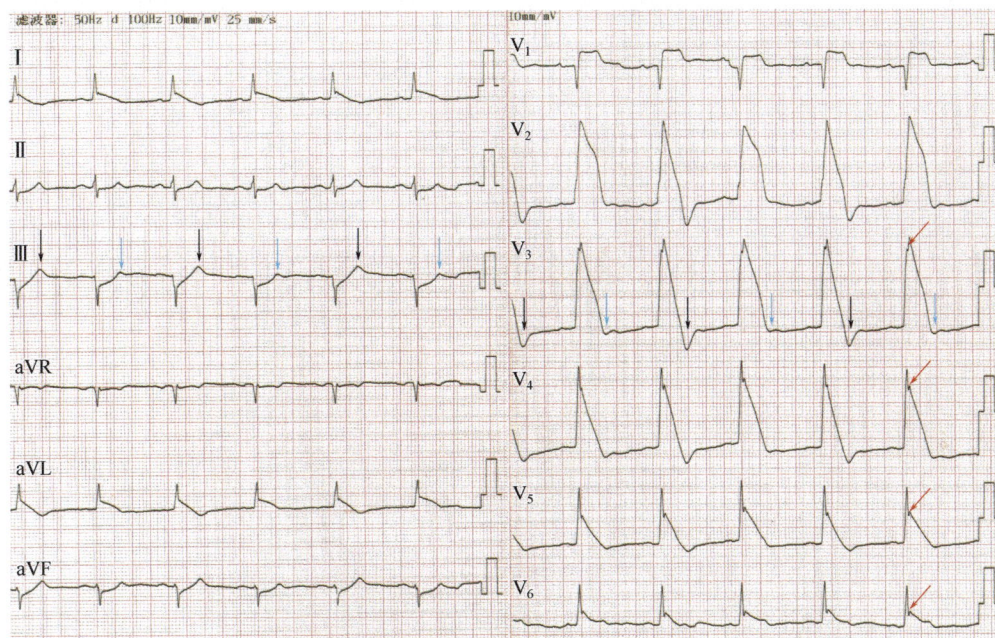

图案例 3-2　胸痛复发时心电图

三、诊断经过

患者的心电图改变由 Wellens 综合征进展为急性 ST 段抬高型心肌梗死（高侧壁 + 广泛前壁心肌梗死），且胸痛发作时复查的心电图显示巨 R 波和显性 T 波电交替，预示着患者病情极其危重，随时可能发生室颤。急诊冠脉造影和 PCI 术（图案例 3-3）：图案例 3-3（a）可见右冠状动脉大致正常，回旋支大致正常；图案例 3-3（b）箭头所示为前降支近中段 90% 狭窄，于前降支病变处植入支架一枚；图案例 3-3（c）箭头所示为支架植入部位，术后患者血流恢复正常。

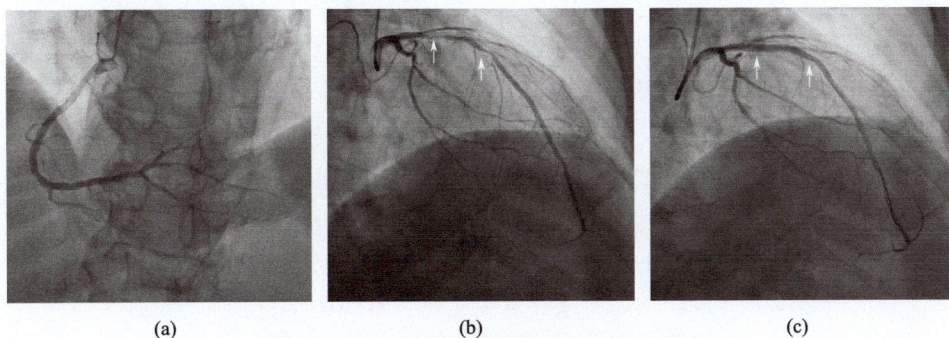

(a)　　　　　　　　　　(b)　　　　　　　　　　(c)

图案例 3-3　冠状动脉造影及支架术后影像

术后患者症状缓解，复查心电图（图案例 3-4）显示：窦性心动过缓，心率 52 次 / 分，术前抬高的 ST 段已经回落至正常， Ⅰ 、aVL 和 V₁ ～ V₅ 导联 T 波倒置。

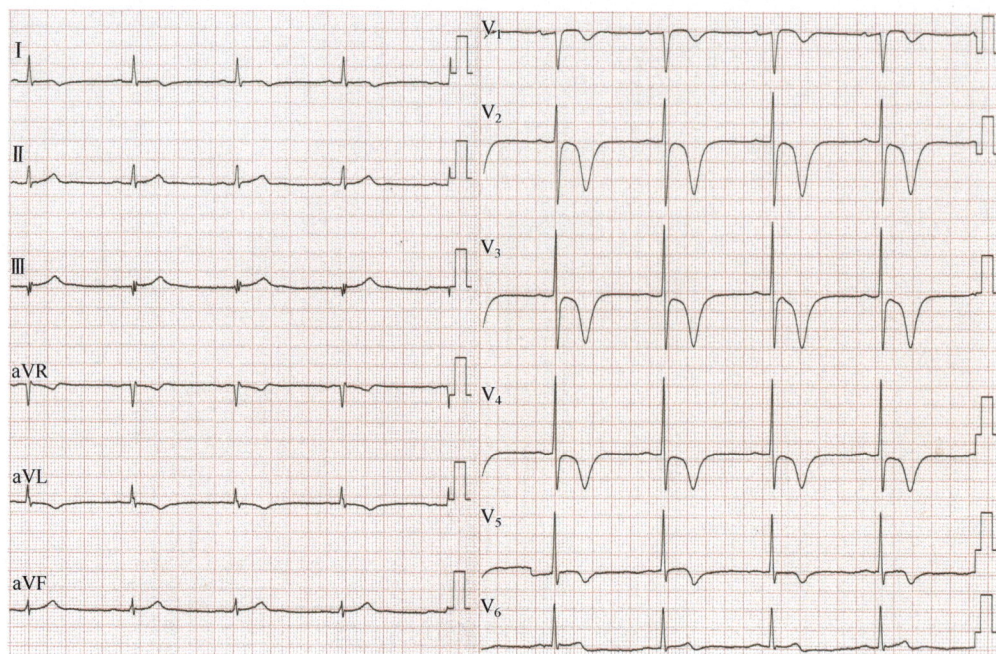

图案例 3-4　术后心电图

四、患者转归

术后继续给予阿司匹林、氯吡格雷、阿托伐他汀钙治疗，经过 10 天的治疗后患者顺利出院。

五、病例点评

这是笔者于 2023 年在期刊 *JAMA Internal Medicine*（当时影响因子 44.4）上发表的一篇病例报告[1]，也是笔者发表的所有文章中录用最快的一篇，从投稿到收到正式录用通知只用了 30h。之所以录用速度如此之快，是因为该病例罕见且具有代表性，共有三种预后不佳的心电图表现。

第一个是 Wellens 综合征，胸前导联出现 T 波双向或深倒置，无 ST 段偏移或仅轻度抬高。这种心电图具有重要的诊断和预后意义。Wellens 综合征是一种冠心病的梗死前状态，与前降支近段严重狭窄相关。一旦发现 Wellens 综合征应立即行冠脉内介入治疗避免进展为急性前壁心肌梗死甚至死亡。入院时由于没有意识到这种心电图的危险，未进行急诊 PCI 术，该患者最终发生了急性 ST 段抬高型心肌梗死。

第二个是巨 R 波综合征，其特征是高大的 R 波伴随着 QRS 波增宽和显著的 ST 段抬高。在面向心肌缺血坏死区域的导联形成 QRS-ST 复合波，而 S 波消失。这种波形在有些文献中也被描述为"λ 波"（J 波伴有 ST 段抬高）。巨 R 波综合征很少见，可见于急性心肌梗死超急性期、变异型心绞痛、经皮冠状动脉腔内成形术及实验性冠脉结扎术后。巨 R 波综合征易发生大面积透壁心肌缺血坏死，可导致室颤甚至是死亡。与无并发症的 ST 段抬高型心肌梗死对照组（4.1%）相比，合并室速的 ST 段抬高型心肌梗死组中（48.0%）这种心电图模式更为普遍。大面积心肌缺血造成心肌细胞的传导延迟，细胞膜功能受损，对钾的通透性增加，细胞内钾外流，细胞内 ATP 消耗和动作电位缩短是巨 R 波综合征的电生理机制。

第三个是显性 T 波电交替（T 波形态、振幅、极性出现逐搏交替性的变化）。在体表心电图上可见时被称为显性 T 波电交替，常规心电图难以分辨但可通过特殊信号处理技术记录到的称为微伏级 T 波电交替。显性 T 波电交替在临床中很少见，一旦出现可能会发生室颤。因此，T 波电交替被认为是心源性猝死易感性的重要标志之一，可见于心肌缺血、长 QT 综合征和严重的电解质紊乱。心肌复极化时间和空间的离散度是形成 T 波电交替的电生理学基础，心室肌不同部位之间的复极离散度差异增加，有利于电活动的循环或折返的形成，导致传导阻滞或室颤。

总之，这三种心电图表现中的任何一种都提示了高风险。该患者的三种心电图表现的共同原因是心肌缺血，因此最好的治疗方法是立即经皮冠状动脉介入治疗。

参考文献

[1] Yang Z, Zhang C H, Li X. Ominous electrocardiographic patterns in an older adult with chest pain[J]. JAMA Intern Med, 2023, 183(3): 265-266.

（张川海，张博涵）

案例 4　动脉搏动干扰和电极错置带来的诊断困惑

一、病情简介

患者，男性，70 岁。

主诉：反复胸痛 5 天。

现病史：患者 5 天前无明显诱因出现心前区疼痛，呈压榨样，伴肩背部放射痛、大汗，自行服用硝酸甘油 3 ～ 6min 可以缓解。之后上述症状反复发作，多与活动有关，为求诊治急来本院。

既往史：高血压病史 4 年，血压最高达 180/110mmHg，每日口服 1 片替米沙坦控制血压，血压控制在 140/85mmHg 左右。糖尿病病史 15 年，口服"调降丸"控制血糖，自述血糖控制正常。吸烟 50 余年，每日约 20 支。机会饮酒史。

查体：T 36.5℃，P 77 次 / 分，R 18 次 / 分，BP 153/92mmHg。神志清楚，言语流利，查体合作，无颈静脉怒张，双肺呼吸音清，未闻及干湿啰音，心率 77 次 / 分。心律齐，各瓣膜听诊区未闻及病理性杂音，无心包摩擦音。腹部平坦，无压痛、反跳痛，腹肌柔软。双下肢无水肿。

诊断思路：目前已经知道患者的症状、病史、体征，根据这些信息需要考虑哪些疾病引起的胸痛？

患者5天内胸痛反复发作多次，服用硝酸甘油有效，每次发作持续时间3～6min，多与活动有关，这是典型不稳定型心绞痛的症状，因此该患者最可能的诊断是不稳定型心绞痛。由于患者每次胸痛持续时间很短，因此不考虑急性非ST段抬高型心肌梗死。

根据这种胸痛的特征，可以直接排除主动脉夹层和壁间血肿。如果患者是主动脉夹层和壁间血肿，其疼痛应该是持续性的，服用硝酸甘油也是无效的。在临床上偶尔也会遇到胸痛反复发作的主动脉夹层和壁间血肿患者，但是其胸痛持续时间往往会更长（多数是以小时为单位），不会仅仅持续几分钟。主动脉夹层和壁间血肿患者，如果在病情进展过程中胸痛一过性好转，可能是因为内膜停止了撕裂。当患者活动时，血压升高会导致内膜继续撕裂，此时再次出现胸痛。

急性肺栓塞的患者胸痛可以是阵发性的，在休息状态时症状缓解，活动时症状再次发作，但是急性肺栓塞的患者服用硝酸甘油是无效的。此外，急性肺栓塞患者往往会合并不同程度的气短，而且心率应该偏快，该患者既无气短也无心率加快，因此，患者基本上不用考虑急性肺栓塞。如果实在是犹豫不定，后续可以通过心电图和D-二聚体进一步印证。

二、辅助检查

（一）入院心电图（图案例 4-1）

显示：Ⅰ导联呈负向P波，aVR导联呈正向P波，V_1～V_6导联QRS波振幅递减。除Ⅲ导联外，所有导联都有巨大T波。QTc间期延长，为644 ms。根据此份心电图，接下来需要如何处置？

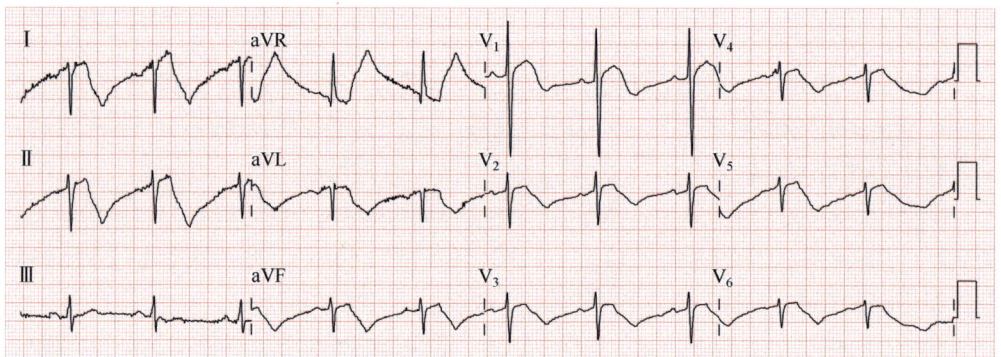

图案例 4-1　入院心电图

诊断思路：患者的入院心电图是由医学实习生所做，仔细分析心电图可以发现 3 种异常：①左右臂导联反接；②胸前导联电极被放置在胸部右侧；③左臂电极恰巧放在了左侧桡动脉上，从而心电图上产生伪差（巨大 T 波）。因此在进行下一步处置前，应该重新做心电图，同时确保胸前导联放置在胸部左侧，左右臂电极放置正确，且未夹在桡动脉上。

校正电极位置后复查心电图（图案例 4-2）显示：窦性心律，心率 58 次 / 分，aVR 导联 T 波直立，Ⅰ、Ⅱ、aVL、$V_2 \sim V_6$ 导联 T 波倒置，QTc 间期正常，为 437ms。

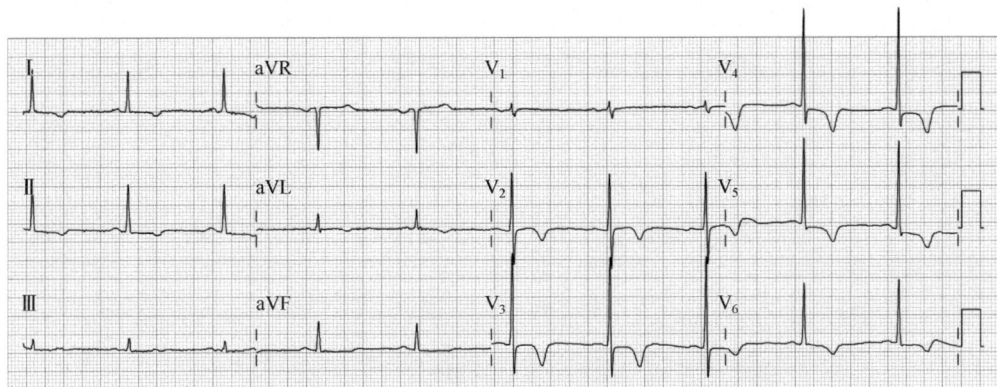

图案例 4-2　校正电极位置后复查心电图

校正导联位置后复查心电图显示窦性 P 波，即 Ⅰ 导联 P 波正向，aVR 导联 P 波负向。此外，$V_1 \sim V_6$ 导联 QRS 波振幅恢复正常。aVR 导联 T 波直立，Ⅰ、Ⅱ、aVL、$V_2 \sim V_6$ 导联 T 波倒置，符合全导联 T 波倒置的特征。

诊断思路：当心电图表现为全导联 T 波倒置时，最常见于心尖部肥厚型心肌病，但是该患者心电图无 QRS 波高电压，T 波的形态也不符合心尖部肥厚型心肌病的特征，因此不考虑该病。

急性前壁心肌缺血、急性肺栓塞、心尖型应激性心肌病这三种疾病也都可以导致全导联 T 波倒置。但是三者出现全导联 T 波倒置的概率相差很大，心尖型应激性心肌病的病变部位在左心室心尖部，因此 100% 会出现全导联 T 波倒置。急性前壁心肌缺血通常要满足两个条件时才会出现全导联 T 波倒置，一个条件是前降支通常为包绕型，另外一个条件是病变部位通常为前降支中段以远。急性肺栓塞极少出现全导联 T 波倒置。

通过前面对患者症状和病史的分析，已经基本排除了急性肺栓塞。到底是心尖型应激性心肌病还是前降支病变导致的不稳定型心绞痛？根据笔者的临床经验以及对应激性心肌病历史文献的阅读，事实上应激性心肌病导致的胸痛往往也是持续性的，该患者胸痛 5 天内反复发作，因此不大可能是应激性心肌病。从鉴别诊断的角度讲，不用纠结到底是不稳定型心绞痛还是心尖型应激性心肌病，因为二者通过介入检查可以进行区分。如果冠状动脉造影证实前降支严重狭窄，则为不稳定型心绞痛；如果冠状动脉造影未见前降支病变，则立即行左心室造影，判断是否为心尖型应激性心肌病。

（二）实验室检查

超敏肌钙蛋白 I、血常规、D- 二聚体均正常。

诊断思路：患者 D- 二聚体正常，可以排除急性肺栓塞。患者的肌钙蛋白 I 正常，结合前面的分析，该患者可能性最大的诊断是不稳定型心绞痛。

三、诊断经过

给予阿司匹林、替格瑞洛和阿托伐他汀钙治疗。急诊冠脉造影和 PCI 术（图案例 4-3）：图案例 4-3（a）白色箭头所示为右冠状动脉中段 60% 狭窄，黑色箭头所示为后侧支 90% 狭窄；回旋支大致正常，图案例 4-3（b）和图案例 4-3（c）白色箭头所示为前降支中段 90% 狭窄，图案例 4-3（c）黑色箭头所示为前降支远段包绕心尖部；于前降支中段植入支架一枚，图案例 4-3（d）白色箭头所示为支架植入部位，术后患者血流恢复正常。

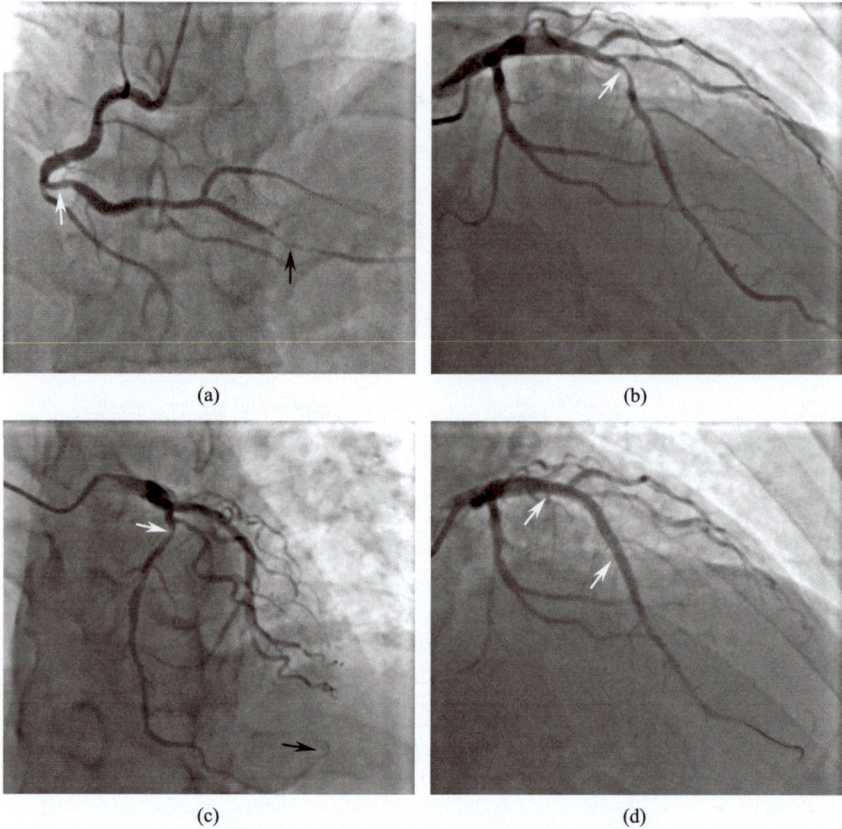

图案例 4-3　冠状动脉造影及 PCI 术后影像

四、患者转归

术后患者胸痛未再发作，继续给予阿司匹林、替格瑞洛、阿托伐他汀钙治疗，术后第 4 天患者顺利出院。

五、病例点评

这是笔者指导团队人员于 2023 年在期刊 *JAMA Internal Medicine*（当时影响因子 44.4）上发表的一篇病例报告[1]，通过这篇病例报告提醒医疗工作者在阅读心电图前应该首先排除心电图干扰，以避免错误的诊断。当电极安放位置错误或被夹在桡动脉上时，可能会导致心电图波形异常从而产生错误的心电图诊断。

如果将胸前导联电极放置在胸部右侧，则会出现 $V_1 \sim V_6$ 导联 QRS 波振幅递减。如果左右臂的电极接反，心电图表现为：①Ⅰ 导联 P-QRS-T 波倒置，即 Ⅰ 导联上下 180°翻转，因此 P 波负向；②aVR 导联和 aVL 导联的波形互换，因此 aVR 导联 P 波正向，Ⅱ 导联和Ⅲ 导联的波形互换；③aVF 导联和胸前导联不受影响。当上述两种电极安放错误同时发生时，心电图的改变类似于镜像右位心。而该患者体格检查时未发现镜像右位心，所以患者入院心电图异常的原因是电极错接和错置。

当肢体导联电极放置在桡动脉上时心电图可产生伪差。桡动脉搏动可能导致电极接触不良，从而产生电阻抗的急剧变化使电信号失真，导致心电图伪差，如巨大 T 波、ST 段抬高、ST 段压低、异常 U 波和 QTU 间期延长。该患者入院心电图显示与左桡动脉搏动相关的伪差（巨大 T 波），而巨大 T 波进而导致 QTc 间期延长。

根据 Einthoven 三角理论，Ⅰ 导联比较左臂与右臂之间电位差；Ⅱ 导联是右臂和左腿之间电位差；Ⅲ 导联是左臂和左腿之间电位差。因此当伪差来自左臂时，反映右臂和左腿之间电位差的导联（Ⅱ 导联）保持正常。当伪差来自右臂时，反映左臂和左腿之间电位差的导联（Ⅲ 导联）保持正常。当伪差来自左腿时，反映左臂和右臂之间电位差的导联（Ⅰ 导联）保持正常。由于 Wilson 中心电端由三个肢体导联电极构成，心前区导联也受动脉搏动相关伪差的影响。因此当伪差来源于单个肢体动脉搏动时，只有 1 个肢体导联（Ⅰ、Ⅱ 或Ⅲ 导联）不受影响。

该患者入院心电图只有Ⅲ 导联未受影响（没有巨大 T 波）；根据上述分析，伪差似乎来源于右桡动脉搏动。然而由于采集入院心电图时左臂和右臂电极反接，所以伪差实际来源于左桡动脉搏动。

参考文献

[1] Xin X, Li X, Xin Q. Incorrect ECG diagnoses? - Follow the leads[J]. JAMA Intern Med, 2023, 183(5): 484-485.

（张川海，张博涵）

案例5 同一病变部位，不同的心电图表现模式

一、病情简介

患者，女性，64 岁。

主诉：胸痛 8h。

现病史：患者 8h 前无明显诱因突然出现胸痛，位于心前区，为胀痛，无肩背部放射痛，无气短，不伴大汗，恶心、呕吐多次，呕吐物为胃内容物，症状持续不能缓解，就诊于当地医院，查心电图（图案例 5-1）后诊断为急性心肌梗死，为求进一步诊治转入我院。

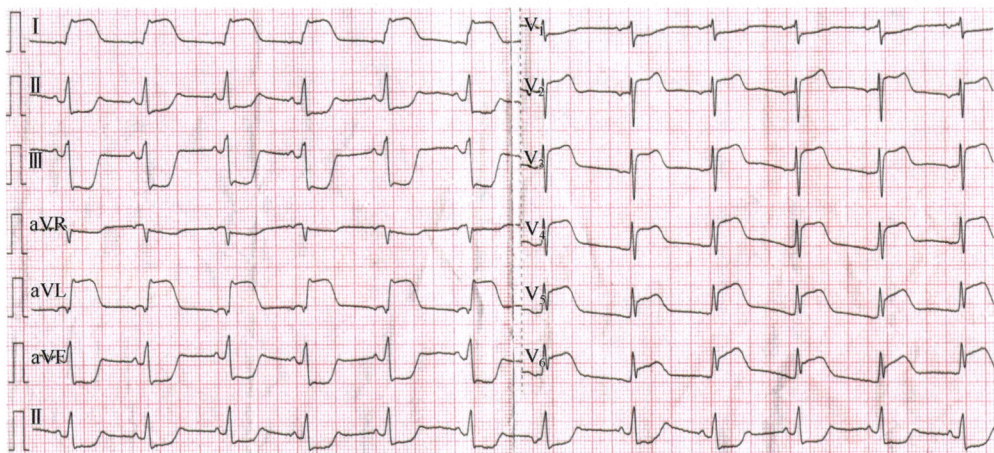

图案例 5-1 当地医院心电图

窦性心律，心率 73 次 / 分，Ⅰ、aVL、$V_2 \sim V_6$ 导联 ST 段抬高，Ⅱ、Ⅲ、aVF、V_1 导联 ST 段压低。这些心电图改变符合左主干急性完全闭塞的心电图特征

既往史：类风湿关节炎病史 30 年，口服中草药治疗，具体成分不详。否认高血压和糖尿病病史。否认吸烟、饮酒史。

查体: T 36.4℃，P 116 次 / 分，R 20 次 / 分，BP 82/58mmHg。神志清楚，言语流利，查体合作，无颈静脉怒张，双肺呼吸音清，未闻及干湿啰音，心率 116 次 / 分。心律齐，各瓣膜听诊区未闻及病理性杂音，无心包摩擦音。腹部平坦，无压痛、反跳痛，腹肌柔软。双下肢无水肿。

诊断思路：患者血压低，立即给予多巴胺静脉泵入升压。目前已经知道患者的症状、病史、体征和心电图改变，根据这些临床信息，患者是急性左主干完全闭塞的可能性最大。急性肺栓塞不可能导致高侧壁和广泛前壁导联 ST 段抬高。但是在罕见情况下，主动脉夹层和壁间血肿如果累及左主干供血、造成左主干闭塞，可以导致这样的心电图改变。

笔者查阅了大量的相关文献，当主动脉夹层和壁间血肿导致左主干急性闭塞时，

如何快速有效地与单纯的冠心病左主干急性闭塞鉴别，直到目前为止没有发现有效的鉴别诊断方案。因此，只能靠主动脉增强 CT 去证实，而现实情况是，对于左主干急性闭塞的患者需要争分夺秒地进行再灌注治疗。如果把所有的心电图有左主干急性闭塞改变的患者都优先完善主动脉增强 CT 检查，无疑会显著延迟再灌注时间，使死亡率明显增高。

针对这种情况，笔者的诊断和治疗理念是：对于心电图有左主干急性闭塞改变的患者应该优先安排急诊冠状动脉造影检查，一旦证实左主干闭塞，立即植入支架进行血运重建。尽管这样做有把主动脉夹层和壁间血肿误诊为急性心肌梗死的风险，但是导致该事件的概率极小，而且这样做也是唯一能够提高患者生存率的方案。本方案背后的考量其实非常简单：即便真的是主动脉夹层和壁间血肿造成的左主干闭塞，如果不及时于左主干植入支架，患者也会很快死于左主干闭塞，这种情况下及时开通闭塞的左主干，患者才会有生的希望。如果开通左主干后患者胸痛却没有明显缓解，则应该考虑主动脉壁间血肿的可能性。这里需要提醒的是，若将主动脉夹层和壁间血肿当成急性心肌梗死，进而给予抗栓和支架植入术治疗，即便患者最终得以救治，一旦患方就该医疗行为提起诉讼，医方往往会面临败诉风险。因此，尽管笔者提出了关于这种特殊情况下自己的诊治理念，但是作为医生也要理智地判断是否要为患者承担这种风险。

还有一点需要特别强调，对于心电图有左主干急性闭塞改变的患者，不要试图使用主动脉夹层危险评分来评估患者是主动脉夹层和壁间血肿的可能性大小。因为大部分的左主干急性闭塞患者都会满足两个评分项：一个是突发的剧烈疼痛，另一个是低血压。也就是说，大部分左主干急性完全闭塞患者的主动脉夹层危险评分为 2 分，如果启动该评分系统进行鉴别诊断，就非常容易将冠心病左主干急性闭塞误诊为主动脉夹层和壁间血肿导致的左主干闭塞。

二、辅助检查

（一）入院心电图（图案例 5-2）

显示：窦性心动过速，心率 118 次／分，右束支传导阻滞合并左前分支传导阻滞，Ⅰ、aVL、V_2 ~ V_6 导联 ST 段抬高，Ⅱ、Ⅲ、aVF、V_1 导联 ST 段压低。这些心电图改变符合左主干急性完全闭塞的另外一种心电图表现模式。

诊断思路：根据患者的症状、病史、体征和急诊心电图改变，初步诊断为急性冠脉综合征。需要结合肌钙蛋白是否升高来判定是不稳定型心绞痛还是非 ST 段抬高型心肌梗死。

（二）实验室检查

急诊查肌钙蛋白 I 1.1075ng/mL（正常值＜ 0.0156ng/mL）。CK-MB 22.70ng/mL

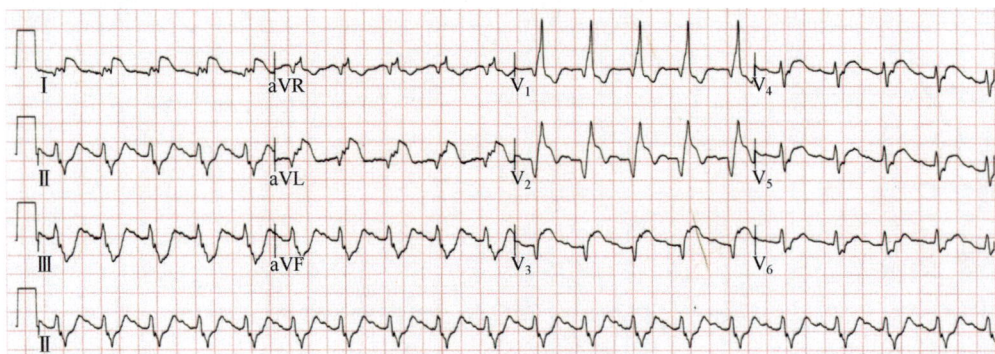

图案例 5-2　入院心电图

（正常值＜ 3.4ng/mL）。血常规：白细胞 16.28×10⁹/L［正常值为（3.5 ～ 9.5）×10⁹/L］。D- 二聚体 0.84mg/L（正常值＜ 0.252mg/L）。肾肝功能及血钾钠氯正常。

诊断思路：患者 D- 二聚体轻度升高，这也可见于急性 ST 段抬高型心肌梗死的患者。但是如果 D- 二聚体显著升高（≥ 5mg/L），则需要优先完善主动脉增强 CT 检查，明确是否为主动脉夹层和壁间血肿。

三、诊断经过

通过上述分析，患者最可能是左主干急性完全闭塞，立即给予阿司匹林和氯吡格雷各 300mg 嚼服，行急诊冠脉造影和 PCI 术（图案例 5-3）：图案例 5-3（a）可见右冠状动脉大致正常，图案例 5-3（b）箭头所示为左主干 100% 完全闭塞，图案例 5-3（c）箭头所示为于左主干到前降支近植入支架一枚，前降支血流恢复，但是无法到达远端，图案例 5-3（d）白色箭头所示为支架植入部位，黑色箭头所示血流无法到达远端，TIMI 血流 1 级。

四、患者转归

术后给予心电、血压、血氧监测，继续给予阿司匹林、氯吡格雷、阿托伐他汀钙治疗。患者血压低，给予去甲肾上腺素升压治疗，第 2 天复查肌钙蛋白 I＞ 50ng/mL（正常值＜ 0.0156ng/mL）。第 3 天，患者出现心源性休克和急性肺水肿，抢救无效死亡。

五、病例点评

这是笔者指导团队人员于 2022 年在期刊 *JAMA Internal Medicine*（当时影响因子 44.4）上发表的一篇病例报告[1]，该文章首次总结提出了以下 4 种左主干急性完全闭塞的心电图表现模式。

1. 典型的 ST 段抬高型心肌梗死模式

（1）绝大多数患者 I 和 aVL 导联 ST 段抬高；

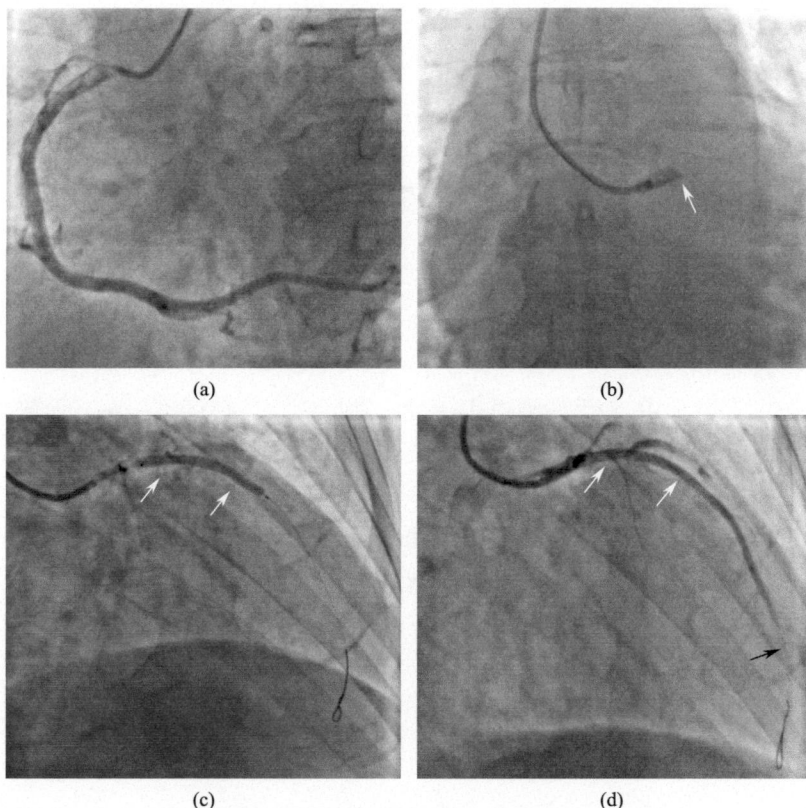

(a)　　　　　　　　　　　　(b)

(c)　　　　　　　　　　　　(d)

图案例 5-3　冠状动脉造影及 PCI 术后影像

（2）胸前导联 ST 段抬高，但是不同患者的 ST 段抬高的胸前导联数量可能不同，而且 ST 段抬高通常从 V_2 导联开始，V_1 导联通常不抬高或者仅轻微抬高。

2. ST 段抬高型心肌梗死伴右束支传导阻滞＋左前分支传导阻滞模式

（1）上述典型的 ST 段抬高型心肌梗死模式，即 I 和 aVL 导联 ST 段抬高，胸前导联 ST 段抬高，但是不同患者的 ST 段抬高的胸前导联数量可能不同，而且 ST 段抬高通常从 V_2 导联开始，V_1 导联通常不抬高或者仅轻微抬高。

（2）右束支传导阻滞＋左前分支传导阻滞

3. 非 ST 段抬高型心肌梗死模式　这种心电图模式实际上就是左主干次全闭塞的心电图表现模式（8+2）：

（1）ST 段抬高　aVR 和 V_1 导联 ST 段抬高，而且 aVR 导联 ST 段抬高幅度通常大于 V_1 导联。

（2）广泛的 ST 段压低　除了 aVR 和 V_1 导联外，其余的大部分导联出现 ST 段压低。

4. aVL 和 aVR 导联同时出现 ST 段抬高　对于胸痛伴有低血压、心源性休克及心搏骤停的患者，如有上述心电图表现模式，需考虑左主干次全闭塞或者完全闭塞，应做急诊冠状动脉造影检查。

参考文献

[1] Li Y, Zhu H, Zhai G. Coronary artery lesions at the same site presenting with different electrocardiogram patterns[J]. JAMA Intern Med, 2022, 182(7): 768-769.

（张川海，张博涵）

案例 6　广泛性 ST 段抬高背后隐藏的真相

一、病情简介

患者，女性，62 岁。

主诉：胸痛 4h。

现病史：患者于 4h 前无明显诱因出现心前区闷痛，持续不缓解，无放射痛，伴有心悸，无头晕和晕厥，无呼吸困难，无恶心呕吐，无咳嗽、咳痰。急诊科做心电图（图案例 6-1）后考虑为"急性心肌梗死"，给予阿司匹林和波立维各 300mg 嚼服。

既往史：高血压病史 1 年，最高达 180/100mmHg，未予系统诊治；近期无感冒及其他感染性疾病病史。否认糖尿病病史，无吸烟、饮酒史。

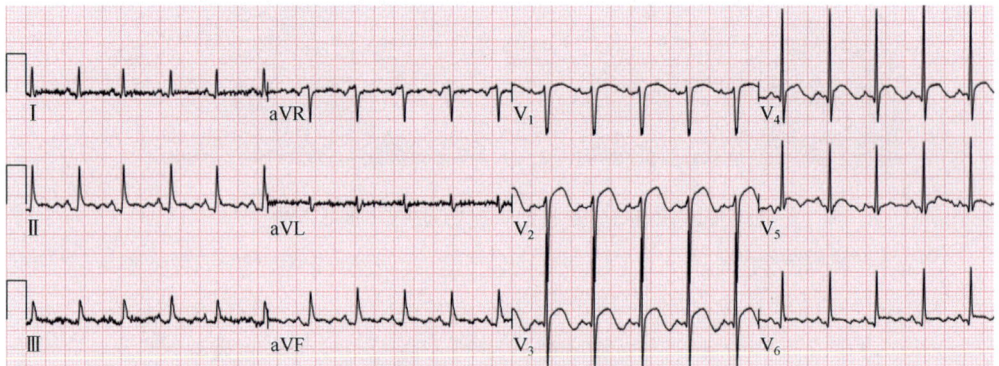

图案例 6-1　急诊心电图

窦性心动过速，心率 125 次 / 分，aVR 导联 PR 段斜向上抬高，Ⅰ、Ⅱ、Ⅲ、aVF、V₄ ～ V₆ 导联 PR 段斜向下压低；aVR 导联 ST 段压低，Ⅱ、Ⅲ、aVF、V₂ ～ V₆ 导联 ST 段抬高。这些心电图改变符合急性心包炎的心电图特征

查体：T 36.2℃，P 120次 / 分，R 20次 / 分，BP 137/88mmHg（双侧血压基本一致），指脉氧饱和度（吸氧 3L/min 下）为 98% ～ 100%。神志清楚，言语流利，查体合作，颈静脉充盈正常，颈动脉搏动正常。双肺呼吸音清，未闻及干湿啰音，心率 120 次 / 分。心律齐，各瓣膜听诊区未闻及病理性杂音，无心包摩擦音。腹部平坦，无压痛、反跳痛，腹肌柔软。双下肢无水肿。

诊断思路：根据目前已经知道的症状、病史、体征和心电图改变，可以确定患者存在急性心包炎，但导致心包炎的病因尚无法明确。急性心包炎可由细菌、病毒、肿瘤、自身免疫、物理、化学等因素引起。在罕见情况下，主动脉夹层和壁间血肿累及心包时，可以导致心包少量积血，出现心包炎的心电图改变。此外，应激性心肌病也可以在发病早期出现心包炎的心电图改变。

为了明确诊断方向，需要进一步辅助检查来缩小鉴别诊断的范围。对于胸痛、胸闷的患者，应该常规完善肌钙蛋白、BNP、D-二聚体、血常规等检查，还要注意复查心电图以观察心电图是否发生演变。

二、辅助检查

超敏肌钙蛋白 I 1.15ng/mL（正常范围 < 0.015ng/mL）。BNP 1060.30pg/mL（正常范围为 0 ~ 100pg/mL）。血常规：白细胞 $14.27×10^9$/L[正常值为（$3.5 ~ 9.5$）$×10^9$/L]。D-二聚体正常。

诊断思路：目前已知血液检查结果，根据现有的所有临床资料，需要考虑的疾病有哪些？

1. 急性心肌梗死 患者胸痛持续 4h，肌钙蛋白和 BNP 升高，心电图下壁和前壁导联 ST 段抬高，这种情况对于初级医生而言，经常容易直接诊断为急性 ST 段抬高型心肌梗死。但是现实情况是，急性心肌梗死早期几乎不会出现急性心包炎的心电图改变，但是在 ST 段抬高型心肌梗死的恢复期，可以出现心肌梗死后综合征，此时可以表现为急性心包炎。因此，该患者不考虑急性 ST 段抬高型心肌梗死。

2. 主动脉夹层和壁间血肿 患者 D-二聚体阴性，因此可以直接排除主动脉夹层（有 1% 的漏诊风险），但是不能据此排除主动脉壁间血肿。此时，可以通过主动脉夹层风险评分结合 D-二聚体阴性结果来评估患者是否为主动脉壁间血肿。在评分系统的三个项目中，该患者不具备诱发条件，疼痛特点可以得 1 分，也不具备相关的异常体征，因此该患者最多可以评为 1 分，患者是主动脉壁间血肿的可能性很小。

此外，也可以通过前面章节提炼出来的核心特征来评估患者是否为主动脉夹层和壁间血肿。一旦出现任何一项核心特征，基本上可以确诊为主动脉夹层和壁间血肿。

3. 急性肺栓塞 患者 D-二聚体为阴性，因此可以排除急性肺栓塞，仅有 3% 的漏诊风险。

三、诊断经过

值班医生认为患者是急性心肌梗死，行急诊冠状动脉造影检查（图案例 6-2）：图案例 6-2（a）和图案例 6-2（b）显示前降支、回旋支和右冠状动脉无严重狭窄。左心室造影结果［图案例 6-2（d）］：收缩期左心室心尖部球形改变，符合应激性心肌病的形态学改变。至此，患者诊断为心尖型应激性心肌病。

术后第 2 天复查高敏肌钙蛋白 I 为 0.11ng/mL（正常范围 < 0.015ng/mL），较入院时明显降低，这也印证了患者根本不是急性 ST 段抬高型心肌梗死。因为如果患者是急性心肌梗死，肌钙蛋白在发病第 2 天应该更高，而不是降低。复查心电图（图案例 6-3）：窦性心动过速，心率 118 次 / 分，aVR 导联 T 波直立，II、III、aVF、 （a）　　　　　　　　　　　　　　　　（b）

（c）　　　　　　　　　　　　　　　　（d）

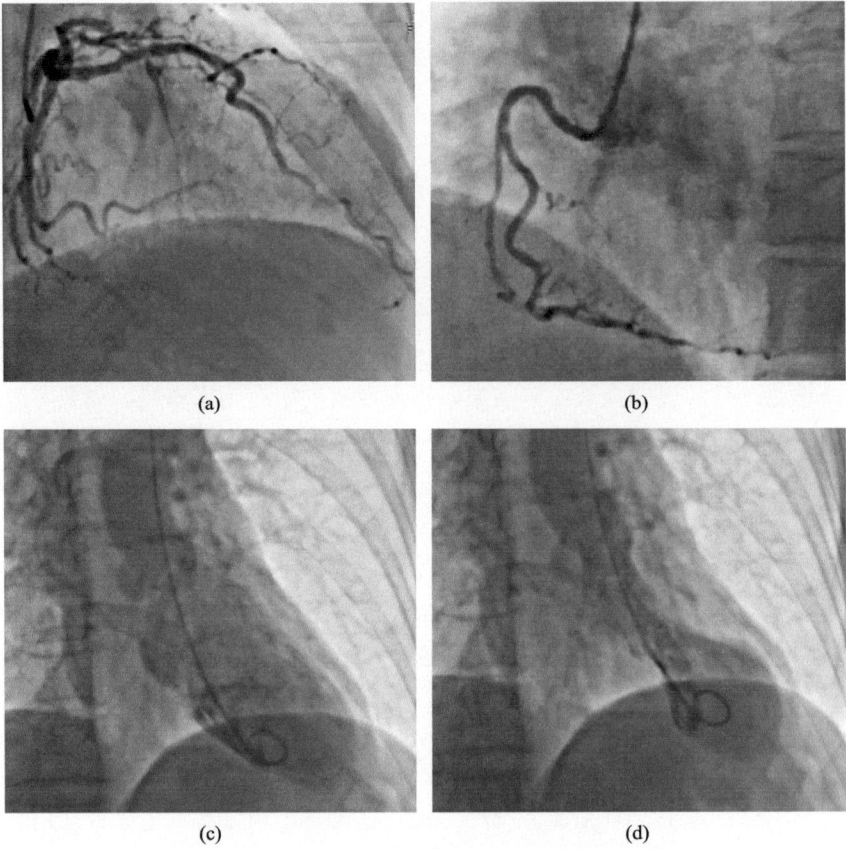

图案例 6-2　冠状动脉造影及左心室造影的影像

（a）为左冠状动脉造影结果；（b）为右冠状动脉造影结果；
（c）为左心室舒张期影像；（d）为左心室收缩期影像，收缩期左心室心尖部呈球形改变

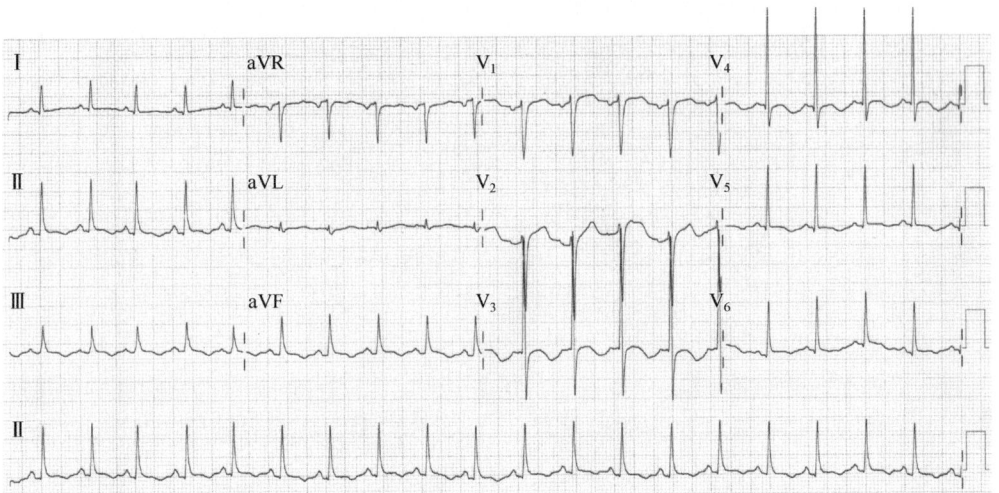

图案例 6-3　第 2 天心电图

$V_3 \sim V_6$ 导联 T 波倒置，符合全导联 T 波倒置的特点。

患者术后第 2 天完善超声心动图检查（图案例 6-4）：室间隔、左心室壁心肌中间段、心尖段运动减弱，左心室心尖部圆隆，左心室壁心肌均匀性轻度增厚，左心室整体收缩功能减低，左心室射血分数为 39%。

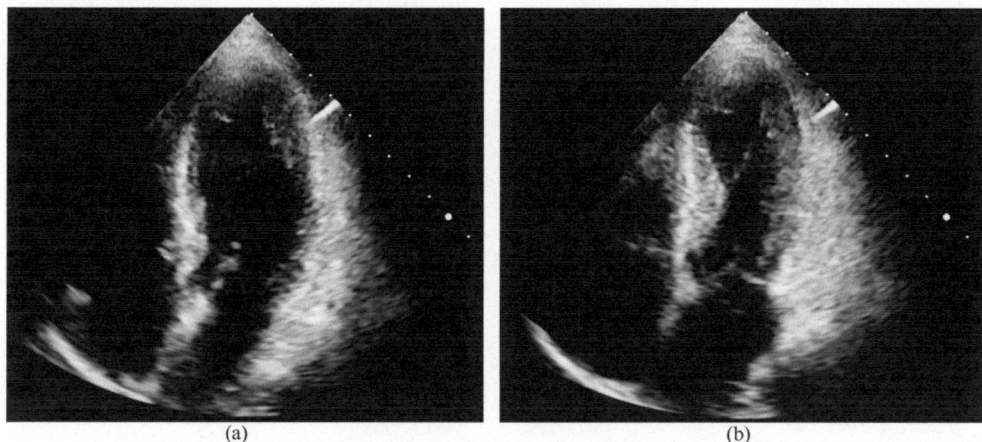

图案例 6-4　术后超声心动图影像
（a）为心脏舒张期影像，（b）为收缩期影像。可见收缩期左心室心尖部呈球样改变，
符合心尖型应激性心肌病改变

诊断思路：关于该患者的诊断，其实还出现了三个不匹配现象，即肌钙蛋白升高程度与 BNP 升高程度不匹配、肌钙蛋白升高程度与 ST 段抬高的导联范围不匹配、肌钙蛋白升高程度与室壁运动异常的广泛程度不匹配。这三种不匹配现象也提示该患者为应激性心肌病。

患者住院期间，采集了不同时间的心电图（图案例 6-5），再结合急诊心电图和第 2 天的心电图改变（图案例 6-1、图案例 6-2），可以发现该患者的心电图具有以下演变过程：①症状出现后早期 ST 段抬高（急诊心电图）；② ST 段抬高演变为 T 波倒置（第 2 天心电图）；③第 4 天 T 波倒置一过性改善；④ T 波倒置变得更深（第 12 天心电图）；⑤ T 波倒置逐渐变浅（第 17 天心电图）。此外，QTc 间期逐渐延长，在住院第 12 天达到最长。

至此，我们已经知道患者的症状、病史、体征和相关辅助检查，明确诊断为心尖型应激性心肌病。但是我们真的已经抓住"幕后凶手"了吗？患者第 2 天时，血液检测了变肾上腺素和去甲肾上腺素，结果为：变肾上腺素 6.24nmol/L（正常范围 0 ～ 0.3nmol/L），去甲肾上腺素 14.00nmol/L（正常范围 0 ～ 0.6nmol/L），二者均明显升高。因此为患者做了肾上腺增强 CT 检查（图案例 6-6）：左侧肾上腺区见软组织密度结节，边界较清楚，大小约 4.1cm×3.4cm。

请泌尿外科会诊，考虑为嗜铬细胞瘤，建议手术切除肾上腺结节，但是因为患者

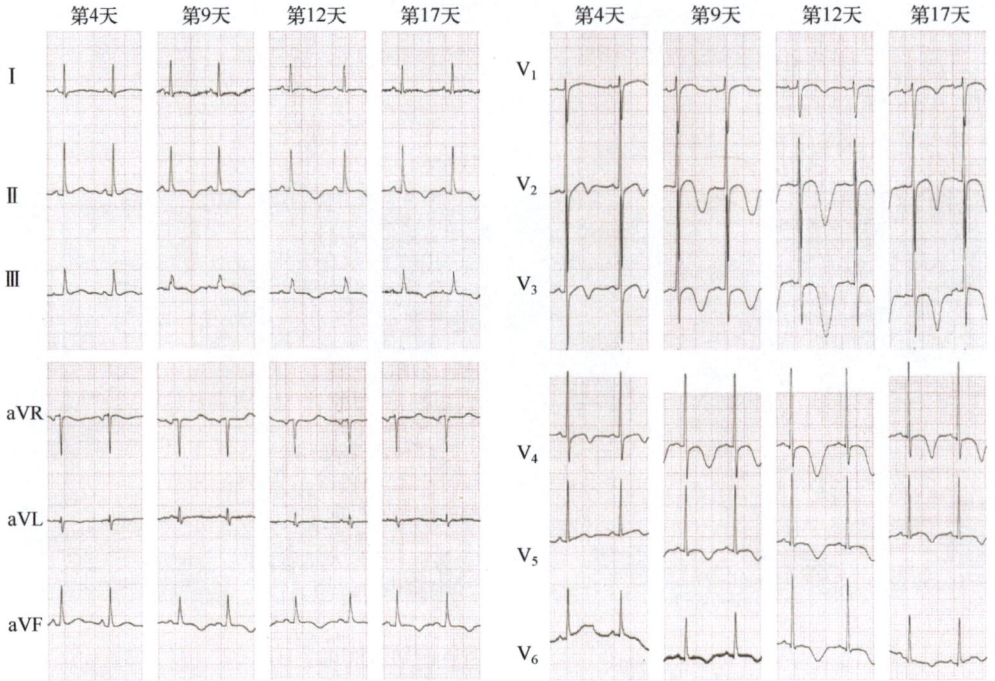

图案例 6-5　住院不同时间的心电图

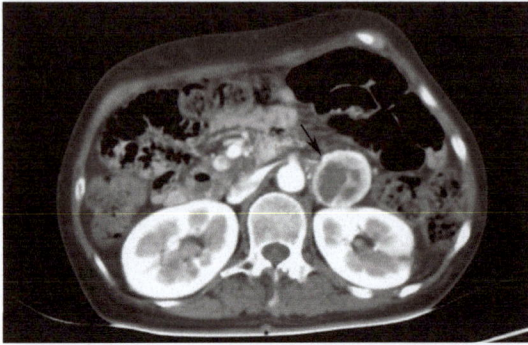

图案例 6-6　肾上腺增强 CT 影像

目前心功能较差，且术前需要口服两周 α 受体阻滞剂（哌唑嗪），因此建议患者至少半个月后手术。

患者 1 个月后再次入院，复查心电图（图案例 6-7）：窦性心律，心率 86 次/分，与第 1 次住院期间的心电图对比，T 波倒置已经基本恢复。

复查超声心动图（图案例 6-8）：与第 1 次住院时相比，左心室中部及心尖部收缩功能明显恢复，左心室射血分数为 55%。

肾上腺结节切除术后病理诊断：肿物为嗜铬细胞瘤，瘤组织局部侵犯包膜，肿瘤细胞增生活跃。因此，患者的最终诊断为嗜铬细胞瘤诱发的应激性心肌病。

四、患者转归

患者手术后顺利出院，一个月后患者高血压好转。

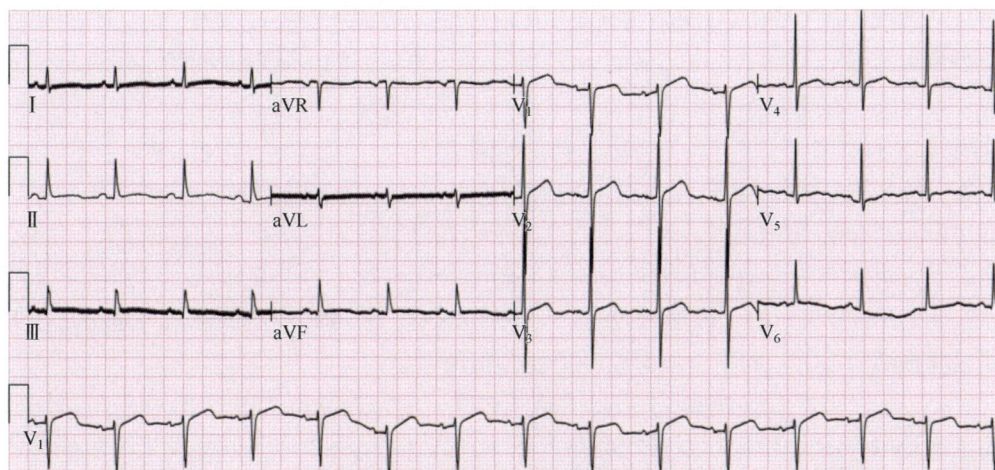

图案例 6-7　第 2 次住院时心电图

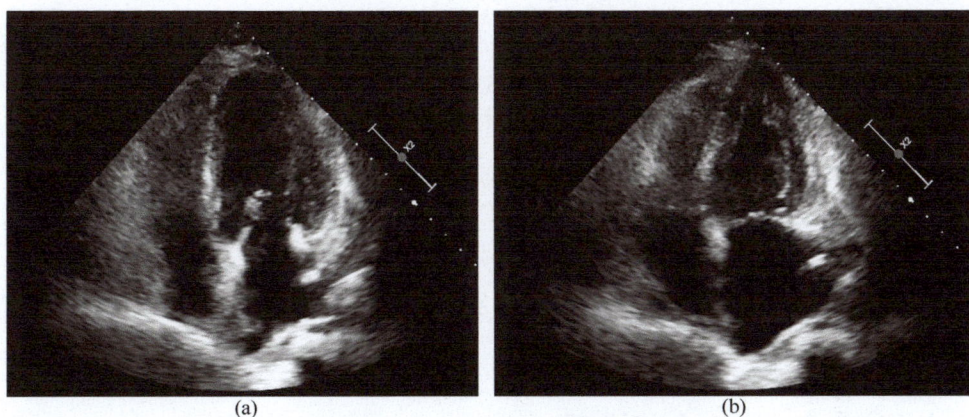

图案例 6-8　术后超声心动图影像

（a）为心脏舒张期影像，（b）为收缩期影像，可见收缩期左心室心尖部收缩力较前加强，心尖部球样改变已经消失

五、病例点评

这是 2021 年笔者在期刊 *JAMA Internal Medicine*（当时影响因子 21.8）上发表的一篇病例报告[1]，该病例揭示了应激性心肌病的诊断技巧以及如何发现嗜铬细胞瘤诱发的应激性心肌病。

嗜铬细胞瘤是一种罕见的内分泌肿瘤，起源于肾上腺髓质并分泌儿茶酚胺类物质。典型症状包括头痛、出汗和心悸三联征。嗜铬细胞瘤可以引起许多心血管疾病的表现，如波动很大的高血压、心动过速、心源性休克，还可以诱发应激性心肌病。与嗜铬细胞瘤相似，应激性心肌病的发病机制与儿茶酚胺分泌过多有关。应激性心肌病的临床表现包括胸痛、心肌酶升高、室壁运动异常和心电图改变，这些都与急性冠脉综合征有非常相似之处。

应激性心肌病的心电图异常包括 PR 段压低、ST 段抬高、T 波倒置、QT 间期延长和异常 Q 波。应激性心肌病的心电图特征是动态演变的，随着时间的推移具有不同的表现模式，该患者的心电图演变出了五个不同的阶段。全面了解应激性心肌病不同阶段的心电图特征有助于医生做出准确及时的诊断。

一般来说，PR 段压低是急性心包炎早期的标志，但在应激性心肌病的患者中也有此表现。Zorzi 等报道[2]，近三分之二的应激性心肌病的患者心电图存在 PR 段压低，这是因为机体在应激情况下儿茶酚胺水平急剧升高，对心房的复极产生了影响，从而导致 PR 段的偏移。由于该患者没有任何急性发热病史，PR 段压低被认为是由儿茶酚胺过度分泌引起的，而不是由感染性急性心包炎引起的。

心尖型应激性心肌病的 ST 段抬高范围较广，通常累及前壁和下壁，而 ST 段压低多见于 aVR 导联。相反，在前壁心肌梗死中，aVR 导联 ST 段压低的发生率较低。此外，心尖型应激性心肌病通常会导致全导联 T 波倒置，T 波倒置通常比急性冠脉综合征的幅度更大，并且可以在几周到几个月内自行恢复。

在国际 Takotsubo 注册研究中[3]，来自不同国家的 200 例应激性心肌病患者被分为 2 种类型：ST 段抬高的应激性心肌病和非 ST 段抬高的应激性心肌病。将其分别与 ST 段抬高型心肌梗死和非 ST 段抬高型心肌梗死进行比较，发现在 ST 段抬高的情况下，前间隔导联的 ST 段抬高和 aVR 导联的 ST 段压低对应激性心肌病的诊断具有 100% 特异性。在非 ST 段抬高的情况下，aVR 导联的 ST 段压低，以及伴随任何导联 T 波倒置，对应激性心肌病的诊断是 100% 特异的，可以排除非 ST 段抬高型心肌梗死。根据这些研究结论，该患者 ST 段抬高和 T 波倒置阶段的心电图改变均提示应激性心肌病。

当患者同时具备下列三个条件时，要考虑到嗜铬细胞瘤的可能。

1. 患者符合应激性心肌病的心电图改变特点。

2. 既往有高血压或者入院后发现血压升高。

3. 血常规中白细胞升高，但是无近期感染等导致白细胞升高的其他疾病。

第 3 条中之所以要强调白细胞升高是因为嗜铬细胞瘤释放的肾上腺素和去甲肾上腺素可以诱发血常规中的白细胞明显升高。

肾上腺素在人体内的半衰期约 1～2h，去甲肾上腺素则为 1～2min，所以如果靠检测肾上腺素和去甲肾上腺素确定嗜铬细胞瘤诊断，结果常常是阴性的（假阴性）。但是肾上腺素引起的白细胞升高会持续很长时间，所以对于怀疑嗜铬细胞瘤的患者，检测白细胞是否升高更为敏感。因此，最终强调以血常规中白细胞升高作为一个诊断线索。

尽管笔者用"抽丝剥茧"的形式向大家一步一步讲解了这个病例，但实际上我们真实的诊断过程是"窥一斑而知全豹"。当看到患者的急诊心电图时，就想到了有可能是应激性心肌病；当知道患者有高血压时，就开始等待血常规结果（判断白细胞是否升高），并同时检测了肾上腺素和去甲肾上腺素；在做冠脉造影时，就同时做左心室造影。总之，该患者的整个诊断过程是连续的、环环相扣的和可以预知下一步的。

具体诊断思路总结如下。

第1步：患者符合应激性心肌病的心电图改变，问诊或检查其有无高血压；

第2步：患者有高血压，查看患者血常规中白细胞是否升高；

第3步：患者血常规中白细胞升高，且没有近期感染，初步考虑嗜铬细胞瘤；

第4步：做肾上腺增强CT，明确是否有嗜铬细胞瘤。

参考文献

[1] Zhang C H, Li T T. ST-Segment elevation myocardial infarction mimic: Unearthing the hidden truth[J]. JAMA Intern Med, 2021, 181(11): 1509-1510.

[2] Zorzi A, Baritussio A, ElMaghawry M, et al. Differential diagnosis at admission between takotsubo cardiomyopathy and acute apicalanterior myocardial infarction in postmenopausal women[J]. Eur Heart J Acute Cardiovasc Care, 2016, 5(4): 298-307.

[3] Frangieh AH, Obeid S, Ghadri JR, et al. ECG criteria to differentiate between takotsubo (stress) cardiomyopathy and myocardial infarction[J]. J Am Heart Assoc, 2016, 5(6): e003418.

（张川海，李婷婷，付宁宁）

案例7　令人胆战心惊的急性下壁心肌梗死

一、病情简介

患者，男性，48岁。

主诉：突发胸痛3h。

现病史：患者3h前无明显诱因突然出现胸痛，呈压榨样，不伴肩背部放射痛，伴大汗、恶心、呕吐，呕吐物为胃内容物，症状持续不缓解，为求诊治急来本院。急诊查心电图（图案例7-1）显示：窦性心律，右束支传导阻滞，完全性房室传导阻滞，交界性逸搏心律，心房率88次/分，心室率40次/分，Ⅱ、Ⅲ和aVF导联ST段抬高，

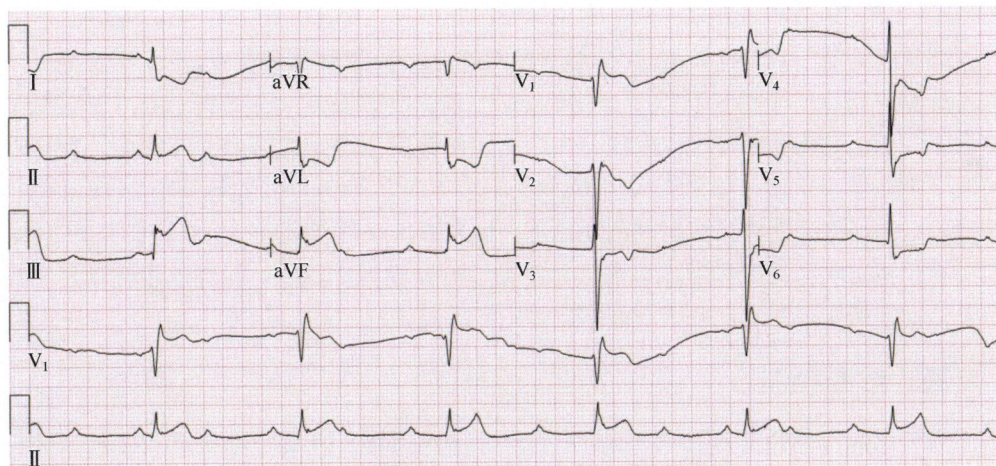

图案例7-1　急诊心电图

I、aVL、$V_3 \sim V_6$ 导联 ST 段压低。患者心率慢、血压低，给予多巴胺静脉泵入后血压升至 90/52mmHg。

既往史：高血压病史 9 年，最高达 190/110mmHg，未有效控制血压。否认糖尿病病史；否认肾病病史。吸烟 30 年，每日 15 支。否认饮酒史。

查体：T 36.1℃，P 40 次 / 分，R 18 次 / 分，BP 132/71mmHg。神志清楚，言语流利，查体合作，双肺呼吸音清，未闻及干湿啰音，心室率 40 次 / 分。心律齐，各瓣膜听诊区未闻及病理性杂音，无心包摩擦音。腹部平坦，无压痛、反跳痛，腹肌柔软。双下肢无水肿。

诊断思路：目前已经知道患者的症状、病史、体征和心电图改变，根据这些信息应该如何处置？患者急性持续性胸痛，心电图提示急性下壁心肌梗死，如果根据常见病和多发病优先考虑的诊断原则，患者最可能是急性下壁心肌梗死。但是需要强调的是，在罕见情况下，急性肺栓塞、主动脉夹层和壁间血肿、冠状动脉痉挛、肥厚型心肌病也可以导致下壁导联 ST 段抬高。急性肺栓塞往往导致心率明显增快，而该患者心率很慢，此外急性肺栓塞不会导致完全性房室传导阻滞，因此不用常规考虑急性肺栓塞。主动脉夹层和壁间血肿如果累及右冠状动脉，可以导致心肌梗死所有的临床表现，根据目前的临床资料，尚不能排除主动脉夹层和壁间血肿。如果患者 D- 二聚体显著升高，则有很强的鉴别诊断价值。冠状动脉痉挛通常是自限性疾病，不会持续 3h 还未缓解，因此也不用常规考虑。肥厚型心肌病因心肌非对称性肥厚可以导致下壁导联 ST 段抬高，但是不会导致完全性房室传导阻滞。此外，肥厚型心肌病一般会伴有 QRS 波振幅增高，该患者 QRS 波振幅正常。

通过上述分析可知，如果按照常见病和多发病优先考虑的诊断原则，患者最可能是急性下壁心肌梗死。但是，不能彻底排除主动脉夹层和壁间血肿。

二、辅助检查

超敏肌钙蛋白 I、NT-proBNP、血常规均正常。D- 二聚体未检查。

诊断思路：由于急诊科医生未进行 D- 二聚体快速检测（急诊科 16min 即可测出结果），让鉴别诊断变得非常困难。作为病房接诊医生和绿色通道手术医生，在这种情况下需要做出抉择：如果在病房重新抽血送检 D- 二聚体，需要等待至少 1h 才能得到检验结果，这会使再灌注时间明显延迟；如果直接绿色通道进行冠脉造影及 PCI 术，则要承担将主动脉夹层和壁间血肿误诊为急性心肌梗死的风险。尽管这种情况是小概率事件，但是如果误诊，会造成非常严重的后果。

三、诊断经过

为了缩短再灌注时间，未等待 D- 二聚体检测结果，直接经绿色通道做了急诊冠脉造影及 PCI 术（图案例 7-2）：左主干正常，前降支大致正常，回旋支远段 85% 狭窄；

图案例 7-2（a）箭头所示为右冠状动脉开口 99% 次全闭塞，图案例 7-2（b）箭头所示为于右冠状动脉开口及近段球囊扩张，图案例 7-2（c）箭头所示为于病变处植入支架一枚，植入支架后患者血流恢复正常，图案例 7-2（d）箭头所示为支架植入部位。

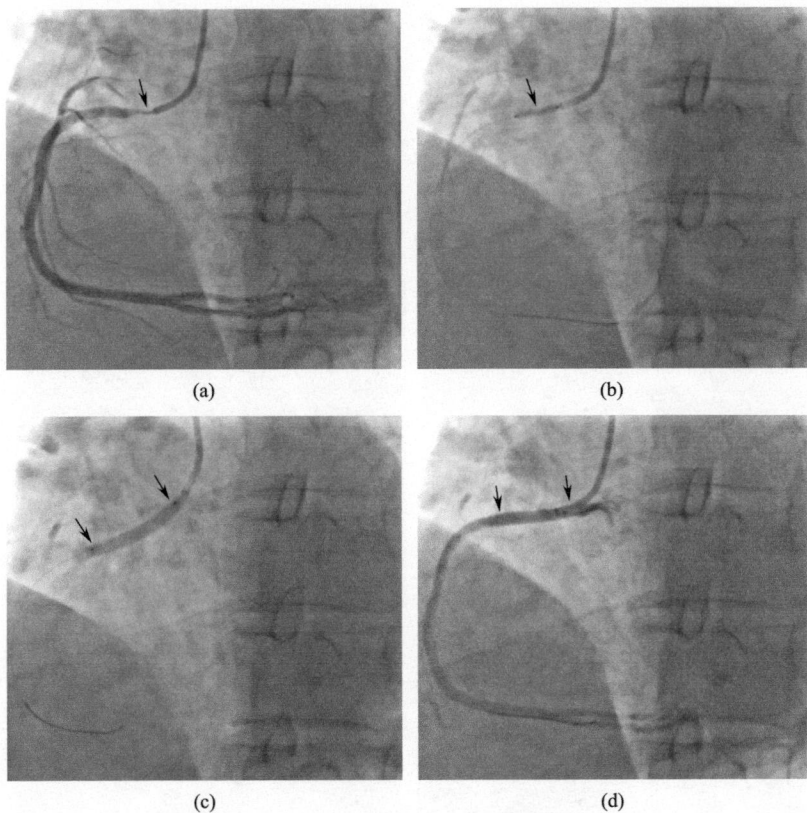

(a)

(b)

(c)

(d)

图案例 7-2　右冠状动脉造影及支架植入的影像

术后患者症状未能缓解，复查心电图（图案例 7-3）：窦性心律，心率 88 次 / 分，Ⅱ、Ⅲ和 aVF 导联 ST 段抬高程度有所回落。

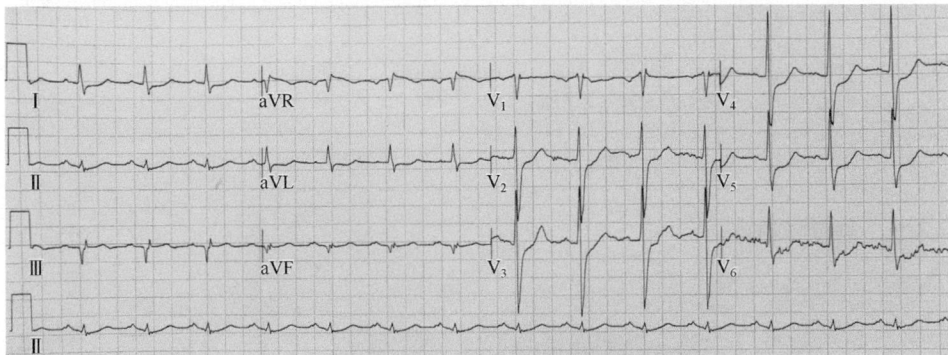

图案例 7-3　术后心电图

此时病房送检的 D- 二聚体结果回报：66.83mg/L（正常值＜ 0.252mg/L）。血常规：白细胞 21.70×10⁹/L ［正常值为（3.5 ～ 9.5）×10⁹/L］。患者出现腹部疼痛。

诊断思路：患者 D- 二聚体为 66.83mg/L，显著大于 5mg/L，因此可以排除冠心病急性心肌梗死。此外，患者还具备了主动脉夹层和壁间血肿的一些核心特征：心电图明显好转但胸痛未见缓解、疼痛从胸部转移到了腹部。因此，背后"真凶"已经浮出水面。

立即完善主动脉增强 CT 检查（图案例 7-4）：升主动脉至双侧髂外动脉夹层形成，真腔较小，病变累及头臂干、双侧颈总动脉、双侧锁骨下动脉、腹腔干、肠系膜上动脉。

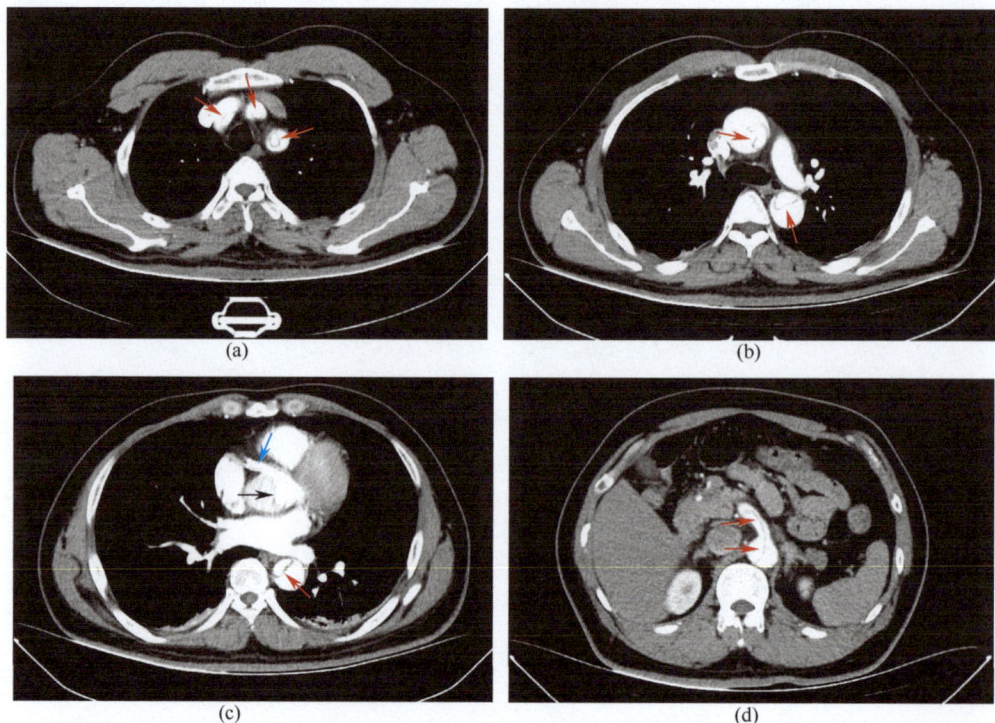

图案例 7-4　主动脉增强 CT 的影像
（a）箭头所示为头臂干、左侧颈总动脉、左侧锁骨下动脉；（b）箭头所示为升主动脉和降主动脉真假腔；
（c）黑色箭头所示为升主动脉根部真假腔，密度高的一侧为真腔，蓝色箭头所示为右冠状动脉近段支架，
红色箭头所示为降主动脉真假腔；（d）箭头所示为腹主动脉真假腔以及肠系膜上动脉真假腔

四、患者转归

患者明确诊断为 Stanford A 型主动脉夹层，转至上级医院手术治疗，行主动脉瓣成形术、升主动脉及主动脉全弓置换术、支架象鼻术、冠状动脉搭桥术。术后病情好转出院。一个月后患者因新型冠状病毒感染来本院治疗，肺部 CT （图案例 7-5）：

图案例 7-5（a）红色箭头所示为升主动脉，图案例 7-5（a）蓝色箭头所示为降主动脉，可见高密度的支架影；图案例 7-5（b）箭头所示为右冠状动脉开口及近段支架影。经过抗病毒、抗炎治疗 5 天后患者好转出院。

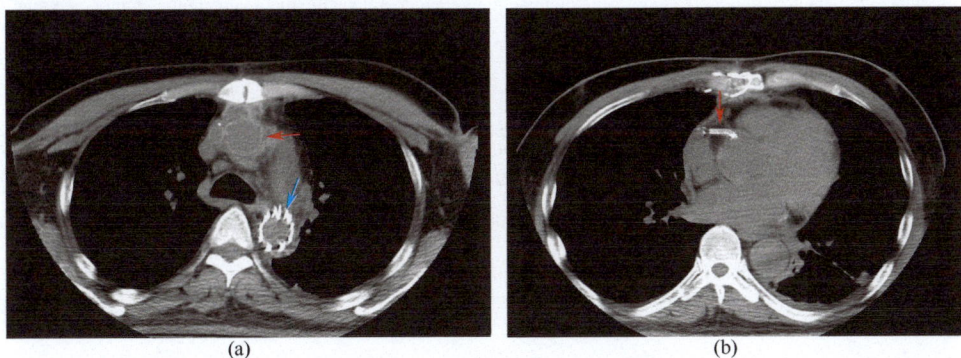

图案例 7-5　术后肺部 CT 影像

五、病例点评

这是一个非常典型的由主动脉夹层导致的急性下壁心肌梗死的病例。从理论上讲，每个拟诊断为急性心肌梗死的患者，不管是急性 ST 段抬高型心肌梗死还是非 ST 段抬高型心肌梗死，其背后"真凶"都有可能是主动脉夹层和壁间血肿。只是因为这种情况是小概率事件，所以在胸痛诊治中心强调极早再灌注治疗的大背景下，这部分患者群体在一定程度上被忽略了。笔者强调的诊断理念是，即便是发病率再低的疾病或者是临床上再罕见的情况，作为医生也不能"放任不管"甚至是"视而不见"。

对于急性胸痛的患者，到底是冠心病急性心肌梗死还是主动脉夹层和壁间血肿导致的急性心肌梗死，这两种情况的鉴别诊断是一个令临床医生困惑的问题。在十几年的临床工作中，笔者做了大量的文献阅读和临床病例资料收集整理工作，试图彻底解决这一鉴别诊断难题。

第一步：建议急诊科对急性胸痛的患者常规急查 D- 二聚体，一般 15 ～ 20min 可以测出结果。通过巧妙使用 D- 二聚体，可以解决特定情况下急性胸痛患者的鉴别诊断问题。

（1）对于 D- 二聚体阴性（≤ 0.5μg/mL）的急性胸痛患者，不管心电图表现如何，可以排除主动脉夹层（有 1% 的漏诊风险），但是不能据此排除主动脉壁间血肿和溃疡。

（2）对于非 ST 段抬高型的急性胸痛患者，如果 D- 二聚体≥ 3μg/mL，则可直接排除急性冠脉综合征（因为非 ST 段抬高型急性冠脉综合征不是血栓性病变，不足以使 D- 二聚体≥ 3μg/mL）。

（3）对于 ST 段抬高型的急性胸痛患者，如果 D- 二聚体≥ 5μg/mL，则可直接排除急性冠脉综合征（因为冠状动脉细小，形成的血栓不足以使 D- 二聚体≥ 5μg/mL）。

第二步：对于非 ST 段抬高型的急性胸痛患者，如果 D- 二聚体阳性，则不要轻易诊断急性冠脉综合征（因为非 ST 段抬高型急性冠脉综合征中只有 1.5% 的患者 D- 二聚体阳性）。一定要考虑到急性主动脉综合征。对于 ST 段抬高型的急性胸痛患者，如果 D- 二聚体在 0.5 ～ 5μg/mL，则既有可能是急性 ST 段抬高型心肌梗死，也有可能是急性主动脉综合征。在上述两种情况时，可通过使用主动脉夹层危险评分系统，再结合前面相关章节总结的核心特征以及可疑特征进一步判断是否为主动脉夹层和壁间血肿。

需要强调的是，上述鉴别诊断流程无法 100% 避免误诊和漏诊，除非将所有疑似急性心肌梗死的患者都优先完善主动脉增强 CT 检查，但是在实际工作中如果这样操作，会导致所有的冠心病急性心肌梗死患者再灌注延迟，影响预后且增加死亡率。因此，作为医生，即便做了最大程度的努力，这种误诊和漏诊风险也无法完全避免。

（张川海，张　哲）

案例 8　到底是 RBBB 还是 Brugada 拟表型？

一、病情简介

患者，女性，63 岁。

主诉：突发晕厥 30min。

现病史：患者家属诉 30min 前患者于劳动时突发意识不清，尿失禁，无抽搐。由 120 送入当地医院急诊科，T 35.0℃，P 0 次 / 分，R 10 次 / 分，BP 0mmHg，指脉氧饱和度 70%。颜面发绀，颈静脉怒张，呼吸浅慢，四肢厥冷。双肺呼吸音弱，无干湿啰音，心率 80 次 / 分，律齐，心音极弱，各瓣膜听诊区未闻及病理性杂音。双下肢无水肿。急查心电图（图案例 8-1）显示：窦性心动过速，心率 130 次 / 分，右束支传导阻滞（RBBB），$S_1Q_{III}T_{III}$，III 和 V_1 导联同时出现 T 波倒置，I、aVL、V_2 ～ V_6 导联 ST 段压低。

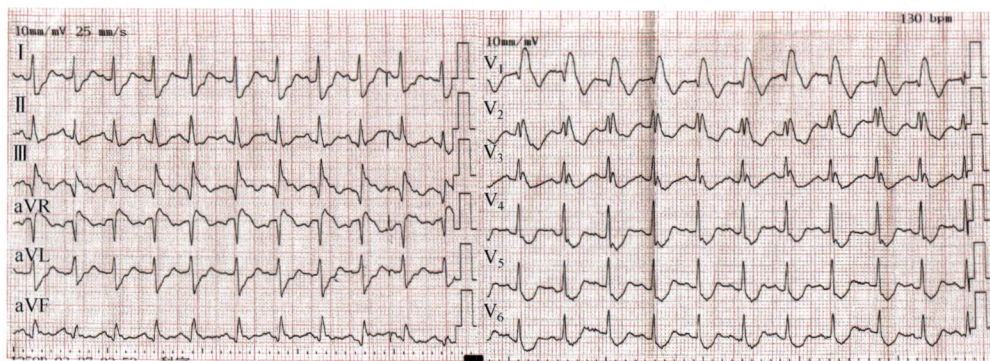

图案例 8-1　急诊心电图

给予心肺复苏和多巴胺升压后，患者恢复意识，问话有反应，但不能言语 P 139

次/分，R 30次/分，BP 130/80mmHg。复查心电图（图案例 8-2）显示：窦性心动过速，心率 132 次/分，右束支传导阻滞，$S_1Q_{III}T_{III}$，III 和 V_1 导联同时出现 T 波倒置，I、aVL、$V_3 \sim V_6$ 导联 ST 段压低。

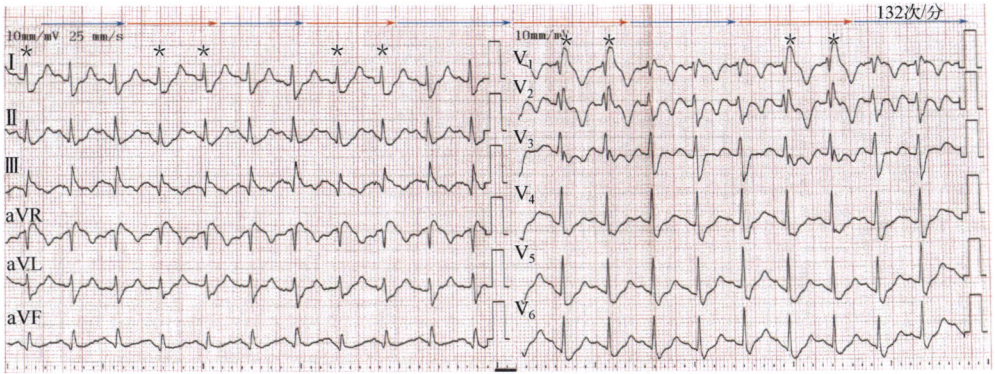

图案例 8-2　急诊心肺复苏后复查的心电图

QRS 波的形态随呼吸运动而交替发生改变，蓝色箭头所示为呼气时，红色箭头所示为吸气时。
＊所示为吸气时增宽的 QRS 波

既往史：高血压病史 5 年，现口服降压药物治疗（具体药物及用法不详）。无糖尿病病史，无下肢静脉曲张病史，无长期卧床史。否认吸烟、饮酒史。

诊断思路：目前已经知道患者的症状、病史、体征和心电图改变，根据这些信息考虑如何处置？患者以晕厥为首发表现，到急诊科时血压测不出、脉搏摸不到，指脉氧饱和度 70%，颜面发绀，颈静脉怒张，呼吸浅慢，四肢厥冷，处于呼吸和循环衰竭的状态，急诊心电图提示窦性心动过速，右束支传导阻滞，$S_1Q_{III}T_{III}$，III 和 V_1 导联同时出现 T 波倒置，考虑急性肺栓塞可能性大。

当地医院给予瑞替普酶 2 支静脉溶栓治疗。溶栓 2h 后复查心电图（图案例 8-3）：

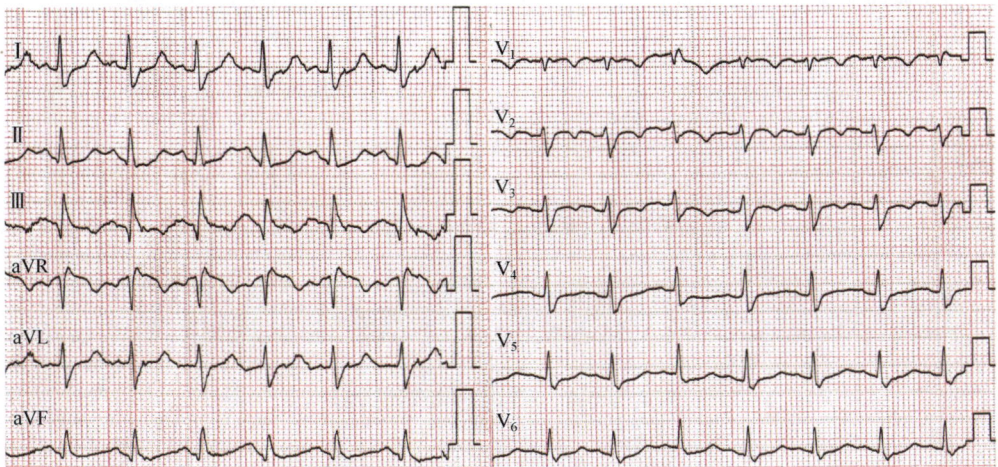

图案例 8-3　溶栓 2h 后复查的心电图

窦性心动过速，心率 132 次 / 分，$S_ⅠQ_ⅢT_Ⅲ$，Ⅲ 和 $V_1 \sim V_3$ 导联同时出现 T 波倒置，这种心电图改变符合急性肺栓塞的心电图特征。

二、辅助检查

肌钙蛋白 I 正常。CK-MB 76.56ng/mL（正常值 < 5ng/mL）。血常规：白细胞 26.47×10^9/L［正常值为（3.5 ~ 9.5）$\times 10^9$/L］。D- 二聚体 12.45mg/L（正常值 < 0.500mg/L）。

诊断思路：患者白细胞升高可能是应激反应导致的。患者 D- 二聚体显著升高，凭此一点可以排除急性冠脉综合征，但需要注意的是，该 D- 二聚体检测是在患者溶栓之前抽血，如果是溶栓之后抽血，则 D- 二聚体不再具有诊断价值，因为溶栓药物本身会导致 D- 二聚体显著升高。此外，D- 二聚体显著升高，要不要考虑主动脉夹层和壁间血肿？在罕见情况下，主动脉夹层和壁间血肿可以导致脑供血不足而以晕厥为首发表现；在更罕见情况下，主动脉夹层和壁间血肿导致主动脉明显增快而压迫毗邻的肺动脉，可以导致肺动脉高压的心电图改变。所以从理论上讲，主动脉夹层和壁间血肿是有可能的，但是从概率上讲，让这两种罕见的情况同时出现在一个患者身上，其概率可能小到接近于零。因此，该患者不考虑主动脉夹层和壁间血肿。

三、诊断经过

患者于当地医院溶栓后，转入本院进一步诊治。但本院值班医生认为不能完全排除急性冠脉综合征，行冠状动脉造影检查和 PCI 术（图案例 8-4）：左主干、前降支、回旋支、右冠状动脉正常。

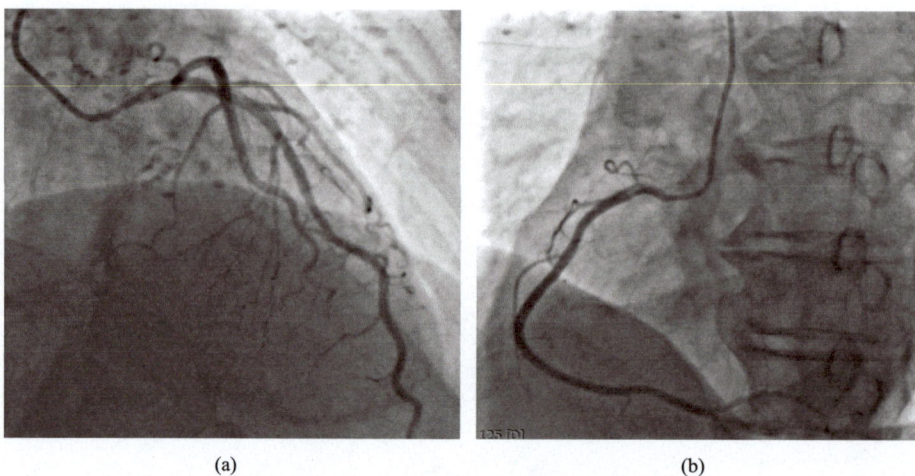

(a)   (b)

图案例 8-4　冠状动脉造影的影像

术后完善肺动脉增强 CT 检查（图案例 8-5）：可见肺动脉分支栓塞（箭头所示为右侧肺动脉分支内血栓）。至此，患者最终诊断为急性肺栓塞。

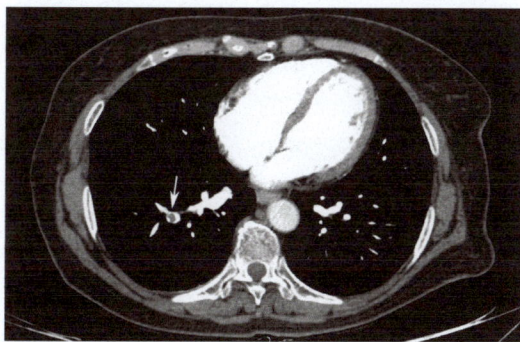

图案例 8-5　肺动脉增强 CT 的影像

四、患者转归

给予心电、血压、血氧监测，肝素抗凝治疗。第 2 天完善超声心动图检查：右心房和右心室增大，肺动脉高压（轻度），三尖瓣中量反流，左心室射血分数为 56%。经过 14 天的抗凝治疗后患者顺利出院。

五、病例点评

这是一个以晕厥为首发表现的急性肺栓塞病例。急性肺栓塞可以有多种心电图表现模式[1]，该患者的心电图表现为右束支传导阻滞，但是根据笔者阅读的相关肺栓塞文献，有些学者可能会将这种心电图改变视为 Brugada 拟表型。Brugada 拟表型是指心电图上 V_1 和 V_2 导联的 QRS 波形类似 Brugada 波，但这种心电图改变不代表真正的 Brugada 综合征。引起 Brugada 拟表型的原因主要有：代谢失衡（其中高钾血症最常见）、内分泌疾病（垂体功能低下）、机械压迫（纵隔肿瘤、漏斗胸）、缺血、急性肺栓塞、心肌和心包病变等。发热和钠通道阻滞剂也可以诱发 Brugada 拟表型。

急性肺栓塞导致的 Brugada 拟表型可以分为两个类型。一种类型是与右束支传导阻滞时的 V_1 和 V_2 导联的 QRS 波形类似，这种类型的 Brugada 波发生的机制笔者推测如下：急性肺栓塞时，右心室扩大，右束支被牵拉，传导功能受损，出现右束支传导阻滞。如果右心室显著扩大合并右束支传导阻滞，除极时间则进一步延长，导致 $V_1 \sim V_3$ 导联 R 波明显增宽，出现类似 Brugada 波的波形。因此这种波形的本质是"大码"的右束支传导阻滞。另一种类型是 V_1 和 V_2 导联的 QRS 波形酷似真正的 Brugada 综合征的波形，其发生机制可能是透壁心肌缺血导致，主要原因是右心室严重扩张。

该患者的心电图表现可以归类为上述第一种类型。此外，该患者的心电图（图案例 8-2）还捕捉到了 QRS 波的形态随呼吸运动而交替发生改变，呼气时 QRS 波变窄，吸气时 QRS 波变宽（＊所示为增宽的 QRS 波）。笔者推测这种心电图现象的出现与呼吸运动影响回心血量有关。吸气时回心血量增多，导致右心室前负荷增加，右心室明显扩张导致右束支牵拉受损以及右心室除极时间明显延长，而吸气时则相反。

该患者在静脉溶栓治疗后 Brugada 拟表型的心电图改变消失，这证明了其心电图改变是由急性肺栓塞导致。

总之，Brugada 拟表型是急性肺栓塞的一种罕见心电图表现，通常提示危及生命的急性肺栓塞。因此，急性肺栓塞导致的 Brugada 拟表型应引起临床医生的高度重视。

参考文献

[1] Qaddoura A, Digby G C, Kabali C, et al. The value of electrocardiography in prognosticating clinical deterioration and mortality in acute pulmonary embolism: A systematic review and meta-analysis[J]. Clin Cardiol, 2017, 40(10): 814-824.

（张川海，王　浩，戴其乐）

案例 9　无痛性 ST 段抬高：事出反常必有妖

一、病情简介

患者，男性，54 岁。

主诉：头晕 8h。

现病史：患者 8h 前无明显诱因出现头晕，不敢睁眼，恶心、呕吐，呕吐物为胃内容物，无胸痛及放射痛，症状持续 3h 缓解，为求诊治急来本院。急诊查头 CT 显示：腔隙性脑梗死。查心电图（图案例 9-1）显示：窦性心律，心率 78 次 / 分，左心室高电压，Ⅲ和 aVF 导联 ST 段抬高，aVR 导联 T 波直立，Ⅰ、aVL、V₂ ～ V₆ 导联 ST 段压低伴 T 波倒置。

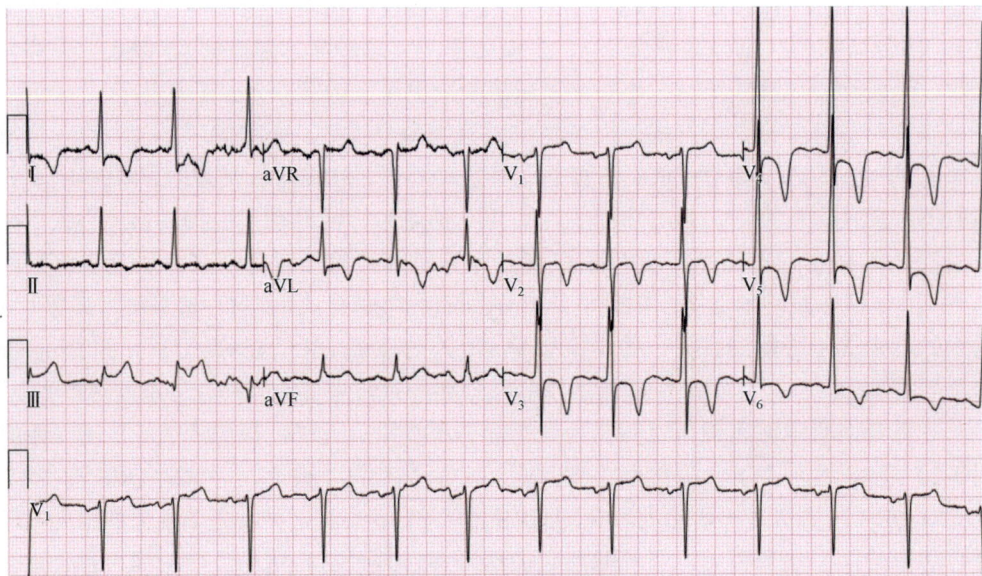

图案例 9-1　急诊心电图

既往史：否认高血压和糖尿病病史；否认吸烟、饮酒史。

查体：T 36.6℃，P 66 次 / 分，R 18 次 / 分，BP 127/75mmHg。神志清楚，言语流利，查体合作，双肺呼吸音清，未闻及干湿啰音，心率 66 次 / 分。心律齐，各瓣膜听诊区未闻及病理性杂音，无心包摩擦音。腹部平坦，无压痛、反跳痛，腹肌柔软。双下肢无水肿。

诊断思路：目前已经知道患者的症状、病史、体征和心电图改变，根据这些信息如何进一步处置？患者的心电图改变符合全导联 T 波倒置的心电图特点，此外 QRS 波电压较高，V_3～V_5 导联 T 波倒置最深，这些心电图改变说明患者有心尖部肥厚型心肌病。至于Ⅲ和 aVF 导联 ST 段抬高，可以有两种解释：一个是合并了急性下壁心肌梗死，另外一个是Ⅰ和 aVL 导联 ST 段压低的对应性改变。结合患者主诉不是胸痛，而是头晕和恶心、呕吐，因此在现有的临床证据下，考虑急性心肌梗死可能性较小，其Ⅲ和 aVF 导联 ST 段抬高最可能的原因是Ⅰ和 aVL 导联 ST 段压低的对应性改变。接下来需要抽血检验肌钙蛋白、D- 二聚体、血常规，进行超声心动图等检查。

二、辅助检查

（一）实验室检查

超敏肌钙蛋白Ⅰ、血常规、D- 二聚体和血生化均正常。

（二）超声心动图

超声心动图是确诊肥厚型心肌病的首选检查手段，因此完善超声心动图检查（图案例 9-2）：左心室壁心肌非对称性增厚，基底段间隔厚 19mm，中间段间隔厚 18mm，心尖段间隔厚 21mm，为混合型肥厚型心肌病（室间隔 + 左心室心尖部），左心室流出道无梗阻，左心房增大，二尖瓣少量 - 轻度反流，左心室舒张功能减低，左心室射血分数为 62%。

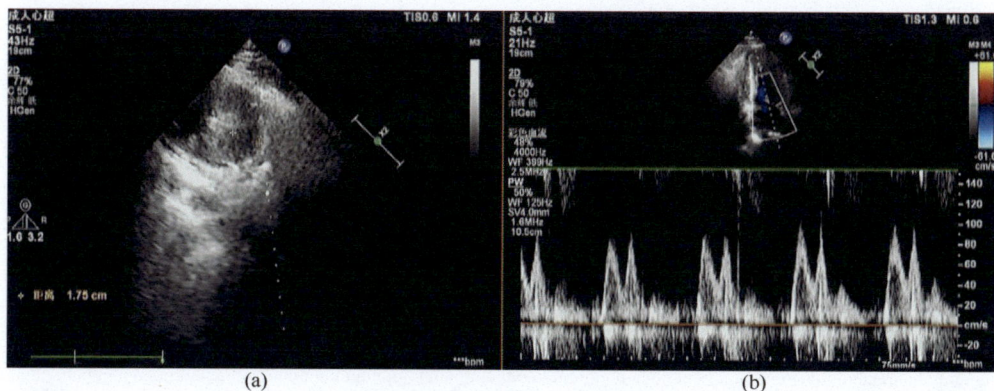

(a)　　　　　　　　(b)

图案例 9-2　超声心动图影像

诊断思路：根据超声心动图检查结果，已经明确患者确实有肥厚型心肌病，且未发现下壁心肌节段性运动减弱，因此其下壁导联 ST 段抬高考虑为肥厚型心肌病所致。

三、诊断经过

向患者和家属交代病情，患者和家属对心电图 ST 段抬高比较焦虑，仍然要求做冠脉造影检查（图案例 9-3）：左主干、前降支、回旋支和右冠状动脉未见异常。

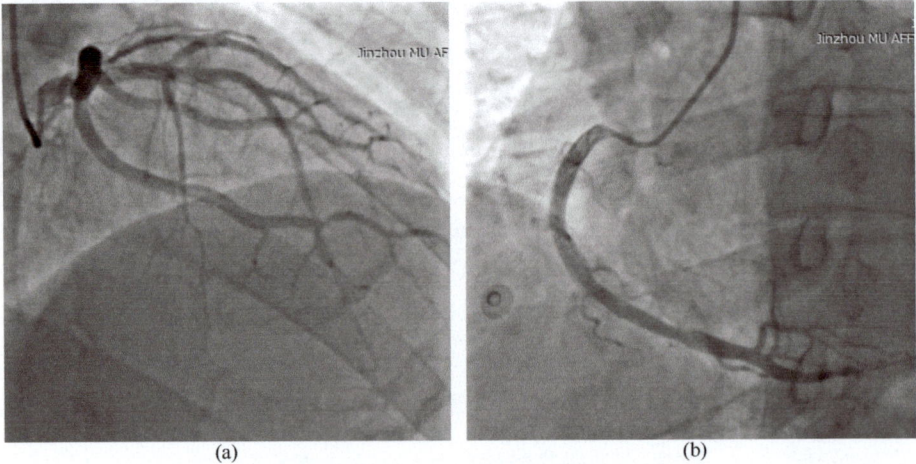

图案例 9-3　冠状动脉造影的影像

术后复查心电图（图案例 9-4）：窦性心动过缓，心率 56 次 / 分，Ⅲ和 aVF 导联 ST 段抬高，aVR 导联 T 波直立，Ⅰ、aVL、$V_2 \sim V_6$ 导联 ST 段压低伴 T 波倒置。患者Ⅲ和 aVF 导联的 ST 段抬高没有动态演变，这一点也不符合急性 ST 段抬高型心肌梗死的特征。

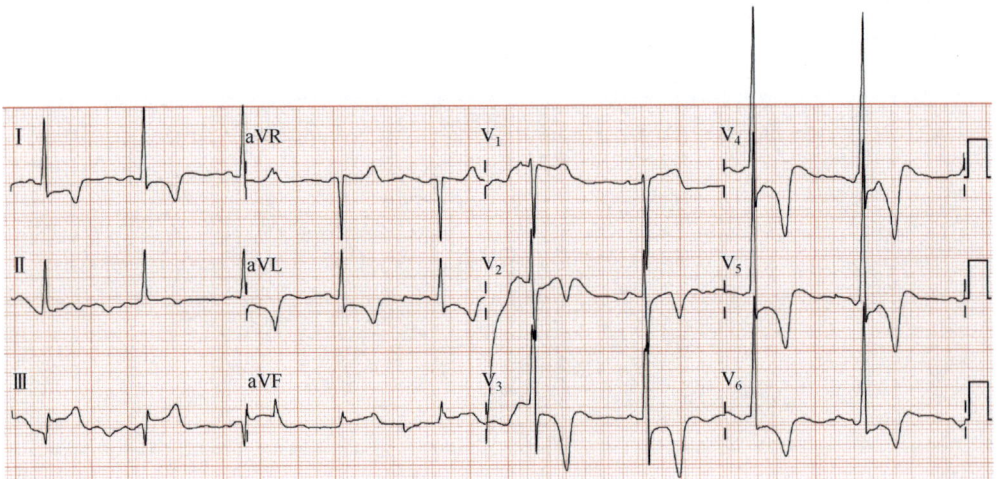

图案例 9-4　术后心电图

四、患者转归

患者术后第 2 天出院。其头晕、恶心、呕吐可能是耳石症所致。

五、病例点评

在部分肥厚型心肌病的患者中，可以发现心电图 ST 段抬高，而且一般会出现在两个部位：下壁导联或前壁导联。在临床上，这种心电图改变容易误诊为急性下壁心肌梗死或者急性前壁心肌梗死。

1. 下壁导联 ST 段抬高　个别肥厚型心肌病的患者出现下壁导联 ST 段抬高，这被认为是一种对应性改变。即当 I 和 aVL 导联 ST 段压低时，下壁导联则表现为对应性ST 段抬高。对于这种心电图的鉴别诊断，一是要看患者是否有胸痛症状，二是要看心电图是否有肥厚型心肌病的表现。

2. 前壁导联 ST 段抬高　心尖部肥厚型心肌病合并心尖部室壁瘤时，可以出现前壁导联 ST 段抬高的心电图表现。主要表现为 ST 段上凸型抬高，T 波非对称性倒置，以 $V_3 \sim V_5$ 导联改变明显，可以伴有或不伴有 QRS 波电压增高。由于是心尖部病变，所以 aVR 导联通常为 T 波直立，其余导联 T 波多为非对称性倒置，即全导联 T 波倒置。

通过这个病例还应该意识到，当患者没有胸痛，或者是没有典型胸痛症状时，心电图出现 ST 段抬高不要认为必然是心肌梗死。因为对于绝大部分急性心肌梗死的患者而言，都会有胸痛、胸闷的症状。该患者是以头晕、恶心、呕吐为主诉入院，症状与心电图改变不匹配，事出反常必有妖，背后"真凶"并未浮于表面，需要仔细鉴别诊断。

（张川海）

案例 10　ST 段抬高容易被忽视的病因

一、病情简介

患者，男性，58 岁。

主诉：心悸、呼吸困难 7 天。

现病史：患者 7 天前无明显诱因出现心悸和气短，无胸痛，症状持续不能缓解，就诊于当地医院，行心电图检查提示急性下壁心肌梗死，急诊冠脉造影提示左主干、前降支和回旋支正常，右冠状动脉近段 30% 狭窄。4 天前出现胸闷、气短、夜间端坐呼吸，伴有间断性发热，为求进一步诊治急来我院。

既往史：食管鳞状细胞癌病史 1 年。否认高血压和糖尿病病史；否认肾病病史。吸烟 40 余年，每日 20 支；机会饮酒史。

查体：T 36.3℃，P 102 次 / 分，R 18 次 / 分，BP 100/69mmHg，血氧饱和度 94%（未吸氧）。神志清楚，言语流利，查体合作，双肺呼吸音清，未闻及干湿啰音，心率 102 次 / 分。心律齐，各瓣膜听诊区未闻及病理性杂音，无心包摩擦音。腹部平坦，无压痛、反跳痛，腹肌柔软。双下肢无水肿。

诊断思路：目前已经知道患者的症状、病史、体征和当地医院的冠状动脉造影结果，尽管患者右冠状动脉近段30%狭窄，但它不是导致患者心悸和气短的原因，也就是说该患者可以排除急性冠脉综合征。根据目前信息，导致患者心悸和气短的病因尚无法进一步鉴别，需要完善辅助检查来缩小鉴别诊断的范围。患者症状以心悸和气短为主，伴有发热，需要完善心电图、肌钙蛋白、BNP、D-二聚体、血常规、降钙素原、超敏C反应蛋白等检查。

二、辅助检查

1. 实验室检查　肌钙蛋白I 0.2308ng/mL（正常范围为0～0.0342ng/mL）。BNP 1468.50pg/mL（正常范围为0～100pg/mL）。D-二聚体5.54mg/L（正常值＜0.500mg/L）。血常规：白细胞计数正常，中性粒细胞百分比91.93%，中性粒细胞计数6.82×10^9/L[正常值为（1.8～6.3）×10^9/L]，淋巴细胞百分比4.44%（正常值为20%～50%），淋巴细胞计数0.33×10^9/L[正常值为（1.1～3.2）×10^9/L]，红细胞计数3.18×10^{12}/L[正常值为（4.3～5.8）×10^{12}/L]，血红蛋白97.5 g/L（正常值为130～175g/L），余正常。降钙素原0.64（正常值＜0.05）。超敏C反应蛋白152mg/L（正常值为0～1mg/L）。

2. 入院心电图（图案例10-1）　窦性心动过速，心率106次/分，aVR导联PR段升高，Ⅰ、Ⅱ、Ⅲ、aVF、V$_3$～V$_6$导联PR段压低，Ⅱ、Ⅲ、aVF、V$_5$、V$_6$导联ST段弓背向上抬高，aVR、aVL、V$_1$～V$_4$导联ST段压低。这些心电图改变符合急性心包炎的心电图特征。

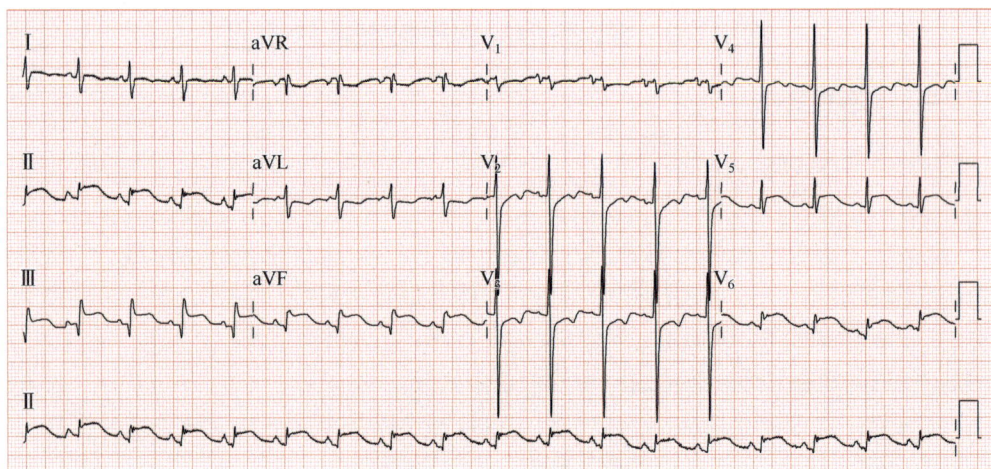

图案例10-1　入院心电图

诊断思路：尽管患者的肌钙蛋白升高，但是因为当地医院急诊冠脉造影检查未发现严重的冠状动脉狭窄，因此，可以排除冠心病急性心肌梗死。

患者的心电图改变符合急性心包炎的心电图特征，这种心电图改变常见于病毒或细菌感染性心包炎，也可见于应激性心肌病，在罕见情况下还可见于主动脉夹层和壁间血肿导致的心包积血。该患者以心悸和气短为主要表现，没有胸痛，因此主动脉夹层和壁间血肿的可能性不大。

患者的 D- 二聚体高达 5.54mg/L，根据目前提供的信息，可以有两种解释：患者发热，且降钙素原和超敏 C 反应蛋白升高，说明有感染，感染可以导致 D- 二聚体明显升高；患者有血栓性疾病，比如主动脉夹层和壁间血肿、急性肺栓塞等。如果想进一步鉴别，需要完善超声心动图检查。

患者超声心动图检查（图案例 10-2）：左心室后内侧心肌内不均质回声，范围大小约 7.1cm×6.2cm，形态不规则，伴心肌运动减弱；右心房内不均质回声团块；左心室射血分数为 59%。

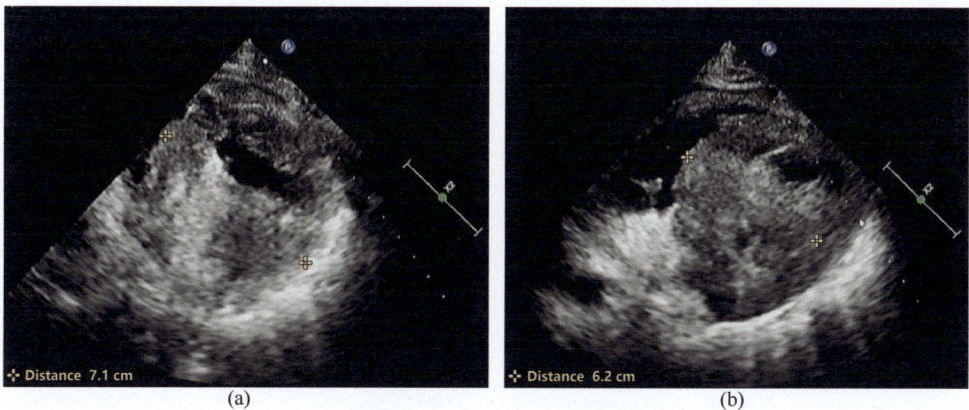

(a)　　　　　　　　　　　　　　　(b)

图案例 10-2　超声心动图影像

诊断思路：超声心动图发现左心室心肌内不均质回声和右心房内不均质回声团块，新的检查信息带来了新的诊断思路。患者左心室心肌内团块可能是心电图 ST 段抬高的原因，而右心房内团块可能是 PR 段偏移的原因。而左心室和右心房内的团块是食管癌转移浸润心肌所致。也就是说，患者的急性心包炎样心电图改变的原因不是病毒或细菌感染导致的急性心包炎，也不是应激性心肌病或主动脉夹层和壁间血肿导致的心包积血。至于患者的 D- 二聚体升高，是感染所致。

为了证实这种推测，向患者和家属交代病情，沟通之后完善 PET-CT 检查（图案例 10-3）：左心室内局部放射性摄取增高灶，说明是高代谢的肿瘤组织。

三、确定诊断

患者的最终诊断是心脏转移瘤，患者心悸、气短等症状是肿瘤终末期的表现，患者 D- 二聚体升高，可能是感染所致，也可能与肿瘤有关。

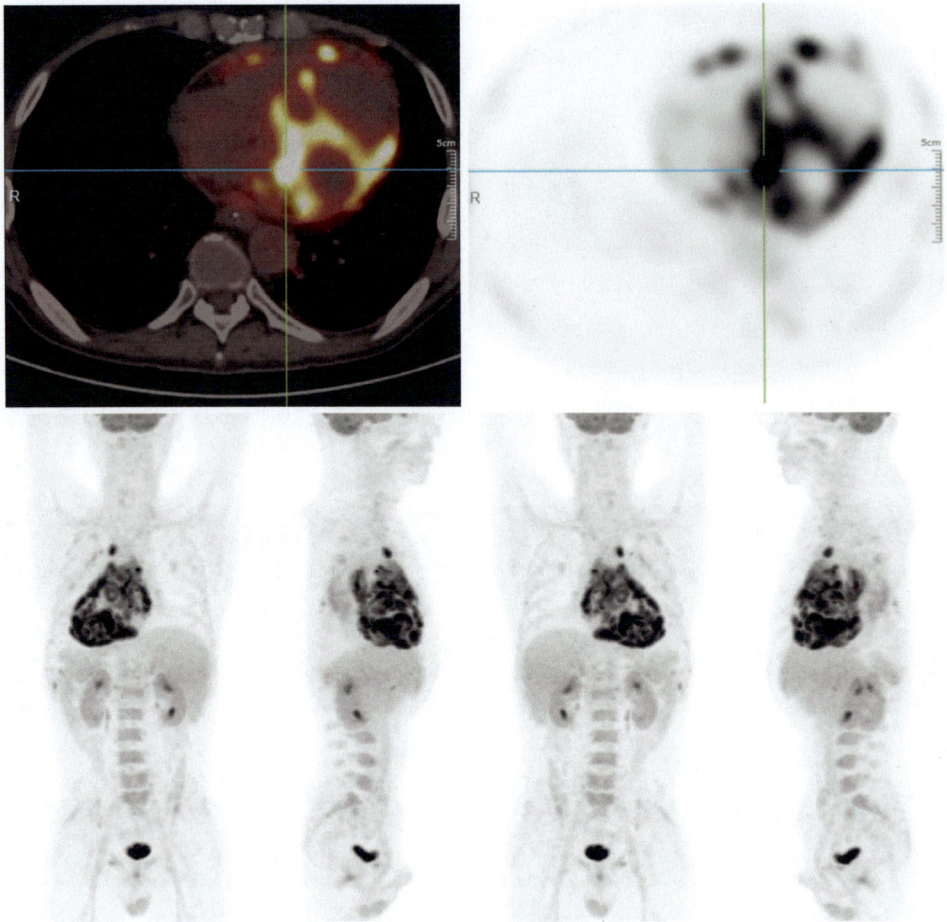

图案例 10-3　PET-CT检查影像

四、患者转归

给予药物对症治疗和临终关怀治疗，10 天后患者死亡。患者住院期间多次复查心电图，Ⅱ、Ⅲ、aVF、V_5、V_6 导联的 ST 段抬高始终没有发生动态改变。

五、病例点评

这是笔者于 2023 年在期刊 *Circulation*（当时影响因子 33.9）上发表的一篇病例报告[1]。虽然急性心肌梗死是 ST 段抬高最常见的原因，但其他情况也可能引起这种心电图改变。心脏转移性肿瘤由于缺乏特异性的临床表现而难以诊断。心包是最常见的受累部位，因此可表现为急性心包炎（胸痛和心包摩擦音）、心脏压塞（心动过速、低血压和颈静脉怒张）、心力衰竭（呼吸困难和肺瘀血）等。

心脏转移性肿瘤无特异性心电图表现。可能存在急性心包炎（弥漫性 PR 段压低

370

伴 ST 段抬高）和心脏压塞（窦性心动过速、低电压及电交替）的表现。最常见的心电图改变是非特异性 ST 段和 T 波异常，这可能是由转移性肿瘤引起的局灶性心肌损伤或缺血所致。有些患者肿块可能浸润室间隔导致束支受累出现束支传导阻滞。

急性心包炎常表现为弥漫性 PR 段压低伴弓背向下的 ST 段抬高。该患者的 ST 段抬高是弓背向上的，而且在 Ⅱ、Ⅲ 和 aVF 导联中都有 Q 波，因此起初被诊断为 ST 段抬高型心肌梗死。然而随后的心电图并没有显示出 ST-T 的动态演化（ST 段回落和 T 波倒置）。并且患者无胸痛、肌钙蛋白 I 明显增加及冠脉造影异常，不符合 ST 段抬高型心肌梗死的诊断标准。超声心动图和 PET-CT 支持心脏转移性肿瘤的诊断。因此患者的 ST 段抬高是由肿瘤心脏转移引起。患者的心悸和呼吸困难与心力衰竭相关。

心脏转移性肿瘤的早期识别具有重要的治疗和预后意义，本病例强调了在鉴别诊断中应重视心脏转移性肿瘤。

参考文献

[1] Yang Z, Zhang C H, Li X. What is the truth behind abnormal ECG changes?[J]. Circulation, 2023, 147(2): 175-177.

（张川海，程松建）